H. Gaulrapp, C. Binder (Hrsg.)

Grundkurs Sonografie der Bewegungsorgane

Für meine liebe Familie
Dr. med. Hartmut Gaulrapp

Für Niko, Elena und Maja
Dr. med. Christina Binder

Hartmut Gaulrapp Christina Binder (Hrsg.)

Grundkurs Sonografie der Bewegungsorgane

Sonografische Anatomie

Entsprechend den Richtlinien von DEGUM und KBV

4. Auflage

Unter Mitarbeit von Dr. med. univ. Lydia Lintner

ELSEVIER

Elsevier GmbH, Bernhard-Wicki-Str. 5, 80636 München, Deutschland
Wir freuen uns über Ihr Feedback und Ihre Anregungen an kundendienst@elsevier.com

Autoren:

Dr. med. Hartmut Gaulrapp
Facharztpraxis für Orthopädie,
Kinder-Orthopädie und Sportmedizin
in München-Schwabing
Leopoldstr. 25
80802 München

Dr. med. Christina Binder
Gemeinschaftspraxis Dr. med. S. Späthling-Mestekemper,
Dr. med. Christina Binder, Dr. med. Christiane Reindl,
FÄ für Innere Medizin, Rheumatologie
Gottfried-Keller-Str. 20
81245 München

Dr. med. univ. Lydia Lintner
Fachärztin für Anästhesie,
spez. Schmerztherapie
GKG Bamberg
Oberend 29
96110 Scheßlitz

ISBN 978-3-437-21057-0
eISBN 978-3-437-05559-1

Wichtiger Hinweis
Die medizinischen Wissenschaften unterliegen einem sehr schnellen Wissenszuwachs. Der stetige Wandel von Methoden, Wirkstoffen und Erkenntnissen ist allen an diesem Werk Beteiligten bewusst. Sowohl der Verlag als auch die Autorinnen und Autoren und alle, die an der Entstehung dieses Werkes beteiligt waren, haben große Sorgfalt darauf verwandt, dass die Angaben zu Methoden, Anweisungen, Produkten, Anwendungen oder Konzepten dem aktuellen Wissensstand zum Zeitpunkt der Fertigstellung des Werkes entsprechen.
Der Verlag kann jedoch keine Gewähr für Angaben zu Dosierung und Applikationsformen übernehmen. Es sollte stets eine unabhängige und sorgfältige Überprüfung von Diagnosen und Arzneimitteldosierungen sowie möglicher Kontraindikationen erfolgen. Jede Dosierung oder Applikation liegt in der Verantwortung der Anwenderin oder des Anwenders. Die Elsevier GmbH, die Autorinnen und Autoren und alle, die an der Entstehung des Werkes mitgewirkt haben, können keinerlei Haftung in Bezug auf jegliche Verletzung und/oder Schäden an Personen oder Eigentum, im Rahmen von Produkthaftung, Fahrlässigkeit oder anderweitig übernehmen.

Für die Vollständigkeit und Auswahl der aufgeführten Medikamente übernimmt der Verlag keine Gewähr.
Geschützte Warennamen (Warenzeichen) werden in der Regel besonders kenntlich gemacht (®). Aus dem Fehlen eines solchen Hinweises kann jedoch nicht automatisch geschlossen werden, dass es sich um einen freien Warennamen handelt.

Bibliografische Information der Deutschen Nationalbibliothek
Die Deutsche Nationalbibliothek verzeichnet diese Publikation in der Deutschen Nationalbibliografie; detaillierte bibliografische Daten sind im Internet über https://www.dnb.de abrufbar.

24 25 26 27 28 5 4 3 2 1

In ihren Veröffentlichungen verfolgt die Elsevier GmbH das Ziel, genderneutrale Formulierungen für Personengruppen zu verwenden. Um jedoch den Textfluss nicht zu stören sowie die gestalterische Freiheit nicht einzuschränken, wurden bisweilen Kompromisse eingegangen. Selbstverständlich sind immer alle Geschlechter gemeint.

Planung: Dr. Bernhard Gall, München
Projektmanagement: Martha Kürzl-Harrison, München
Redaktion: Dr. Nikola Schmidt, Berlin
Bildredaktion und Rechteklärung: Dr. Nikola Schmidt, Andrea Ispan
Satz: Eberl & Koesel Studio, Kempten
Druck und Bindung: EGEDSA, Sabadell (Barcelona)/Spanien
Umschlaggestaltung: SpieszDesign, Neu-Ulm
Titelfotografie: Hintergrund © watchara tongnoi – stock.adobe.com / 2 Einklinker © Verlag/Autoren

Aktuelle Informationen finden Sie im Internet unter **www.elsevier.de**

Geleitwort

Die Bildgebung spielt in der Diagnostik von Erkrankungen der Bewegungsorgane eine elementare Rolle. Hierbei ist die Sonografie neben den anderen bildgebenden Verfahren wie Röntgendiagnostik, Computertomografie, digitale Volumen-Tomografie, Magnetresonanztomografie, Skelettszintigrafie etc. ein wichtiges und darüber hinaus gut verfügbares diagnostisches Mittel. So ist die Sonografie bei verschiedenen Fragestellungen die bildgebende Diagnostik der ersten Wahl.

Die kassenärztliche Bundesvereinigung KBV sieht in der Ultraschallvereinbarung für alle Anwendungsgebiete und so auch für die Ultraschalldiagnostik am Bewegungsapparat (Bewegungsapparat ohne Säuglingshüfte, Säuglingshüfte) mit Grundkurs, Aufbaukurs und Abschlusskurs ein dreigliedriges Kurssystem vor.

Herausgeber der nun gänzlich überarbeiteten und durch den Band zum Abschlusskurs ergänzten Kursbuchreihe sind Dr. Hartmut Gaulrapp, Kursleiter DEGUM und DGOOC, Mitglied der Sektion Bildgebung der DGOU, vormals 2. Stellvertretender Sprecher des AK Bewegungsorgane der DEGUM und Stellvertreter im Referat Bildgebung des BVOU, zusammen mit seiner rheumatologischen Kollegin Dr. Christina Binder aus München, ebenfalls Mitglied im AK Bewegungsorgane der DEGUM. Die Bücher basieren auf ihren langjährigen Erfahrungen aus ihrer Münchener Kursreihe der Bewegungsorgane.

Das vorliegende Buch zum Grundkurs behandelt die standardisierte sonografische Untersuchungstechnik der Bewegungsorgane entsprechend den Vorgaben der KBV anhand der vom AK Bewegungsorgane der DEGUM 2017 verabschiedeten Standardschnitte nunmehr in seiner vierten Auflage. Das Spektrum der Ultraschalldiagnostik der Bewegungsorgane wird hier umfassend dargelegt. Die Sonoanatomie wird dabei schrittweise für jede DEGUM-Schnittebene und darüber hinaus auch an den Extremitäten, dem Thorax und nach den Vorgaben der Interdisziplinären Gesellschaft für orthopädische/unfallchirurgische und allgemeine Schmerztherapie IGOST auch an der Wirbelsäule vermittelt.

Dr. Axel Goldmann, Erlangen
(Leiter der Sektion Bildgebende Verfahren der Deutschen Gesellschaft für Orthopädie und Unfallchirurgie DGOU)

Vorwort

1. Auflage

Vorab die schlechte Nachricht: Auch das vor Ihnen liegende Kursbuch, aber auch eine computergestützte Fortbildung, kann die Mühen und den Aufwand eines am Probanden selbst durchgeführten Ultraschallkurses nie ersetzen.

Als Leser dieses Kursbuchs werden Sie aber schnell feststellen, dass über 20 Jahre Erfahrung, zunächst als Kursteilnehmer, dann als Tutoren und schließlich seit vielen Jahren als Referenten und Kursleiter, die wir als Herausgeber diesem Kursbuch mitgeben, Ihnen helfen, sich in der sonografischen Anatomie der Bewegungsorgane selbstständig zurechtzufinden, Strukturen wiederzuentdecken und mehr noch, funktionelle klinische Tests am Monitor unter sonografischer Kontrolle durchzuführen.

Wir haben den vielen Kursteilnehmern zu danken, deren Fragen und Anregungen schließlich zum Konzept unseres Kursbuchs führten, die Positionierung des Schallkopfs am Patienten einfach, aber exakt darzustellen und zu lehren. Der Anfänger wird von den unter dem Schallkopf liegenden knöchernen Strukturen über die Anatomie aus den bekannten Lehrbüchern von Sobotta/Becher und Netter bis zum fertigen Sonobild, dessen Leit- und Zielstrukturen in einer exakten Schemazeichnung erklärt werden, geführt.

Fragestellungen, wann welcher Schnitt notwendig ist und welche zusätzlichen Schnitte weiterführen, helfen, die Untersuchung planvoll und effektiv durchzuführen. Neben den von der deutschen Gesellschaft für Ultraschall in der Medizin (DEGUM) empfohlenen Standardschnittebenen werden praxisrelevante Schnitte hinzugefügt und es wird erläutert, welche Vorteile sich aus dynamischen, funktionellen Ultraschalluntersuchungen für den Untersucher ergeben.

Das vorliegende Kursbuch soll Ihnen helfen, sich zu orientieren. Es soll Ihren Grundkurs der Bewegungsorgane vor- und nachbereiten und Sie beim eigenständigen Üben begleiten. Sie haben mit dem vorliegenden Buch den Schlüssel für diese wertvolle, unmittelbar einsetzbare, nebenwirkungsfreie und kostengünstige Bildgebung selbst in Ihrer Hand.

Zu danken ist dem Elsevier-Verlag München für die Betreuung und Ausführung unseres Buchs und der Firma Schoblocher für die Überlassung hervorragender Sonografiegeräte, mit denen die Mehrzahl der Abbildungen entstanden ist.

München, im Februar 2011

Dr. med. Hartmut Gaulrapp
Dr. med. Christina Binder

4. Auflage

Ganz gleich, ob Sie, liebe Kolleginnen und Kollegen, Ihren Grundkurs der Sonografie der Bewegungsorgane in unserer interdisziplinären Kursreihe oder anderswo absolvieren oder ob Sie zunächst nur die sonografische Anatomie kennenlernen wollen. Dieses Buch stellt als unser Kursskript eine jahrzehntelang bewährte Einführung in die sonografische Untersuchungstechnik der Bewegungsorgane dar. Kurs und Buch werden durch unsere Vorträge optimal ergänzt. Klar ist allerdings, dass auch dieses Buch keinen Kurs und keine praktischen Übungen ersetzen kann.

Das Auffinden und Wiedererkennen normaler anatomischer Strukturen in vivo wird dieses Buch erleichtern. Sie werden Region für Region instruiert, wo Sie den Schallkopf aufsetzen und wie Sie ihn bewegen müssen, um die von der DEGUM definierten Schnitte, die Sie komplett in diesem Buch gezeigt bekommen, aufzufinden. Neu eingearbeitet wurden die in einer neuen AWMF-Leitlinie beschriebenen Frakturschnitte bei Kindern sowie von der IGOST definierte Schnitte an der Wirbelsäule. Der IGOST und Frau Dr. Lintner möchten wir unseren besonderen Dank hierfür ausdrücken. Das Buch hat knapp 200 neu erstellte Abbildungen erhalten. Mit zunehmender Sicherheit werden Sie unter Ultraschallkontrolle zunehmend funktionell untersuchen, eine einzigartige Möglichkeit unter den bildgebenden Verfahren.

Wenn Sie sich dann sicher fühlen, unveränderte Gewebe und normale Schnitte interindividuell zu erkennen, sind Sie bereit für die Anwendung der Sonografie im Rahmen Ihrer alltäglichen Diagnostik mit dem Ziel, pathologische Veränderungen nicht nur klinisch zu vermuten, sondern sonografisch zu belegen. Unser Wunsch ist es, dass dieses Buch Sie dabei jeden Tag unterstützen möge.

München, im Herbst 2023

Dr. med. Hartmut Gaulrapp
Dr. med. Christina Binder

Abkürzungen

A./Aa.	Arteria/Arteriae
AC-	Akromioklavikular-
AFC	Arteria femoralis communis
AFS	Arteria femoralis superficialis
BG-GOÄ	Gebührenordnung für Ärzte der Berufsgenossenschaften
CCD-Winkel	Centrum-Collum-Diaphysen-Winkel
CT	Computertomografie, -tomogramm
CTS	Karpaltunnelsyndrom
DD	Differenzialdiagnose
DIP	Fingerendgelenk, distales Interphalangealgelenk
DEGUM	Deutsche Gesellschaft für Ultraschall in der Medizin
EBM	Einheitlicher Bewertungsmaßstab
EA	Entzündungsaktivität
GOÄ	Gebührenordnung für Ärzte
HKB	hinteres Kreuzband
Hz	Hertz
KBV	Kassenärztliche Bundesvereinigung
Lig./Ligg.	Ligamentum/Ligamenta
LS	Longitudinalschnitt
M./Mm.	Musculus/Musculi
MCP-	Metakarpophalangeal-Gelenk
MHz	Megahertz
MRT	Magnetresonanztomografie, -tomogramm
MT	Os metatarsale
MTP-	Metatarsophalangeal-Gelenk
N.	Nervus
OSG	oberes Sprunggelenk
PAO	periartikuläre Verkalkung
PD	Power Doppler
PIP	Fingermittelgelenk, proximales Interphalangeal(gelenk)
Proc.	Processus
PW	pulsed waved
ROI	region of interest
SF	Sehnenfach
SK	Schallkopf
SL-Band	skapholunäres Band
TFCC	triangulärer fibrokartilaginärer Komplex
TS	Transversalschnitt
V.	Vena
VFC	Vena femoralis communis
VFS	Vena femoralis superficialis
VKB	vorderes Kreuzband

Erklärung der Linien in den Schemazeichnungen

Schwarze Linien:	Knochen
Blaue Linien:	Muskeln, Sehnen, Kapsel, Band
Rote Linien:	Feine Strukturen wie Gefäße, Nerven und Bursen

Abbildungsnachweis

Kapitel 1	1.2f	Gerda Raichle, Ulm
	1.4a – b	Deutsche Ärzteverlag, Köln
	Alle weiteren Bilder	Dr. med. Hartmut Gaulrapp, München
Kapitel 2	2.1a – f, 2.2c – f, 2.4a	Gaulrapp/Szeimies: Diagnostik der Gelenke und Weichteile, Elsevier 2008
	Alle weiteren Bilder	Dr. med. Hartmut Gaulrapp, München
Kapitel 3	3.2b	Sobotta-Archiv: Sobotta. Atlas der Anatomie des Menschen, div. Aufl. Elsevier/Urban & Fischer
	3.6a – c, 3.7b	„Netter illustrations“ von www.netterimages.com
	3.7c – f	Dr. med. Christina Binder, München
	Alle weiteren Bilder	Dr. med. Hartmut Gaulrapp, München
Kapitel 4	4.2d, 4.7d, 4.10d	„Netter illustrations“ von www.netterimages.com
	4.3c – d, 4.9d	Ulrike Brugger für Sobotta. Atlas der Anatomie des Menschen, div. Aufl. Elsevier/Urban & Fischer
	4.6d, 4.8d, 4.11d, 4.12d	Sobotta-Archiv: Sobotta. Atlas der Anatomie des Menschen, div. Aufl. Elsevier/Urban & Fischer
	Alle weiteren Bilder	Dr. med. Hartmut Gaulrapp, München
Kapitel 5	5.1d, 5.2d, 5.3d, 5.5d, 5.7d	Sobotta-Archiv: Sobotta. Atlas der Anatomie des Menschen, div. Aufl. Elsevier/Urban & Fischer
	5.4d, 5.6d	Ulrike Brugger für Sobotta. Atlas der Anatomie des Menschen, div. Aufl. Elsevier/Urban & Fischer
	Alle weiteren Bilder	Dr. med. Hartmut Gaulrapp, München
Kapitel 6	6.1c – d, 6.2c – d, 6.4c – d, 6.5c – d, 6.6d, 6.7c, 6.8c – d, 6.9d	„Netter illustrations“ von www.netterimages.com
	6.3d, 6.7d	Sobotta-Archiv: Sobotta. Atlas der Anatomie des Menschen, div. Aufl. Elsevier/Urban & Fischer
	6.4e – f, 6.5e – f	Dr. med. Christina Binder, München
	Alle weiteren Bilder	Dr. med. Hartmut Gaulrapp, München
Kapitel 7	7.1d, 7.3d	Ulrike Brugger für Sobotta. Atlas der Anatomie des Menschen, div. Aufl. Elsevier/Urban & Fischer
	7.2d, 7.4d	Sobotta-Archiv: Sobotta. Atlas der Anatomie des Menschen, div. Aufl. Elsevier/Urban & Fischer
	7.5d, 7.6d, 7.7d, 7.8d, 7.9d, 7.10d	Irina Kart, Berlin
	Alle weiteren Bilder	Dr. med. Hartmut Gaulrapp, München
Kapitel 8	8.1d, 8.2d, 8.3c, 8.4d, 8.5d, 8.6d, 8.7d, 8.8d, 8.9c – d, 8.10c – d, 8.11c, 8.14c	„Netter illustrations“ von www.netterimages.com
	8.3d, 8.11d, 8.12d,8.13d, 8.14d, 8.15c, 8.16d, 8.18d, 8.19d, 8.20d, 8.21d	Sobotta-Archiv: Sobotta. Atlas der Anatomie des Menschen, div. Aufl. Elsevier/Urban & Fischer
	8.15d, 8.17d	Ulrike Brugger für Sobotta. Atlas der Anatomie des Menschen, div. Aufl. Elsevier/Urban & Fischer
	Alle weiteren Bilder	Dr. med. Christina Binder, München

Kapitel 9	9.1c	Dr. med. Jens Krüger, Berlin
	9.1d, 9.2d, 9.2 g, 9.3c – d, 9.4d, 9.5d	„Netter illustrations“ von www.netterimages.com
	9.1e – f	Dr. med. Christina Binder, München
	Alle weiteren Bilder	Dr. med. Hartmut Gaulrapp, München
Kapitel 10	10.1d, 10.3d	Ulrike Brugger für Sobotta. Atlas der Anatomie des Menschen, div. Aufl. Elsevier/Urban & Fischer
	10.2d	Rüdiger Himmelhan für Sobotta. Atlas der Anatomie des Menschen, div. Aufl. Elsevier/Urban & Fischer
	10.4d	Sobotta-Archiv: Sobotta. Atlas der Anatomie des Menschen, div. Aufl. Elsevier/Urban & Fischer
	Alle weiteren Bilder	Dr. med. Hartmut Gaulrapp, München
Kapitel 11	11.1d, 11.2d, 11.4d, 11.8d, 11.9d, 11.10d, 11.11d	„Netter illustrations“ von www.netterimages.com
	11.3c – d, 11.5c, 11.6d, 11.7d	Sobotta-Archiv: Sobotta. Atlas der Anatomie des Menschen, div. Aufl. Elsevier/Urban & Fischer
	11.5d	Ulrike Brugger für Sobotta. Atlas der Anatomie des Menschen, div. Aufl. Elsevier/Urban & Fischer
	Alle weiteren Bilder	Dr. med. Christina Binder, München
Kapitel 12	12.1d, 12.3d	„Netter illustrations“ von www.netterimages.com
	12.2d	Rüdiger Himmelhan Sobotta. Atlas der Anatomie des Menschen, div. Aufl. Elsevier/Urban & Fischer
	12.4d	Sobotta-Archiv: Sobotta. Atlas der Anatomie des Menschen, div. Aufl. Elsevier/Urban & Fischer
	Alle weiteren Bilder	Dr. med. Hartmut Gaulrapp, München
Kapitel 13	13.1c	Ulrike Brugger für Sobotta. Atlas der Anatomie des Menschen, div. Aufl. Elsevier/Urban & Fischer
	13.1d, 13.2d, 13.5d, 13.7c – d, 13.8d, 13.9d, 13.10d, 13.11d, 13.12d, 13.13d	„Netter illustrations“ von www.netterimages.com
	13.3d, 13.4d, 13.6d	Sonja Klebe für Sobotta. Atlas der Anatomie des Menschen, div. Aufl. Elsevier/Urban & Fischer
	13.14d	Rüdiger Himmelhan für Sobotta. Atlas der Anatomie des Menschen, div. Aufl. Elsevier/Urban & Fischer
	Alle weiteren Bilder	Dr. med. Hartmut Gaulrapp, München
Kapitel 14	14.1d, 14.2c – d, 14.5d, 14.6d, 14.7d, 14.8d	Sobotta-Archiv: Sobotta. Atlas der Anatomie des Menschen, div. Aufl. Elsevier/Urban & Fischer
	14.3d, 14.4d	Johannes Habla für Sobotta. Atlas der Anatomie des Menschen, div. Aufl. Elsevier/Urban & Fischer
	14.2e – f	Dr. med. Christina Binder, München
	Alle weiteren Bilder	Dr. med. Hartmut Gaulrapp, München
Kapitel 15	15.1d, 15.2d, 15.3d	Sobotta-Archiv: Sobotta. Atlas der Anatomie des Menschen, div. Aufl. Elsevier/Urban & Fischer
	Alle weiteren Bilder	Dr. med. Hartmut Gaulrapp, München
Kapitel 16	16.1a, 16.2a, 16.3a	Markus Heisterberg, Bamberg
	16.2b, 16.3b – c	Dr. med. Patrick A. Weidle, Mönchengladbach
	Alle weiteren Bilder	Dr. med. univ. Lydia Lintner, Scheßlitz

Inhaltsverzeichnis

Fehler gefunden?

An unsere Inhalte haben wir sehr hohe Ansprüche. Trotz aller Sorgfalt kann es jedoch passieren, dass sich ein Fehler einschleicht oder fachlich-inhaltliche Aktualisierungen notwendig geworden sind.
Sobald ein relevanter Fehler entdeckt wird, stellen wir eine Korrektur zur Verfügung. Mit diesem QR-Code gelingt der schnelle Zugriff.

https://else4.de/978-3-437-21057-0

Wir sind dankbar für jeden Hinweis, der uns hilft, dieses Werk zu verbessern. Bitte richten Sie Ihre Anregungen, Lob und Kritik an folgende E-Mail-Adresse: kundendienst@elsevier.com

KAPITEL

1

Hartmut Gaulrapp

Grundlagen

1.1 DD Bildgebung, KBV-Anforderungen, DEGUM-Ausbildung

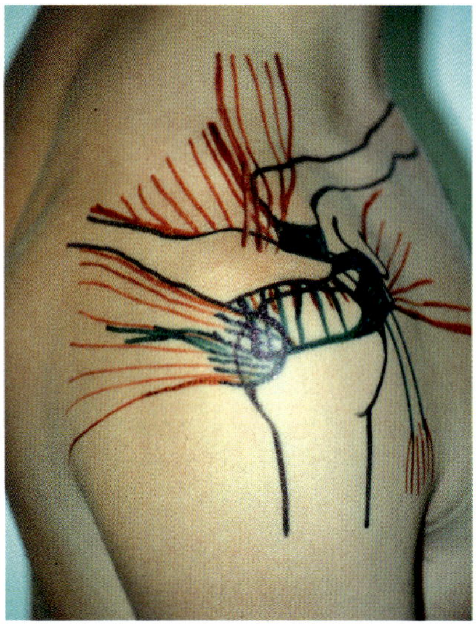

Abb. 1.1a

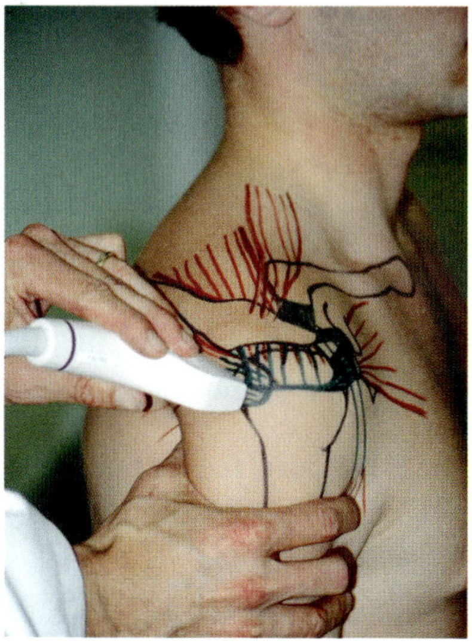

Abb. 1.1b

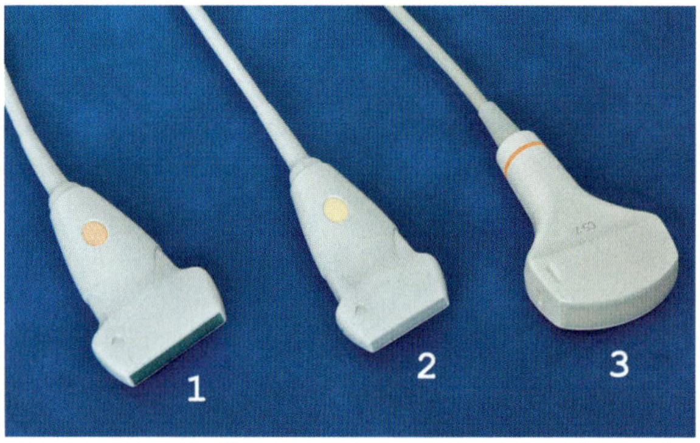

Abb. 1.1c

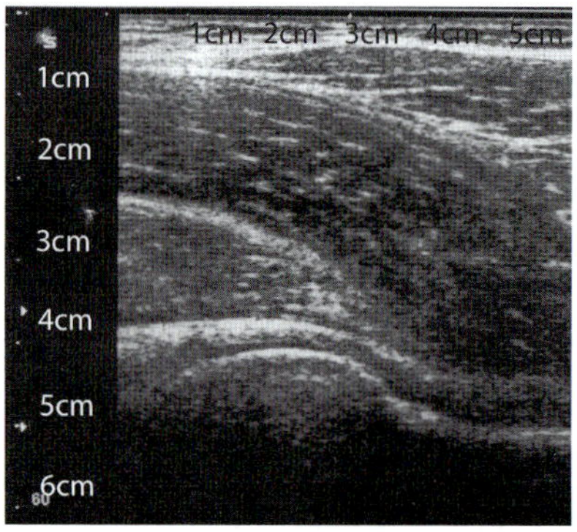

Abb. 1.1d

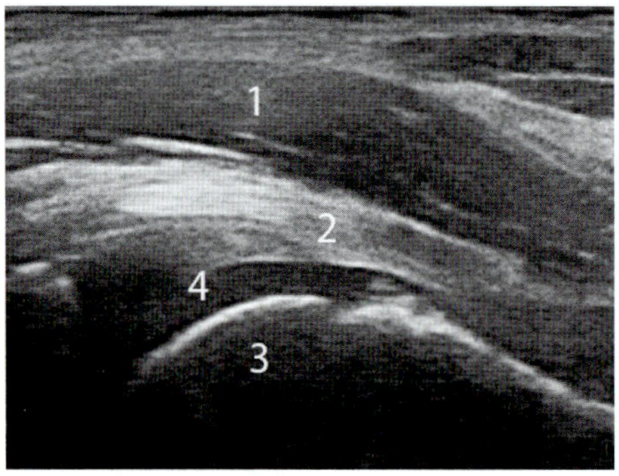

Abb. 1.1e

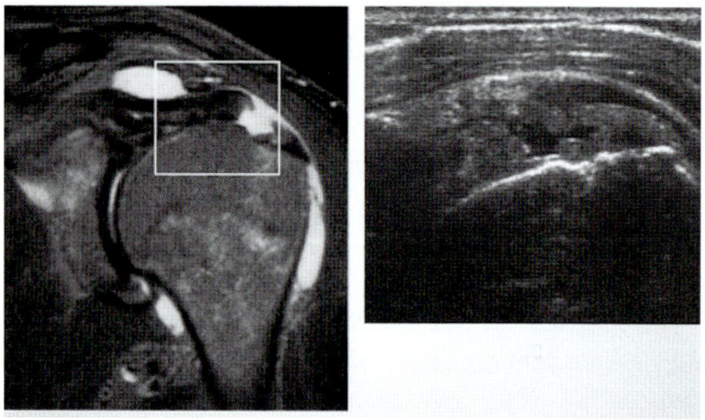

Abb. 1.1f

Bewegungsapparat

Bewegungsapparat (ohne Säuglings-hüfte), B-Modus	200 B-Modus-Sonografien des Bewegungsapparats	400 B-Modus-Sonographien des Bewegungsapparats **Bei Nachweis der Qualifikation im B-Modus-Verfahren eines anderen Anwendungsbereichs:** 200 B-Modus-Sonografien des Bewegungsapparats während einer 3-monatigen ständigen oder 18-monatigen begleitenden Tätigkeit

Abb. 1.1a und Abb. 1.1b In der Bildgebung der Bewegungsorgane steht die Sonografie zusammen mit dem Röntgen an erster Stelle. Sie ist meist unmittelbar verfügbar und frei von Belastungen für Untersucher und Patient, darüber hinaus äußerst kostengünstig. Die verletzte Region kann direkt unter Sicht (real-time) in beliebiger Richtung und im Vergleich zur Gegenseite sowie dynamisch-funktionell unter Bewegung, Anspannung oder Stabilitätstestung untersucht werden. Sonografie ist Anatomie in vivo. Die bildgebende postoperative Kontrolle nach Weichteileingriffen und Einbringung von Implantaten ist mittels Sonografie weit weniger artefaktbehaftet als mittels MRT. Alle bildgebenden Verfahren sollen nicht als Screening ohne klare Fragestellung, sondern möglichst gezielt eingesetzt werden. MRT und CT sollten spezifischen Fragestellungen vorbehalten sein.

Abb. 1.1c Die sonografische Diagnostik am Stütz- und Bewegungsapparat erfolgt nach den Richtlinien der KBV im Real-Time-Verfahren und im B(rightness)-Mode mittels Linearschallköpfen mit mindestens 5 MHz (1), da die untersuchten Gewebe meist längs gerichtete Feinstrukturen aufweisen und nicht wie im Abdomen parenchymatös gebaut sind. Für die meisten Strukturen sind 6 – 10 MHz ausreichend, für oberflächennahe oder kleine Strukturen wie Finger- und Zehengelenke ergeben mindestens 12 MHz eine deutlich bessere Auflösung und Aussage (2). Curved-array-Schallkopf (3).

Abb. 1.1d Die Bildfeldgeometrie muss gemäß KBV mindestens 6 cm Tiefe (weiße Schrift) und 4 cm Breite (schwarze Schrift) haben. Die Länge des verwendeten Schallkopfs (SK) hängt von der Länge der untersuchten Struktur ab. Für große Gelenke und zur besseren Übersicht werden je nach Weichteildicke eine größere Eindringtiefe und eine größere Länge des SK benötigt. Dies geht allerdings aus technischen Gründen zu Lasten der Auflösung. Die Abbildung zeigt das Bild eines Hüftgelenks im anterioren Longitudinalschnitt (LS) mit 7,5 MHz.

Abb. 1.1e Nach KBV ist zu differenzieren zwischen Binnenstruktur von Weichteilen und Muskeln; Knochen, Sehnen, Muskeln und Gefäßen sowie soliden Geweben und Flüssigkeiten. Muskelgewebe soll echoarm mit echogenen retikulären (TS) bzw. strichförmigen (LS) Linien dargestellt werden, hier im anterioren LS der Hüfte (1), Sehnen als parallele echogene Linien mit echogenem Epitendineum (2). Hinter Knochen (3) soll Schallauslöschung bestehen. Gelenkknorpel soll als dünne echofreie Linie erkennbar werden (4). Gefäße sollen exakt quer oder längs dargestellt werden. Das erzeugte Bild sollte die Monitorgröße ausfüllen, um optimal ausgewertet werden zu können.

Abb. 1.1f Die Sonografie ist wie die Magnetresonanztomografie ein Schnittbildverfahren. Aus technischen Gründen kann jedoch nur ein Ausschnitt dargestellt werden, wobei moderne Sonografiegeräte sehr hohe Auflösung ermöglichen. Links ein coronarer Schnitt bei Rotatorenmanschettenläsion. Das der Markierung im MRT-Bild entsprechende, hochaufgelöste Ultraschallbild ist rechts vergrößert dargestellt.

> Grundsätzlich kann die Ultraschallausbildung nach § 4 Ultraschall-Vereinbarung im Rahmen der Gebietsweiterbildung erfolgen. Die Deutsche Gesellschaft für Ultraschall in der Medizin (DEGUM) hat weit höhere Voraussetzungen für eine qualitativ hochwertige Ausbildung in der Sonografie geschaffen. Der Arbeitskreis (AK) Bewegungsorgane der DEGUM hält regelmäßige wissenschaftliche Sitzungen ab. DEGUM-Seminarleiter bieten zertifizierte DEGUM-Kurse an.

1.2 Durchführung der Untersuchung

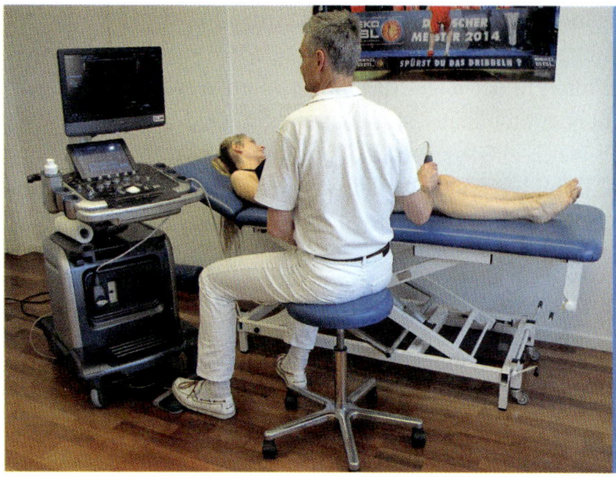

Abb. 1.2a

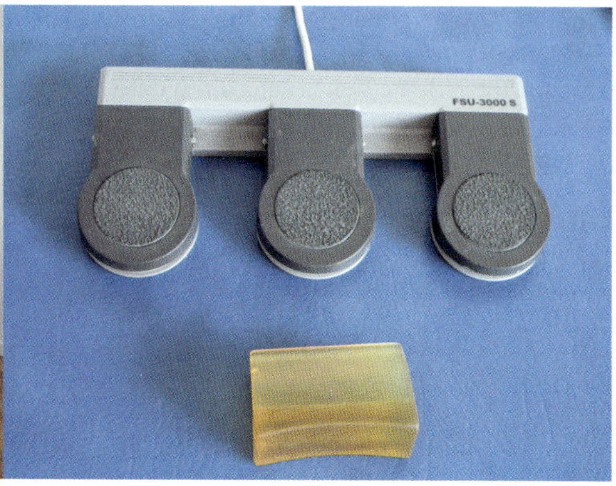

Abb. 1.2b

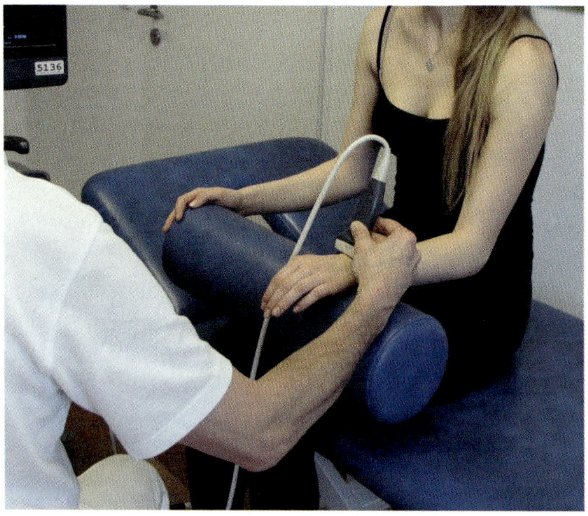

Abb. 1.2c

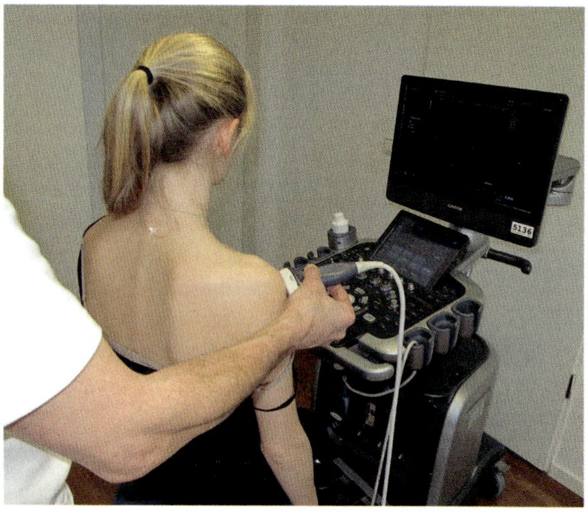

Abb. 1.2d

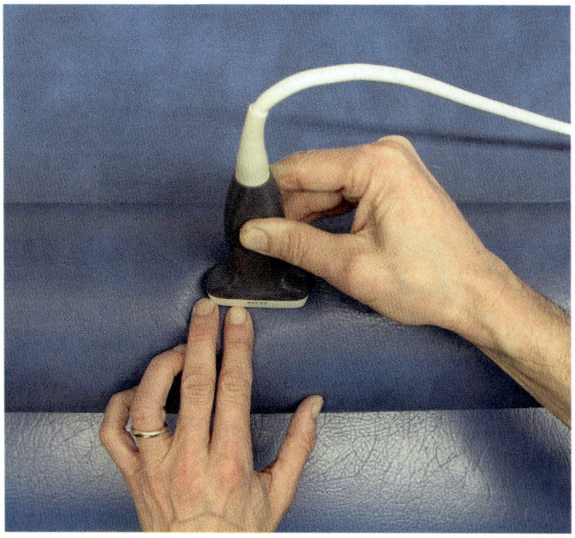

Abb. 1.2e

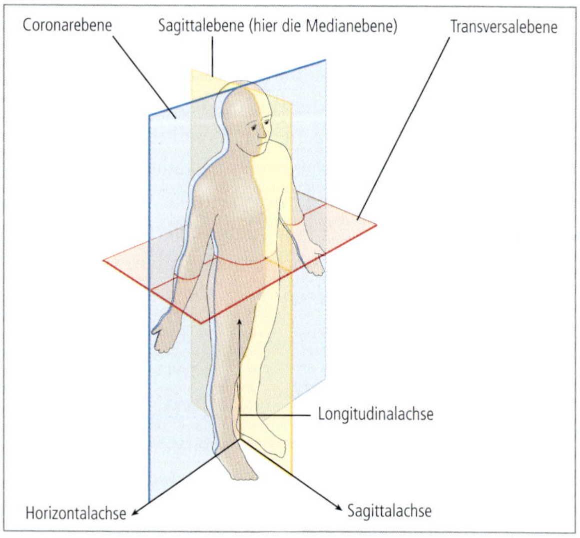

Abb. 1.2f

Abb. 1.2a und Abb. 1.2b Die Untersuchungssituation sollte auch für die Sonografie möglichst standardisiert ablaufen. Gemäß der 2014 aktualisierten Abbildungsempfehlungen des AK Bewegungsorgane der DEGUM sind proximal liegende Strukturen am Monitor links abzubilden, distal liegende rechts.

Die untere Extremität wird im Liegen untersucht. Das Sonografiegerät steht links vom Untersucher, die Liege rechts. Für die Untersuchung der unteren Extremitäten liegt der Patient mit dem Kopf nach links zum Gerät. Eine Rolle ist mitunter hilfreich. Bei entsprechender Haltung des SK liegen proximale Strukturen damit im Monitorbild automatisch links. Rolle, Fußschalter und Vorlaufstrecke sind wichtige Hilfsmittel für die Erstellung optimaler Bilder.

Abb. 1.2c Durch Anspannen der Quadricepssehne (3) können auch die distalen Sehnenfasern beurteilt werden. Mitunter wird dadurch die Synovia in den suprapatellarer Recessus (4) gedrückt (physiologisch).

Abb. 1.2d Für die Untersuchung der Schultern sitzt der Patient zwischen Gerät und Untersucher auf einem Hocker, die Füße am Boden abgestellt. Das Bild der jeweiligen Schulter wird am Monitor seitenrichtig eingestellt. Zur optimalen Erfassung der untersuchten Struktur muss der Schallkopf unter Sicht auf den Monitor in Längs- oder Querrichtung verschoben oder verkippt werden.

Abb. 1.2e Der Schallkopf kann subtiler kontrolliert werden, wenn die Fingerspitzen der zweiten Hand so platziert werden: Eine Hand hält den Schallkopf und presst ihn sanft auf das Zielgebiet. Eine Fingerspitze der zweiten Hand wird zwischen Schallkopfkante und Haut positioniert. Die Führhand wird so von der Fühlhand unterstützt. Dadurch können minimale Veränderungen der Schallkopfposition erspürt bzw. ausgelöst werden und eine sonografiegestützte Palpation erfolgen. Der Schallkopf sollte nie wie festgefroren aufgesetzt werden („statisches Schallen"), sondern immer minimal in seiner queren (kurzen) Achse verschoben werden, um Schichtdickenartefakte zu vermeiden und die schwache laterale Auflösung auszugleichen („dynamisches Schallen").

Abb. 1.2f Longitudinalschnitte können in coronarer oder sagittaler Ebene erfolgen. Die genaue Bezeichnung erleichtert den Vergleich mit dem MRT.
Für alle Extremitäten gilt in der hier gezeigten anatomischen Normalposition, dass mit anterior die nach vorne sichtbaren Flächen bezeichnet werden. Ausnahmen sind Hand und Finger, deren Vorderflächen mit „dorsal" und deren Innenflächen mit palmar bezeichnet werden. Alle nach hinten gerichteten Flächen werden als posterior bezeichnet. Für die Füße gilt plantar für die Fußsohle und anterior für den Fußrücken. Die Extremitätenabschnitte mit zwei Knochen, Unterarm bzw. Unterschenkel, werden statt medial und lateral mit radial bzw. ulnar sowie tibial bzw. fibular gekennzeichnet.

1.3 Abtasttechnik

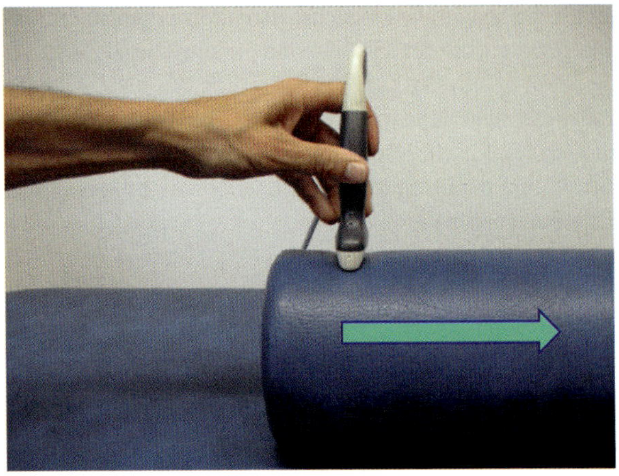

Abb. 1.3a

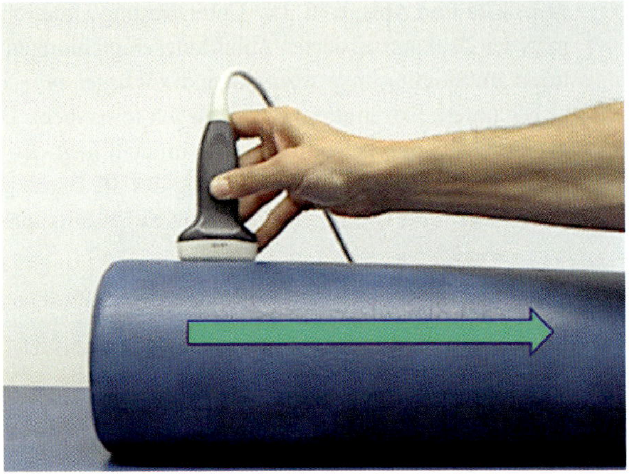

Abb. 1.3b

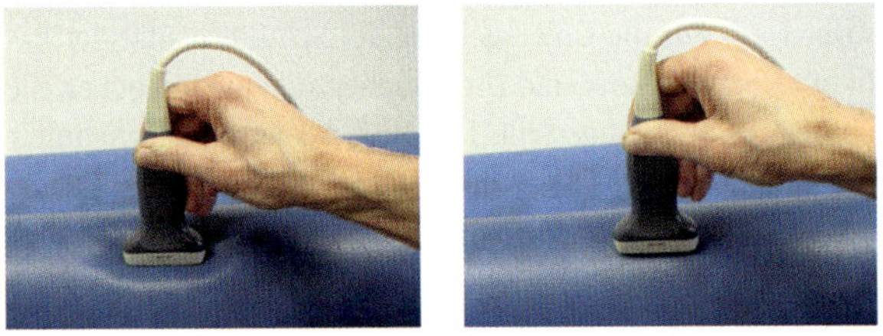

Abb. 1.3c

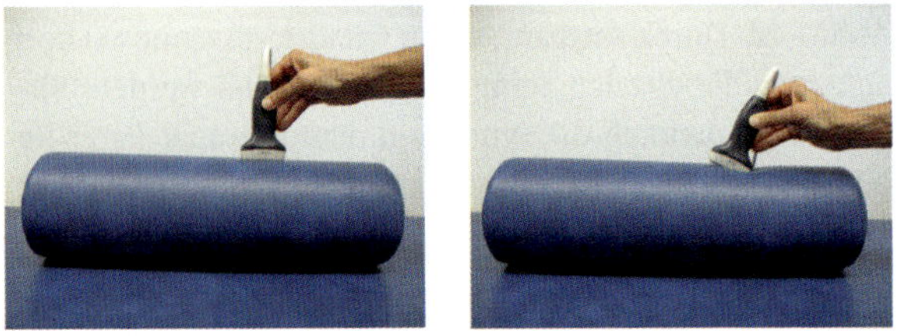

Abb. 1.3d

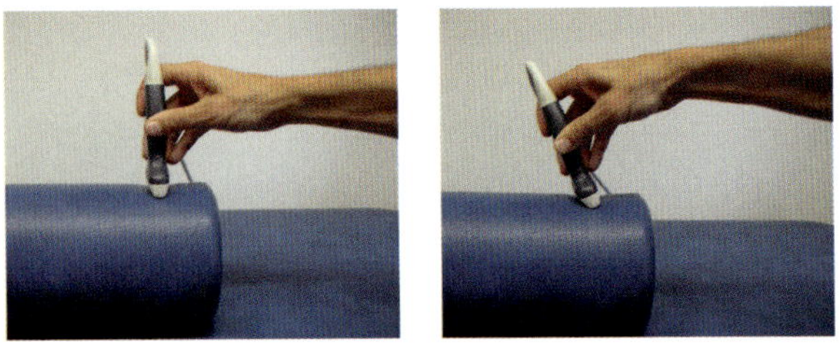

Abb. 1.3e

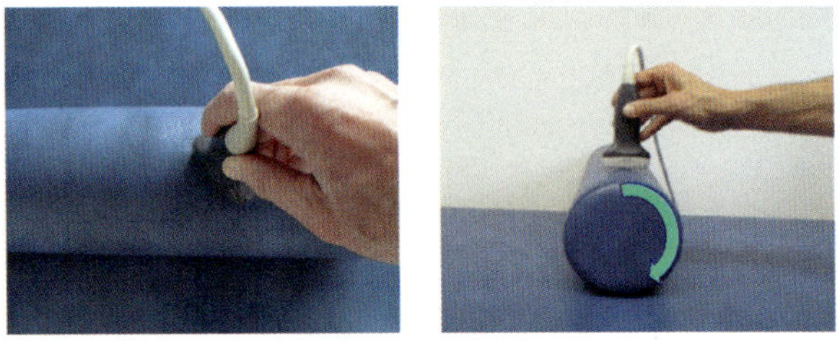

Abb. 1.3f

Abb. 1.3a Über Extremitäten oder Rippen wird der Schallkopf zunächst transversal aufgesetzt, um sich am Knochenecho zu orientieren, und wird dann in seiner kurzen Achse in Längsrichtung verschoben (engl. sweep). Gegebenenfalls müssen mehrere Schnitte dokumentiert werden. Dann erst wird in den LS gedreht.

Abb. 1.3b Nach dem orientierenden TS wird der Schallkopf über Extremitäten oder Rippen in seiner langen Achse verschoben (engl. shift, translate, slide), um alle Abschnitte durchzumustern. Die Dokumentation kann in hintereinander aufgenommenen Einzelschnitten oder als Panoramabild erfolgen.

Abb. 1.3c Zu hoher Auflagedruck (links), lässt Muskelparenchym atroph wirken oder komprimiert Raumforderungen wie Zysten oder Hämatome. Der Wechsel von Kompression und Dekompression hilft auch bei der Prüfung von Venen oder für die Frage, ob eine Raumforderung punktabel erscheint.

Abb. 1.3d Mitunter muss der Schallkopf um seine kurze Achse in Längsrichtung gekippt werden (engl. rock, heeltoe), um schräg verlaufende Strukturen parallel abbilden zu können. Dies hängt allerdings von der Oberflächenbeschaffenheit ab. Bei Schwellungen und dickem Unterhautgewebe gelingt dies leichter. Schmerz bei starkem Druck begrenzt diese technische Variante.

Abb. 1.3e Um Knochen, aber auch im TS Muskeln oder Sehnen optimal echogen und scharf darzustellen, muss der Schallkopf ggf. um seine lange Achse gekippt werden (engl. angulate, fan, tilt, toggle, wag).

Abb. 1.3f Links: Der Schallkopf kann um seine Hochachse gedreht werden, um einen exakten Querschnitt am Monitor einzustellen oder (rechts) um eine gedachte Achse im Gewebe herumgeschwenkt werden (engl. rotate), um z. B. einen Knochen oder einen Muskel als Scheibe zu erfassen und ggf. als Panoramabild zu dokumentieren.

1.4 Physikalische Grundlagen, Gebührenordnung

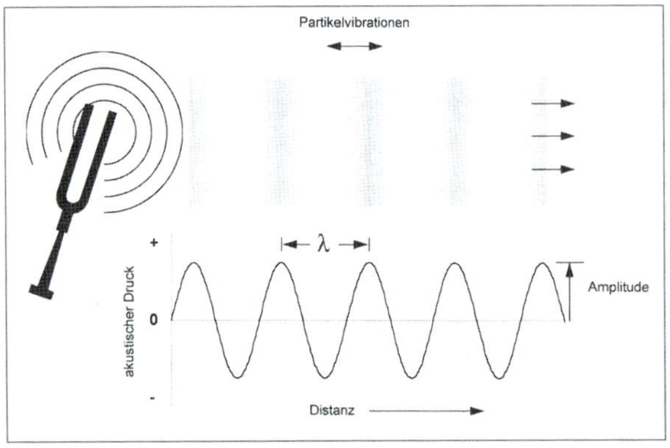

Abb. 1.4a

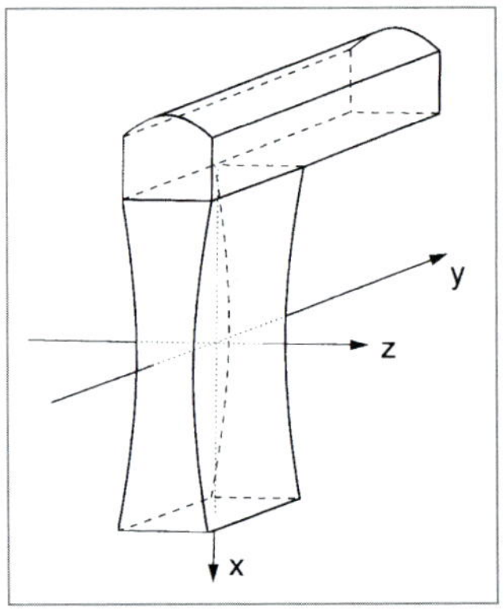

Abb. 1.4b

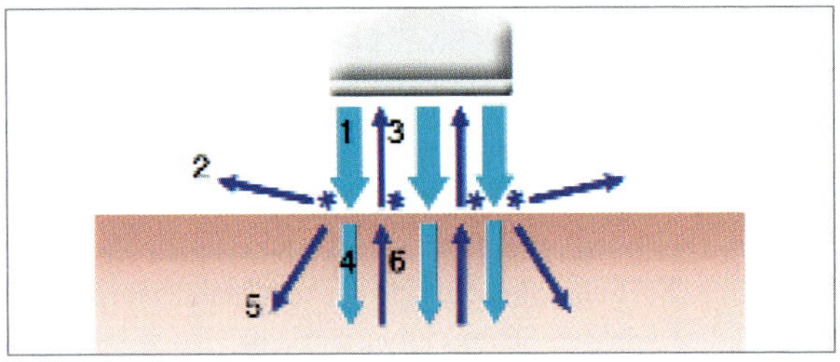

Abb. 1.4c

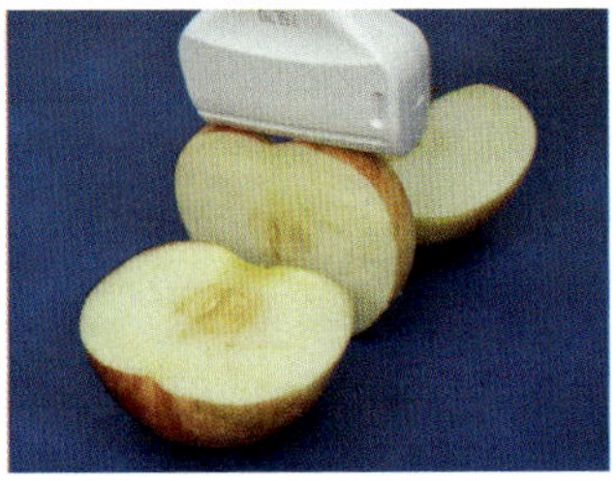

Abb. 1.4d

	Sonografie	Sonografie	MRT	CT	Röntgen
Schichtung	multiplanar	multiplanar	variabel, wenige	transversal	Projektionstechnik
Schallkopf	5–7,5 MHz	8–18 MHz			
Auflösung axial (mm)	0,3	0,2	0,5	0,5–1	0,1
Auflösung seitlich (mm)	0,8	0,4	0,6	0,5–1	0,1
Sequenzen	Panorama	Panorama	multipel	Knochen, Weichteilfenster	Xeroradiografie
Besonderheiten	Power-Doppler	Power-Doppler	KM i.v. und i.a.	3-D-Rekonstruktion	Arthro-/Tenografie
Dynamische Untersuchung	möglich	möglich	nein	nein	gehaltene Aufnahme

Abb. 1.4e

Gebührenordnung	GOP	Inhalt	€	Besonderheit
EBM	33050	7,47	7,47	Einmalig pro Sitzung ansetzbar
GOÄ	410	Ein Organ	26,81 (F 2,3)	Steigerung Faktor bei medizinischer Schwierigkeit
	420	Weitere Organe	10,72 (F 2,3)	Für max. drei weitere Organe pro Sitzung ansetzbar, Steigerung Faktor bei medizinischer Schwierigkeit
	401	Doppler	23,32 (F 1,0)	Zuschlag einmalig neben 410, nur 1,0-fach ansetzbar
UV-GOÄ	410	Ein Organ	14,90	
	420	Weitere Organe	5,96	Für max. drei weitere Organe pro Sitzung ansetzbar
	411	< 18 Lj. Fraktursono lange Röhrenknochen	35,00	Zuschlag einmalig neben 410, 420 nicht zusätzlich ansetzbar
	411a	< 18 Lj. Fraktursono andere Röhrenknochen	10,00	Zuschlag einmalig neben 410, 420 nicht zusätzlich ansetzbar

Abb. 1.4f Ärztliches Honorar.

Abb. 1.4a Schallwellen werden vom SK ausgesandt und wieder empfangen. Sie bewegen sich gerichtet als zyklische Druckschwankungen (Kompression und Dekompression) durch den Körper des untersuchten Patienten. Der Abstand zwischen zwei korrespondierenden Punkten einer Schwingung wird als Wellenlänge lambda bezeichnet (aus Reimers, Gaulrapp, Dt. Ärzteverlag)

Abb. 1.4b Schematische Darstellung eines SK mit Schallkeule. Die x-Achse markiert die Richtung der Schallwellen, die y-Achse die des Bildaufbaus, die z-Achse die Breite der Schallkeule (aus Reimers, Gaulrapp, Dt. Ärzteverlag).

Abb. 1.4c Trifft die Ultraschallwelle (1) auf Gewebegrenzen (Oberfläche, Dichteunterschiede), kommt es zu für die Bilderstellung relevanten Interaktionen: Absorption (Sterne), Streuung (2) und Reflexion (3) führen zu einer Abschwächung der in die Tiefe durchdringenden (4), teils gebeugten (5) sich ausbreitenden Energie und somit der „Helligkeit", also der Echogenität des Bilds. Die Reflexion zum SK (6) und die frequenz- und fokusabhängige Ausbreitung der Schallwellen sind für das am Monitor dargestellte Bild bedeutsam. Orthograde Schallausrichtung führt zum optimalen Bild.

Abb. 1.4d Die Sonografie erzeugt ein Schnittbild, dessen Geometrie von der verwendeten Sendeleistung abhängt. Sie stellt nicht anatomische, sondern physikalische Phänomene dar, aus denen auf Gewebestrukturen zurückgeschlossen wird (modif. nach Konermann, Gruber).

Abb. 1.4e Nur Sonografie und MRT können die weichteiligen Strukturen der Bewegungsorgane ausreichend gut zur Darstellung bringen, während Röntgen und CT sich auf mineralisiertes, kalkhaltiges Gewebe und metallische Implantate beschränken müssen. MRT und CT sind anfällig für Artefakte, insbesondere bei Bewegung und Implantaten. Röntgen liefert ein Projektionsbild, Sonografie, MRT und CT Schichtbilder ähnlicher Auflösung. Nur die Sonografie lässt derzeit eine aussagekräftige funktionelle Untersuchung zu. Sie ist überdies unabhängig vom radiologischen Fachgebiet.

Abb. 1.4f Das ärztliche Honorar für eine Ultraschalluntersuchung in Deutschland hängt vom Kostenträger ab. Der sog. einheitliche Bewertungsmaßstab (EBM) gilt für gesetzlich Versicherte, die GOÄ für privat Versicherte und Selbstzahler und die BG-GOÄ für die gesetzliche Unfallversicherung, also die Behandlung von Berufs- und Wegeunfällen sowie Berufskrankheiten. Die Kosten für eine sonografische Untersuchung sind weitaus geringer als die für eine CT oder gar MRT. Für GOÄ und UV-GOÄ gilt: Organ = Gelenk als Funktionseinheit bzw. Region/Muskelgruppe. Einzelne Gewebe können nicht mehrfach mit der 420 angesetzt werden. Die sog. Sonografie-Ampel, die von der DGUV in Zusammenarbeit mit dem AK Bewegungsorgane der DEGUM, der AG Ultraschall der DGU und der Sektion Bildgebung der DGOOC erarbeitet wurde, ist eine verlässliche Grundlage für die Abrechnung medizinisch erforderlicher Ultraschalluntersuchungen der Bewegungsorgane (https://www.dguv.de/medien/inhalt/reha_leistung/verguetung/arb_hinweise.pdf, S. 170).

1.5 Hilfreiche Artefakte

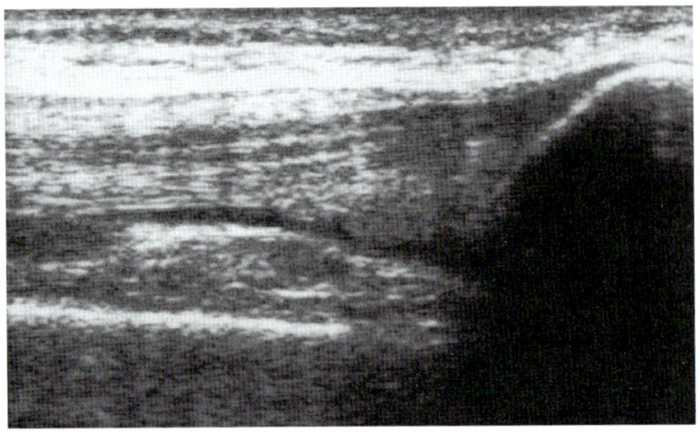

Abb. 1.5a

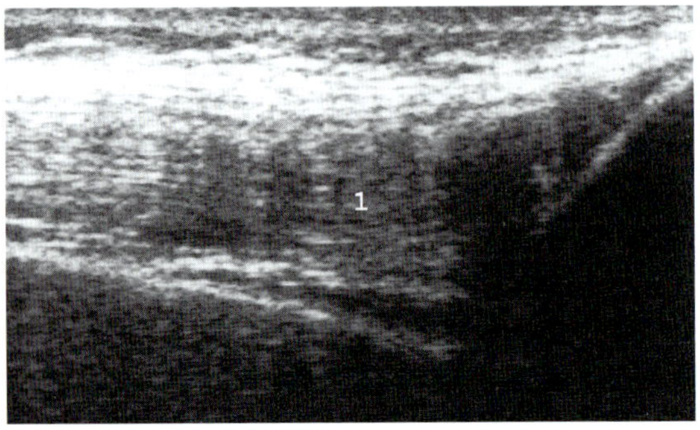

Abb. 1.5b

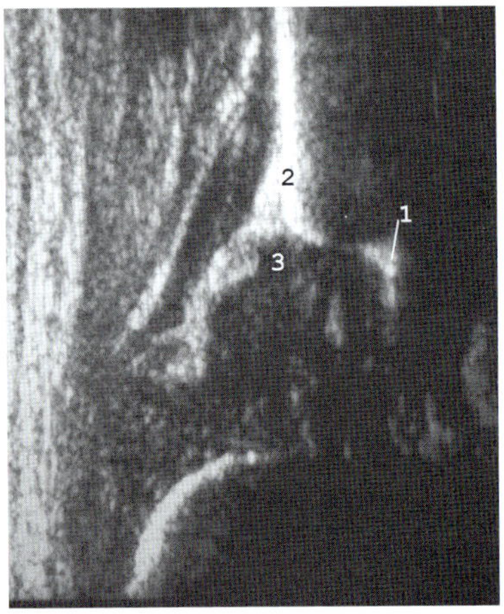

Abb. 1.5c

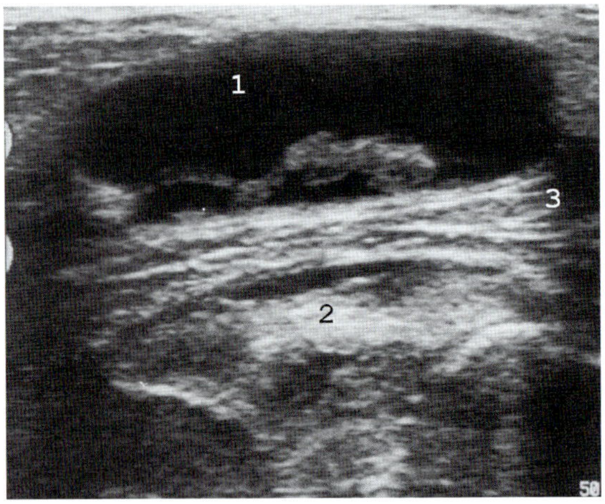

Abb. 1.5d

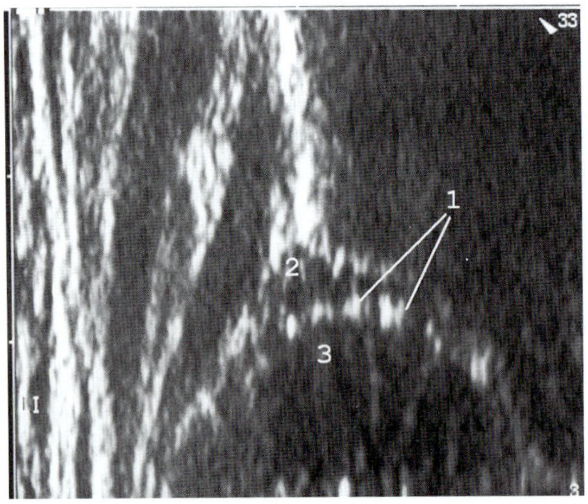

Abb. 1.5e

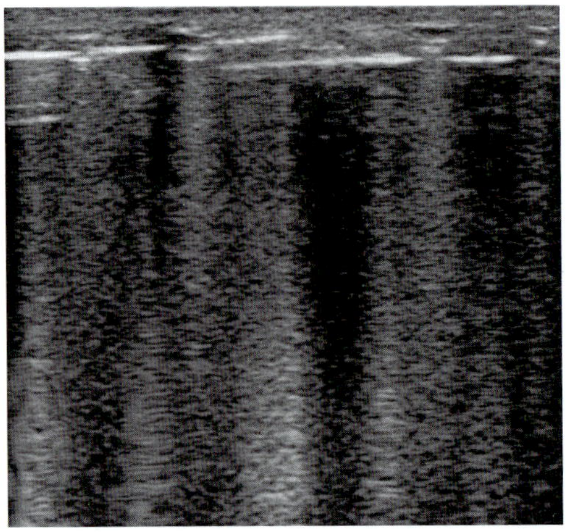

Abb. 1.5f

Für die Bilderstellung hinderliche Artefakte:

- SK nicht orthograd zur untersuchten Struktur
- Ankopplungsartefakt
- subkutane Fettschicht
- Wiederholungsecho (Reverberation), Spiegelartefakt
- wandernde zentrale Echogenität
- Anisotropie

Abb. 1.5a Die wichtigste Interaktion für die Erzeugung eines aussagekräftigen Monitorbilds stellt die Reflexion dar. Je paralleler zum SK, je glatter und je dichter eine Struktur ist, umso verlustfreier ist das am SK rückempfangene Signal und damit das daraus elektronisch erzeugte Abbild des untersuchten Gewebes. Daher ist eine optimale orthograde Untersuchungstechnik in Bezug auf die untersuchte Struktur von größter Bedeutung für ein optimal „scharfes" – also maximal echogenes und informatives – Bild, hier ein suprapatellarer LS am Knie mit angespannter Quadrizepssehne.

Abb. 1.5b Wird der SK um seine Längsachse verkippt oder verläuft die untersuchte Struktur wie hier schräg zu ihm, ist keine orthograde Abbildung möglich. Es kann sogar zu einer Reflexumkehr kommen, d. h., die Zielstruktur erscheint zu wenig echogen, also zu dunkel, das Gewebe darunter aber zu echoreich, also zu hell. Hier ist die Quadrizepssehne (1) nicht ausreichend differenziert abgrenzbar, weil sie nicht angespannt wurde.

Abb. 1.5c Artefakte können für die Bildbeurteilung wertvoll sein oder diese erschweren. Für die sonografische Diagnostik der Bewegungsorgane wie an der Säuglingshüfte ist die Kenntnis der Phänomene des Schallschattens (echofreie Zone) hinter knöchernen Oberflächen aufgrund der vollständigen Reflexion des Signals (1 Unterrand Os ileum, 2 Os ileum) und des Schalllochs durch hyaline Knorpelbereiche (3) oder einer Raumforderung mit Flüssigkeitsfüllung bedeutsam. Der Schallschatten lässt eine Abbildung hinter dem Knochen oder einer Verkalkung liegender Strukturen nicht zu, weist also auf davor liegende Knochenstrukturen hin. Mangelnde Schallabschwächung und der automatische Tiefenausgleich des Signals führen hinter Schalllöchern zu einer „Überstrahlung", der sog. dorsalen Schallverstärkung.

Abb. 1.5d Poplitealzyste mit Schallloch (1), dorsaler Schallverstärkung (2) und Beugeartefakten (3) durch tangentiales Auftreffen der Schallwellen auf die Zystenwand.

Abb. 1.5e Hilfreiche Interferenzen entstehen auch an unterschiedlich dichten und insbesondere gegeneinander beweglichen, von einem Flüssigkeitsfilm getrennten Oberflächen, z. B. bei der dynamischen Untersuchung eines Gelenkergusses oder – wie hier – zwischen Hüftkopf und -pfanne an der Säuglingshüfte. Es kommt zu Palisaden- (1) oder Perleffekten. Der sonst nicht vom hyalinen Pfannenknorpel (2) zu unterscheidende hyaline knorpelige Hüftkopf (3) wird durch einen Flüssigkeitsfilm demarkiert.

Abb. 1.5f Metallische Fremdkörper wie Metallimplantate zeigen starke Echogenität mit ausgeprägten Kometenschweifartefakten und dazwischen als Zeichen der kompletten Schallreflexion einen dorsalen Schallschatten (Osteosyntheseplatte mit darüber sichtbaren erhabenen Schraubenköpfen an der Fibula).

Für die Bilderstellung hilfreiche Artefakte:
- Schallschatten
- Schallloch und dorsale Schallverstärkung
- Beugeartefakte
- Perlage
- Kometenschweif

1.6 Hinderliche Artefakte

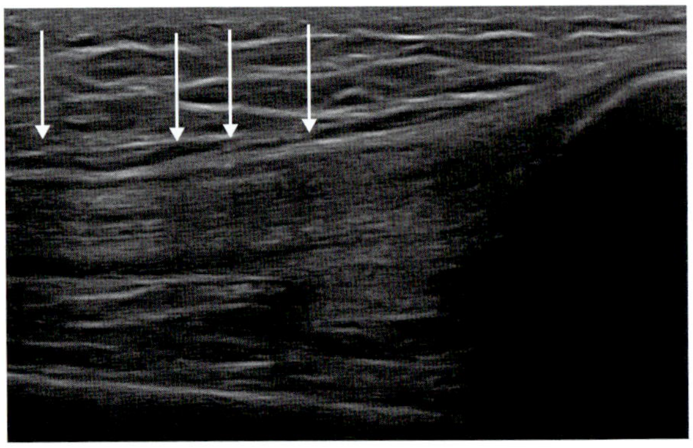

Abb. 1.6a

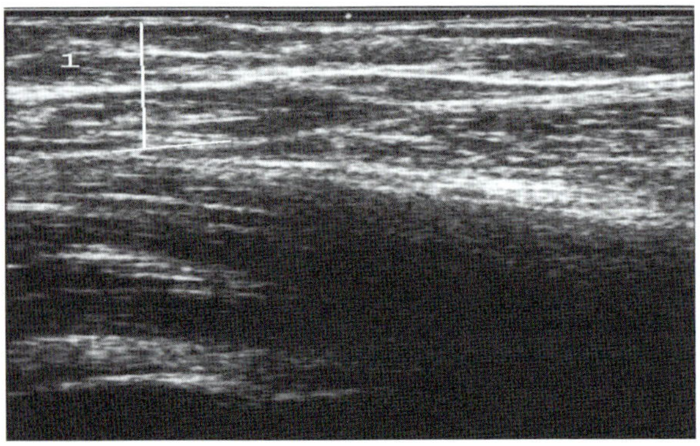

Abb. 1.6b

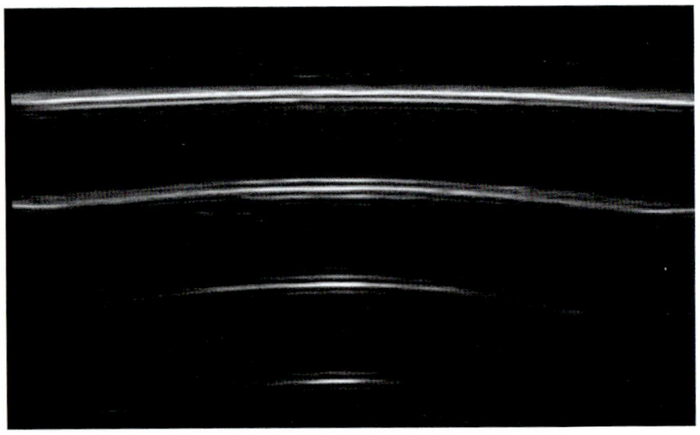

Abb. 1.6c

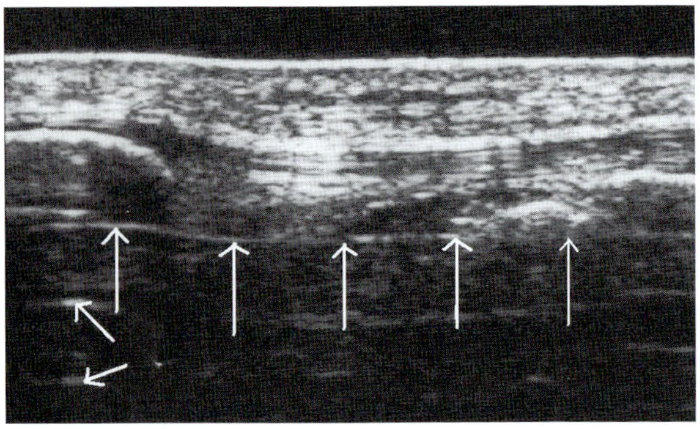

Abb. 1.6d

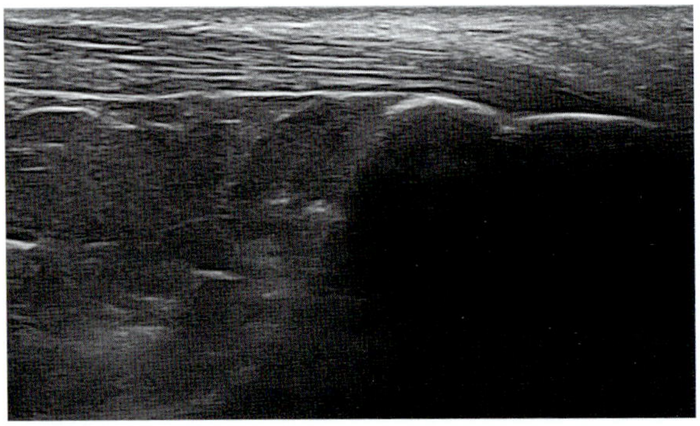

Abb. 1.6e

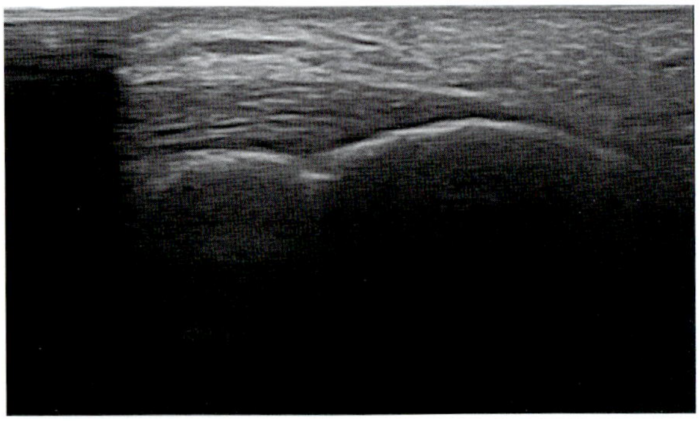

Abb. 1.6f

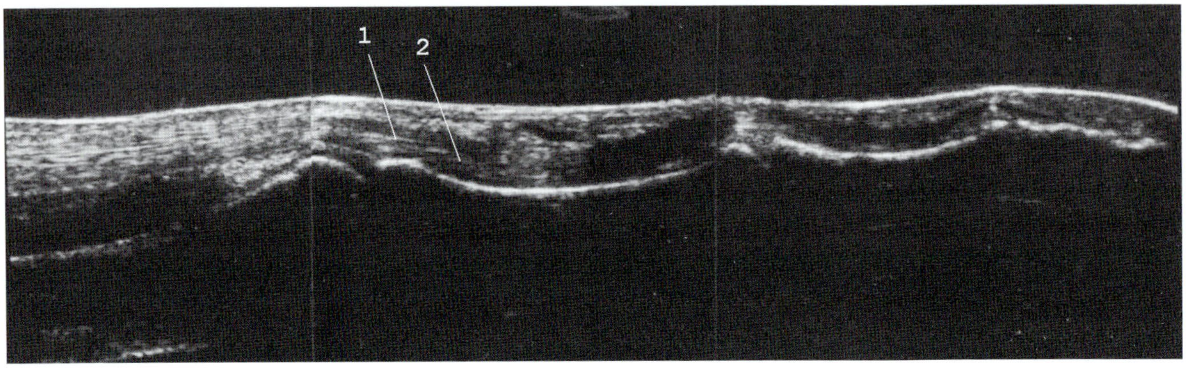

Abb. 1.6g

Abb. 1.6a Das Kontaktmittel muss Hautoberfläche und SK möglichst flächendeckend dicht miteinander verbinden. Lufteinschlüsse, Haare und inkomplette Auflage des SK führen zu erheblicher Minderung der Bildqualität und unzureichender Beurteilbarkeit wie hier im suprapatellaren LS am Kniegelenk. Die Pfeile zeigen auf die haarbedingten Schallminderungen.

Abb. 1.6b Eine dicke subkutane Fettschicht (1) führt durch Brechung und Beugung der Schallwellen zu einer erheblichen Minderung der Schallausbreitung und somit des am Monitor erhaltenen Bilds. Außerdem liegen relevante Strukturen ggf. zu tief, um sie mit ausreichender Auflösung erfassen und abbilden zu können, wie hier am Hüftgelenk (anteriorer LS) einer adipösen Frau.

Abb. 1.6c Wiederholungsartefakte (Reverberation) entstehen durch ein Pendeln des Ultraschalls zwischen stark reflektierenden Oberflächen, hier den Oberflächen von Vorlaufstrecke und Haut. In Abhängigkeit von der Laufzeit der Schallwellen erscheinen in gleichen Abständen Phantomechos. Mit Wasser gefüllte Gummihandschuhe sind wegen der durch die Lufteinschlüsse verursachten Artefakte nicht zu empfehlen.

Abb. 1.6d Die Beurteilbarkeit der mittels Vorlaufstrecke untersuchten Gewebe kann durch Wiederholungsartefakte erschwert werden, z. B. kann eine Narbe oder ein Muskelseptum vorgetäuscht werden, hier in einem infrapatellären LS am Knie (Pfeile). Das Spiegelartefakt ist eine Sonderform eines Wiederholungsartefakts aufgrund starker Grenzflächenreflektion. Eine echogene Struktur wird als virtuelles Bild vertikal gespiegelt in der Tiefe abgebildet.

Abb. 1.6e Ablenkungsphänomen (zentrale bzw. wandernde Echogenität): Orthogrades Anschallen von zum SK parallelen Strukturen erzeugt ein maximal echogenes Bild. Verläuft die untersuchte Struktur gebogen, ist nur jeweils der orthograd beschallte Teil der Struktur echogen dargestellt, der weitere Verlauf wegen der nicht senkrecht auftreffenden Schallwellen abgeschwächt, also dunkler bzw. hypoechogen, wie hier am Beispiel der Achillessehne.

Abb. 1.6f Wird der SK zur Konvexität hin verkippt, erscheint nun der gebogen verlaufende Ansatz echogen. Ein aufgrund der Hypoechogenität zu vermutender Defekt kann somit ausgeschlossen werden.

Abb. 1.6g Tiefe und oberflächliche Fingerbeugesehnen verlaufen entlang der Phalangen gewellt und sind daher nicht in allen Abschnitten gleichzeitig zum SK parallel ausgerichtet und orthograd abbildbar. Daher zeigen sie nebeneinander echoreiche (1) und echoarme (2) Abschnitte. Diese Anisotropie darf nicht mit Sehnendefekten verwechselt werden. Durch Verschiebung und Verkippung des SK oder aktive Bewegung des Fingers können eine verbesserte Darstellung und eine Abgrenzung gegen Defekte oder Tendopathien erreicht werden.

1

1.7 Dokumentation

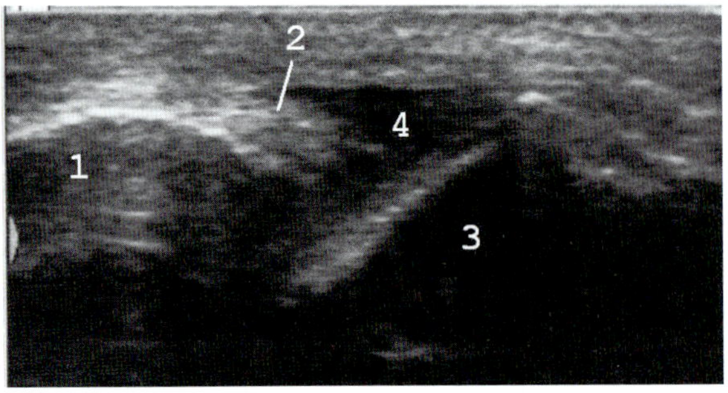

Abb. 1.7a

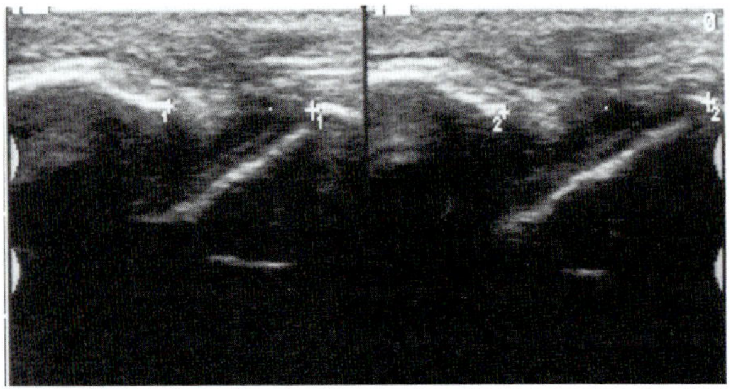

Abb. 1.7b

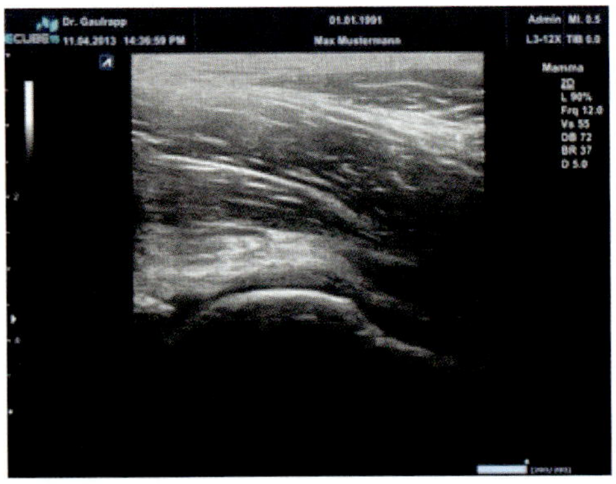

Abb. 1.7c

- Patientenidentität (Name und Alter)
- Untersucheridentifikation
- Untersuchungsdatum
- Fragestellung bzw. Indikation
- ggf. eingeschränkte Untersuchungsbedingungen bzw. Beurteilbarkeit
- organspezifische Befundbeschreibung, (Verdachts-) Diagnose
- diagnostische und/oder therapeutische Konsequenzen.

Abb. 1.7d

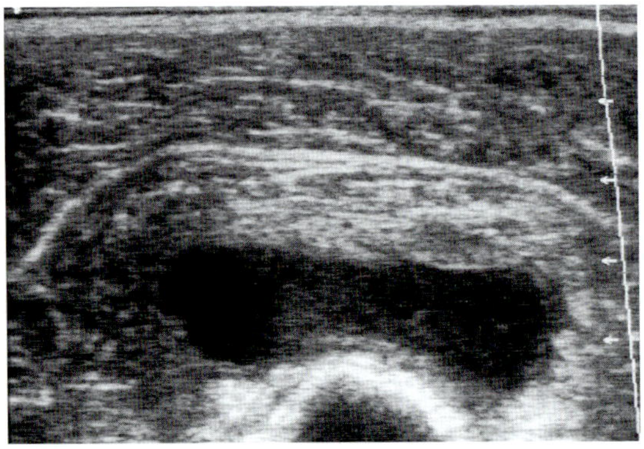

Abb. 1.7e

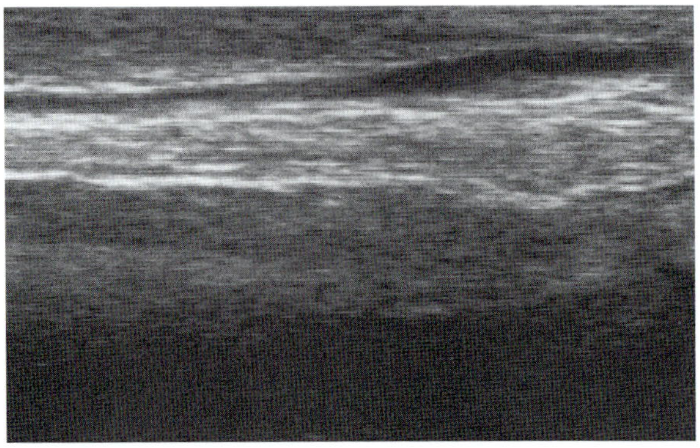

Abb. 1.7f

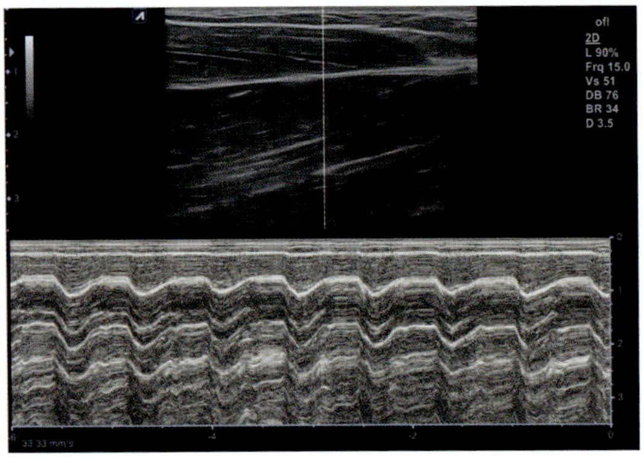

Abb. 1.7g

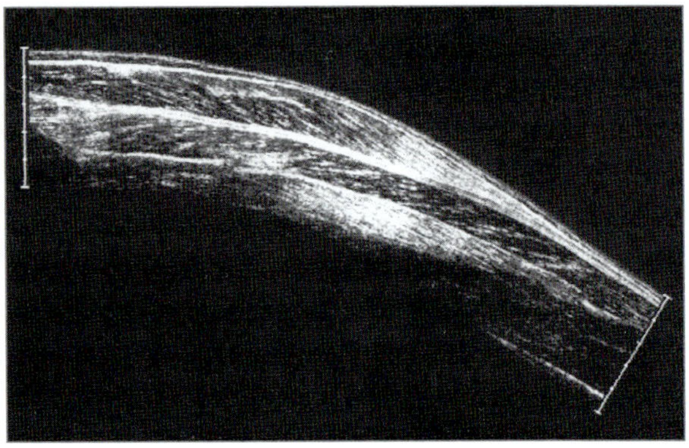

Abb. 1.7h

Abb. 1.7a Die sonografische Diagnostik der Bewegungsorgane erfolgt primär real-time am Monitor, also dynamisch. Dies gilt insbesondere für die Stabilitätstestung von Gelenken und den Ausschluss von Muskel- oder Sehnendefekten oder von Impingement-Phänomenen. Die Bilddokumentation wird von der KBV auf einem digitalen oder analogen Medium gefordert. Pathologische Veränderungen sollen je nach Fragestellung in 2 Ebenen dargestellt werden. Ein Seitenvergleich ist immer empfehlenswert.
Hier ist eine fibulare Bandruptur zu sehen: Fibula (1) Bandrest (2), Talus (3), Hämarthros (4).

Abb. 1.7b Messungen (Winkel, Abstände und Dehiszenzen, Umfänge und Volumina) werden am stehenden Bild immer im Seitenvergleich wie hier bei einer fibularen Bandruptur, vorgenommen. Nativ können 14 mm gemessen werden (links), bei Stress 20 mm, also 6 mm Instabilität (rechts).

Abb. 1.7c Nach KBV müssen aus der Bilddokumentation folgende Details hervorgehen: Praxisidentifikation, Patientenidentität, Untersuchungsdatum, B-Modus-Bild mit Entfernungsmaßstab, SK-Bezeichnung, Sendefrequenz, Sendefokusposition, Messwerte, Messmarker. Normalbefunde und pathologische Befunde sind in einer oder mehreren geeigneten Schnittebenen zu belegen.

Abb. 1.7d Für die Stichprobenprüfung der KV sind die hier aufgelisteten Angaben zu machen.

Abb. 1.7e und Abb. 1.7f Befundung und daraus abgeleitete Beurteilung sind auch in der Sonografie zu trennen. Die Befundbeschreibung soll Aspekte der Geometrie, Morphologie bzw. Struktur umfassen. Dabei sind Größe, Dicke, Form, Kontur und Kontinuität eines Bezirks oder einer Raumforderung, hier der intramuskulären Einblutung in den M. vastus intermedius (Abb. 1.7e), oder eines Defekts zu beschreiben. Die Einschätzung der Echogenität und Homogenität, hier einer chronischen Tendopathie der Achillessehne (Abb. 1.7f), bedarf dagegen größerer Erfahrung. Echofreie Zonen weisen auf hyalinen Knorpel, Zysten, Gefäße, Hämatome oder Gelenkergüsse hin. Echoarm stellen sich z. B. die kontraktilen Anteile der Muskulatur oder akute Tendopathien, ggf. auch akute Synovialitiden dar, echoreich Sehnen oder knöcherne Oberflächen. Da die Sonografie eine dynamische, funktionelle Untersuchung erlaubt, gehen in Befundung wie Beurteilung auch unter Sicht und Bewegung gewonnene Aspekte ein.

Abb. 1.7g Im oberen Bild wird ein Muskel im B (Brightness)-Bild dargestellt. Das untere Bild im M (Motion)-Mode zeigt die Faszikulationen dieses Muskels bei willkürlicher hochfrequenter Kontraktion.

Abb. 1.7h Im M-Mode (Motion-Mode) können Faszikulationen dargestellt und ausgemessen werden. Ein longitudinales oder transversales Panoramabild kann einen Muskel über seine ganze Länge oder einen Muskelquerschnitt ähnlich der Darstellung im MRT abbilden, hier die Wade. Farbunterlegt sind Gefäßveränderungen im Color-Doppler bezüglich der Flussrichtung dokumentierbar, während im Power-Doppler Durchblutungsmaxima entzündliche Aktivitäten aufzeigen können.

KAPITEL

2 Arbeitstechniken

2.1 Dynamische Untersuchung

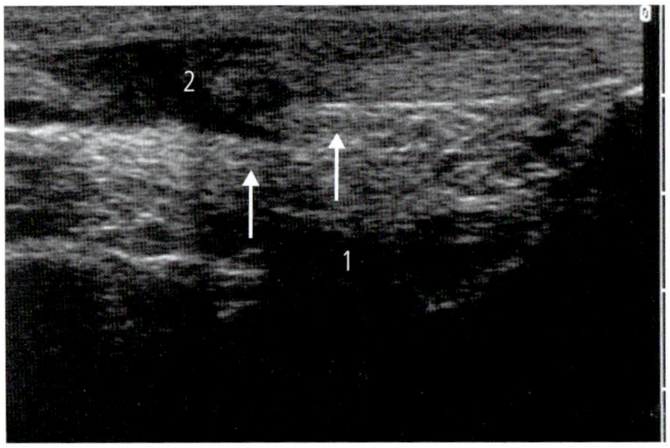

Abb. 2.1a

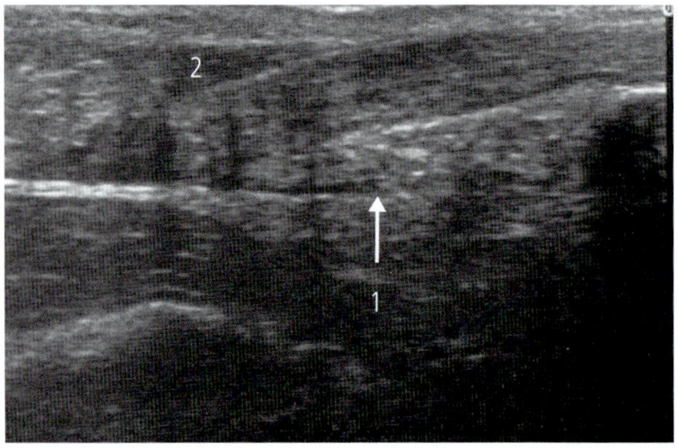

Abb. 2.1b

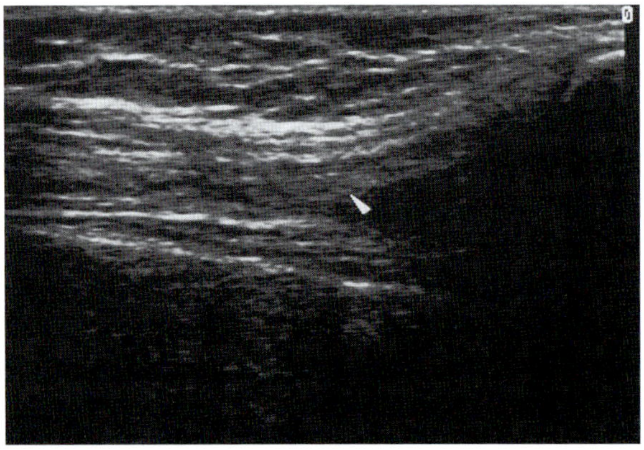

Abb. 2.1c

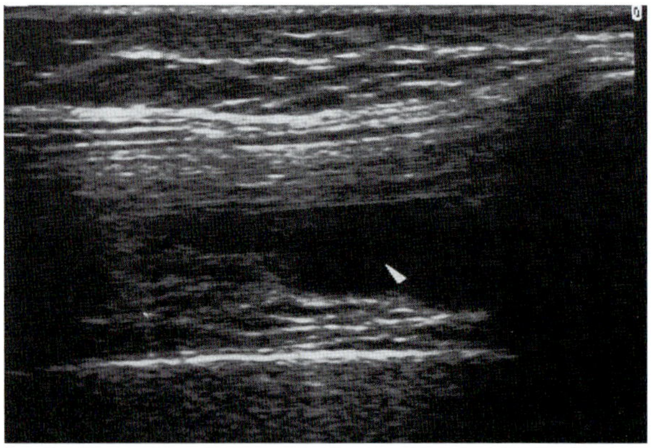

Abb. 2.1d

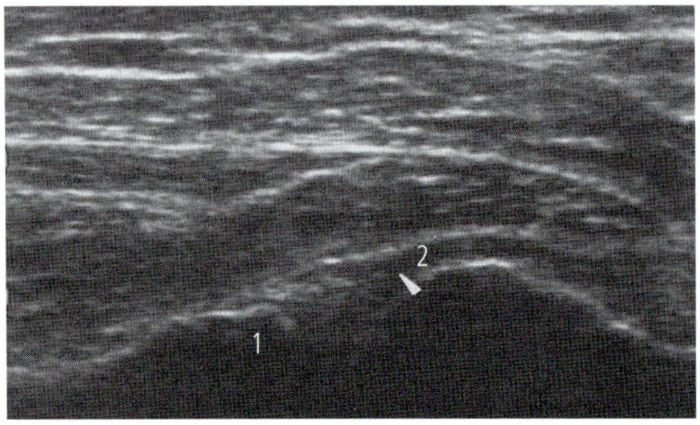

Abb. 2.1e

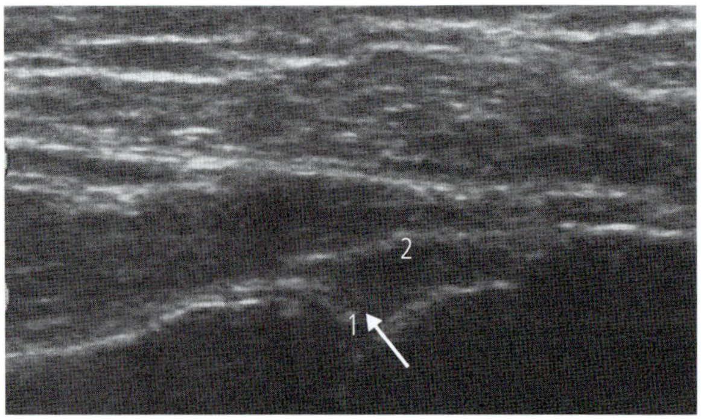

Abb. 2.1f

Indikationen zur dynamischen Untersuchung:

- Überprüfung der Beweglichkeit von Gelenken und Sehnen
- Störungen der Struktur und Form von Muskeln und Sehnen
- Erfassung und Prüfung von intraartikulärer oder extraartikulärer Flüssigkeit auf Punktionsfähigkeit

Abb. 2.1a und Abb. 2.1b Sonografisch sind verschiedene dynamische Untersuchungen möglich. Beweglichkeit und Gleitvorgang von Gelenkanteilen und Sehnen können visualisiert werden. Bei der passiven Gelenkbewegung sind ggf. Perlingeffekte oder Palisadenartefakte zu beobachten. Störungen von Struktur und Form von Muskeln und Sehnen (Delle, Defekt oder Rissrand) können über die statische sonografische Nativuntersuchung bei passiver Bewegung oder Kontraktion gegen Widerstand überprüft werden.
Abb. 2.1a zeigt im LS eine Ruptur der Achillessehne in maximaler Dorsalextension in Dehiszenz der echogenen Rupturenden (1), echoarmes Hämatom (2).
Abb. 2.1b zeigt denselben Schnitt in maximaler Plantarflexion und Annäherung der Rupturenden (1), Hämatom (2).
Auch Einklemmungsphänomene (Impingement, Entrapment) können ggf. unter Sicht am Monitor dargestellt werden.

Abb. 2.1c und Abb. 2.1d Gelenkergüsse und Hämatome können komprimiert oder dekomprimiert werden und so Aussagen über die angrenzenden Strukturen oder die Erfolgswahrscheinlichkeit einer Punktion zulassen. Lässt sich die Raumforderung nicht komprimieren, liegt ggf. keine punktable Flüssigkeit vor. Mitunter muss erst eine Dekompression der untersuchten Region unter dem SK vorgenommen werden, um kleine Ergussmengen oder Hämatome nicht zu übersehen.
Abb. 2.1c zeigt im LS suprapatellar einen durch zu großen Auflagedruck komprimierten Kniegelenkerguss, der erst im TS in den lateralen Kapseltaschen nachzuweisen ist (Abb. 2.1d).

Abb. 2.1e Schultergelenk in Innenrotation im posterioren TS mit Labrum glenoidale (1) und Gelenkkapsel (2). Gelenkerguss (Pfeil).

Abb. 2.1f In Außenrotation verändert sich die Position des Labrums etwas (1) und es zeigt sich ein deutliches Flüssigkeitsreservoir (Pfeil) mit Vorwölbung der Gelenkkapsel (2). Flüssigkeit hilft, Strukturen besser abgrenzen zu können.

Sonografische Beurteilung:
- gestörte Beweglichkeit bzw. gestörtes Gleiten, Stabilitätsprüfung/-messungen
- Muskel- oder Sehnendefekt oder -riss, Dehiszenz, Adaptierbarkeit
- Erguss/Hämarthros bzw. Serom/Hämatom vorhanden oder nicht?

2.2 Stabilitätstestung

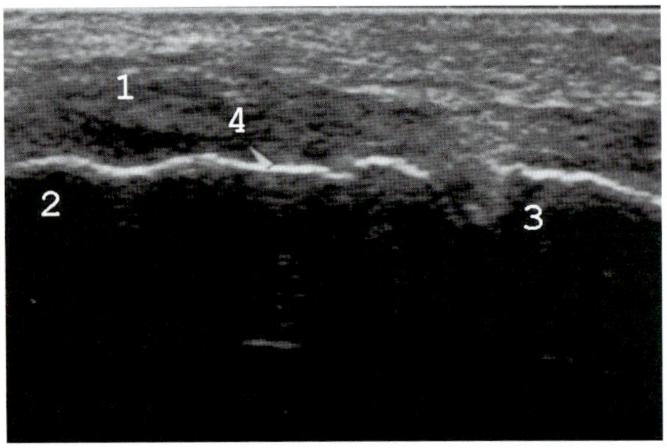

Abb. 2.2a

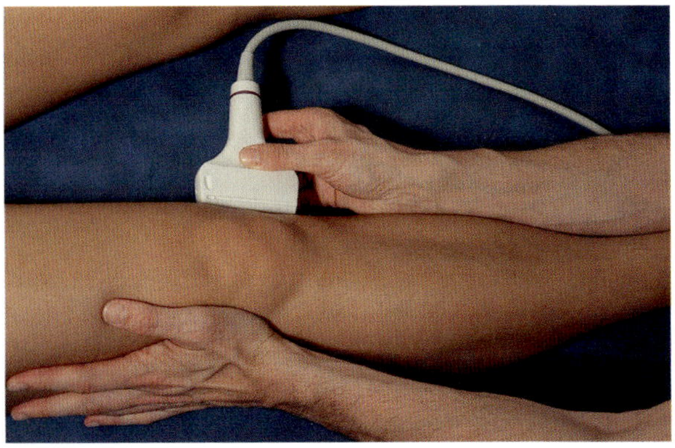

Abb. 2.2b

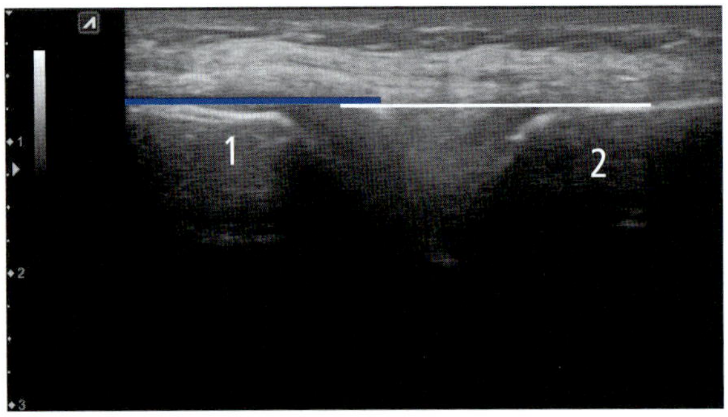

Abb. 2.2c

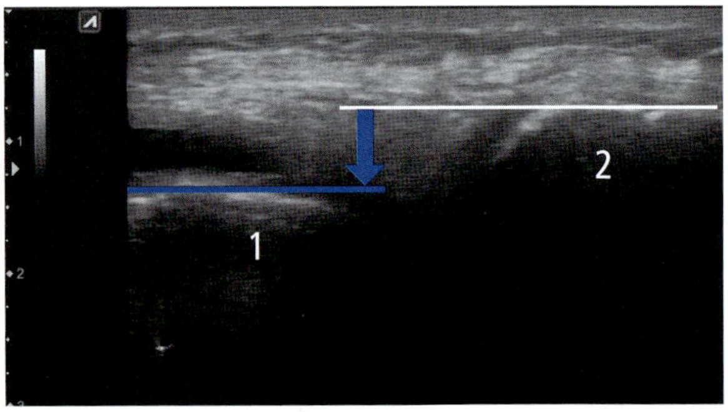

Abb. 2.2d

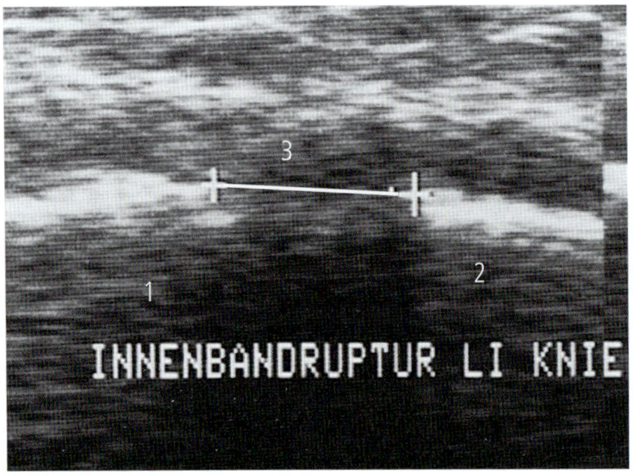

Abb. 2.2e

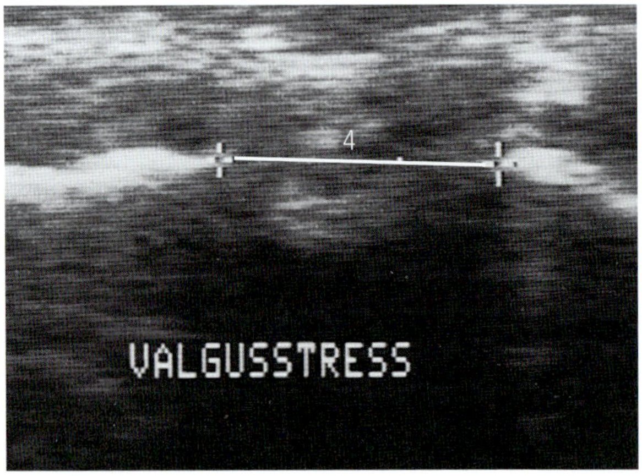

Abb. 2.2f

Indikationen zur sonografischen Stabilitätsdiagnostik:

- wiederholte Gelenk(sub)luxationen, Instabilitätsgefühl (giving way), Hyperlaxität
- willkürliche aktive, habituelle oder nur passiv auslösbare Instabilitätszeichen
- posttraumatische Gelenkschwellung
- Gelenkfehlstellung mit functio laesa
- Kontusion, Fraktur, Arthritis, Gelenkbinnenschäden (Meniskus-/Labrum- oder Knorpelläsion)

Abb. 2.2a Das zu überprüfende Gelenk wird in der Nativuntersuchung im LS zunächst auf hypoechogene Zonen (Ödem/Hämatom in der Kapselbandstruktur, Defekt) überprüft, hier bei Innenbandläsion am Kniegelenk im medialen LS. Innenband (1), Femur (2), Tibia (3), hypoechogene Zone (4). Unter passiver Bewegung ist an der Schulter mitunter eine Verplumpung oder Ablösung der echogen sichtbaren Anteile des Labrum glenoidale oder am Finger der Fibrocartilago palmaris zu sehen. Für die Bestimmung von Gelenkinstabilitäten ist die maximal echogene Darstellung der knöchernen Oberflächen notwendig.

Abb. 2.2b Stabilitätstestung des Innenbands unter sonografischer Kontrolle. Bei akutem Trauma wird die Untersuchung mitunter durch schmerzhafte Gegenspannung erschwert. Allerdings reicht eine minimal kurze Testung unter Sicht oft aus, das Ausmaß der Instabilität zu erkennen.

Abb. 2.2c und Abb. 2.2d Beim Schubladentest (Shift) wird die Translation der Gelenkpartner, also die parallele Verschiebung der definierten knöchernen Referenzstrukturen beurteilt und gemessen.
Abb. 2.2c zeigt dies bei vorderer Kniegelenkinstabilität im paramedialen LS. Femur (1), Tibia (2), mit minimalem Abstand der angelegten Tangenten.
Abb. 2.2d Durch Druck von oben auf das Femur vergrößert sich der Abstand um 6 mm.
Der Verlust der Ankoppelung und die Verkippung der knöchernen Referenzlinien verschlechtern allerdings mit zunehmendem Luxationsweg Aussage und Messbarkeit. Dies gilt z. B. für die sonografische Bestätigung der Schulterlaxität durch das Sulcus-Zeichen und mehr noch bei hochgradiger AC-Gelenksinstabilität.

Abb. 2.2e und Abb. 2.2f Beim Aufklapptest (tilt) wird der zunehmende Abstand der definierten knöchernen Referenzpunkte beurteilt und gemessen. Bei starker Angulation verlieren sich die Referenzpunkte durch Rotation der Gelenkpartner. Bereits der Eindruck einer kurzzeitig auslösbaren Instabilität am Monitor lässt eine qualitative Aussage zur Gelenkstabilität zu. Für Messungen am statischen Bild ist immer ein Vergleich mit der Gegenseite und/oder Vergleichswerten eines gesunden Kollektivs vorzunehmen. Ein ausgerissenes osteochondrales Fragment demarkiert sich durch eine ggf. nativ nicht erkannte, unter Stress sichtbare echogene Struktur mit Schallauslöschung.
Abb. 2.2e Medialer LS am Kniegelenk bei Innenbandläsion, Femur (1), Tibia (2), Abstand nativ (3).
Abb. 2.2f Dasselbe Knie unter Valgusstress mit 4 mm medialer Aufklappbarkeit (4).

Sonografische Beurteilung von Gelenkinstabilitäten:

- Gelenkdezentrierung/-dislokation, Dysplasie der Gelenkpartner, Aufklappbarkeit, knöcherne Defekte
- Richtung(en) und Ausmaß (Graduierung) der Instabilität, Lokalisation

2.3 Untersuchung im Wasserbad

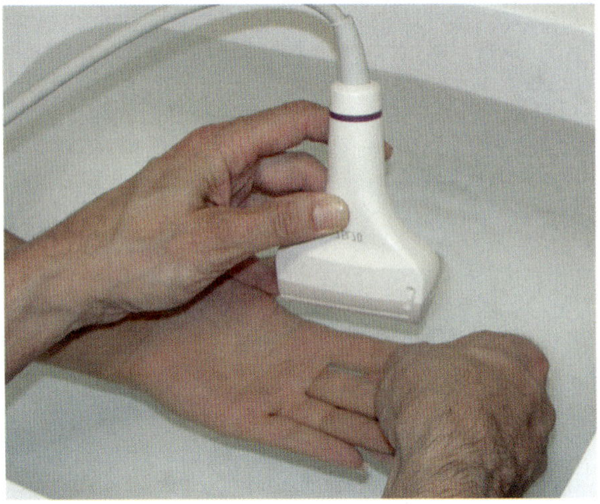

Abb. 2.3a

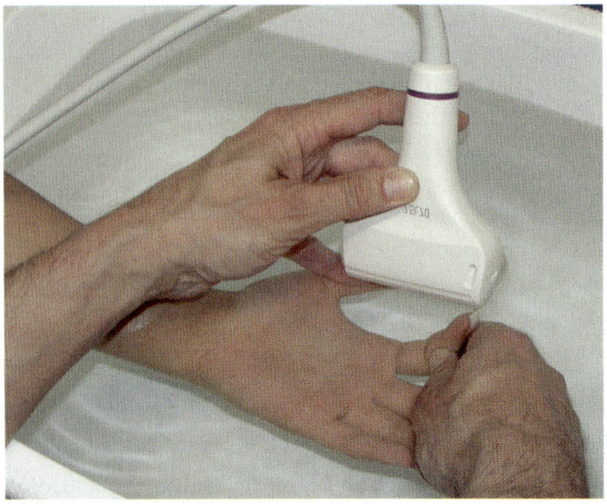

Abb. 2.3b

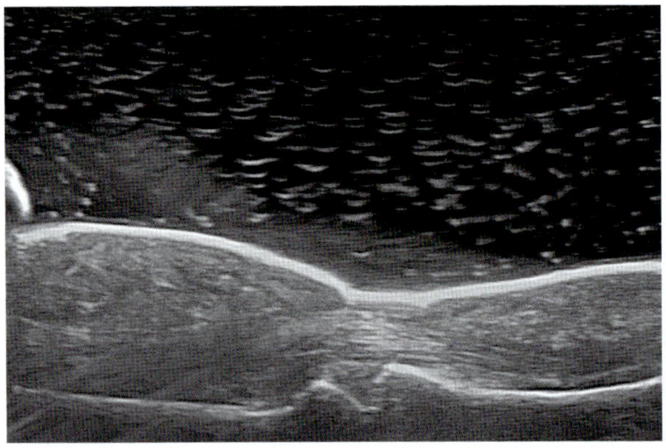

Abb. 2.3c

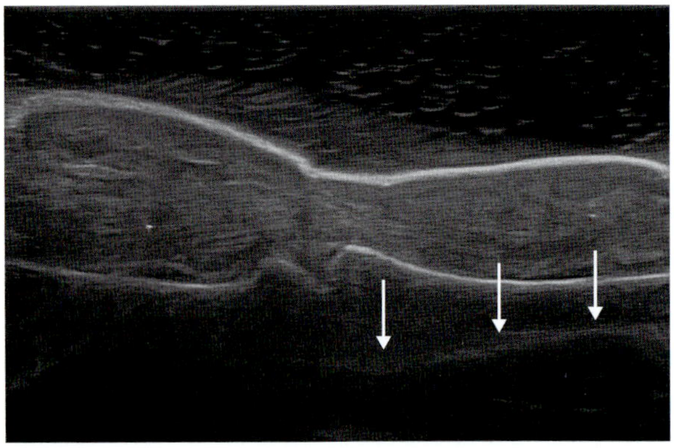

Abb. 2.3d

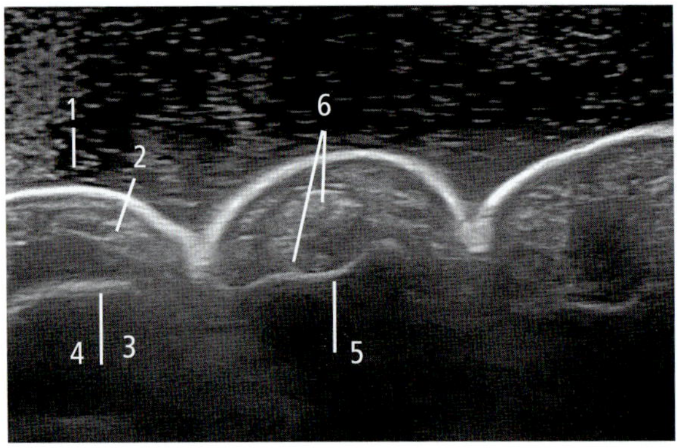

Abb. 2.3e

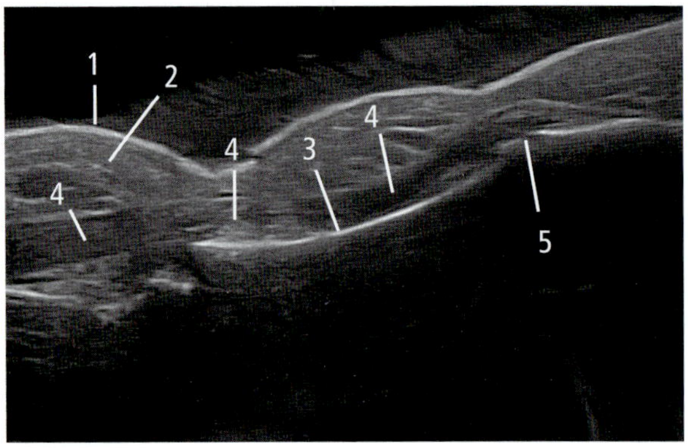

Abb. 2.3f

Fragestellungen:
- Gelenkerguss oder periartikuläre Schwellung
- Kapselbandläsion, ggf. mit Instabilität
- Sehnen- oder Ringbandläsion
- osteochondrale Verletzungen, Fibrocartilago-Läsionen
- Ganglien

Abb. 2.3a und Abb. 2.3b Finger können sehr gut im Wasserbad untersucht werden. Der ungünstige Nahfokusbereich wird durch Positionierung der untersuchten Struktur in beliebiger Tiefe umgangen. Die Ankoppelung ist vollkommen und ungehindert möglich. Dynamische Untersuchungen werden erleichtert. So können auch mit weniger hochauflösenden oder langen SK kleinteilige Strukturen, z. B. an den Fingern, untersucht werden. Dazu bedarf es eines SK, der keinen Wassereintritt zulässt, und eines kleinen Beckens mit Leitungswasser. Die untersuchte Hand wird vom Patienten ins Wasserbad gehalten. Der Untersucher hält mit der einen Hand den SK über der untersuchten Hand; mit seiner anderen Hand kann er funktionelle Tests auf Beweglichkeit (Abb. 2.3b Flexion des Fingers) oder Stabilität durchführen.

Abb. 2.3c und Abb. 2.3d Wird die untersuchte Struktur im Wasserbad weit vom SK gelagert, kommt es zu einer „Überstrahlung", also zu einer falsch hohen Echogenität. Ist der Abstand dagegen zu gering, kann der ungünstige Nahfokusbereich nicht überwunden werden. Außerdem kann es zu Störungen der funktionellen Untersuchung kommen. Ideal ist ein Abstand von 5 – 10 cm.
Abb. 2.3d zeigt ein Wiederholungsecho der Hautoberfläche (Pfeile).

Abb. 2.3e Im palmaren TS der Finger (hier mit 9-MHz-SK) grenzen sich Hautoberfläche (1) und Subkutangewebe (2) klar ab. Leitstruktur ist die echogene Oberfläche der Knochen (3). Aufgrund der unterschiedlichen Länge der Finger kommen in einem Schnitt der diaphysäre Bereich (4) oder die Gelenkfläche eines PIP-Gelenks (5) hier mit mäßig echogen getroffenen Beugesehnen (6) zur Darstellung. Vgl. hierzu Abb. 8.11.

Abb. 2.3f Im palmaren LS eines Fingers sind Haut (1) und Subkutis (2) gut abgrenzbar. Nahe am Knochen (3) verlaufen durch die Anheftung über Ring- und Kreuzbänder die Beugesehnen, deren oberflächliche und tiefe Anteile nicht zu trennen sind (4) und die daher geschwungen und unterschiedlich echogen (Anisotropie) wirken. Durch Bewegung des Fingers können alle Anteile echogen dargestellt werden. PIP-Gelenk (5).

2.4 Power-Doppler-Sonografie

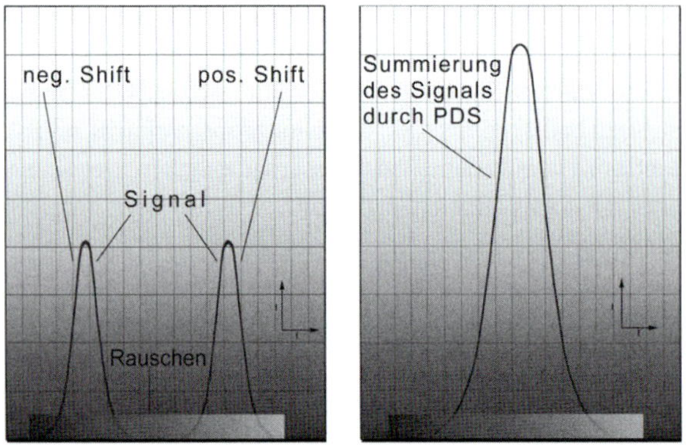

Abb. 2.4a

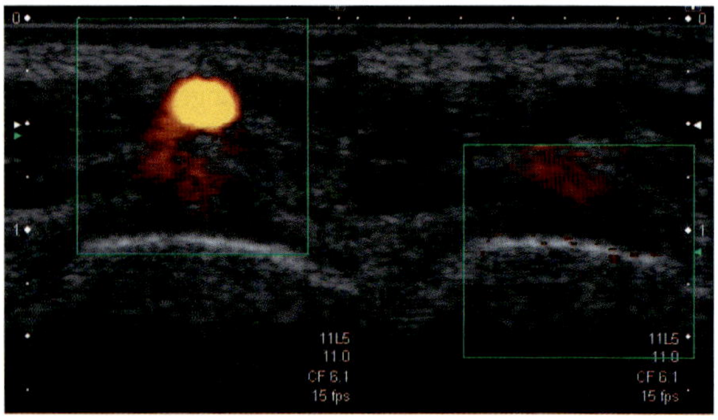

Abb. 2.4b

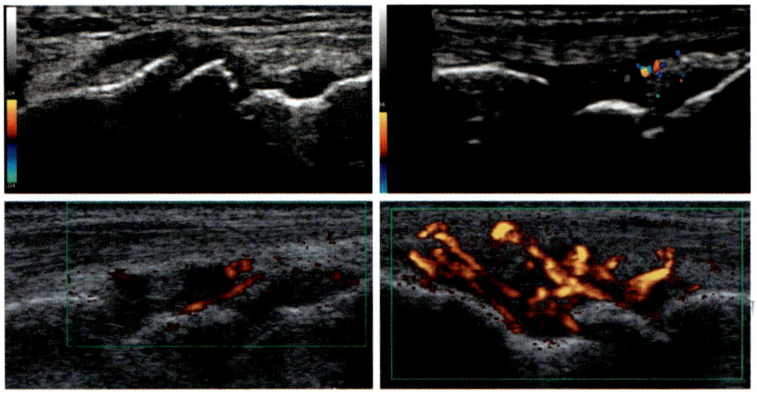

Abb. 2.4c

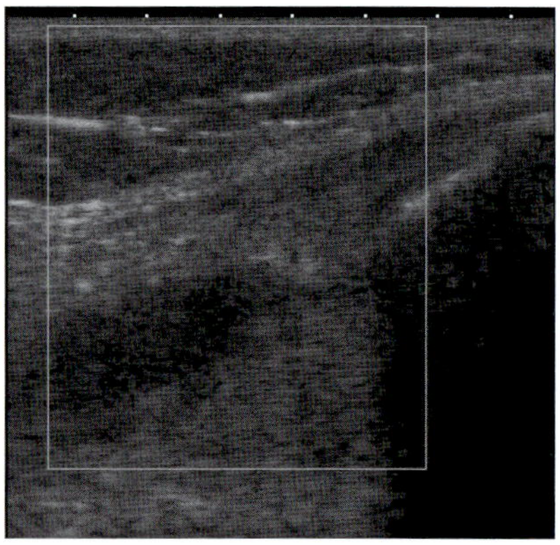

Abb. 2.4d

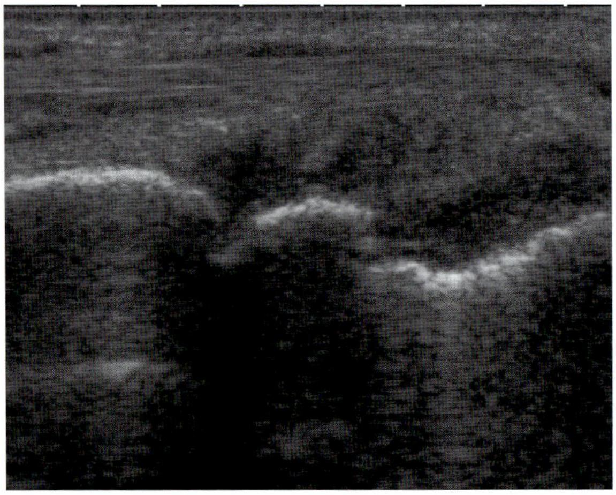

Abb. 2.4e

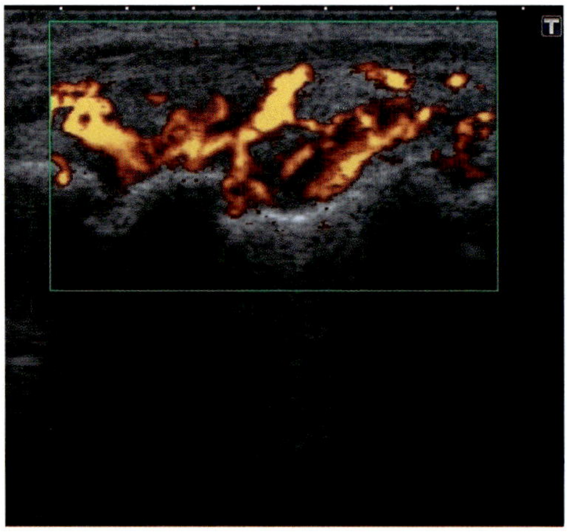

Abb. 2.4f

Fragestellungen:

- Charakterisierung artikulärer und peritendinöser Volumenvermehrung
- Vaskularisierung synovialer Proliferationen in Gelenken, Sehnenscheiden und Bursen: DD entzündliche Synovitis versus Pannus
- Graduierung der Vaskularisierung/als Maß der Entzündungsaktivität
- Verlaufskontrolle der entzündlichen Aktivität unter Therapie
- Weichteiltumoren, Weichteilinfekte, Knochentumoren (Periostdurchblutung)

Abb. 2.4a und Abb. 2.4b Die positiven und negativen (Farb-)Dopplershifts bewegter Blutzellen werden durch Zuschalten der Power-Doppler-Funktion summiert, sodass unabhängig von Richtung und Flussgeschwindigkeit der Blutzellen auch die Mikrozirkulation dargestellt werden kann. Durch Entzündung erweiterte Gefäße und Gefäßneubildungen in der Synovialis werden erfasst und visuell graduiert.
Abb. 2.4b Verwendung eines linearen Multifrequenz-SK, das Gerät muss mit einem Gefäßmodul ausgerüstet sein. Erstellen eines Bilds in B-Mode, Zuschalten des Farbdopplers (CFM-Taste, 500 – 1000 Hz) und ggf. Power-Dopplers. Gain am Knochen oder Muskelgewebe justieren (keine Farbpixel). Farbboxgröße (ROI) an die zu untersuchende Region anpassen und an Bildoberfläche ansetzen, da über der Box liegende Gefäße auch in tieferen Abschnitten Farbsignale abbilden können (rechte Bildhälfte).

Abb. 2.4c Grad der Farbdoppler-Signale korreliert mit Entzündungsaktivität (EA):
Grad 0 (links oben): kein erkennbares Dopplersignal/kein Fluss, keine EA
Grad 1 (rechts oben): einzelne Dopplersignale/wenig Fluss, geringgradige EA
Grad 2 (links unten): mehrere konfluierende Dopplersignale/deutlicher Fluss, mäßige EA
Grad 3 (rechts unten): > 50% Ausfüllung des Gelenkbereichs mit konfluierenden Dopplersignalen/starker Fluss und EA

Abb. 2.4d Patient mit rheumatoider Arthritis, Kniegelenk anteriorer LS mit Power-Doppler-Sonografie:
Synovitis mit echoarmen und echoreichen Anteilen im suprapatellaren Rezessus ohne Hypervaskularisierung. Es handelt sich um Pannus im suprapatellaren Rezessus bei langjähriger RA unter immunsuppressiver Therapie.

Abb. 2.4e Karpalarthritis bei früher seronegativer rheumatoider Arthritis:
Karporadialer LS mit echoarmer Synovialisproliferation und Kapselabhebung, keine knöchernen Destruktionen.

Abb. 2.4f Durch Hinzuschalten des Power-Dopplers wird die ausgeprägte Vaskularisierung sichtbar, mehr als 50% der intraartikulären Fläche sind mit konfluierenden Signalen ausgefüllt. Es besteht hohe Entzündungsaktivität Grad 3.
Wichtig: SK während der Untersuchung nicht bewegen, keine Kompression.

Weitere für die Beantwortung der Fragestellung nützliche Schnittebenen:
- dieselbe Schnittebene ohne Farbdoppler, 2. Ebene mit Farbdoppler
- LS und TS der Gegenseite
- LS und TS ggf. mit PD weiterer Gelenke (US-7-Score: HG dorsal, MCP 2,3, PIP 2,3 palmar sowie MTP2 und 5 plantar der/des schmerzhafteren Hand/Fußes)

Einsatz von Signalverstärkern (Echokontrast) erhöht Sensitivität, eine Hypervaskularisierung auf mikrovaskulärer Ebene zu entdecken (teuer, zeitaufwendig).

KAPITEL

3 Gewebe

3.1 Knochen

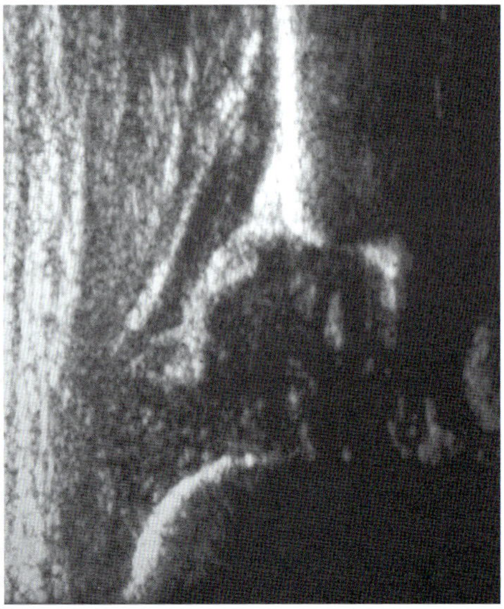

Abb. 3.1a

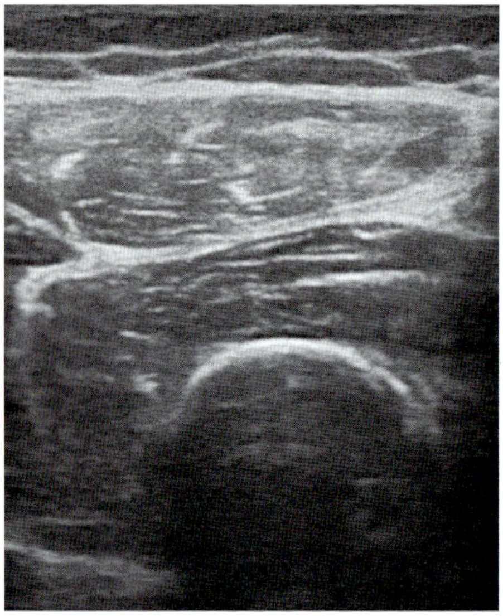

Abb. 3.1b

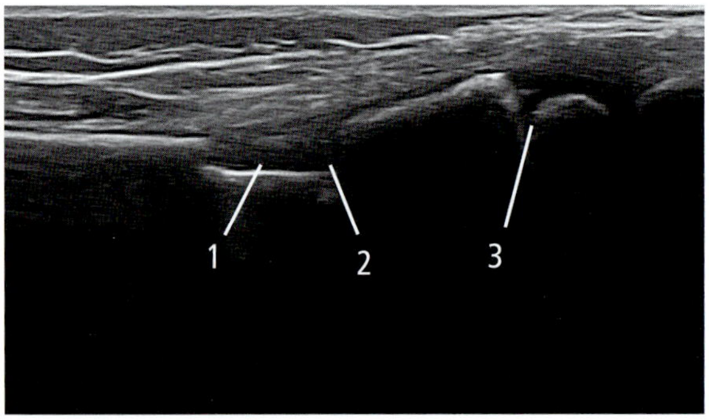

Abb. 3.1c

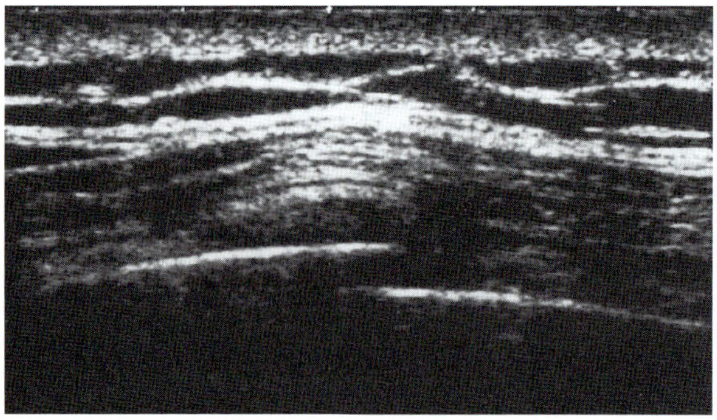

Abb. 3.1d

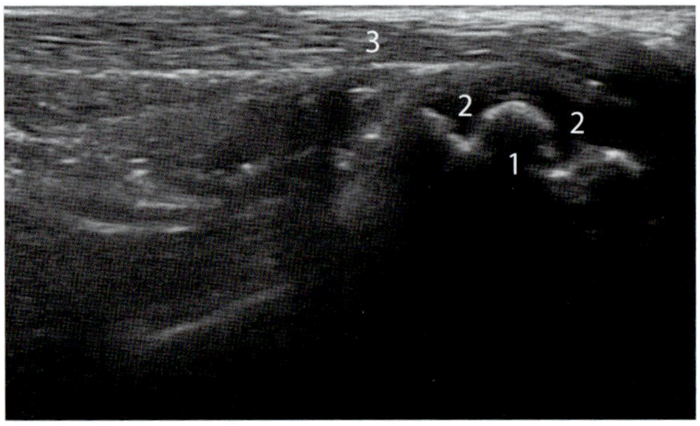

Abb. 3.1e

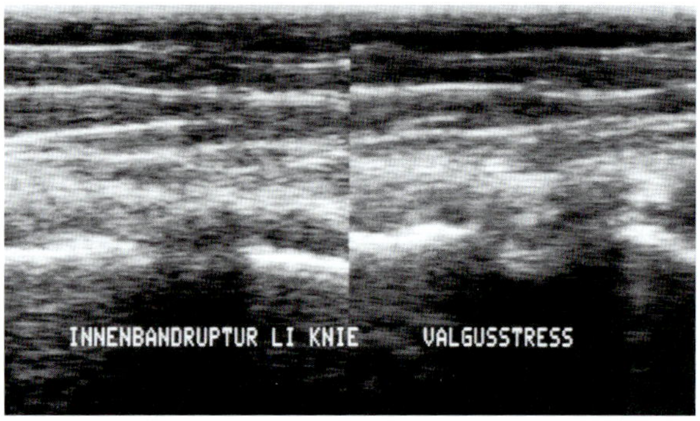

Abb. 3.1f

Fragestellungen Traumatologie:

- Epiphysen- und Apophysenverletzungen
- knöcherner Band-/Sehnenausriss, osteochondrale Fraktur
- Ortung kleiner Fragmente oder Gelenkkörper
- Verkalkung
- Osteophytenbildung

Abb. 3.1a Knöcherne Oberflächen ermöglichen als Referenzstrukturen die korrekte Einstellung von Schnittebenen und die Zuordnung weichteiliger Veränderungen. Die sonografische Beurteilung der Säuglingshüfte erfolgt über definierte knöcherne Strukturen. Andererseits verhindern Knochen und Verkalkungen die Ultraschalldiagnostik darunter gelegener Weichteile. Durch das Akromion kann die Supraspinatus-Sehne nur ansatznah am Tuberculum majus eingesehen werden, wozu der Humeruskopf nach vorne innen gedreht werden muss. Die Sonografie gibt jedoch auch über knöcherne Strukturen selbst wertvolle Hinweise. Zielstrukturen sind dabei Periost, Kortikalis, subchondrale Grenzlamelle, Wachstumsfugen und Ossifikationskerne.

Abb. 3.1b Röhrenknochen (hier das Femur) sind im TS halbmondförmig zu sehen. Der TS dient der Orientierung. Frakturen der Röhrenknochen werden jedoch ausschließlich in mehreren Längsschnitten detektiert. Hierfür sind nur Linearschallköpfe geeignet, weil sie die geraden Knochenoberflächen nicht verzerrt abbilden.

Abb. 3.1c Kindliche distale Radiusfraktur: Auf Knochenverletzungen deuten periostale Einblutungen (1), insbesondere bei Kindern wegen deren dicken Periosts, oder periostale Reaktionen bei Stressläsionen hin. Streng posterior abgebildet ist auch eine Vermessung der Knickbildung (2) oder Achsverschiebung (nicht jedoch einer Torsion) möglich. Fuge (3).

Abb. 3.1d Rippenfraktur: Unterbrechung der knöchernen Oberflächenkontur, die im Röntgenbild nicht zu erfassen war (keine exakte Projektion, Lokalisation am Knochen-Knorpel-Übergang). Feststellung und Dokumentation von Verschiebungen oder Knickbildungen, da sonografisch Untersuchungen in multiplen Schnittebenen möglich sind. Limitierung durch Schonhaltung und lokalen Druckschmerz, die das Auflegen des SK nicht zulassen. Die zunehmende Überbrückung des Defekts durch Kallusbildung ist im Verlauf zu verfolgen.

Abb. 3.1e Veränderungen der Knochenkerne und der Oberflächen der Apophysen wie hier an der Ferse sind trotz Seitvergleichs mitunter schwer zu interpretieren: Apophysenkern (1), Apophysenknorpel (2), Achillessehne (3).

Abb. 3.1f Für die Beurteilung von Gelenkinstabilitäten müssen Verschiebung (Translation) und Verdrehung (Angulation) knöcherner Oberflächen gemessen werden. Innenbandläsion am Knie (links nativ, rechts Valgusstresstest). Sonografische Messungen der Antetorsion des Schenkelhalses bzw. der Ante- oder Retrotorsion des Humeruskopfs können als Alternative zu Röntgen- oder CT-Techniken dienen.

Fragestellungen DD unklarer Knochenschmerzen:
- Degenerationen: ostephytäre Anbauten, Fibroostosen
- Entzündlich: intraartikulär gelegene Unterbrechung der Knochenoberfläche, DD Pseudousur.

3.2 Knorpel

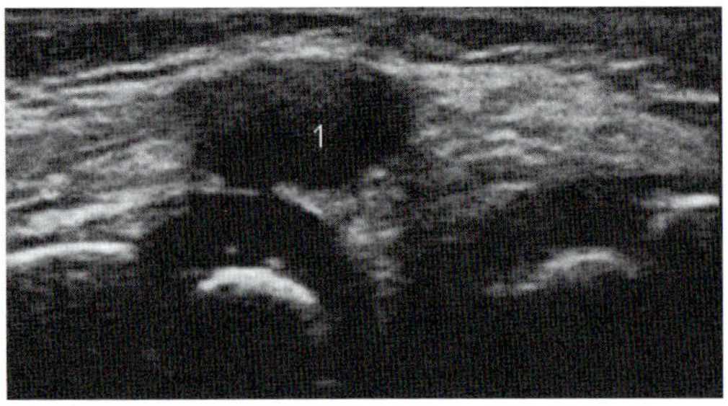

Abb. 3.2a

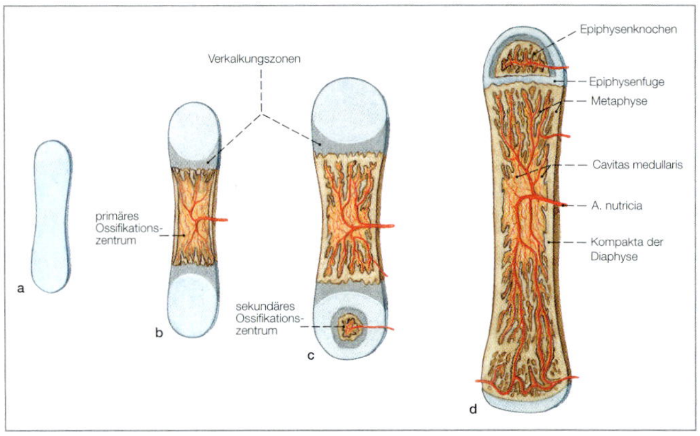

Abb. 3.2b

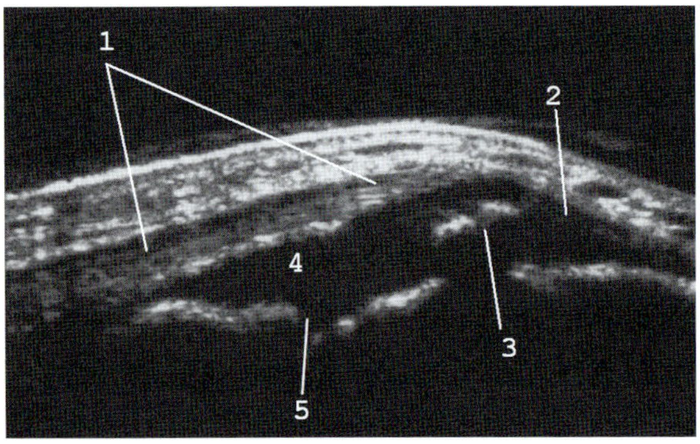

Abb. 3.2c

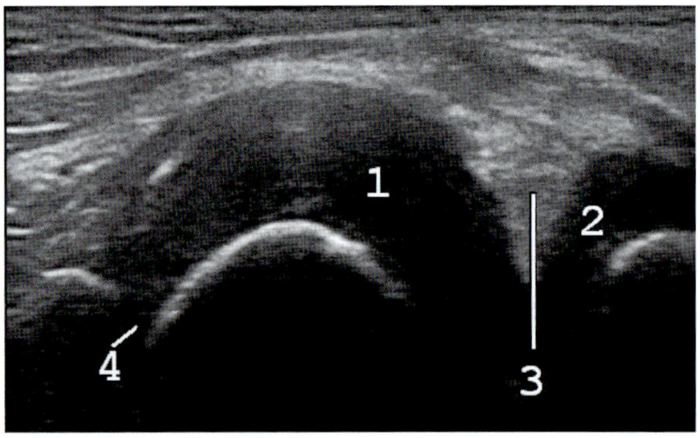

Abb. 3.2d

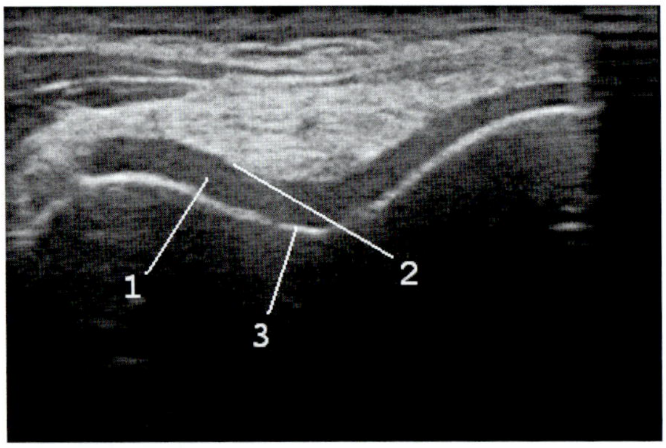

Abb. 3.2e

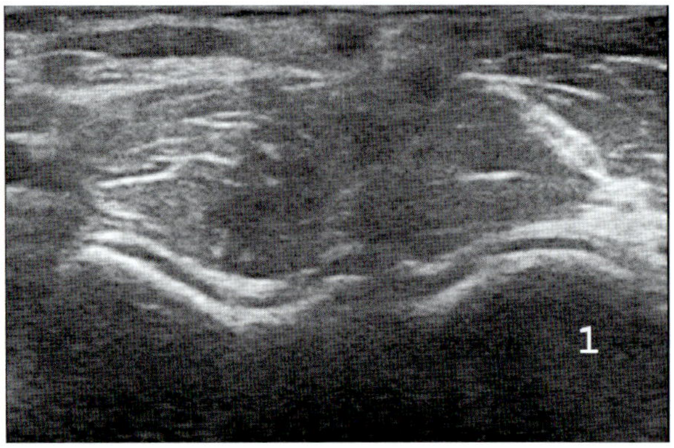

Abb. 3.2f

Fragestellungen:
- Wachstumszustand der Knochenkerne
- Knorpelverletzungen und -schäden
- osteochondrale Verletzungen

Abb. 3.2a und Abb. 3.2b Der hyaline Gelenkknorpel ist selten Zielstruktur der Ultraschalldiagnostik. Beim Kind nimmt er je nach Reife und Alter eine breite echofreie (Schallloch), dem Knochen bzw. Knochenkern aufgelagerte Zone ein. Die darüber liegende echogene Gelenkkapsel ist dann besser als beim Erwachsenen abgrenzbar. Mit hochauflösenden SK stellt sich der hyaline Knorpel mitunter schwach echogen dar.
Bei Kleinkindern weist die echoarme faserknorpelige Anlage der Patella (1) noch keinen Knochenkern mit Schallschatten auf. Zunächst erfolgt die Darstellung der knöchernen Referenzstrukturen, dann die Beurteilung des Gelenkknorpels. Zielstrukturen sind dabei die Knorpeloberfläche bis zur subchondralen Grenzlamelle mit sich entwickelnden Ossifikationskernen.
Sobotta-Archiv aus Paulsen/Waschke. Sobotta Atlas der Anatomie. 25. A. 2022 © Elsevier GmbH

Abb. 3.2c Die Patellasehne (1) inseriert über die Tuberositas tibiae hinweg in das prätibiale Periost (2). Das nach anterior gerichtete Wachstum der Apophyse und die Formation der Apophysenkerne (3) sind abhängig von der lokalen Druckeinwirkung durch den Streckapparat. Die Ossifikationskerne sind mitunter bizarr konfiguriert oder mehrfach angelegt. Bei Ausrissfrakturen kann sonografisch eine Verlagerung der Knochenkerne im Seitenvergleich zu sehen sein. Apophysenknorpel (4), tibiale Epiphysenfunge (5).

Abb. 3.2d Im posterioren LS medial am Kniegelenk imponiert der dicke, annähernd echofreie hyaline Gelenkknorpel von Femur (1) und Tibia (2), der den echogenen faserknorpeligen Innenmeniskus (3) bis zur Gelenkkapsel sehr gut abgrenzt. Femorale Epiphysenfuge (4).

Abb. 3.2e Das femoropatellare hyaline Gleitlager ist sonografisch gut zugänglich und als echoarme Zone (1) zwischen Sehnengewebe (2) und subchondralem Knochen (3) gut abgrenzbar. Unterbrechungen bis hin zu Defekten mit zusätzlichen Schäden der subchondralen Grenzlamelle sind darstellbar, der retropatellare Gelenkknorpel allerdings nicht.

Abb. 3.2f Auch die knorpelige Gelenkrolle des Ellenbogens, die Trochlea humeri, ist beugeseitig wie streckseitig gut zu erfassen. Am Capitulum humeri (1) sind v. a. Hinweise auf osteochondrale Störungen bei Morbus Panner oder Osteochondrosis dissecans bedeutsam. Bei Verdacht auf Apophysenläsionen, insbesondere des Epicondylus ulnaris, ist der Seitenvergleich sehr hilfreich, um die Knochenkerne zur Darstellung zu bringen und ggf. eine Instabilität nach Ellenbogenluxation auszuschließen.

Klinische Bedeutung:
- Auftreten von Knochenkernen (Hand- und Fußwurzel, Ellenbogen, Kniescheibe)
- Abnahme der Knorpeldicke und Zunahme der Dicke der Knochenkerne im Wachstum
- Abflachung und Ausziehung der Gelenkflächen durch Degeneration

3.3 Kapsel-Band-Apparat

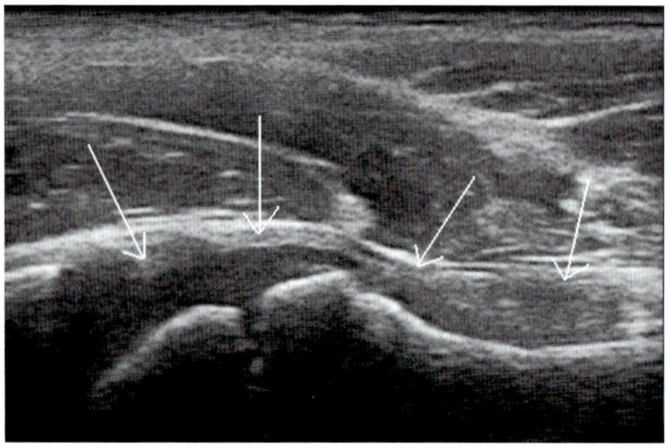

Abb. 3.3a

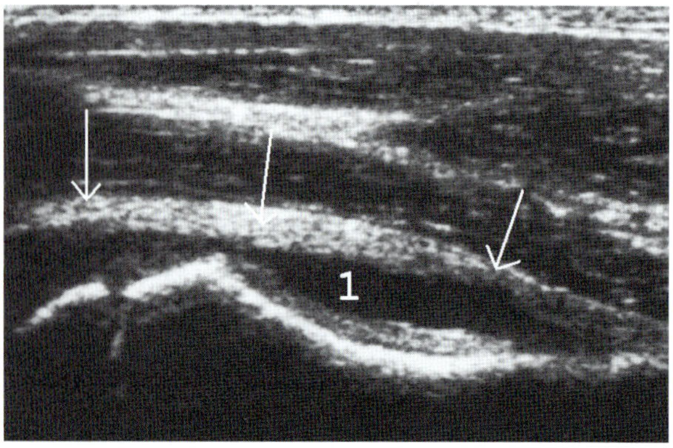

Abb. 3.3b

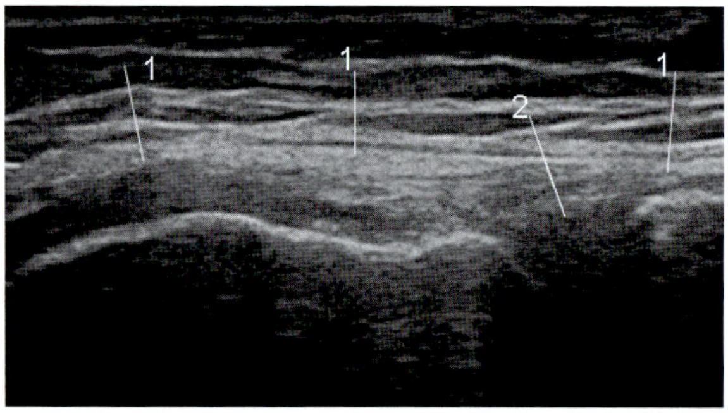

Abb. 3.3c

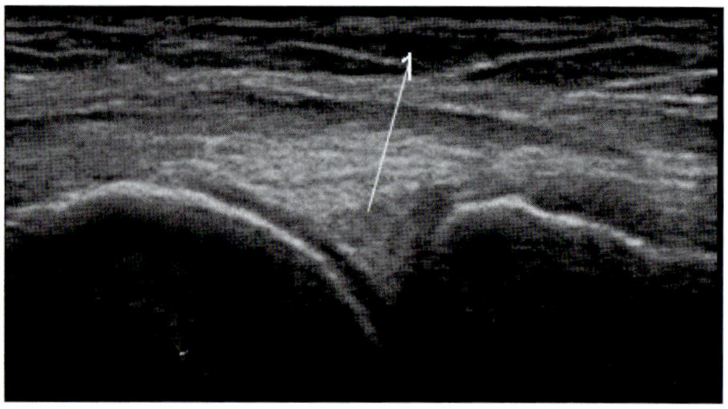

Abb. 3.3d

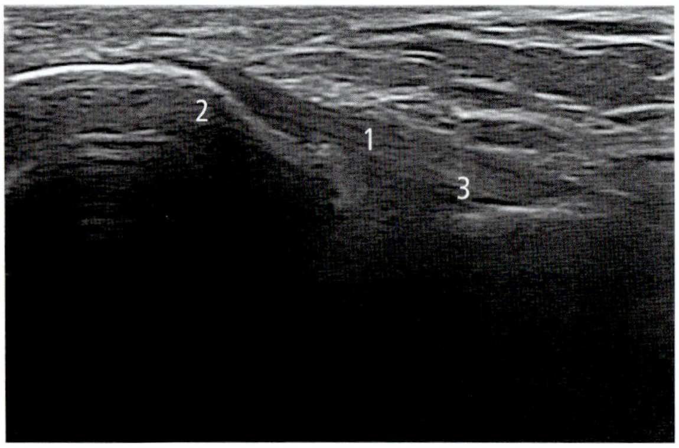

Abb. 3.3e

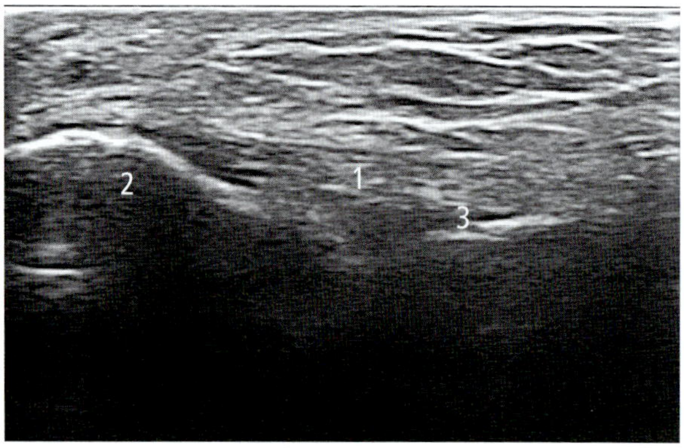

Abb. 3.3f

Fragestellungen:
- Hämatom/Schwellung
- Bandkontinuität
- knöcherne Ausrisse
- Labrumläsionen
- Stabilitätsmessungen
- Therapieverlauf

Abb. 3.3a Die Gelenkkapsel besteht aus einer äußeren, fibrösen und einer inneren, synovialen Schicht. Bänder, die teilweise als abgrenzbare Struktur innerhalb oder auf der Gelenkkapsel oder extrakapsulär verlaufen, stabilisieren die Gelenke und bilden mit der Gelenkkapsel den Kapsel-Band-Apparat. Faserknorpelige Disci, Menisci und die knöcherne Pfannen vergrößernde Gelenklippen gleichen Gelenkinkongruenzen im Sinn eines optimalen Formschlusses aus. Die Gelenkkapsel selbst ist sonografisch oft schwer abgrenzbar wie z. B. hier am Hüftgelenk (Pfeile). Mit modernen Geräten lässt sich Gelenkflüssigkeit oft als schmale echofreie Zone darstellen. Dies darf nicht mit relevanter Ergussbildung verwechselt werden und muss daher im Seitenvergleich abgeglichen werden.

Abb. 3.3b Dies ist bei intraartikulärer Flüssigkeitsfüllung bei einer Coxitis fugax mit Ergussbildung (1) leichter. Die Gelenkkapsel wird konvex vorgewölbt (Pfeile) und so dem Ultraschall orthograd zugänglich.

Abb. 3.3c Das Innenband des Kniegelenks ist als mäßig echogene Streifen gut zu erkennen (1). Mitunter kann auch der tiefe Bandanteil (2) abgegrenzt werden. Die Gelenkkapsel, die direkt unter dem Innenband liegt, ist hier nicht eigenständig darstellbar.

Abb. 3.3d Der Meniskus (hier der Innenmeniskus) ist im posterioren LS unter radiärer Bewegung des SK um den Kondylus und unter ständiger leichter Bewegung des Kniegelenks gut als dreieckige echoreiche Struktur zu erkennen (1). Aufgrund der knöchernen Anlage der Kondylen ist allerdings nur das Hinterhorn ausreichend darstellbar. An der Schulter ist das Labrum glenoidale im Pfannenrandschnitt bei asthenischen Personen in Teilen abgrenzbar, das Labrum acetabulare im anterioren und lateralen LS ebenfalls.

Abb. 3.3e Auch Bänder sind möglichst orthograd darzustellen. Die Abbildung zeigt das Lig. fibulotalare anterius im LS zunächst zunächst als mäßig echogenen Streifen (1) zwischen Außenknöchel (2) und lateraler Talusseite (3).

Abb. 3.3f Wird der SK nach distal verkippt, erscheint der Talus steiler. Das Lig. fibulotalare anterius stellt sich paralleler zum SK ein und erscheint somit echogener (1). Teilweise ist dann auch die Begrenzung zur Synovialis des oberen Sprunggelenks hin abgrenzbar. Gerade die anatomischen Varianten dieses Bands, das häufig gedoppelt oder deltaförmig verläuft, bedürfen einer möglichst exakten sonografischen Untersuchungstechnik mit einer optimal orthograden Darstellung, um Varianten von häufigen posttraumatischen Veränderungen abgrenzen zu können.

Weitere für die Beantwortung der Fragestellung nützliche Schnitte:
- dynamische Untersuchung mit Bewegung des Gelenks
- Stabilitätstestungen und -messungen

3.4 Sehnen

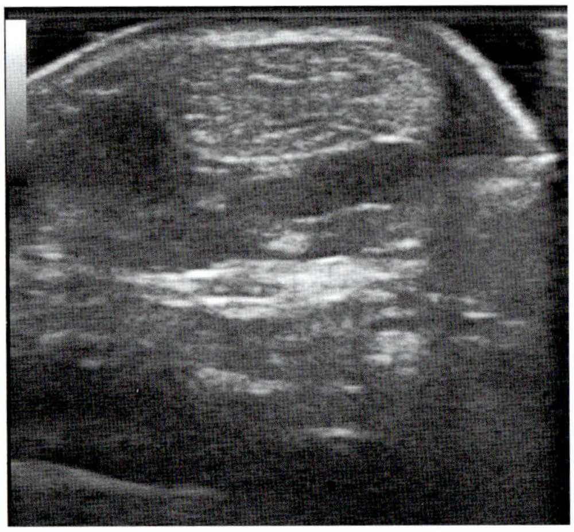

Abb. 3.4a

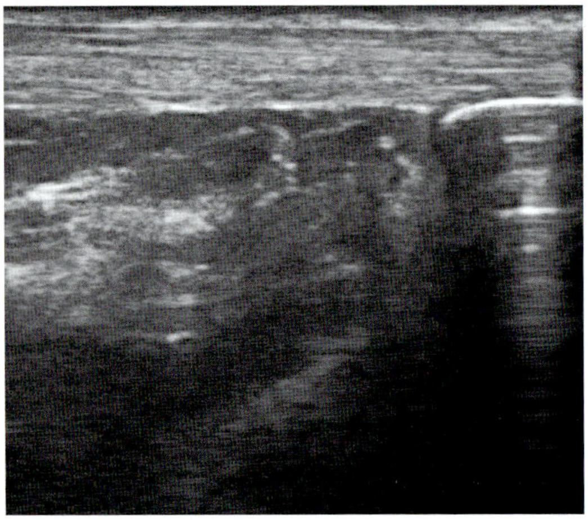

Abb. 3.4b

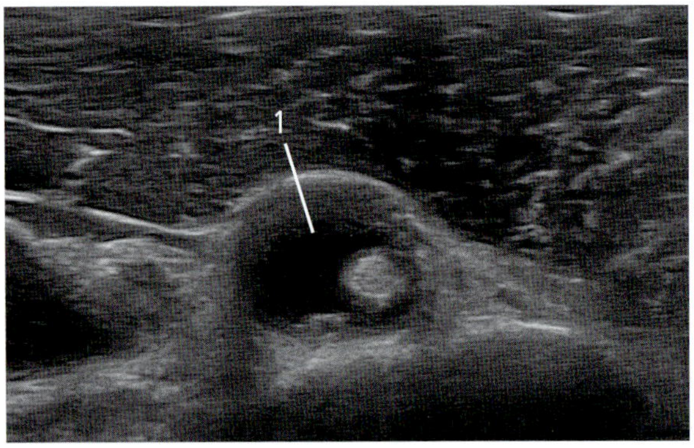

Abb. 3.4c

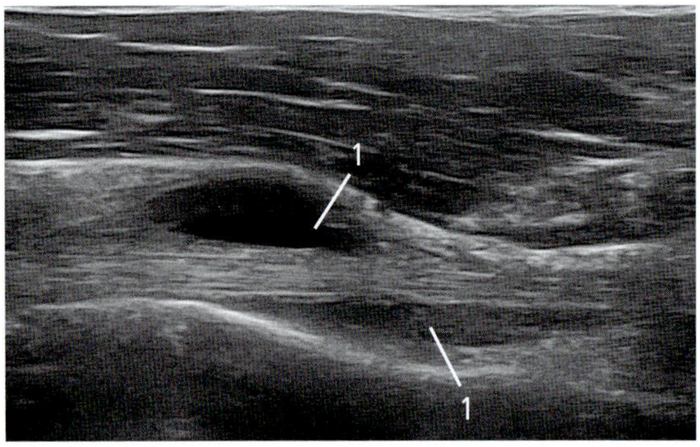

Abb. 3.4d

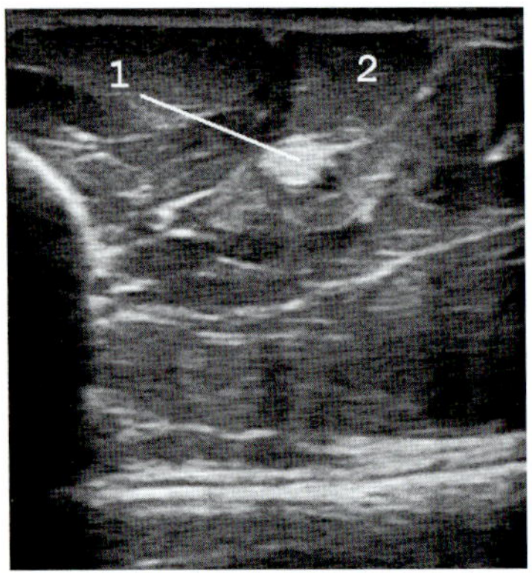

Abb. 3.4e

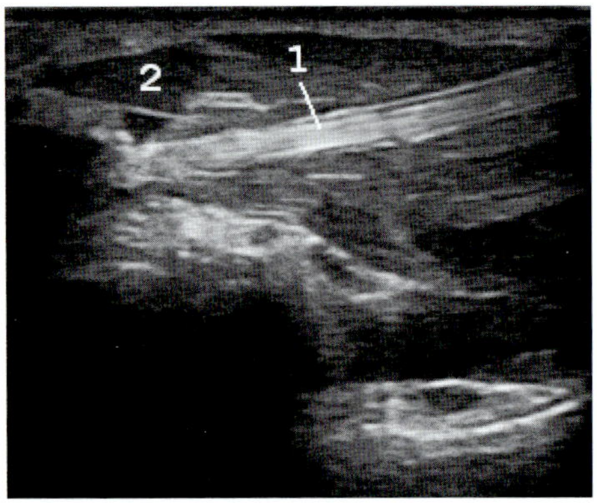

Abb. 3.4f

Fragestellungen:
- Rupturnachweis bei klinischer Unsicherheit, Ausdehnung, Lokalisation, Grad des Defekts, Beurteilung von Defektgröße und Adaptierbarkeit
- DD Tendopathien sowie intra- und peritendinöse Veränderungen
- Tendinitis, Tenosynovitis
- Kontrolle Therapieverlauf, Beurteilung der Gleitfähigkeit
- Diagnostik von Apophysenläsionen und Enthesiopathien (Insertionstendopathien)

Abb. 3.4a Die kleinstmögliche Querschnittsfläche wird dokumentiert. Der SK soll zur Sehne parallel positioniert bzw. die Sehne optimal angespannt werden, um ein durchgehendes optimales Signal am Monitor rückzuempfangen. Begonnen wird am besten im TS, um die Sehne nicht durch fehlerhaft tangentiale Ausrichtung der Schallrichtung zu übersehen. Nach Hin-und-her-Kippen des SK zeigt sich entsprechend der fibrillären Sehnenstruktur ein fein punktiertes maximal echogenes Muster mit echogenem Epitendineum externum, hier der Achillessehne (für TS Vorlaufstrecke sinnvoll).

Abb. 3.4b Dann wird der SK in Längsrichtung der Sehne gedreht und diese im gesamten fraglichen Verlauf vom muskulotendinösen Übergang zur knöchernen Insertion durchgemustert. Es finden sich längs bis schräg verlaufende fibrilläre echogene Linien mit echogenem Epitendineum externum. Der leicht gebogene Verlauf im Insertionsbereich erscheint echoarm und darf nicht mit einem Defekt verwechselt werden (Abb. 1.5e, Abb. 1.5f, zentrale Echogenität).

Abb. 3.4c und Abb. 3.4d Die Sehne kann aktiv oder gegen Widerstand angespannt bzw. passiv oder aktiv bewegt werden, damit sie sich optimal vom umgebenden Gewebe abgrenzen lässt.
Gute Differenzierung wird erleichtert durch umgebende Muskulatur, Sehnenscheide oder Flüssigkeit, wie hier durch das Halo-Phänomen der langen Bizepssehne (1) im TS (Abb. 3.4c) und LS (Abb. 3.4d) über dem Sulcus intertubercularis durch umgebende Flüssigkeit.

Abb. 3.4e und Abb. 3.4f Sehne des M. flexor pollicis longus im Thenar im TS (Abb. 3.4e) und LS (Abb. 3.4f). Sie ist stark echogen (1) und von echoarmer Thenarmuskulatur (2) umgeben. Das gefäß- und nervenführende Paratenon (z. B. Achillessehne) und die Retinacula sind sonografisch schwer abgrenzbar, das Retinaculum mediopatellare ausgenommen. Sesambeine sind in den Sehnenverlauf eingelagerte Hypomochlia mit sekundärer Verknöcherung, z. B. Patella, Fabella oder beugeseitig an Daumen und Großzehe. Sonografisch zeigen sie sich als starker Reflex mit Schallauslöschung in der Sehne und dürfen nicht mit einer Verkalkung verwechselt werden.
Schleimbeutel bzw. synoviale Gleiträume schützen druck- und reibungsbelastete Regionen. Sie sind sonografisch nur abgrenzbar, wenn eine minimale Flüssigkeitsfüllung vorhanden ist.

Untersuchungsgang:

- maximales Scharfstellen im TS, dann Drehen auf den LS
- aktive Anspannung, ggf. gegen Widerstand, passive oder aktive Bewegung: Gleitvorgang, Defekte, Adaptation?
- Fehlermöglichkeiten: nicht orthograde Untersuchung in TS oder LS: Tendopathie, Defekt, verdrehter TS: inkorrekte Querschnittsmessung. DD Septum, Narbe, Nerv

3.5 Muskulatur

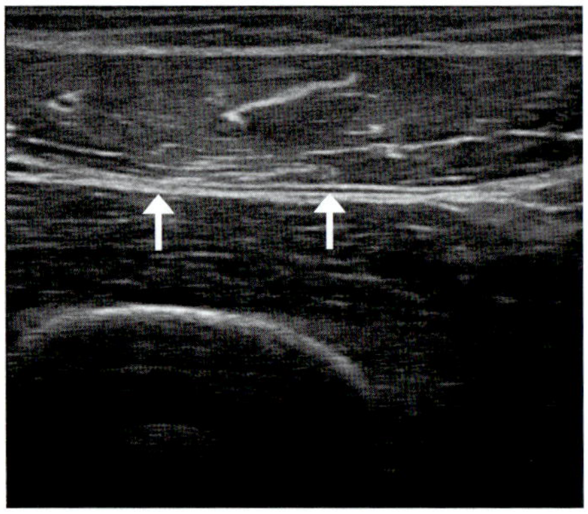

Abb. 3.5a

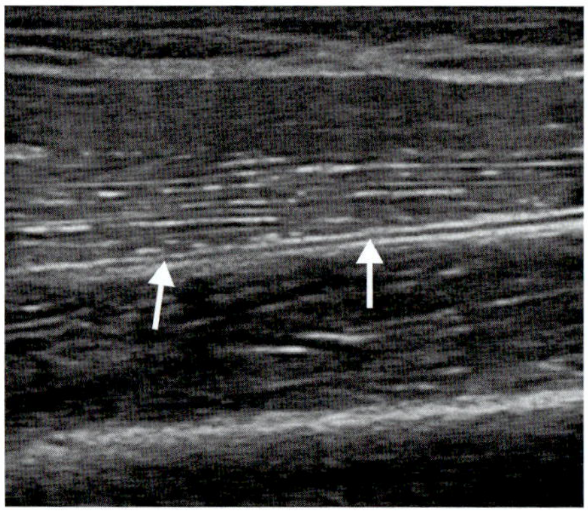

Abb. 3.5b

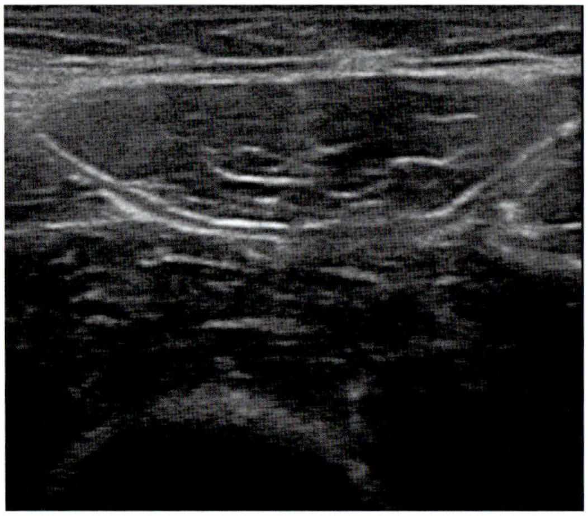

Abb. 3.5c

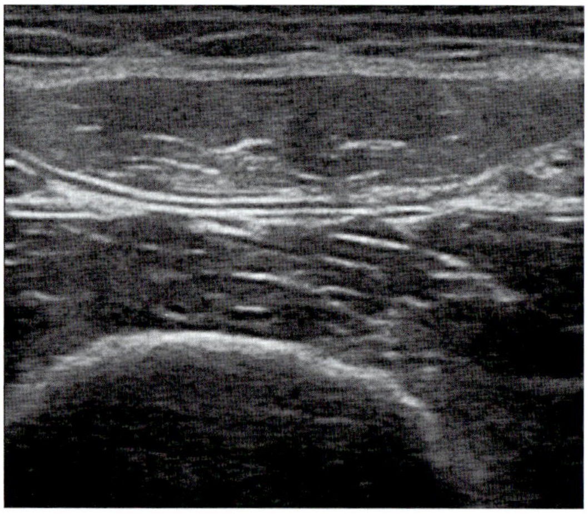

Abb. 3.5d

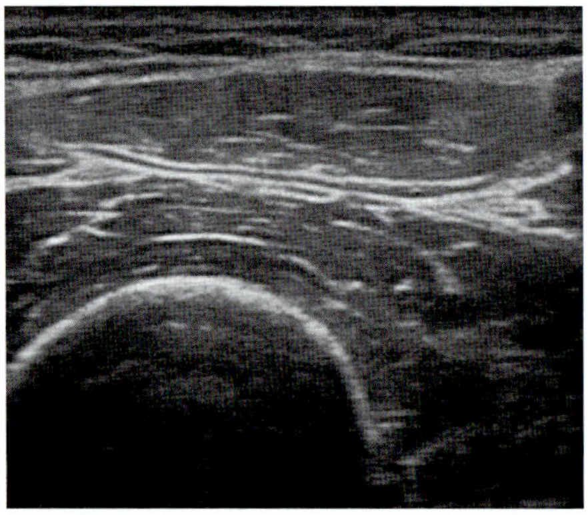

Abb. 3.5e

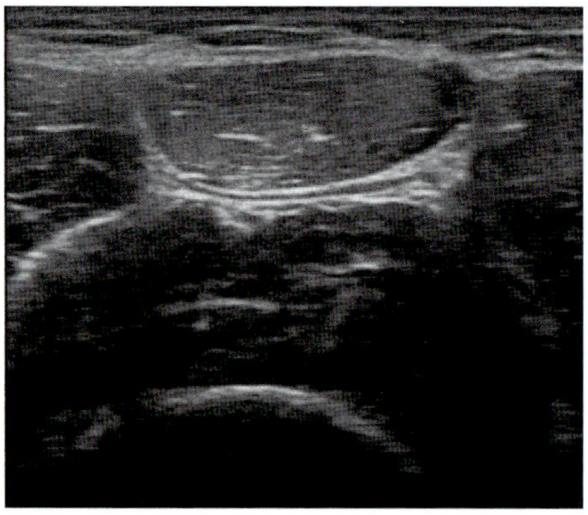

Abb. 3.5f

Fragestellungen:
- Ausdehnung, Lokalisation, Grad des Defekts
- Kontrolle Therapieverlauf
- Narbenbildung
- Hämatom, Serom, Abszess, Tumoren
- Atrophie/Dystrophie, Myositiden
- Tumordiagnostik, vergleichende Dickenmessung

Abb. 3.5a und Abb. 3.5b Die sonografische Untersuchung von Muskelgewebe erfordert im Vergleich zu Gelenken größere Erfahrung. Nach der klinischen Untersuchung der Muskel-Sehnen-Einheit wird die verletzte Region unter Monitorkontrolle von nichtverletzten Muskelanteilen zum Locus dolendi hin sonografisch überprüft. Ideal ist es, wenn das sonografisch auffällige Areal mit dem Punctum maximum der Schmerzen übereinstimmt und auch im Vergleich zur unverletzten Seite Veränderungen zeigt. Muskelgewebe ist erst ab den Sekundärbündeln mit Durchmessern von 0,2 – 0,3 mm (SK 8 – 12 MHz) darstellbar. Die Gesamtverstärkung darf nicht zu hoch eingestellt werden, um nicht fälschlicherweise eine Myositis zu diagnostizieren.

Abb. 3.5a Anteriorer TS Oberschenkel: gepunktetes Echo durch fibrilläre bindegewebige Anteile innerhalb der kontraktilen Anteile der Muskelstruktur. Epimysium externum (Pfeile).

Abb. 3.5b Anteriorer LS Oberschenkel: bindegewebige Anteile als fibrilläre Echos. Epimysium externum (Pfeile).

3

Abb. 3.5c Bei verkipptem SK ist keine optimal echogene Muskelstruktur zu erzeugen. Das Bild wird durch nicht orthograde oder tangentiale Untersuchung signalabgeschwächt. Korrektur erfolgt durch Pendeln des SK um die SK-Achse, bis die Muskulatur am Monitor maximal echogen ist.

Abb. 3.5d Bei verdrehtem SK werden die bei korrektem Schnitt halbmondförmige Abbildung des Femurs oval und die punktförmigen Echos leicht strichförmig abgebildet. Die Echogenität ist gleich hoch wie beim korrekten Schnitt. Korrektur erfolgt durch Drehung des SK um seine Hochachse, bis das Knochenecho rund konvex und die Muskelechos punktförmig sind.

Abb. 3.5e Bei zu hoher Kompression des untersuchten Muskelgewebes durch den SK erscheint der Muskel abgeflacht und durch Auspressen der echoarmen kontraktilen Gewebeanteile echoreicher zu sein, da die bindegewebigen Muskelanteile hiervon nicht beeinflusst werden. Die Verwechslung mit einer Atrophie ist möglich.
Flüssigkeitsgefüllte Raumforderungen können komprimiert und damit nicht erkannt werden. Dekompression ist ggf. notwendig. Bei Verdacht auf Flüssigkeitseinlagerung kann Dekompression Hinweise auf Punktionsfähigkeit geben.

Abb. 3.5f Dagegen resultiert bei aktiver Kontraktion, z. B. durch Gegenspannung des Patienten, eine echoärmere Abbildung mit verdickten kontraktilen Anteilen der Muskulatur. Die Fibrillen ändern ihre Verlaufsrichtung, was durch Anisotropie zu verminderter Darstellbarkeit führen kann. Defekte können sich unter Kontraktion demarkieren. Defekte und gestörtes Gleiten können ebenso durch passive Bewegung erkannt werden.

Untersuchungsgang:
- TS + LS am Locus dolendi
- dynamische Untersuchung/funktionelle Tests unter Monitorkontrolle
- Dekompression: Hämatom, Serom, Abszess?
- Kontraktion und passive Bewegung: Gleitvorgang, Defekte?
- Punktion unter sonografischer Kontrolle möglich

3.6 Schleimbeutel

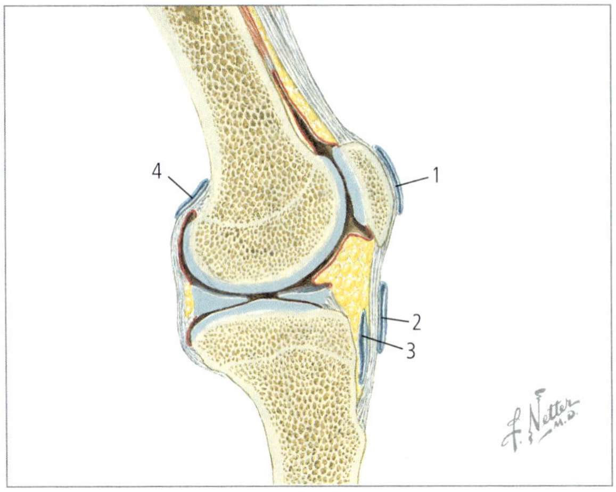

Abb. 3.6a

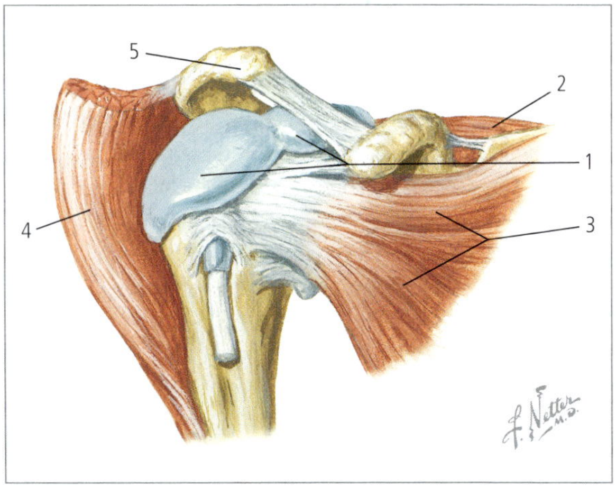

Abb. 3.6b

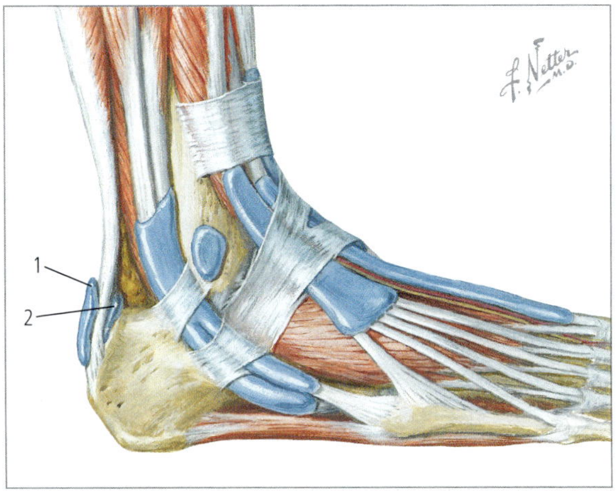

Abb. 3.6c

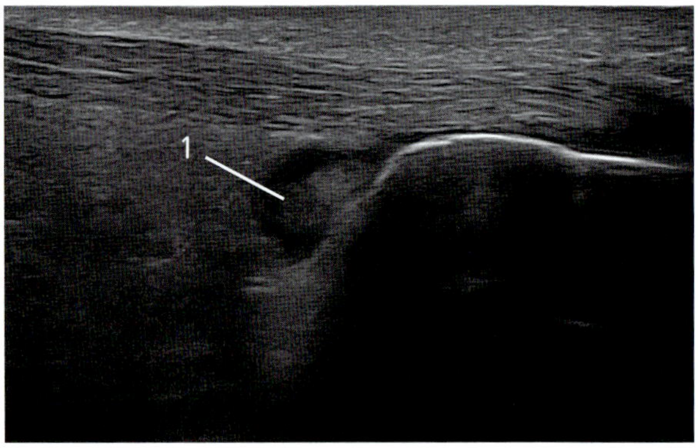

Abb. 3.6d

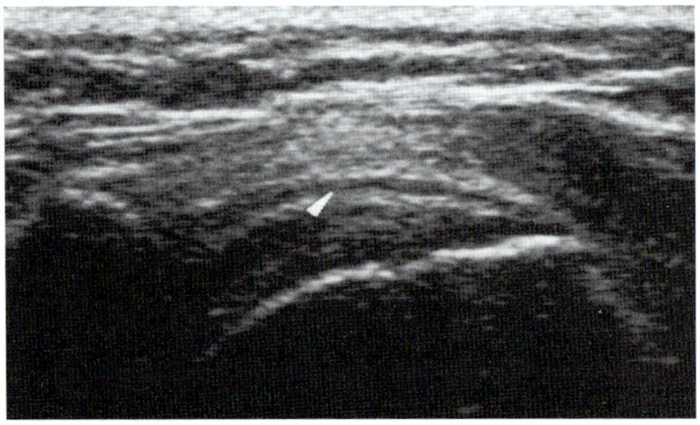

Abb. 3.6e

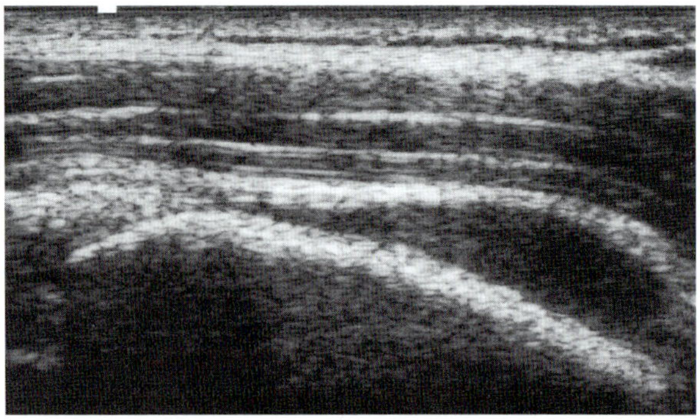

Abb. 3.6f

Fragestellungen:
Bursopathien unterschiedlicher Genese:
- reaktiver Reizzustand
- posttraumatisches Bursahämatom/Bursaerguss
- entzündliche Bursitis

Abb. 3.6a und Abb. 3.6b Schleimbeutel (Bursen) sind wie Sehnenscheiden synoviale Gleiträume und keine eigenständigen Organe. Sie finden sich an Stellen hoher Reibungs- oder Druckbelastung, also an mechanisch hoch belasteten Zonen, und sind von Flüssigkeit produzierenden Synoviazellen ausgekleidet. Dazu zählen Insertionen von Sehnen (Achilles-, Patellasehne), knöcherne Vorsprünge (Patella, Trochanter major, Olekranon) und gegeneinander bewegte Gelenkanteile (Bursa subdeltoidea/subacromialis, B. iliopectinea). Mit modernen Geräten lässt sich bursale Flüssigkeit oft als schmale echofreie Zone darstellen. Dies darf nicht mit einer Bursopathie verwechselt werden und muss daher im Seitenvergleich abgeglichen werden.
Abb. 3.6a Oberflächliche (1, 2) und tiefe (3, 4) Bursen am Kniegelenk.
Abb. 3.6b Bursa subdeltoidea, die meist mit der Bursa subacromialis verschmolzen ist (1) und die Beweglichkeit im sog. subakromialen Nebengelenk, also zwischen Humeruskopf mit Rotatorenmanschette [M. supraspinatus (2) und M. subscapularis (3)] und M. deltoideus (4) bzw. Akromion (5), vermittelt.
Netter illustrations from www.netterimages.com.

Abb. 3.6c Schleimbeutel an der Ferse (1 Bursa subcutanea, 2 Bursa subachillea) und zahlreiche Sehnenscheiden im fibularen und anterioren Bereich um das Sprunggelenk herum.
Netter illustrations from www.netterimages.com.

Abb. 3.6d Flüssigkeitsgefüllte und daher gut darstellbare Bursa subachillea (1).

Abb. 3.6e und Abb. 3.6f Schleimbeutel sind makroskopisch kaum sichtbar und daher sonografisch schlecht abgrenzbar, wenn sie nicht mit Flüssigkeit gefüllt sind. Bei der sonografischen Untersuchung von Schleimbeutelveränderungen ist zu beachten, dass Flüssigkeit entsprechend der Schwerkraft am untersten Punkt der Bursa am subtilsten aufzufinden ist.
Abb. 3.6e zeigt am anterioren LS in Innenrotation I eines Schultergelenks allenfalls eine geringe Abgrenzung des Gleitspalts der Bursa subdeltoidea/subacromialis (Pfeil). Wird der SK über das Tuberculum majus nach lateral verschoben, zeigt sich die gefüllte Bursa deutlich.

Untersuchungsgang:
Bursen komplett erfassen; tiefsten Punkt mit darstellen. Möglichst geringe Kompression durch den SK, um Flüssigkeit nicht aus dem Bild zu drängen.

3.7 Gefäße

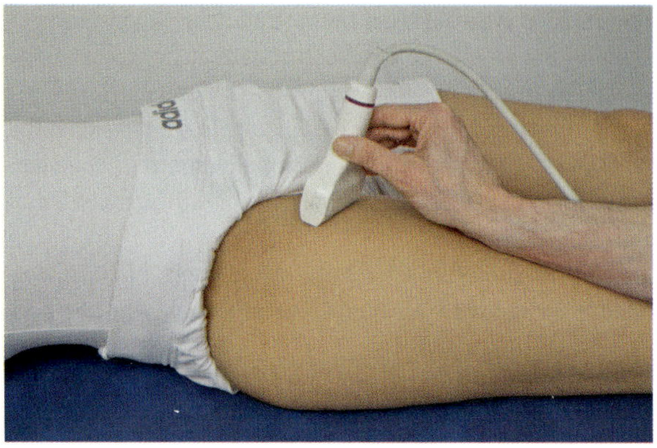

Abb. 3.7a

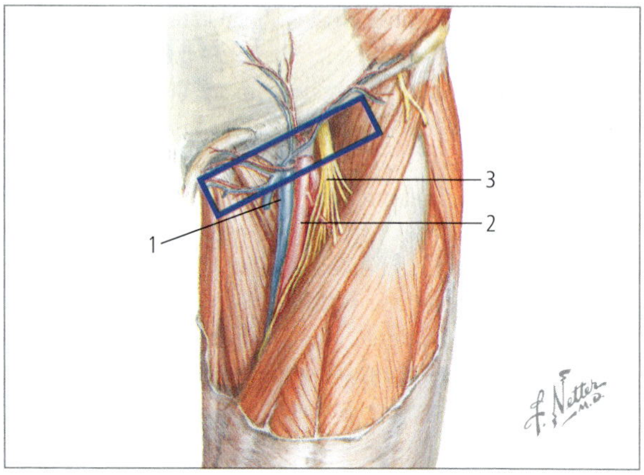

Abb. 3.7b

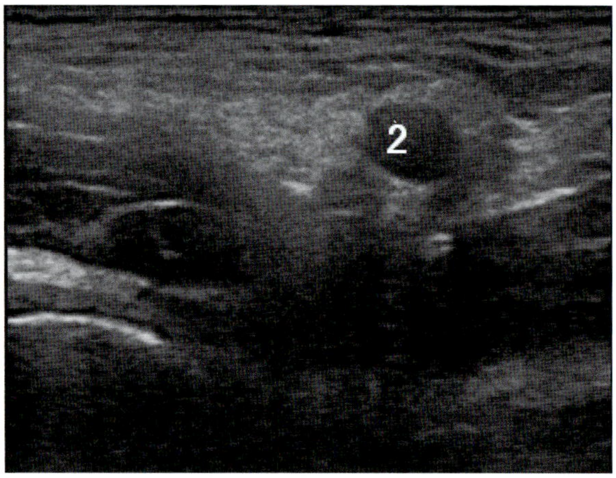

Abb. 3.7c

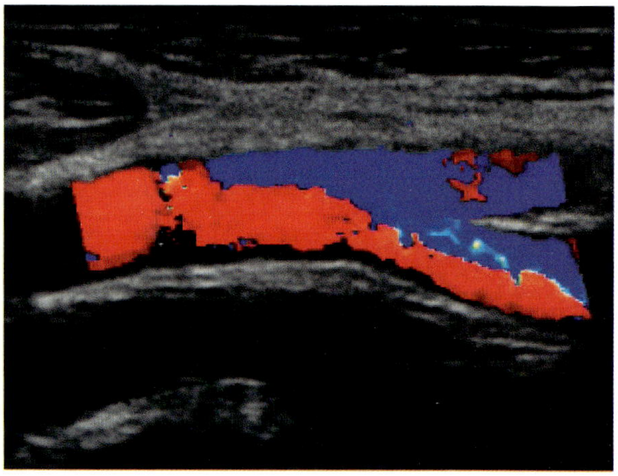

Abb. 3.7d

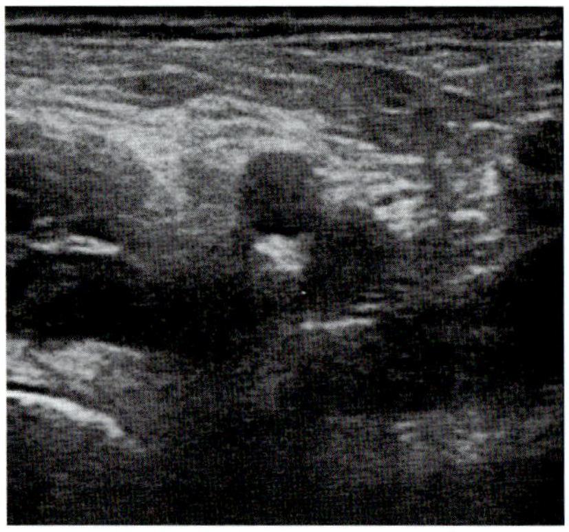

Abb. 3.7e

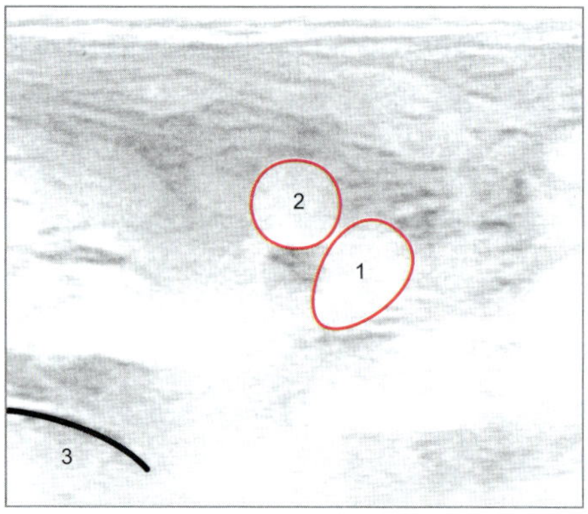

Abb. 3.7f

Fragestellungen:
- Plaques, Stenosen (gering-/mittel-/hochgradig) oder Verschluss der Arterien durch Arteriosklerose oder Vaskulitis
- arterielles Aneurysma, meist popliteal auftretend (Trauma, Umstellungsosteotomie)
- Thrombosierung der Venen, Thrombophlebitis, Klappeninsuffizienz

Abb. 3.7a Da sich überwiegend an der unteren Extremität Fragen zur Gefäßsituation ergeben, werden im Folgenden beispielhaft die Oberschenkelgefäße angeführt.
Durch Tasten des arteriellen Pulses können Gefäßscheiden mit Arterie, Venen und Nerv lokalisiert werden. Aufsetzen des SK quer zum Arterienverlauf. Scharfstellen der arteriellen Gefäßwand durch Verkippen des SK, bis diese kreisrund zur Abbildung kommt. Die Venen liegen meist paarig neben der Arterie. Durch Kompression/Dekompression lassen sich im B-Mode die Venen von Arterie, Nerven oder Lymphknoten abgrenzen. Drehen des SK um 90° auf dem Gefäß, Scharfstellen der arteriellen/venösen Gefäßwände, die im Längsverlauf durch Verschieben des SK nach proximal und distal verfolgt werden.

Abb. 3.7b Von medial-lateral VAN: V. femoralis communis (VFC; 1), A. femoralis communis (AFC; 2), die sich in A./V. femoralis superficialis (AFS/VFS) und A./V. profunda femoris teilen. N. femoris (3).
Netter illustrations from www.netterimages.com.

Abb. 3.7c Anteriorer TS proximaler Oberschenkel mit Kompression:
Die VFC ist komprimiert und allenfalls als echoreiche Linie zu sehen. A. femoralis communis (2) wird als echofreie pulsierende Rundstruktur abgebildet mit dorsaler Schallverstärkung. Während am Oberschenkel der SK nur leicht aufgesetzt werden darf (sonst bereits oberflächlich gelegene Venen komprimiert), ist am Unterschenkel sowie bei Adipositas und Beinschwellung zur Prüfung der Komprimierbarkeit mehr Druck auf den SK notwendig.

Abb. 3.7d Die Abbildung zeigt einen anterioren LS am Hüftgelenk über der A. femoralis mit 7,5 MHz.
Für die Diagnostik von Gefäßen und entzündlichen Aktivitäten am Bewegungsapparat ist die Doppler-Diagnostik ergänzend sinnvoll. Für tiefe Gefäße ist nach der Ultraschall-Vereinbarung der KBV mit mehr als 3,5 MHz aus 12 cm Tiefe ein Signal abzuleiten, für oberflächennahe Gefäße mit mehr als 8,0 MHz aus 3 cm Tiefe. Für große Gefäße wird ein Linearscanner mit 7,5 MHz, für Arteriolen und Venolen ein hochauflösender SK mit mindestens 10 MHz zur farbkodierten Flussdarstellung verwendet.

Abb. 3.7e und Abb. 3.7f Normalbefund am Beispiel proximaler Oberschenkel rechts: im anterioren TS VFC (1) und AFC (2) als rundliche echofreie Strukturen mit dorsaler Schallverstärkung. Arterielle Gefäße pulsieren und sind nicht kompressibel. Die Gefäßwände lassen sich nur bei orthogradem Schallwinkel als feine echogene Linien abgrenzen. N. femoris ist auf dieser Abbildung nicht sicher zu sehen, hierfür Verkippen des SK, bis das reflexreiche Epitendineum den Nerv markiert. Links im Bildausschnitt ist in der Tiefe das Femur (3) als echoreiche Struktur dargestellt. Die oberflächliche Muskulatur ist je nach Faserverlauf echoarm bis echogen mit intramuskulär gelegenen echogenen Septen.

Weitere für die Beantwortung der Fragestellung nützliche Schnittebenen:
- venös: LS über Vene (flottierendes Thrombusende?)
- Farbdoppler: kompletter Verschluss, Rekanalisierung
- arteriell: LS mit Pulsed-wave-Doppler und Farbdoppler: bei Stenose Flussbeschleunigung, poststenotisch Dip-Verlust?
- TS mit Farbdoppler: Halophänomen bei Vaskulitis

3.8 Nerven

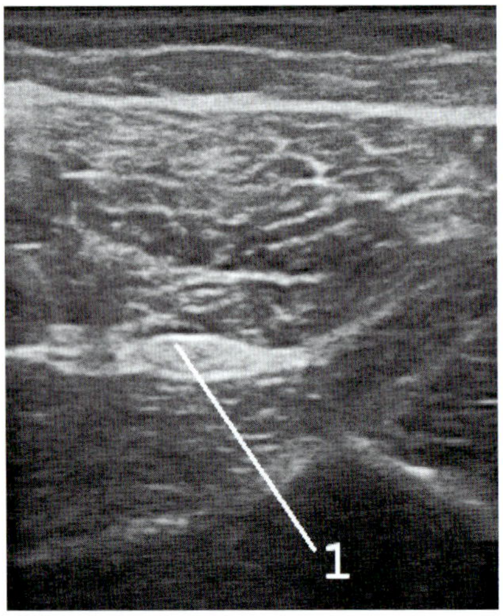

Abb. 3.8a

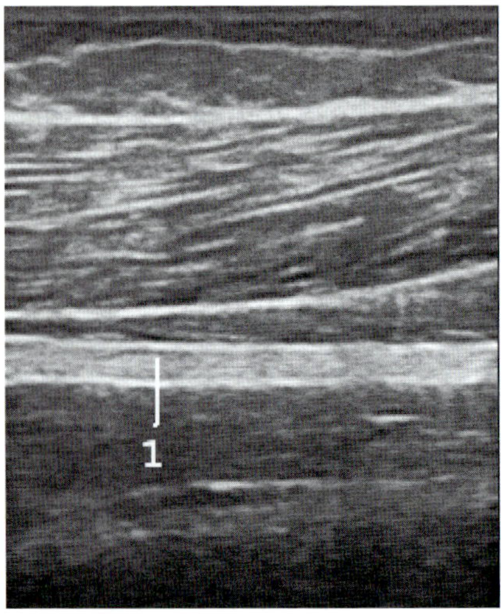

Abb. 3.8b

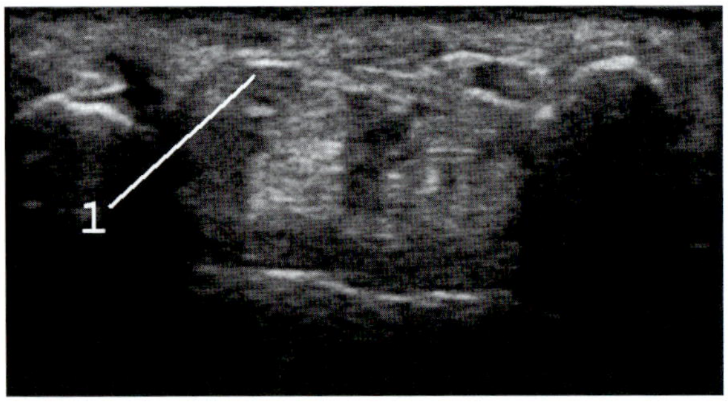

Abb. 3.8c

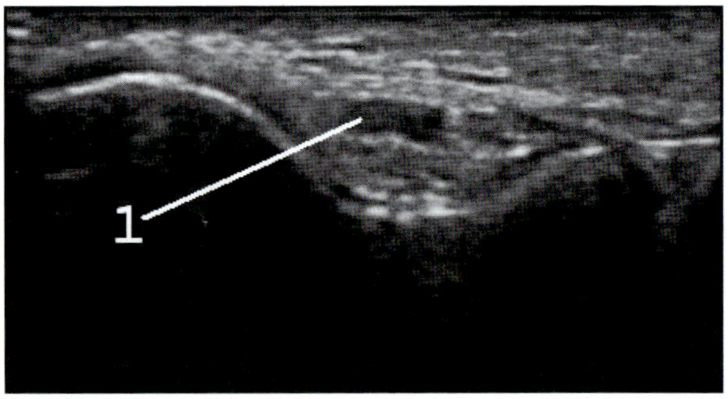

Abb. 3.8d

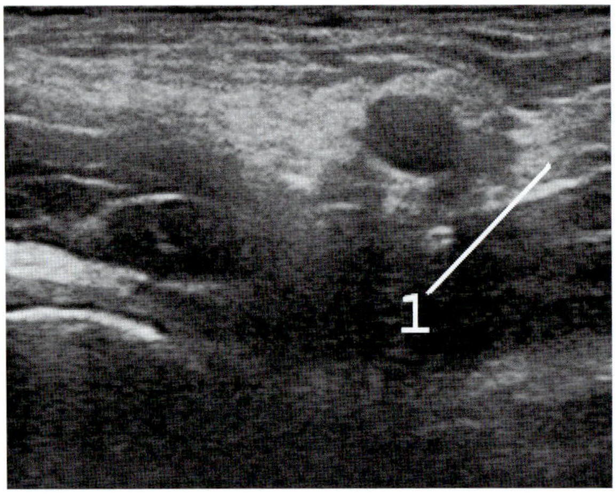

Abb. 3.8e

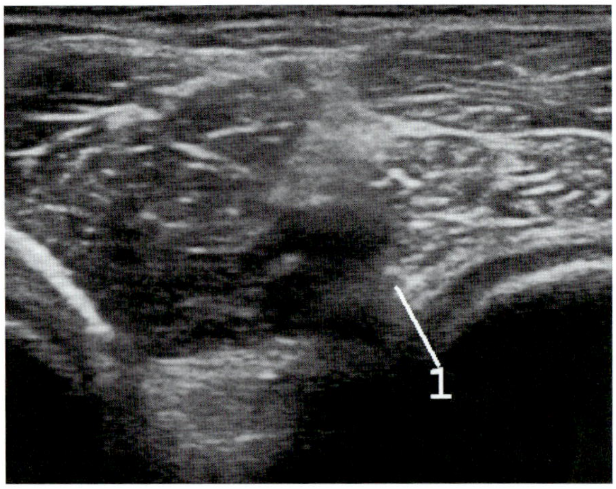

Abb. 3.8f

Fragestellungen:

- Engpass-Syndrome (Kompression, Entrapment): Karpatunnelsyndrom, Sulcus-ulnaris-Syndrom, Tarsaltunnelsyndrom, Morton-Neurom, externe Kompression
- (Sub-)Luxation: N. ulnaris
- Tumoren
- Traumata: Schwellung, Durchtrennung, Neurom, Narbe

Abb. 3.8a und Abb. 3.8b Die sonografische Untersuchung von Nervengewebe erfordert eine besonders subtile Untersuchungstechnik, viel Erfahrung und je nach Zugang und Lage des untersuchten Nervs kurze oder längere Linear-SK mit 12 – 14 MHz und 8 – 12 MHz.

Abb. 3.8a Im TS, hier der N. ischiadicus (1) posterior am proximalen Oberschenkel, zeigen sich Nerven als rund bis oval mit wabenförmiger Textur durch runde echoarme Faszikel, umgeben von echogenem Epineurium. Querschnittsmessungen müssen innerhalb des echogenen Epineurium externum erfolgen.

Abb. 3.8b Im LS wird die faszikuläre, echoarme, parallele, diskontinuierliche Textur des N. ischiadicus (1) deutlich. Durch Variabilität in Größe und Form sowie den teilweise gebogenen Verlauf erscheint das Bild mitunter inhomogen (→ Anisotropie). Dies darf nicht mit Schäden verwechselt werden. Differenzialdiagnostisch abzugrenzen sind Sehnen (fibrilläre Echogenität, aktiv beweglich), Faszien (bandförmig) und Gefäße (Farbdoppler).

Abb. 3.8c Der N. medianus wird im palmaren TS am Handgelenk knapp unterhalb des Retinaculum palmare identifiziert (1) und im TS nach distal in den Karpaltunnel bzw. nach proximal verfolgt, wo er in die Tiefe zwischen den Faszien der Fingerbeuger bis zum M. pronator teres zu verfolgen ist.

Abb. 3.8d Der N. ulnaris wird im palmaren TS am Handgelenk oder wie hier im ulnaren TS am Ellenbogen (1) identifiziert. Er ist subfaszial durch seine getüpfelte ovale Struktur und das echogene Epineurium gut abgrenzbar. Vom Handgelenk wird er nach distal zur Loge de Guyon bzw. proximal in den Unterarm weiterverfolgt, wo er teilweise mit der A. ulnaris verläuft. Im Kubitaltunnel ist die Darstellung erschwert, im Sulcus ulnaris ist der Nerv gut zugänglich. Hier ist bei Verdacht auf Nervensubluxation zunächst bei Streckung, dann bei zunehmender Beugung des Ellenbogengelenks zu untersuchen.

Abb. 3.8e Der N. femoralis ist unterhalb des Leistenkanals lateral der gut sichtbaren pulsierenden A. femoralis als mitunter dreieckige, eher echoreiche Struktur (1) am besten zu erkennen und aus diesem Schnitt nach proximal intrapelvin weiterzuverfolgen. Nach distal zweigt er sich bald auf und ist dann weniger gut zu verfolgen.

Abb. 3.8f Der N. tibialis verlässt als ein Endast den N. ischiadicus bereits im distalen Oberschenkeldrittel und verläuft dann in der Kniekehle lateral der V. poplitea (1) nach distal, wo er auf den tiefen Flexoren liegt. Er ist dann hinter dem Innenknöchel vor Eintritt in den sog. Tarsaltunnel wieder darstellbar.

Sonografisch relevante Nerven:
- Plexus brachialis supra- und infraklavikulär
- N. medianus, ulnaris und radialis
- N. ischiadicus, tibialis und fibularis communis
- N. femoralis

3.9 Sonografie kindlicher Gelenke: Grundlagen

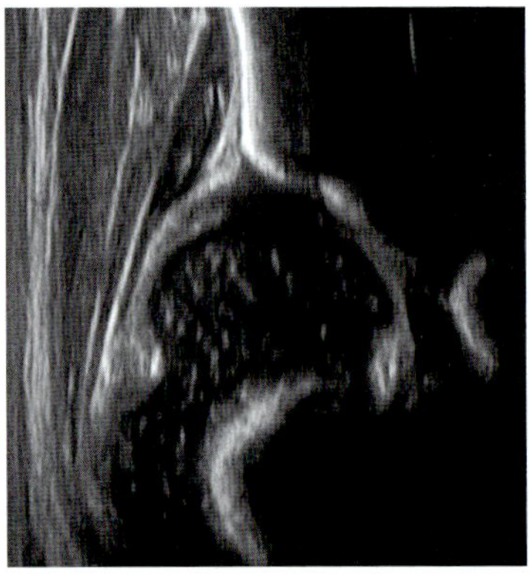

Abb. 3.9a

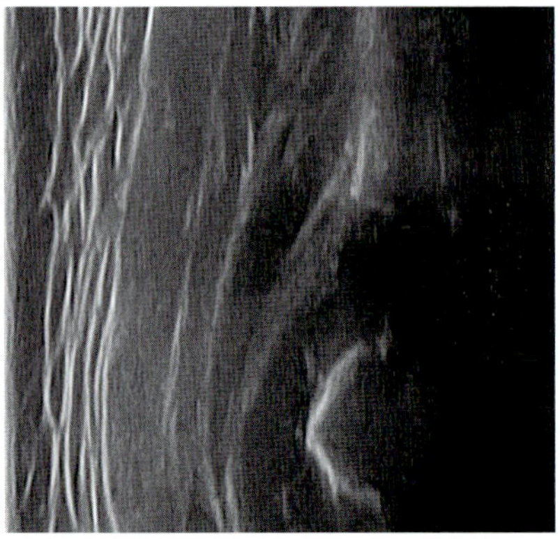

Abb. 3.9b

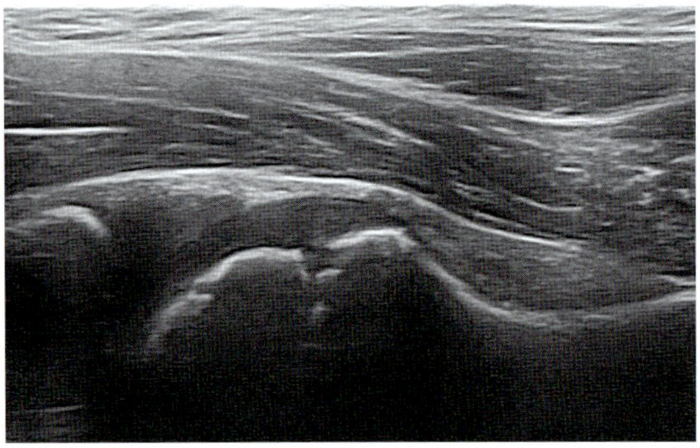

Abb. 3.9c

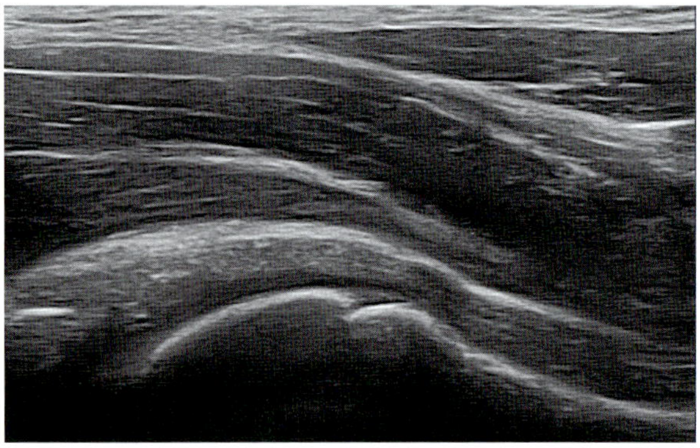

Abb. 3.9d

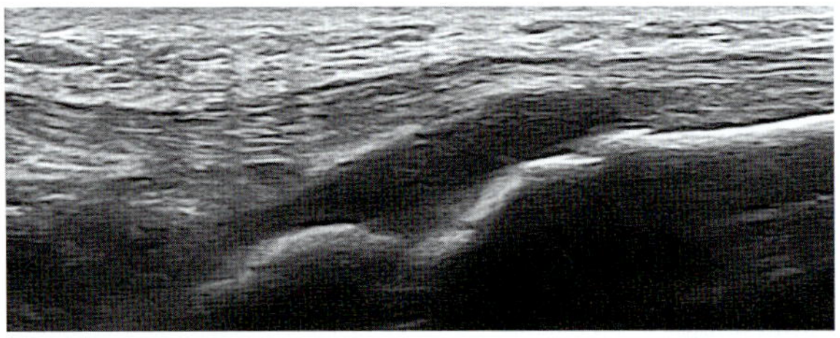

Abb. 3.9e

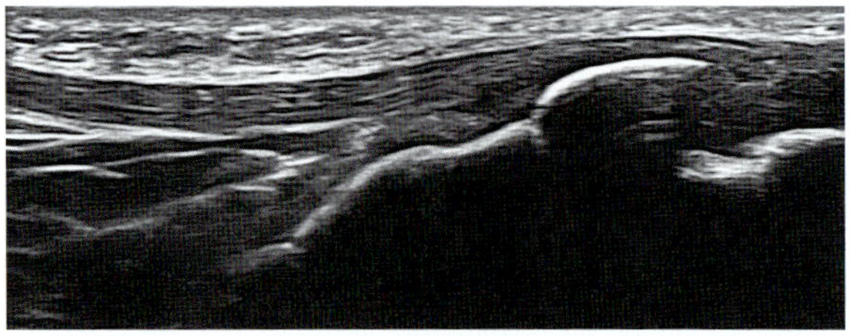

Abb. 3.9f

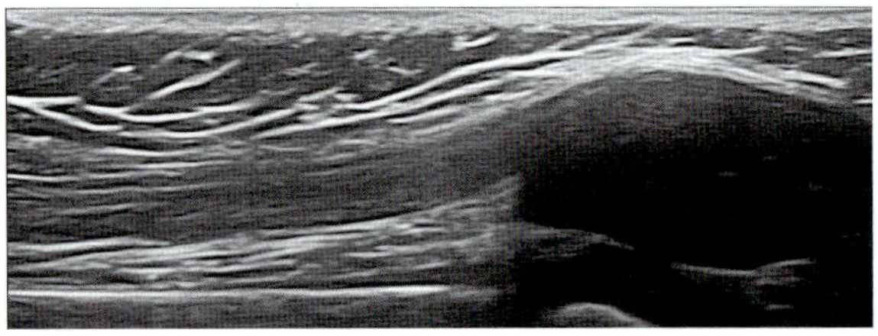

Abb. 3.9g

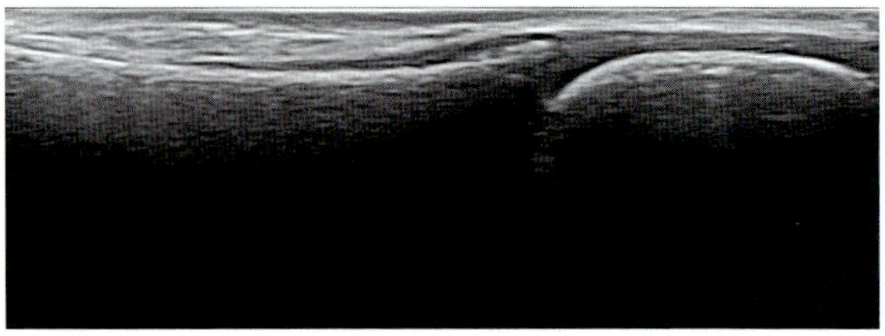

Abb. 3.9h

Fragestellungen:
- knöcherne Reifung, Dysplasie, Fehlbildungen
- Ergussbildung
- periostale Abhebung, Fugenweite (Seitenvergleich), Knochenkontur unterbrochen, Wulst-/Knickbildung
- Seitendifferenzen

Abb. 3.9a und Abb. 3.9b Die Sonografie der Säuglingshüfte nach Reinhard Graf stellt ein eigenes sonografisches Anwendungsgebiet dar. Mit dieser Screeningmaßnahme wird frühestmöglich nach der Geburt und/oder nach der Kinder-Richtlinie im Rahmen der U3-Periode (4. – 6. Lebenswoche) eine Hüftdysplasie ausgeschlossen bzw. bei Vorliegen sonografischer Veränderungen eine sonografisch gesteuerte Therapie (Nachreifung, Reposition, Retention) eingeleitet. Um ein Hüftgelenk korrekt beurteilen zu können, müssen im sagittalen LS der Unterrand des Os ilium, die gerade Oberfläche des Os ilium sowie das Labrum acetabulare im Bild dargestellt werden. Neben der deskriptiven Beurteilung legt die nachfolgende Messung der knöchernen (Alphawinkel) und knorpeligen (Betawinkel) Überdachung den Hüfttyp nach Graf fest, der für das Procedere ausschlaggebend ist. Der Hüftkopfkern beginnt nach einigen Monaten zentral zu verknöchern und kann den Unterrand des Os ilium überlagern. Dann kann wie auch bei sehr hohem Alphawinkel die Beurteilung nach Graf nicht mehr möglich sein (Abb. 3.9b).

3

Abb. 3.9c Knöcherne Gelenkanteile sind, hier am Beispiel des Hüftgelenks eines 4-Jährigen, auch für die Beurteilung im Anwendungsgebiet der Bewegungsorgane entscheidende Referenzstrukturen. Durch den breiten echoarmen hyalinen Gelenkknorpel lassen sich beispielsweise die gelenkübergreifenden Kapselbandstrukturen gut abgrenzen. Epiphyse, Wachstumsfuge und Metaphyse sind zu differenzieren.

Abb. 3.9d Beim 9-jährigen Hüftgelenk ist durch weiteres enostales Wachstum der echoarme hyaline Gelenkknorpel deutlich verschmälert und die Wachstumsfuge nur noch angedeutet sichtbar.

Abb. 3.9e Beim jungen Kind, hier ein 9-Jähriger, ist die Apophyse der Tuberositas tibiae im Dreieck zwischen Epiphyse und Metaphyse der Tibia sowie der darüber hinweg ziehenden Patellasehne echoarm bis echofrei dargestellt. Es handelt sich um das kartilaginäre Stadium dieser Apophyse. Nach dem Erscheinen ihres Ossifikationskerns tritt die Apophyse in das apophysäre Stadium ein.

Abb. 3.9f Beim 14-jährigen Jungen ist die Apophyse leicht gebogen, glatt mit deutlichem Schallschatten, scheinbar angehoben wirkend, unterhalb der Patellasehne gut sichtbar. Es handelt sich um das epiphysäre Apophysenstadium.

Abb. 3.9g Beim 2-jährigen Kind zeigt sich im suprapatellaren LS noch kein Ossifikationskern der Kniescheibe, sodass diese als echoarme Struktur imponiert. Dies darf nicht mit einer flüssigkeitsgefüllten Raumforderung, z. B. einer Zyste verwechselt werden.

Abb. 3.9h Im LS über dem Außenknöchel ist bei diesem 9-jährigen Jungen zu erkennen, dass das echoreiche Periost durch einen echoarmen Knorpelstreifen von der darunterliegenden bereits ossifizierten Knochenoberfläche abgetrennt ist.

Fazit:
- altersabhängig große strukturelle Unterschiede Knorpel und Knochen
- periostale Zeichen
- DD Knorpel/Flüssigkeit

KAPITEL

4

Hartmut Gaulrapp

Schulter

4.1 Standarduntersuchungsgang Schultergelenk

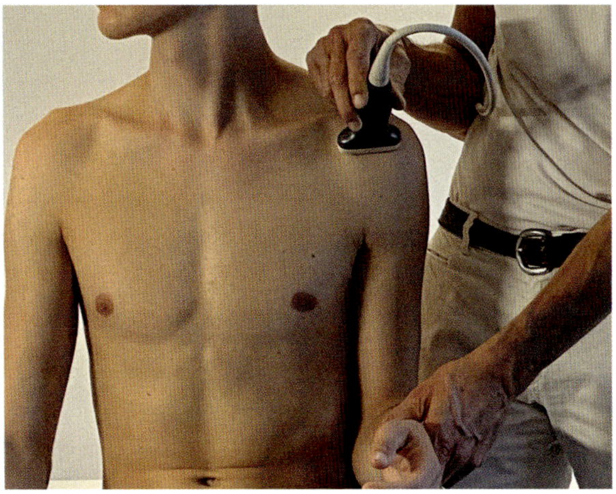

Abb. 4.1a

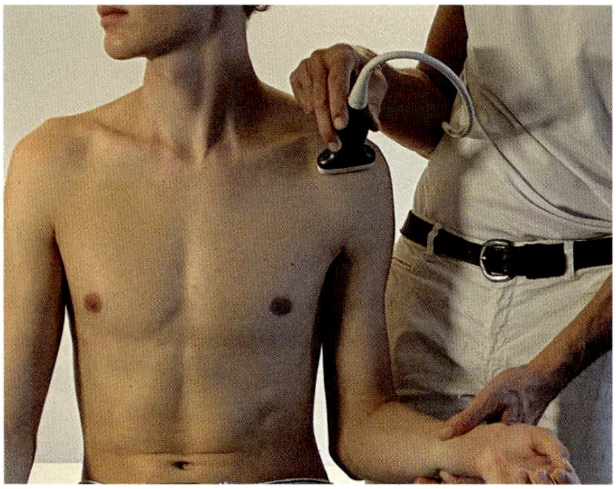

Abb. 4.1b

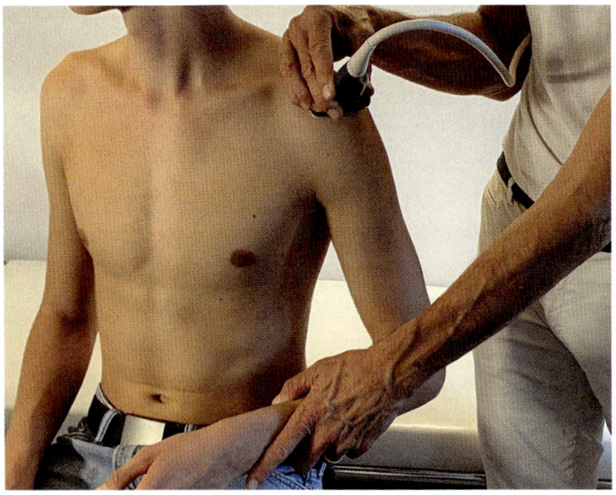

Abb. 4.1c

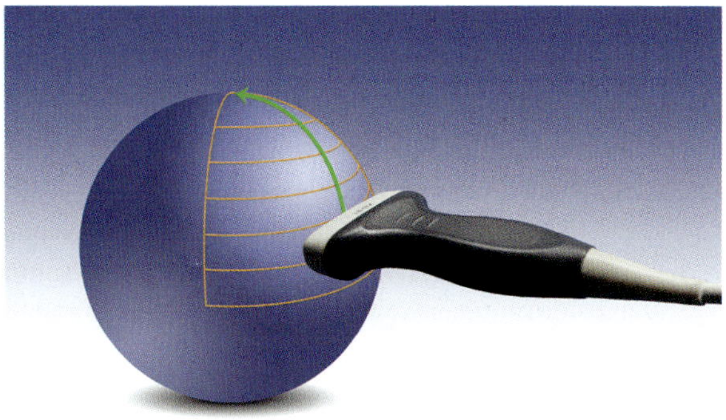

Abb. 4.1d

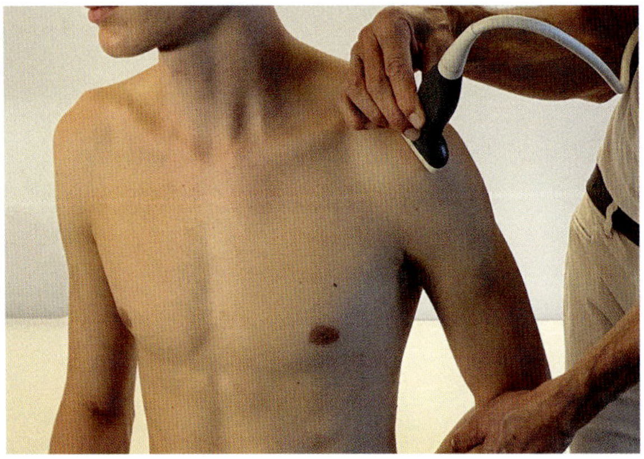

Abb. 4.1e

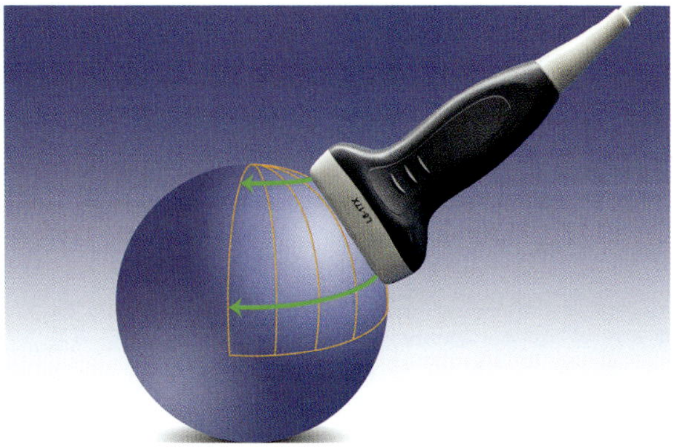

Abb. 4.1f

Fragestellungen:
komplette Erfassung der anterioren Anteile der Bursa subdeltoidea, der Rotatorenmanschette, der langen Bizepssehne

Abb. 4.1a Die Untersuchung startet im anterioren Transversalschnitt über dem Sulcus intertubercularis. Der Schallkopf wird in dieser Position kraniokaudal verschoben, um Flüssigkeit um die lange Bizepssehne herum (Halo-Phänomen) detektieren zu können.

Abb. 4.1b Dann wird die Schulter passiv unter Sicht auf den Monitor außenrotiert, um Schäden an der Subscapularissehne erfassen zu können.

Abb. 4.1c und Abb. 4.1d Dann wird weiterhin im anterioren Transversalschnitt unter Sicht auf den Monitor die Schulter nach innen gedreht bzw. der Schallkopf radiär nach lateral geführt, um die vorderen Anteile der Supraspinatussehne darzustellen. In dieser Position kann eine größere Fläche der Rotatorenmanschette eingesehen werden, da der Humeruskopf in Innenrotation etwas nach vorne rutscht, bei größeren Defekten auch prolabieren kann und das Acromion nach anterior weniger überlappt als nach lateral. Dynamische Untersuchung ist dagegen nicht in Innenrotation, sondern am besten in Neutralrotation möglich. Daher rührt die Bezeichnung als anterolateraler TS. Um auch den Übergang zur Infraspinatussehne darstellen zu können, ist meist maximale Innenrotation erforderlich. Diese forcierte Bewegung kann aber Schmerzen auslösen. In jedem Fall wird die Rotatorenmanschette Schicht für Schicht von medial nach lateral und von kranial nach kaudal durchgemustert.

Abb. 4.1e und Abb. 4.1f In gleicher Schulterposition wird nun im LS die Rotatorenmanschette von medial nach lateral durchgemustert, wobei eine Art Kegelmantel beschrieben wird. Das für Abb. 4.1c und 4.1d Geschriebene gilt auch für die Untersuchung im anterolateralen LS.

Fazit:
Zunächst wird das hier beschriebene schrittweise Vorgehen empfohlen, um standardisiert alle relevanten anterioren Strukturen erfassen zu können. Mit zunehmender Erfahrung gehen die dynamisch-bewegte Führung des Schallkopfs und die passive Bewegung der Schulter unter Sicht auf den Monitor ineinander über.

4.2 Anteriorer Transversalschnitt (DEGUM-Standard)

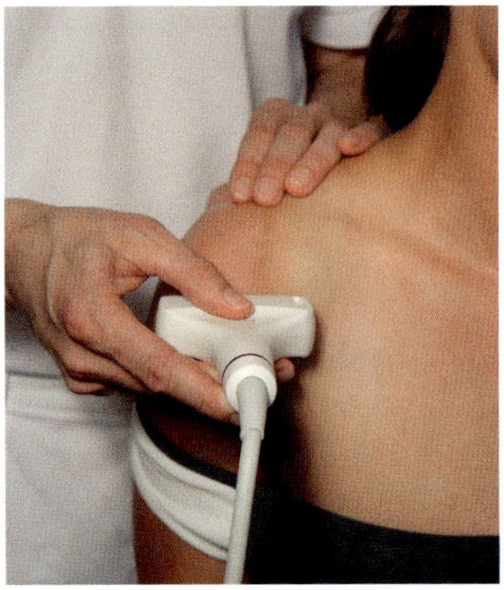

Abb. 4.2a

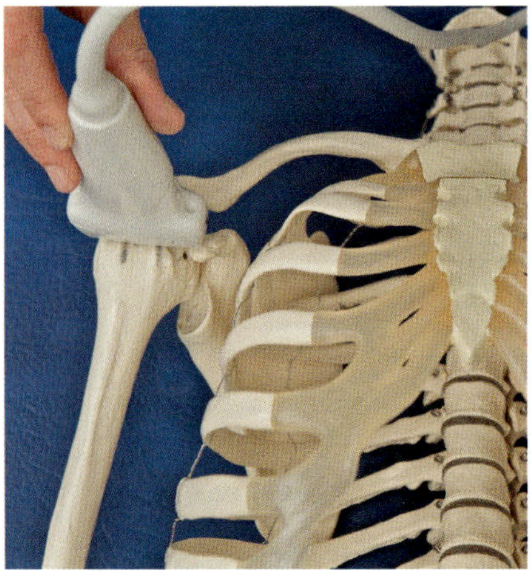

Abb. 4.2b

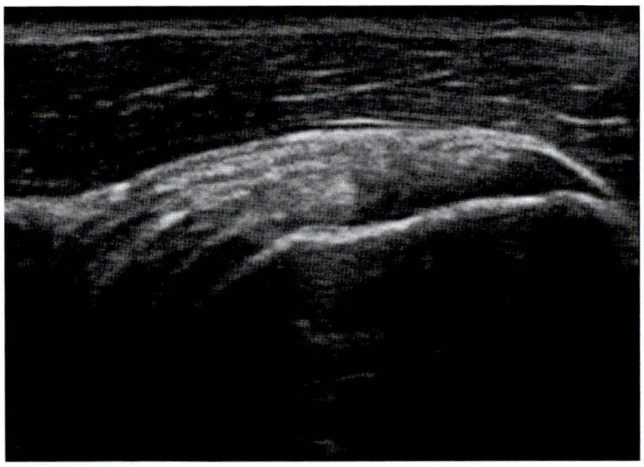

Abb. 4.2c

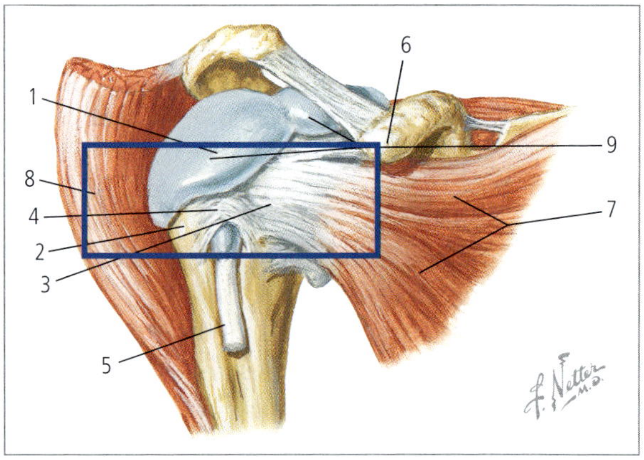

Abb. 4.2d

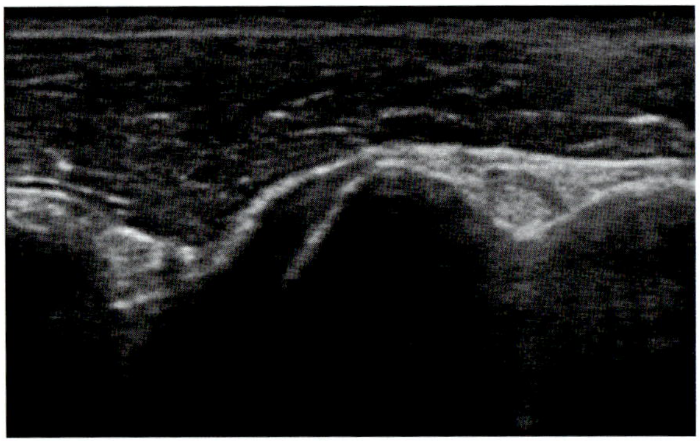

Abb. 4.2e

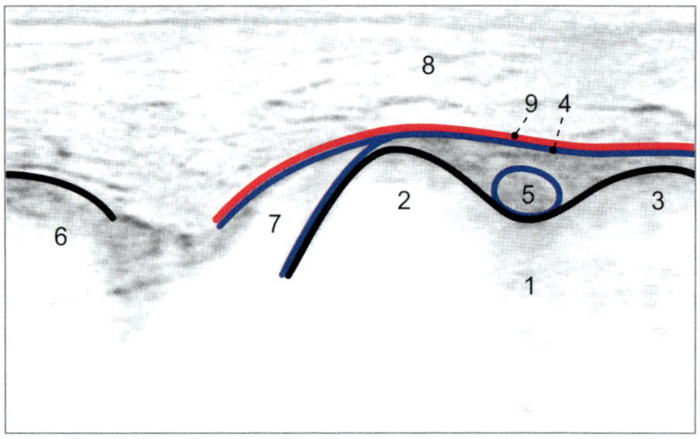

Abb. 4.2f

Fragestellungen:

- Erguss um die lange Bizepssehne herum (Halo-Phänomen) bei glenohumeralen Affektionen, Tenosynovitis der langen Bizepssehne
- Defekt oder Luxation der langen Bizepssehne, Läsionen der Rotatorenmanschette
- Defekt des M. subscapularis
- Tendinosis calcarea m. subscapularis

Abb. 4.2a und Abb. 4.2b Patient sitzend, SK (7,5 – 12 MHz) am hängenden Arm anterior quer auf dem Humeruskopf auflegen. Am Monitor Sulcus intertubercularis, je nach Torsion des Humeruskopfs ggf. durch leichtes Nachdrehen am Arm, mittig und maximal echogen einstellen. Da die lange Bizepssehne nicht parallel zum Boden des Sulkus verläuft, muss der SK meist etwas um seine Längsachse verkippt werden, um die Sehne maximal rund und echogen darstellen zu können. Um eine Ergussbildung um die Sehne (Halo-Phänomen) als Hinweis auf eine Schultergelenksaffektion auszuschließen, wird der SK bis zum Umschlagspunkt des Recessus bicipitalis nach kaudal bewegt. Wenn der SK nach proximal verschoben wird, erscheint die lange Bizepssehne in ihrem intraartikulären Anteil schräg angeschnitten. Dies darf nicht mit einer Luxation der Sehne verwechselt werden.

Abb. 4.2c Durch Außenrotation werden der M. subscapularis und seine Sehne auf Schäden überprüft. Durch die durchwobene muskulotendinöse Struktur erscheint die Struktur gemischt echogen und echoarm. Dies darf nicht mit Schäden dieses muskulotendinösen Übergangs verwechselt werden.

Abb. 4.2d Humeruskopf (1) mit Tubercula majus (2) und minus (3), Lig. transversum humeri (4), lange Bizepssehne (5), Proc. coracoideus (6), M. subscapularis (7), M. deltoideus (8) mit Bursa subdeltoidea (9).

Abb. 4.2e und Abb. 4.2f Humeruskopf mit Sulcus intertubercularis (1) zwischen Tuberculum minus (2) und Tuberculum majus (3). Zusammen mit dem darüber verlaufenden Lig. transversum humeri (4) bildet der Sulkus einen osteofibrösen Kanal für die darin liegende lange Bizepssehne (5). Aus der Tiefe erscheint unterhalb des Proc. coracoideus (6) der Muskelbauch des M. subscapularis (7) mit seiner am Tuberculum minus ansetzenden Sehne. Oberflächlich liegt der M. deltoideus (8). Die Bursa subdeltoidea ist nur als Grenzstruktur (9) zu erkennen.

Weitere für die Beantwortung der Fragestellung nützliche Schnittebenen:
- anteriorer LS Neutralrotation: lange Bizepssehne, axillarer LS: Erguss
- anteriorer TS und LS Innenrotation: Rotatorenmanschette

4.3 Anteriorer sagittaler Longitudinalschnitt (DEGUM-Standard)

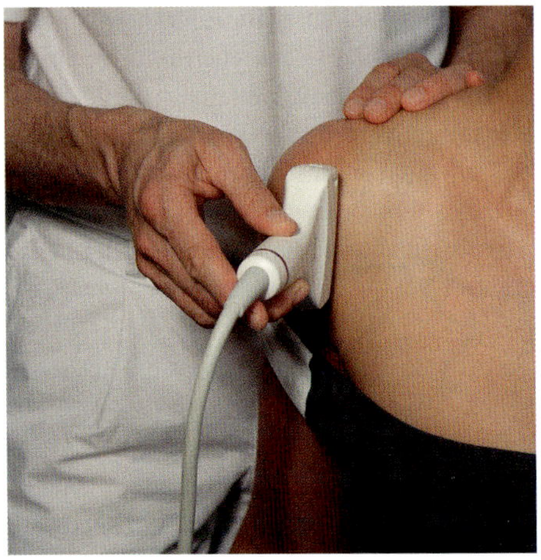

Abb. 4.3a

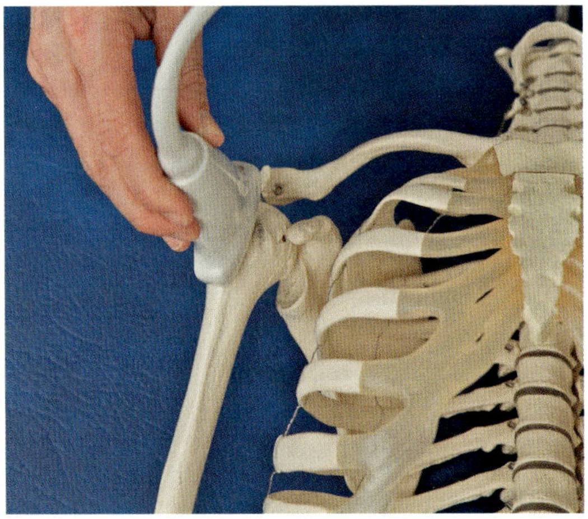

Abb. 4.3b

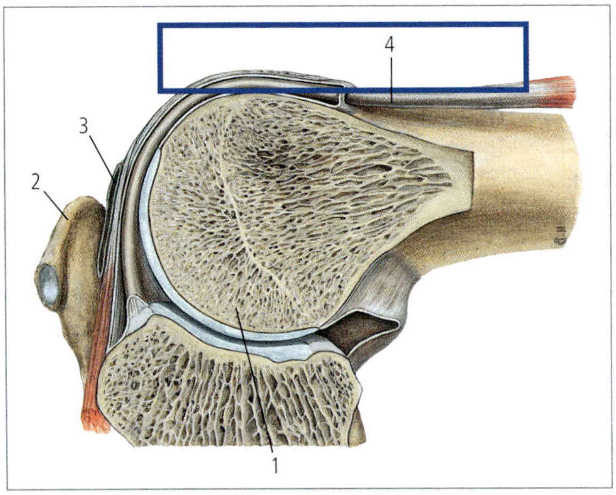

Abb. 4.3c

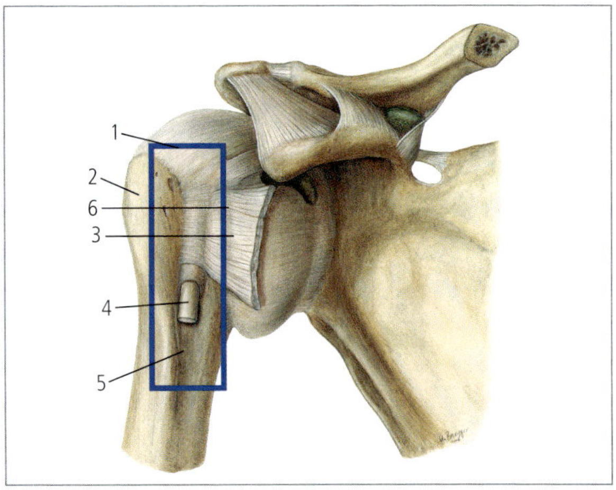

Abb. 4.3d

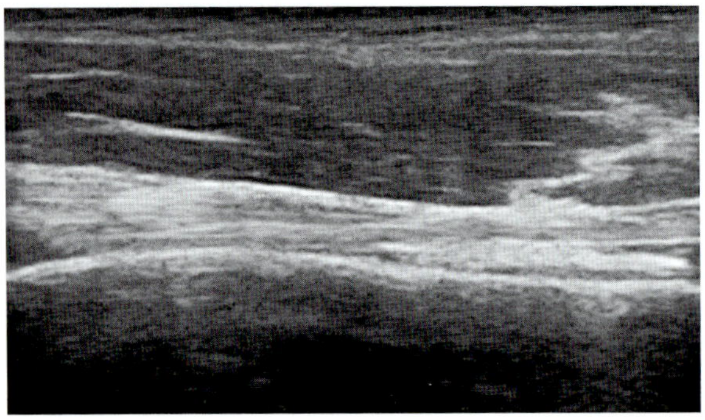

Abb. 4.3e

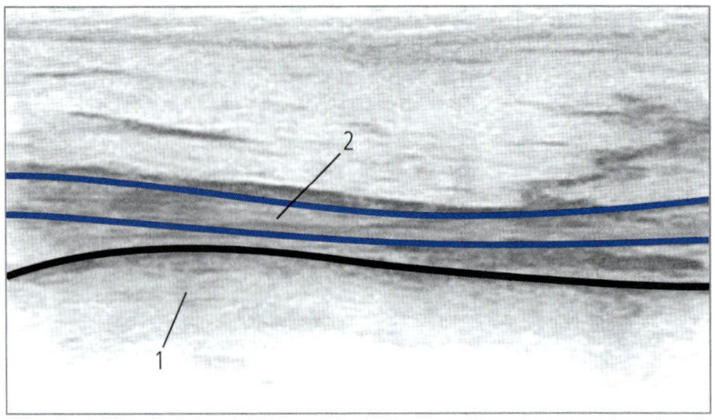

Abb. 4.3f

Fragestellungen:

- Erguss entlang der langen Bizepssehne bei glenohumeralen Affektionen
- Tenosynovitis der langen Bizepssehne
- Defekt der langen Bizepssehne
- Bursopathie

Abb. 4.3a und Abb. 4.3b Patient sitzend, SK (7,5 – 12 MHz) am hängenden Arm zunächst anterior quer auf den Humeruskopf auflegen (Abb. 4.1) und dann unter Sicht am Monitor um 90° drehen, bis die lange Bizepssehne im Sulcus intertubercularis als längsgerichtete parallele echogene Struktur sichtbar wird. Um sie optimal parallel zum SK einzustellen, muss dieser nach kaudal verschwenkt werden. Zur Abklärung einer proximalen Humerusfraktur muss der Schnitt nach distal ausgedehnt werden.

Abb. 4.3c Humeruskopf (1), Akromion (2), Bursa subacromialis (3), lange Bizepssehne mit Sehnenscheide (4).
U. Brugger aus Paulsen/Waschke. Sobotta Atlas der Anatomie. 25. A. 2022 © Elsevier GmbH

Abb. 4.3d Humeruskopf (1) mit Tubercula majus (2) und minus (3), lange Bizepssehne (4) im Sulcus intertubercularis (5), Sehne des M. subscapularis (6).
U. Brugger aus Paulsen/Waschke. Sobotta Atlas der Anatomie. 25. A. 2022 © Elsevier GmbH

Abb. 4.3e und Abb. 4.3f Der Humerus (1) zeigt sich als längsgerichtete echogene Struktur mit Schallauslöschung. Die lange Bizepssehne läuft unmittelbar darüber (2).
Flüssigkeitsummantelung in der synovialen Sehnenscheide findet sich proximal oberhalb und distal unterhalb der Sehne.

Weitere für die Beantwortung der Fragestellung nützliche Schnittebenen:
- anteriorer TS Neutralrotation
- anteriorer TS und LS Innenrotation

4.4 Anterolateraler Transversalschnitt (DEGUM-Standard)

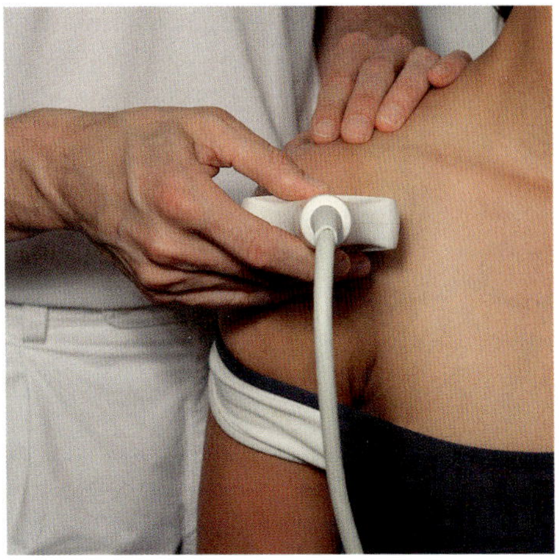

Abb. 4.4a

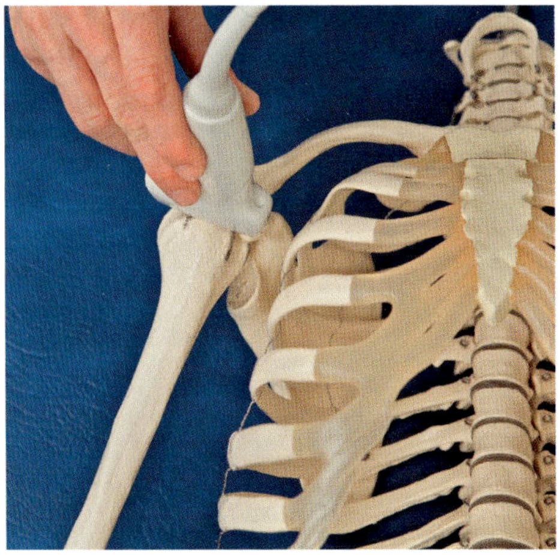

Abb. 4.4b

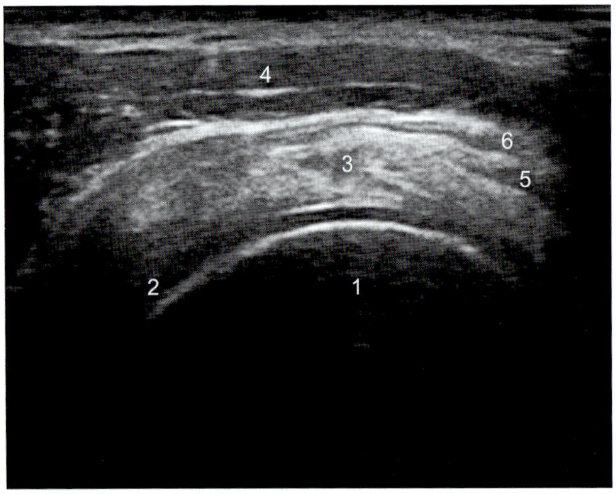

Abb. 4.4c

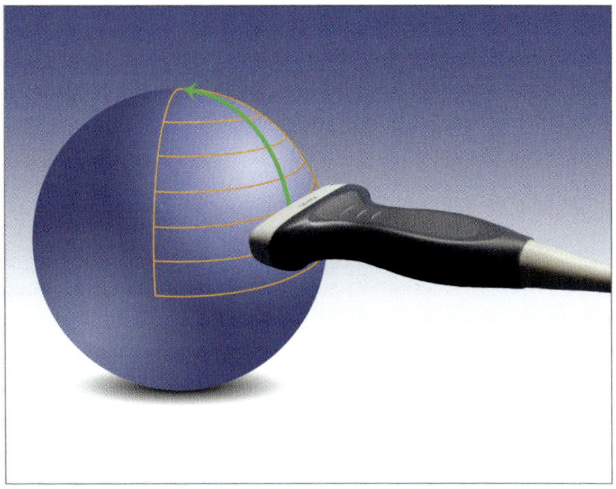

Abb. 4.4d

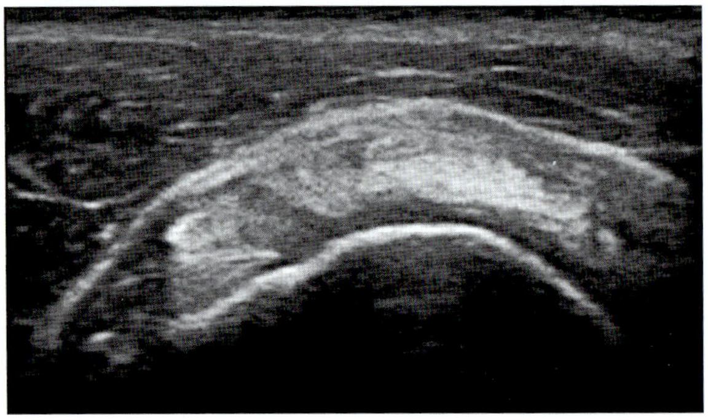

Abb. 4.4e

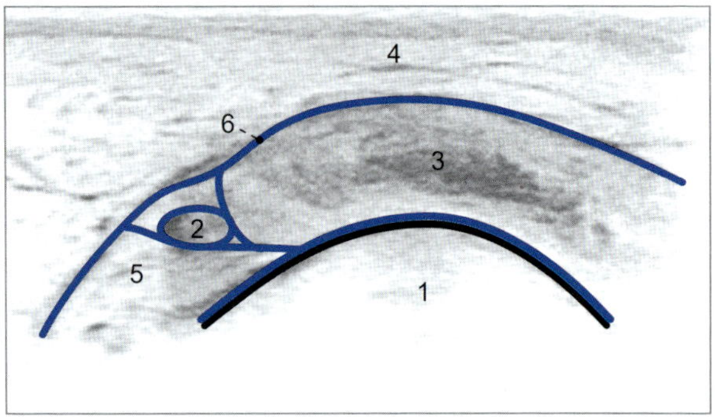

Abb. 4.4f

Fragestellungen:
- Bursitis/Bursopathia subacromialis/subdeltoidea, Defekte der Rotatorenmanschette
- Tendinosis calcarea
- Impingement-Phänomene
- aktivierte Omarthrose, Omarthritis

Abb. 4.4a und Abb. 4.4b Ausgehend vom TS in Neutralrotation nur Arm ca. 45° nach innen drehen, SK belassen. Nach Inspektion der kaudalen Anteile der Rotatorenmanschette SK nach oben verschieben. Je nach Form von Humeruskopf und SK sowie der bestehenden Pathologie muss der SK radiär mit im Zentrum des Humeruskopfs gedachtem Mittelpunkt kaudokranial und mediolateral verschoben werden, um alle Anteile der im sonografischen Fenster eingestellten Rotatorenmanschette zu erfassen.
Je nach Torsion des Humeruskopfs ist dazu weniger oder mehr Innenrotation nötig, daher die Untersuchung in verschiedenen Innenrotationspositionen.

Abb. 4.4c Oberfläche des Humeruskopfs (1) mit hyalinem Gelenkknorpel (2).
Darüber Sehne des M. supraspinatus als „Radmuster“ (3) und darüber der M. deltoideus (4). Anteile der Sehne des M. infraspinatus (5) können je nach Humeruskopftorsion von lateral oberhalb der Supraspinatussehne einstrahlen. Sie weisen im Gegensatz zum quer getroffenen punktförmigen Muster des M. supraspinatus eher längsverlaufende, aufgrund nicht orthograder Erfassung eine echoarme Struktur auf. Bursa subdeltoidea (6).

Abb. 4.4d Der anterolaterale TS wird in queren Scheiben in kaudokranialer Richtung durchgeführt. Dabei wird die Knochenkontur des Humeruskopfes scharf eingestellt, denn dann wird automatisch auch die darüber liegende Supraspinatus-Sehne maximal echogen abgebildet.

Abb. 4.3e und Abb. 4.3f Nach geringem radiärem Verschieben des SK nach proximal unter Beibehaltung der maximalen Echogenität der Oberfläche des Humeruskopfs (1) und der Rotatorenmanschette zeigt sich lateral der in der Tiefe mitunter noch sichtbaren langen Bizepssehne (2) über dem Humeruskopf und seinem Gelenkknorpelüberzug die Sehne des M. supraspinatus als „Radmuster“ (3) und darüber der M. deltoideus (4). Anteile der Sehne des M. subscapularis (5) liegen medial der Grenzstruktur der langen Bizepssehne, mitunter erkennbar, in der Tiefe. Die Bursa subdeltoidea ist mitunter kaum abgrenzbar (6).

Weitere für die Beantwortung der Fragestellung nützliche Schnittebenen:

- anteriorer TS Neutralrotation, anteriorer LS Innenrotation I, anteriorer TS + LS Innenrotation II
- superolateraler LS
- anteriorer TS Neutralrotation, posteriorer TS, axillarer LS

4.5 Anterolateraler sagittaler Longitudinalschnitt (DEGUM-Standard)

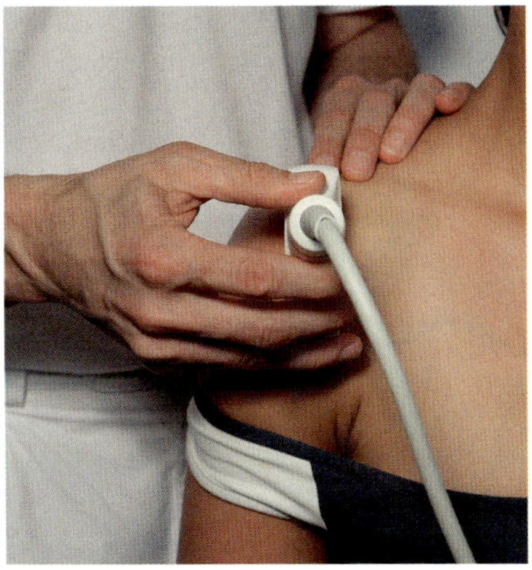

Abb. 4.5a

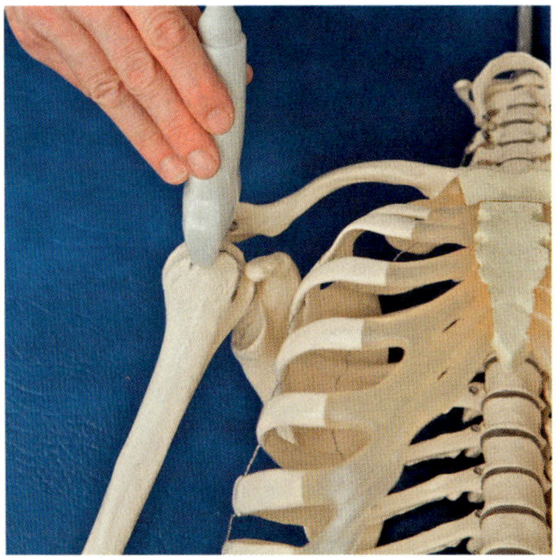

Abb. 4.5b

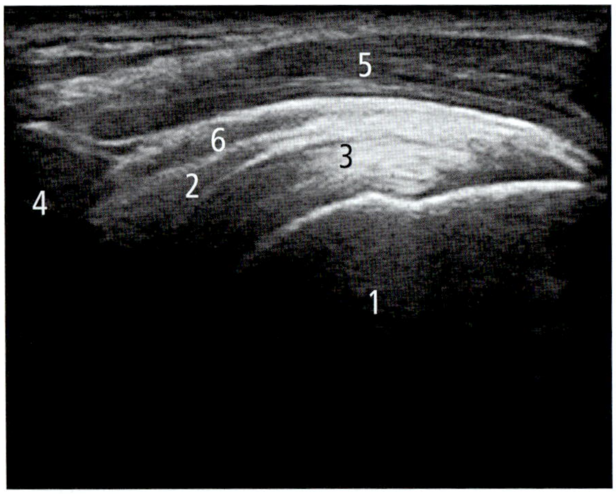

Abb. 4.5c

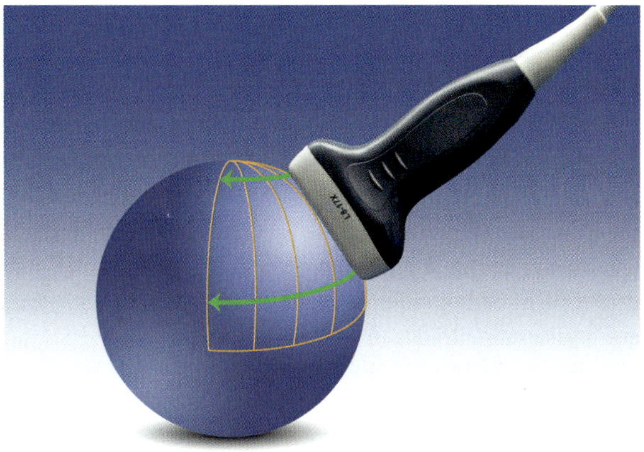

Abb. 4.5d

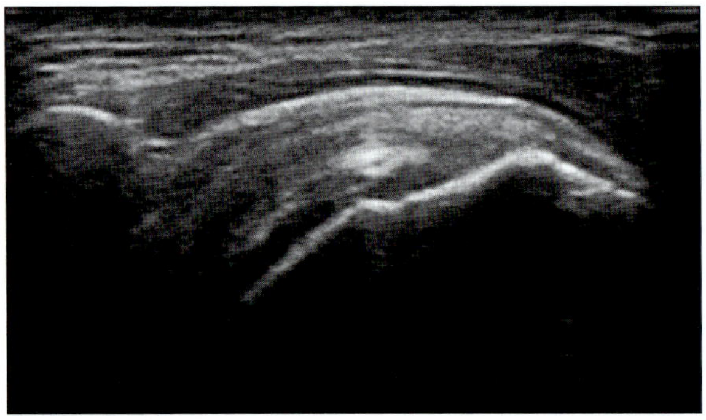

Abb. 4.5e

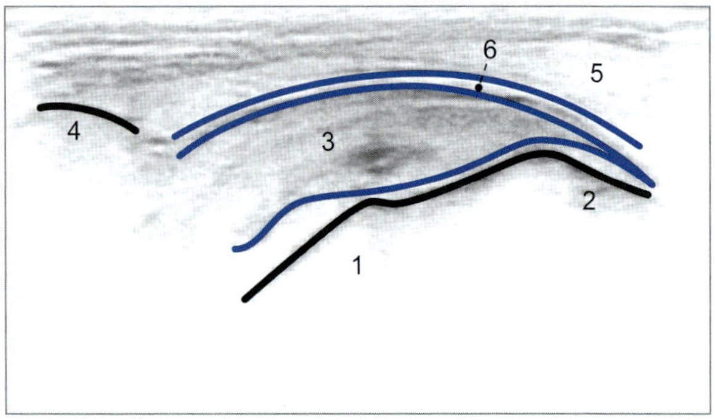

Abb. 4.5f

Fragestellungen:
- Bursitis/Bursopathia subacromialis/subdeltoidea, Defekte der Rotatorenmanschette
- Tendinosis calcarea
- Impingement-Phänomene
- aktivierte Omarthrose, Omarthritis

Abb. 4.5a und Abb. 4.5b Ausgehend vom TS in leichter Innenrotation von ca. 45° SK um 90° drehen, sodass links im Bild das Akromion im Anschnitt erscheint. Nach Inspektion der kranialen Anteile der Rotatorenmanschette SK nach distal verschieben, um eventuelle Flüssigkeit in der Bursa subdeltoidea/subacromialis zu erfassen. Je nach Form von Humeruskopf und SK sowie der bestehenden Pathologie muss der SK radiär mit im Zentrum des Humeruskopfs gedachtem Mittelpunkt mediolateral verschoben werden, um alle Anteile der im sonografischen Fenster eingestellten Rotatorenmanschette zu erfassen. Je nach Torsion des Humeruskopfs ist dazu weniger oder mehr Innenrotation nötig, daher Untersuchung in verschiedenen Innenrotationspositionen. Zur Abklärung einer proximalen Humerusfraktur muss der Schnitt nach distal ausgedehnt werden.

Abb. 4.5c Im sog. Rabenschnabelmuster zeigt sich in der Tiefe der Humeruskopf (1) im Übergang zum nach posterior rund geformten Tuberculum majus. Die Rotatorenmanschette, hier Anteile von M. infraspinatus (2) und M. supraspinatus (3), zieht aus dem Schatten des Akromions (4) konvex über Humeruskopf und Tuberculum majus nach lateral. Die orthograd getroffenen Anteile der gebogenen Rotatorenmanschettenstruktur erscheinen dabei maximal echogen im Sinne der wandernden zentralen Echogenität. Dies darf nicht mit einem Defekt der echoärmeren, weil nicht orthograd getroffenen Anteile der Rotatorenmanschette verwechselt werden. Die echogene Grenzschicht zum darüber liegenden M. deltoideus (5) repräsentiert die Bursa subdeltoidea, die je nach Auflösung des Geräts ggf. als gedoppelte Struktur erkennbar ist (6).

Abb. 4.5d Der anterolaterale LS wird in Scheiben in mediolateraler Richtung durchgeführt. Dabei wird die Knochenkontur des Humeruskopfes scharf eingestellt, denn dann wird automatisch auch die darüber liegende Supraspinatus-Sehne maximal echogen abgebildet. Der Schallkopf wird dabei kranial weniger bewegt als kaudal. Die Schnittfläche ähnelt einem Ausschnitt eines Kegelmantels..

Abb. 4.5e und Abb. 4.5f Im sog. Rabenschnabel-Muster zeigt sich in der Tiefe der Humeruskopf (1) mit Gelenkknorpel und seinem Tuberculum majus (2), das hier kantig geformt ist. Die Rotatorenmanschette, hier der Anteil des M. supraspinatus (3), zieht aus dem Schatten des Akromions (4) konvex über Humeruskopf und Tuberculum majus nach lateral. Die orthograd getroffenen Anteile der gebogenen Rotatorenmanschettenstruktur erscheinen dabei maximal echogen im Sinne der wandernden zentralen Echogenität. Dies darf nicht mit einem Defekt der echoärmeren, nicht orthograd getroffenen Anteile der Rotatorenmanschette verwechselt werden. Die echogene Grenzschicht zum darüber liegenden M. deltoideus (5) repräsentiert die Bursa subdeltoidea, die je nach Auflösung des Geräts ggf. als gedoppelte Struktur erkennbar ist (6).

Weitere für die Beantwortung der Fragestellung nützliche Schnittebenen:
- anteriorer TS Neutralrotation, anteriorer TS Innenrotation, anteriorer TS + LS Innenrotation II
- superolateraler LS
- anteriorer TS Neutralrotation, posteriorer TS, axillarer LS

4.6 Anteriorer sagittaler Longitudinalschnitt Fascia deltoideoacromialis

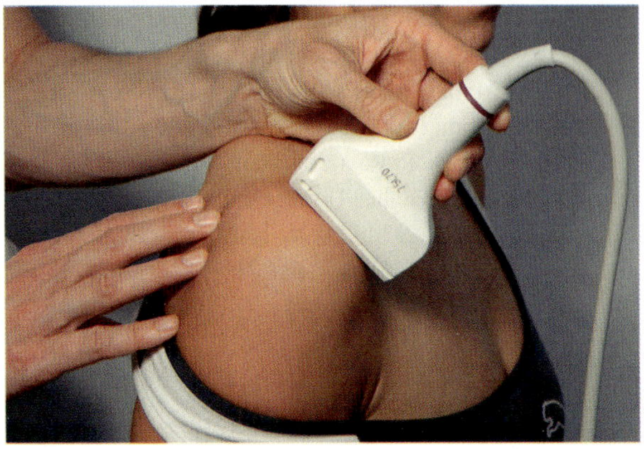

Abb. 4.6a

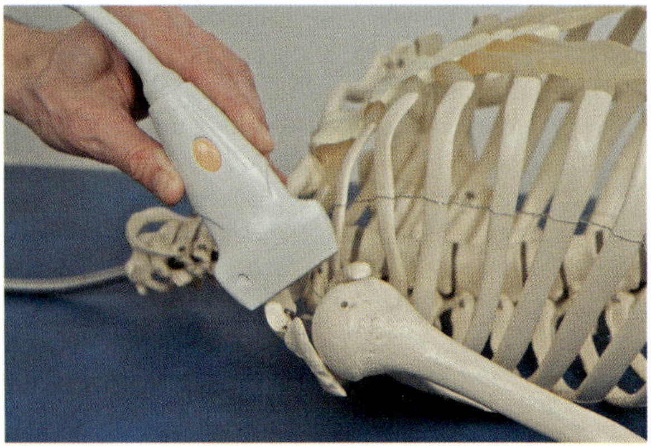

Abb. 4.6b

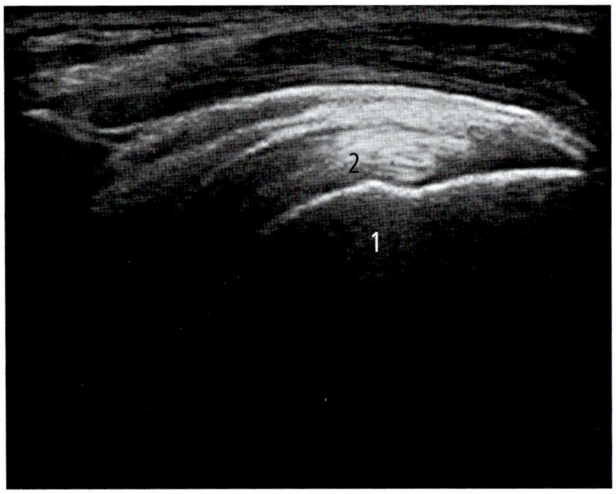

Abb. 4.6c

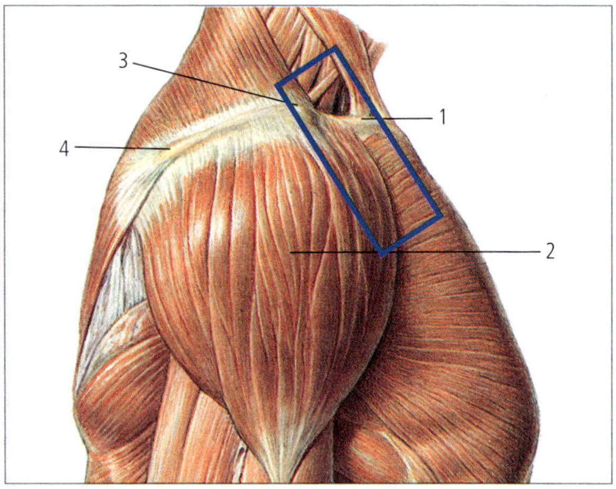

Abb. 4.6d

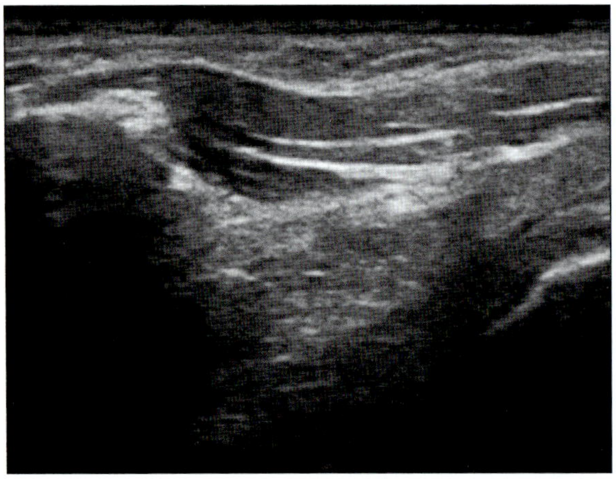

Abb. 4.6e

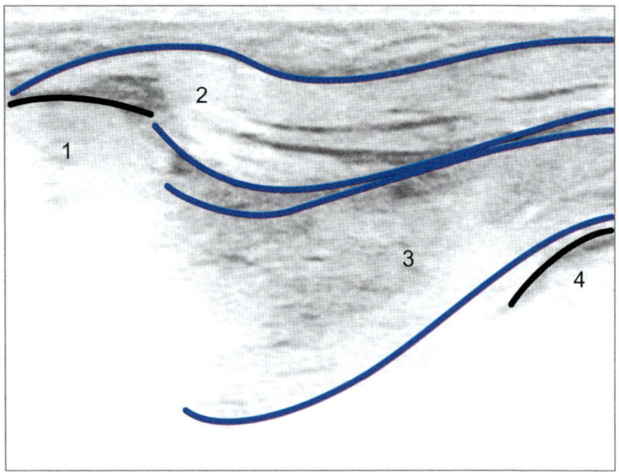

Abb. 4.6f

Fragestellungen:
Verletzung des Akromioklavikulargelenks (AC-Gelenks) mit Einriss der Fascia deltoideoacromialis und/oder Instabilität des Gelenks

Abb. 4.6a und Abb. 4.6b SK (7,5 – 12 MHz) anterior längs auf das Akromion und den anterioren Oberarm aufsetzen. Sowohl der klavikuläre als auch durch geringe Lateralverschiebung des SK der akromiale Anteil des M. deltoideus werden inspiziert. Gegebenenfalls kann analog auch posterior ein LS durchgeführt werden. Wird der Schnitt radiär nach posterolateral weitergeführt, geht er in den posterolateralen LS über (Kap. 4.9).

Abb. 4.6c Dieser Schnitt entspricht dem anterolateralen LS über Humeruskopf (1), und Supraspinatussehne (2) (= Abb. 4.5c). Durch transversales Vorschieben des Schallkopfes nach medial gelangt man über das AC-Gelenk hinweg zum Schnitt über das Fascia deltoideoacromialis, der in Abb. 4.6e wiedergegeben wird.

Abb. 4.6d Klavikula (1), M. deltoideus (2), Akromion (3), Spina scapulae (4).
Sobotta-Archiv aus Paulsen/Waschke. Sobotta Atlas der Anatomie. 25. A. 2022 © Elsevier GmbH

Abb. 4.6e und Abb. 4.6f Links im Bild zeigt sich die Klavikula mit Schallschatten (1). Die Insertion der Pars clavicularis des M. deltoideus ist deutlich zu erkennen (2). Dessen längs verlaufende Muskelfasern überlagern Anteile der Rotatorenmanschette (3). Rechts im Bild ist in der Tiefe echogen ein Teil der Oberfläche des Humeruskopfs mit Schallschatten zu sehen (4).

Weitere für die Beantwortung der Fragestellung nützliche Schnittebenen:
- superolateraler LS mit Stresstestung
- posteriorer LS Fascia deltoideoacromialis

4.7 Anteriorer Transversalschnitt in Außen-/Innenrotation (Pektoralisrandschnitt)

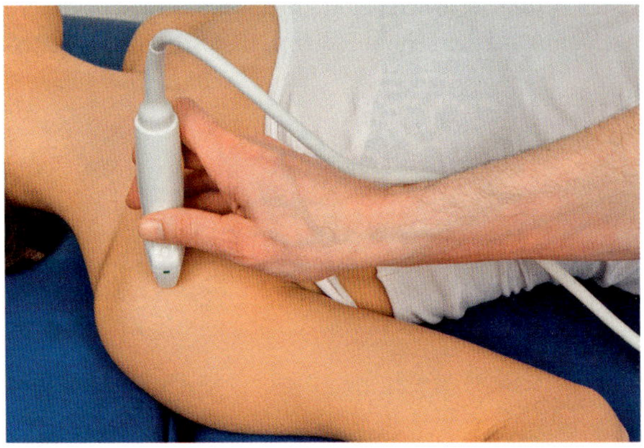

Abb. 4.7a

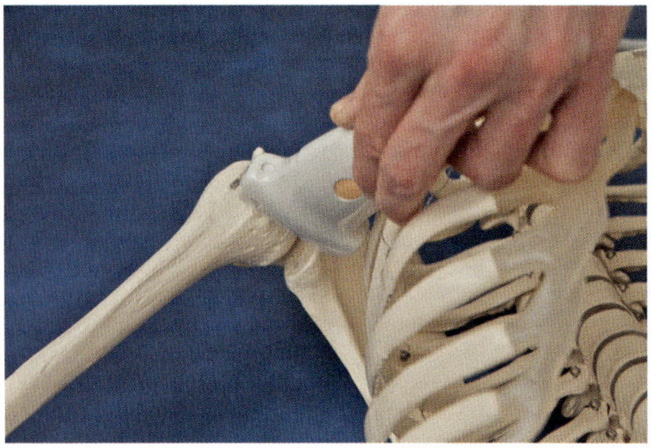

Abb. 4.7b

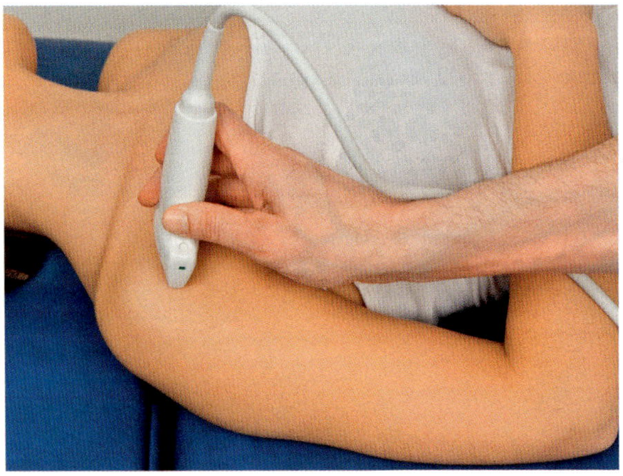

Abb. 4.7c

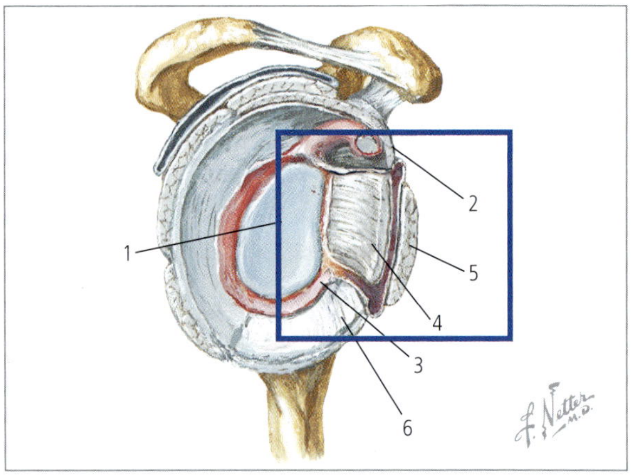

Abb. 4.7d

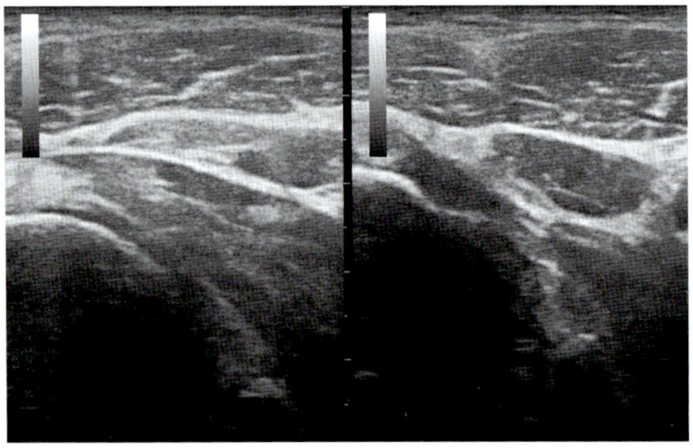

Abb. 4.7e

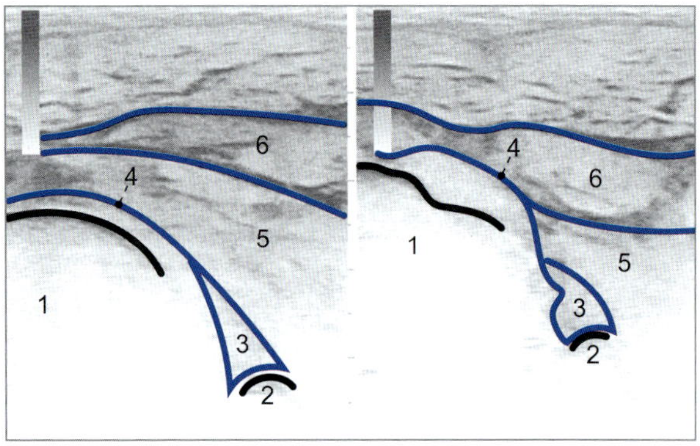

Abb. 4.7f

Fragestellungen:
- Defekt des Labrum glenoidale oder des knöchernen Pfannenrands
- vordere Instabilität
- Behinderung des Gleitvorgangs
- Defekt der Sehne des M. subscapularis oder des M. pectoralis major

Abb. 4.7a und Abb. 4.7b Im Liegen Arm der betroffenen Schulter weit außenrotieren, soweit schmerzfrei möglich. Das Ziel ist nicht, eine vordere Instabilität, sondern die Struktur des anterioren Labrum glenoidale unter Funktion darzustellen. SK (8 – 12 MHz) anterior transversal leicht im Längsverlauf des gut tastbaren M. pectoralis major anguliert aufsetzen und verkippen, bis neben dem gut sichtbaren Humeruskopf der knöcherne vordere Pfannenrand maximal echogen abgebildet werden kann. Bei muskelkräftigen oder adipösen Patienten wie bei starker Gegenspannung, also besonders in akuten Fällen, ist diese Untersuchung nicht oder nur erschwert möglich bzw. lässt nur einen geringen Anteil des Labrum glenoidale erkennen. Labrum und Glenoidkante sollen bei passiver Innenrotation ortsständig bleiben und sich nicht deformieren lassen.

Abb. 4.7c Innenrotation zu Abb. 4.6a. Bei Innenrotation faltet sich eine kleine Kapseltasche auf. Das Labrum glenoidale darf sich bei Innenrotation nicht über eine am knöchernen Glenoid angelegte Tangente ausbuchten oder gar vom knöchernen Pfannenrand ablösen.

Abb. 4.7d Humeruskopf nicht dargestellt. Gelenkhöhle (1), Lig. glenohumerale sup. (2), Labrum glenoidale (3) mit Lig. glenohumerale med. (4) und Subscapularissehne (5), Lig. glenohumerale inf. (6).
Netter illustrations from www.netterimages.com.

Abb. 4.7e und Abb. 4.7f Die jeweilige linke Bildhälfte zeigt in Außenrotation des Humeruskopfs (1) ein über der echogenen Glenoidkante (2) mäßig echogen sichtbares spitziges Labrum (3), darüber die Gelenkkapsel (4), den M. subscapularis (5) und M. pectoralis major (6). Auf der jeweiligen rechten Bildhälfte ist in Innenrotation ein ortsständiges, gering verplumptes Labrum (3) mit einer darüber leicht ausgebuchteten Kapseltasche (4) zu sehen.
Die Kapselbänder, Ligg. glenohumeralia, sind nicht abgrenzbar.

Weitere für die Beantwortung der Fragestellung nützliche Schnittebenen:
- anteriorer TS Neutralrotation: Halo-Phänomen
- posteriorer TS: Delle
- anteriorer TS + LS Innenrotation I + II: Rotatorenmanschettenintervall, superolateraler LS (Sulkustest)

4.8 Anteriorer Transversalschnitt Sternoklavikulargelenk

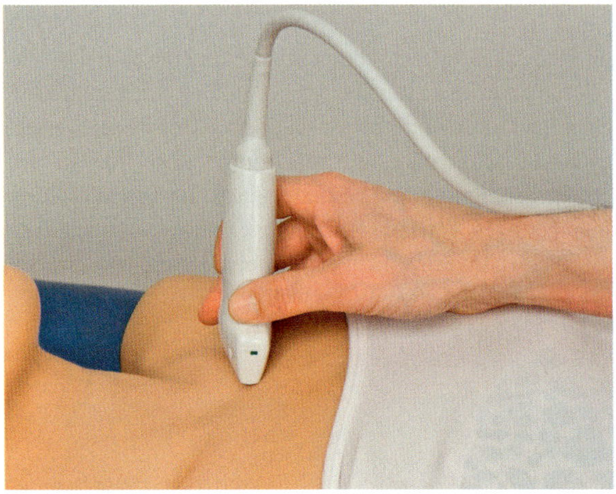

Abb. 4.8a

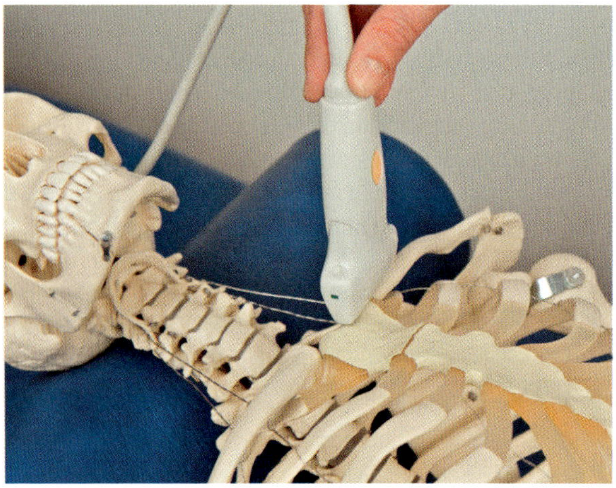

Abb. 4.8b

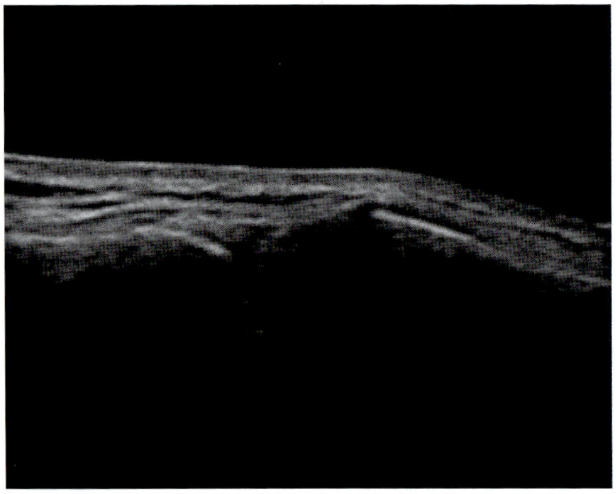

Abb. 4.8c

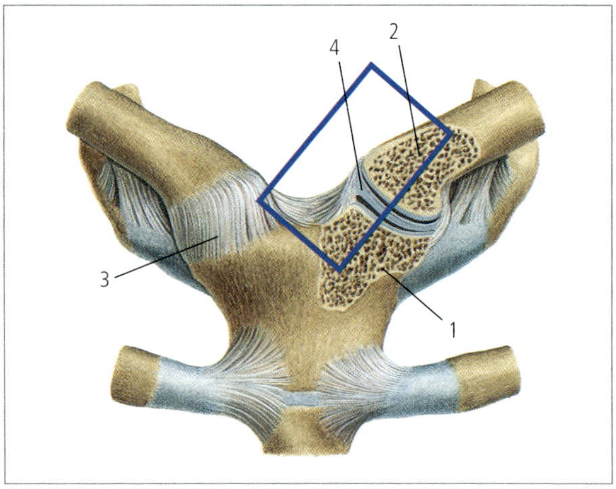

Abb. 4.8d

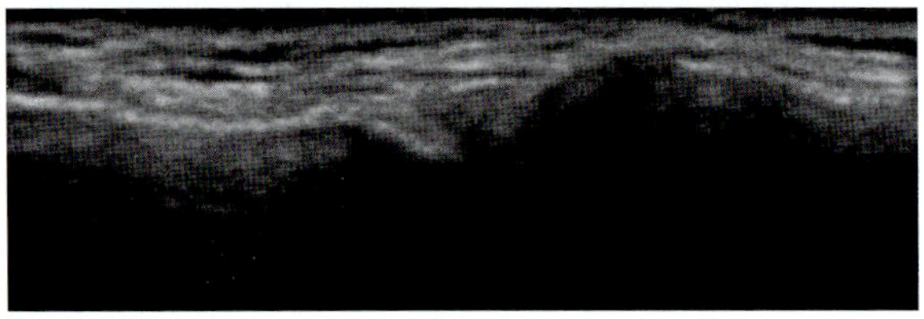

Abb. 4.8e

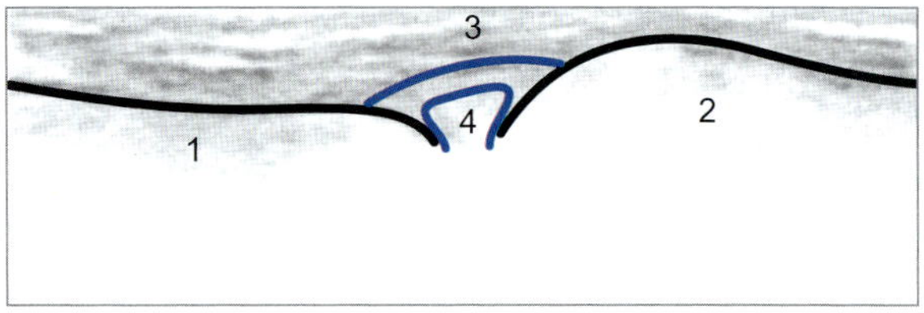

Abb. 4.8f

Fragestellungen:
Subluxation, Arthritis, Arthrose

Abb. 4.8a und Abb. 4.8b Patient liegend, SK (7,5 – 12 MHz) quer über den gut tastbaren Sternoklavikulargelenken und dem Sternum auflegen und Gelenke im Seitenvergleich untersuchen. Gegebenenfalls muss bei starker Oberflächenstufe eine Vorlaufstrecke verwendet werden. Durch Binnen- und Außenrotation des Arms der untersuchten Seite kann eine Instabilität dokumentiert werden.

Abb. 4.8c Bei Verwendung einer Vorlaufstrecke kann der ungünstige Nahfokusbereich umgangen und können die sehr dünnen Weichteilverhältnisse mit dargestellt werden.

Abb. 4.8d Manubrium sterni (1), Klavikula (2), Lig. sternoclaviculare ant. (3), Discus articularis (4).
Sobotta-Archiv aus Paulsen/Waschke. Sobotta Atlas der Anatomie. 25. A. 2022 © Elsevier GmbH

Abb. 4.8e und Abb. 4.8f Flache echogene Linie des Sternums (1) mit Schallauslöschung.
Gebogene echogene Linie des medialen Klavikulaendes (2). Dazwischen der sternoklavikuläre Gelenkspalt mit darüber ziehendem Kapsel-Band-Apparat (3). Der Discus articularis liegt darunter (4).

Weitere für die Beantwortung der Fragestellung nützliche Schnittebenen:
- keine
- DD MRT oder CT

4.9 Lateraler coronarer Longitudinalschnitt Akromioklavikulargelenk

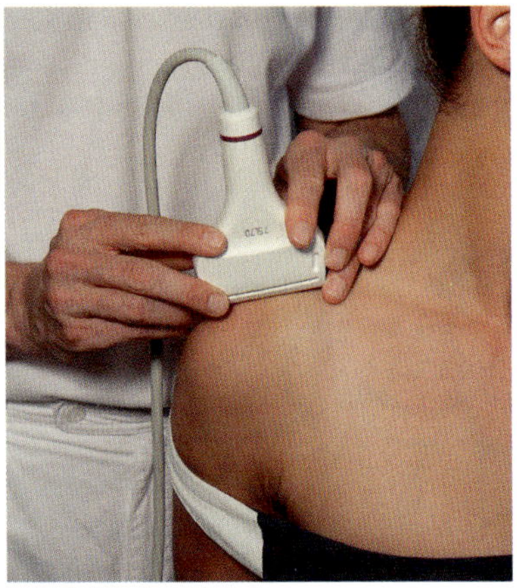

Abb. 4.9a

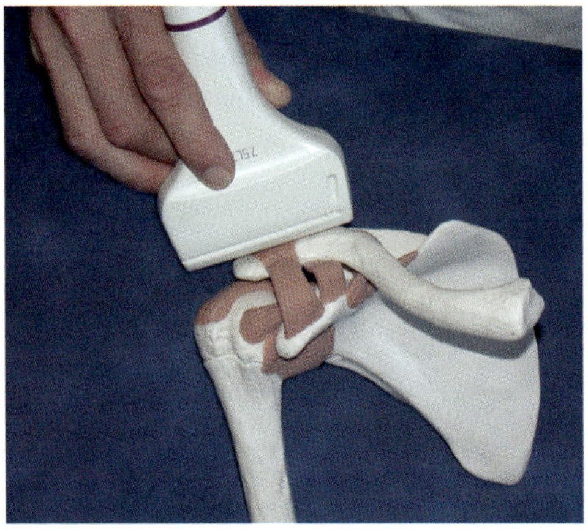

Abb. 4.9b

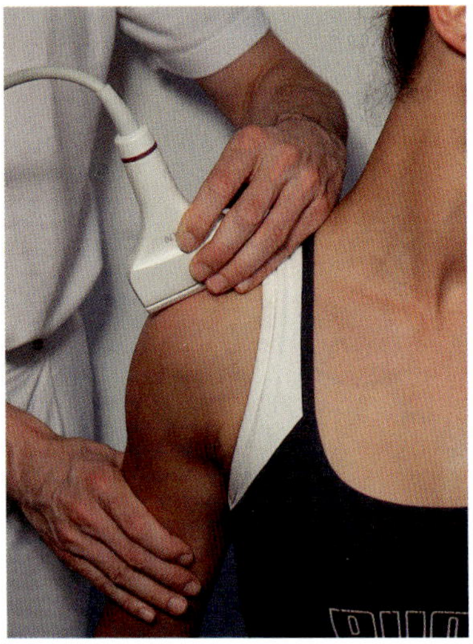

Abb. 4.9c

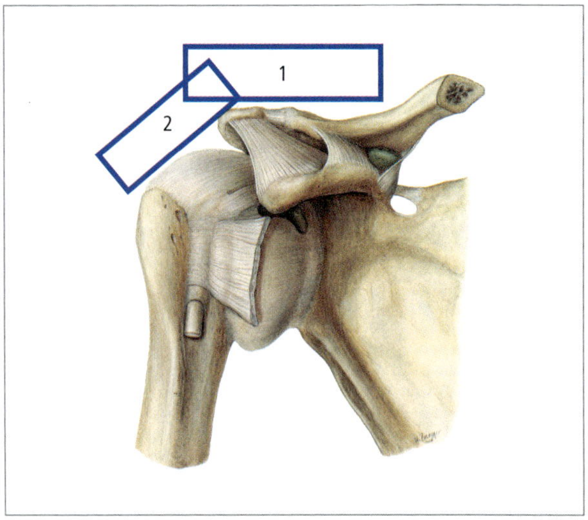

Abb. 4.9d

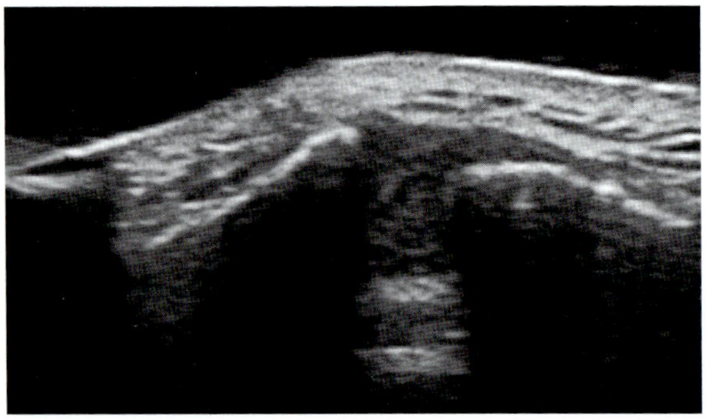

Abb. 4.9e

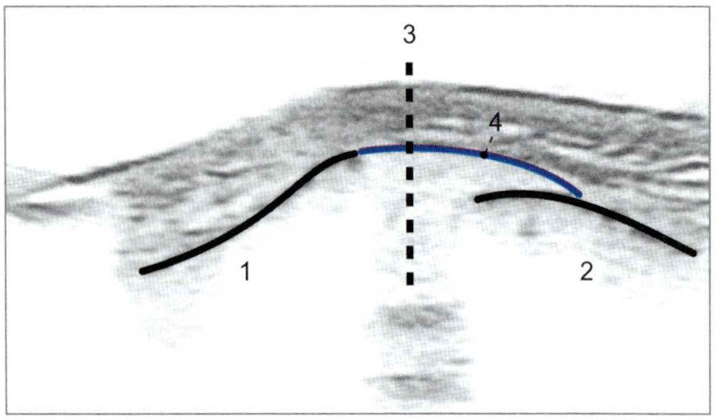

Abb. 4.9f

Fragestellungen:
- Hämarthros/Erguss AC-Gelenk, Instabilität AC-Gelenk
- Laxität glenohumeral (Sulkuszeichen)
- Impingement-Phänomene

Abb. 4.9a und Abb. 4.9b SK (7,5 – 12 MHz) frontal in Längsrichtung auf das Akromioklavikulargelenk aufsetzen. Arm in Neutralrotation. Mitunter ist bei starker Stufe als anatomischer Variante oder nach Verletzung eine Vorlaufstrecke zu empfehlen. Wird der SK in die transversale Ebene nach vorne verkippt, können auch den vorderen Gelenkanteil betreffende Instabilitäten erfasst werden.
Bei aktiver Abduktion kann ein Höhertreten des Humeruskopfs ein Hinweis auf ein Impingement sein.

Abb. 4.9c Durch axialen Zug am Arm kann eine untere Instabilität (Tossy bzw. Rockwood II – III) ausgelöst werden. Wird der SK über das AC-Gelenk nach lateral über Akromion und Humeruskopf verschoben, kann durch passiven Zug am Arm nach unten das Sulkuszeichen für glenohumerale Laxität im Seitenvergleich ausgelöst werden.

Abb. 4.9d Kasten 1 zeigt den Schnitt über dem AC-Gelenk an, Kasten 2 einen lateralen LS, in dem sonografisch bei axialem Zug am Arm der Sulkus-Test auf Laxität im Glenohumeralgelenk am Monitor verfolgt werden kann.
U. Brugger aus Paulsen/Waschke. Sobotta Atlas der Anatomie. 25. A. 2022 © Elsevier GmbH

Abb. 4.9e und Abb. 4.9f Echogene Linie der lateralen Klavikula (1) mit Schallauslöschung.
Echogene Linie des Akromions (2) mit Schallauslöschung. Dazwischen akromioklavikulärer Gelenkspalt mit Ring-down-Echo (3) und darüber liegendem Kapsel-Band-Apparat (4).
Bei Instabilität Tiefertreten des Akromions und Messung des zunehmenden Abstands der beiden knöchernen Linien von Klavikula und Akromion. Bei hochgradiger Instabilität Verkippung des SK nach lateral und Veränderung der Referenzlinien möglich. Bei Laxität Tiefertreten des Humeruskopfs im Vergleich zum Akromion und ebenfalls Messung möglich (Abb. 4.9d).

Weitere für die Beantwortung der Fragestellung nützliche Schnittebenen:
- anteriorer und posteriorer LS Fascia deltoideoacromialis
- TS posterior und Stresstestung

4.10 Posteriorer Transversalschnitt (DEGUM-Standard)

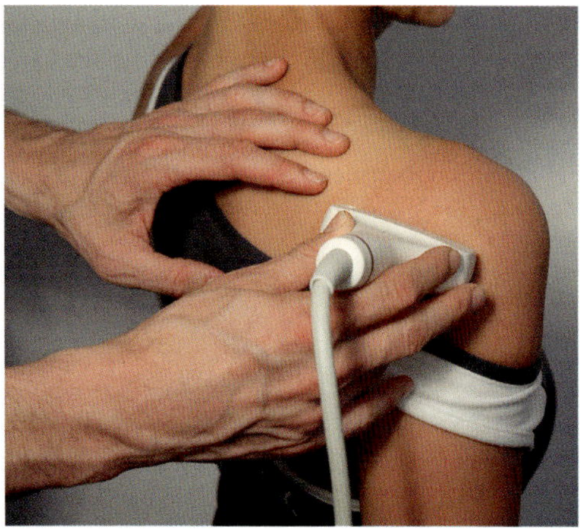

Abb. 4.10a

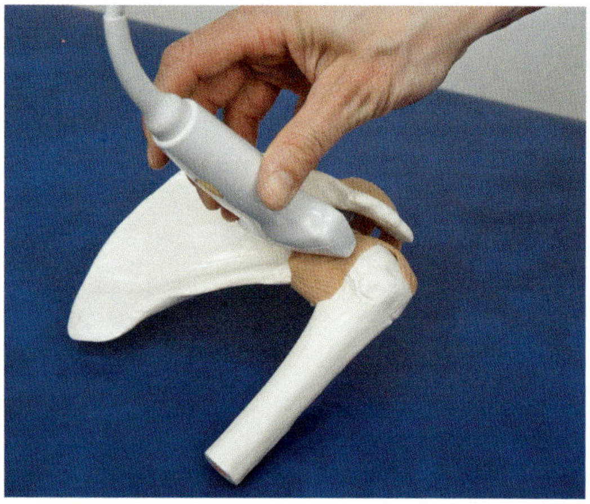

Abb. 4.10b

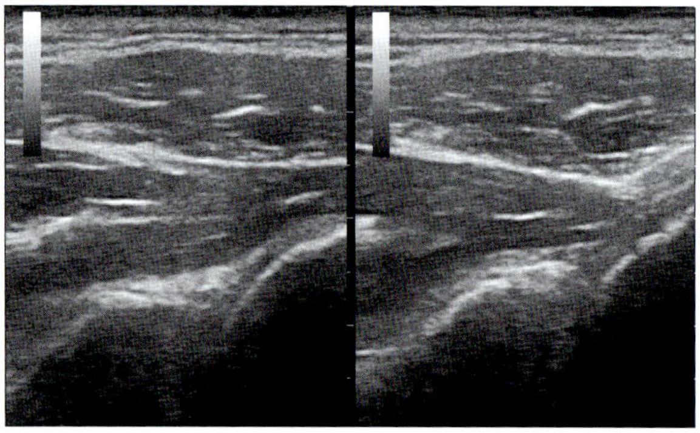

Abb. 4.10c

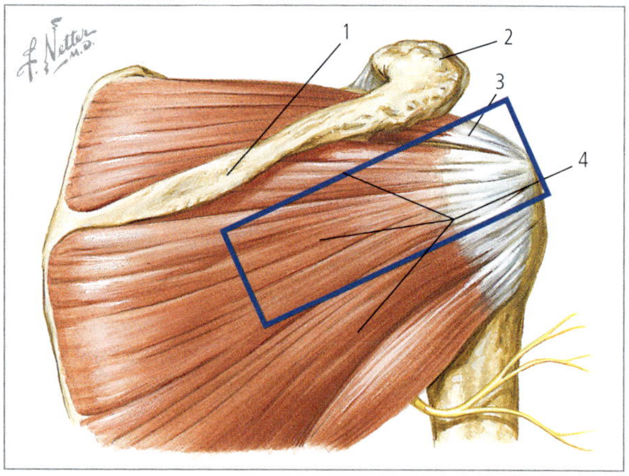

Abb. 4.10d

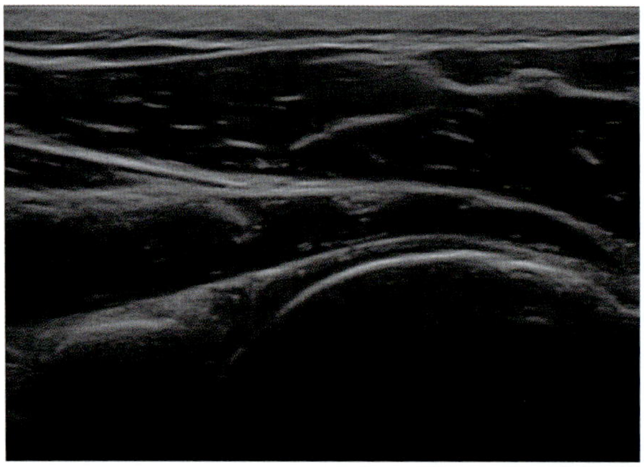

Abb. 4.10e

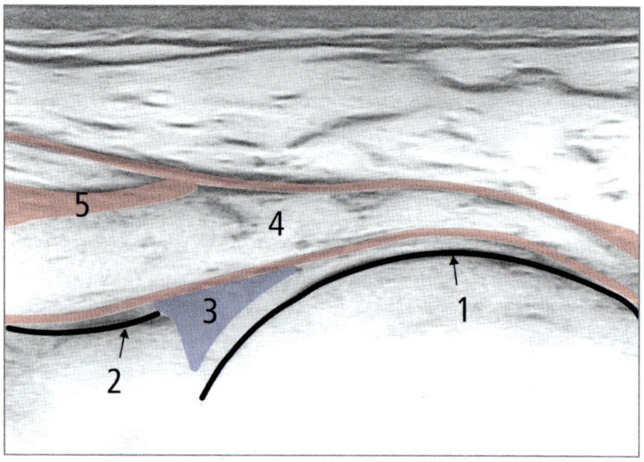

Abb. 4.10f

Fragestellungen:

- Erguss/Synovitis glenohumeral
- Defekte der Infraspinatussehne
- Hermodsson-Hill-Sachs-Delle nach traumatischer Schulterluxation
- Schulterinstabilität, Defekt des posterioren Labrum glenoidale

Abb. 4.10a und Abb. 4.10b Am sitzenden Patienten Ertasten der Spina scapulae am leicht innen rotierten Arm. SK (7,5 – 12 MHz) lateral direkt darunter quer aufsetzen und zunächst Humeruskopf darstellen. Dann wird der oft nur über wenige Millimeter erfassbare posteriore Pfannenrand dargestellt. Bei Bewegung unter Sicht auf den Monitor ist der M. infraspinatus am besten abzugrenzen bzw. sind Defekte festzustellen, aber auch ein Flüssigkeitsreservoir in der Gelenkkapsel, ggf. mit Perlage-Artefakt, zu erkennen. Eine Punktion kann von posterior sonografisch unterstützt erleichtert vorgenommen werden. Dokumentation vermehrter Laxität bis zur habituellen Instabilität durch passiven Schub am Humeruskopf nach vorne oder hinten. Willkürliche Instabilität kann ohne Manipulation des Untersuchers vom Patienten selbst ausgelöst und am Monitor graduiert werden. Detektion und Dokumentation einer auf eine traumatische Luxation hinweisende Humeruskopfdelle.

Abb. 4.10c Links zeigt sich bei Innenrotation der Labrumkapselkomplex gestreckt, rechts bei Außenrotation leicht verplumpt, aber stabil und ortsständig.

Abb. 4.10d Spina scapulae (1) mit Akromion (2), M. supraspinatus (3), M. infraspinatus (4).
Netter illustrations from www.netterimages.com.

Abb. 4.10e und Abb. 4.10f Knöcherne Referenzstrukturen sind der posteriore Humeruskopf (1) und der hintere Pfannenrand (2) mit dem mäßig echoreichen Labrumkapselkomplex (3). Darüber liegt der Bauch des M. infraspinatus (4) mit seiner intramuskulären Sehne (5), M. deltoideus (6).

Weitere für die Beantwortung der Fragestellung nützliche Schnittebenen:

- anteriorer TS Neutralrotation, axillärer LS: Erguss
- anteriorer TS + LS Innenrotation I + II
- anteriorer TS Neutralrotation: Mitverletzung M. subscapularis
- superolateraler LS: Laxität

4.11 Posteriorer sagittaler Longitudinalschnitt (DEGUM-Standard)

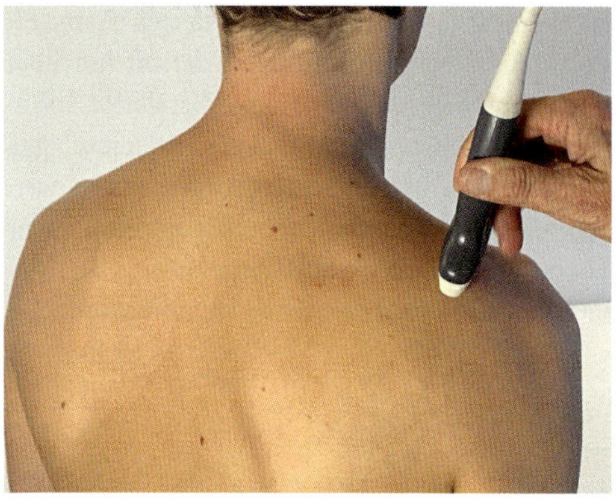

Abb. 4.11a

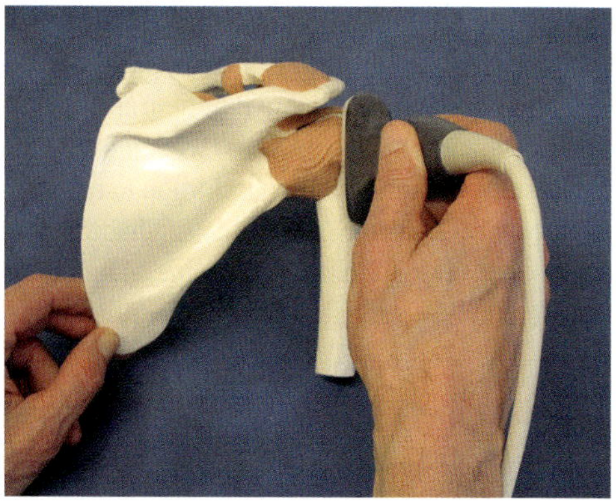

Abb. 4.11b

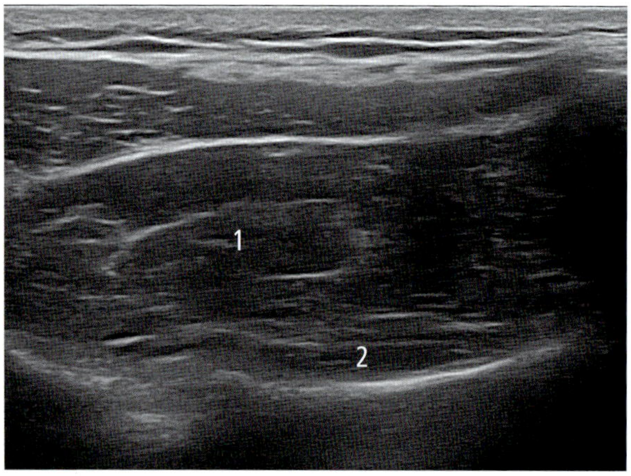

Abb. 4.11c

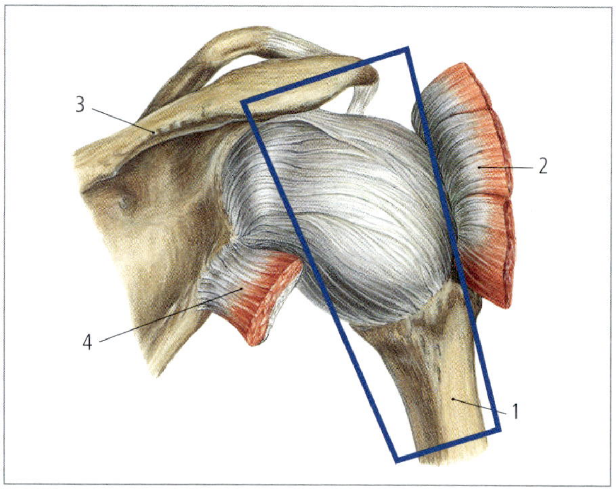

Abb. 4.11d

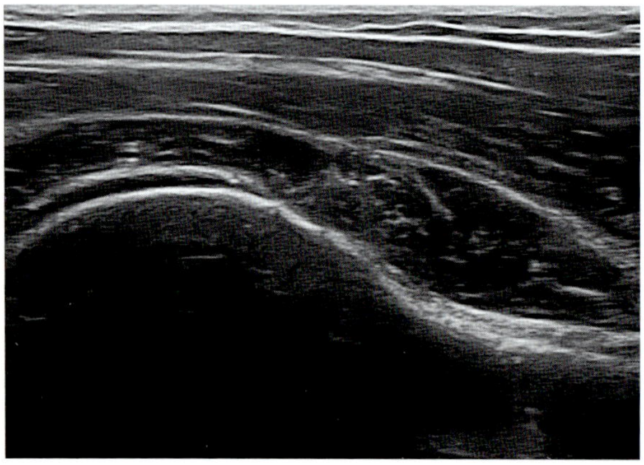

Abb. 4.11e

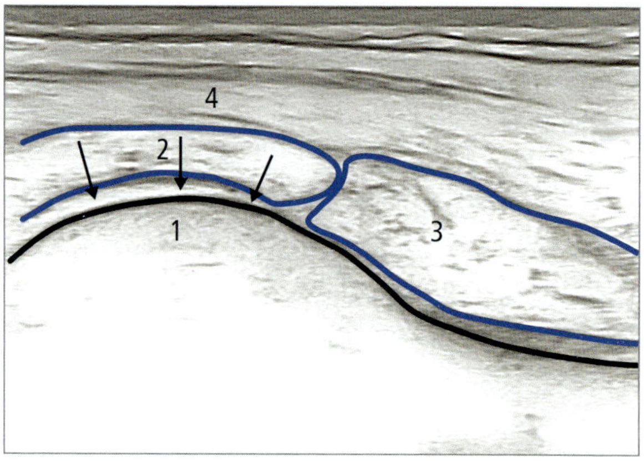

Abb. 4.11f

Fragestellungen:
- proximale Humerusfraktur, insbesondere beim Kind
- Ausdehnung Infraspinatussehnenläsionen
- Scapulazysten
- N. radialis-Läsionen

Abb. 4.11a und Abb. 4.11b Am sitzenden Patienten wird der Schallkopf von posterior unterhalb der Spina scapulae auf den proximalen Oberarm und den Humeruskopf aufgesetzt. Dies ist auch bei Schonhaltung mit innengedrehtem Arm möglich. Zur Darstellung kommt der Oberarmkopf mit dem proximalen Humerus. Darüber findet sich der M. deltoideus mit seinen hinteren Anteilen. Wird der Schallkopf nach medial verschoben, kommt der Muskelbauch des M. infraspinatus quer zur Darstellung.

Abb. 4.11c Im parallel nach medial verschobenen Längsschnitt findet sich der Muskelbauch des M. infraspinatus (1) echoarm in der Fossa infraspinata liegend. Darunter befindet sich der echogene knöcherne Reflex der Scapula (2).

Abb. 4.11d Humerus (1), M. infraspinatus (2), Spina scapulae (3), M. triceps brachii, caput longum (4).
Sobotta-Archiv. Sobotta. Atlas der Anatomie des Menschen, div. Aufl . © Elsevier GmbH

Abb. 4.11e und Abb. 4.11f Der Humerus (1) ist als knöcherne Linie zu erkennen. Darüber liegen ein schmaler echoarmer Streifen hyalinen Knorpels (Pfeile) und die Sehne des M. infraspinatus (2). Darunter ist der M. triceps humeri zu sehen (3). Ganz oberflächlich liegt der M. deltoideus (4).

Weitere für die Beantwortung der Fragestellung nützliche Schnittebenen:

- posteriorer TS Schulter
- lateraler und anteriorer LS Schulter und proximaler Oberarm

4.12 Axillarer Longitudinalschnitt (DEGUM-Standard)

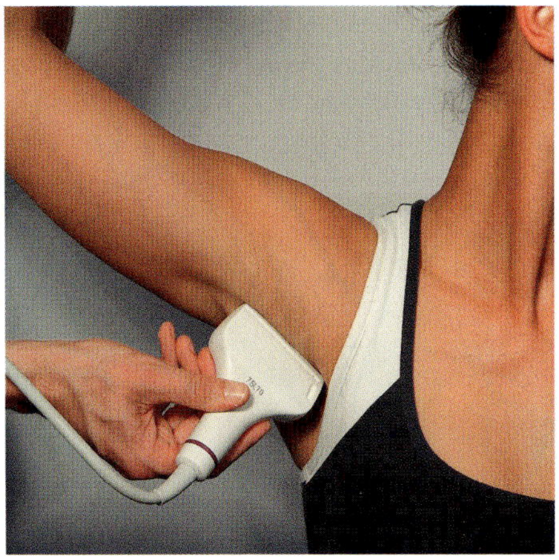

Abb. 4.12a

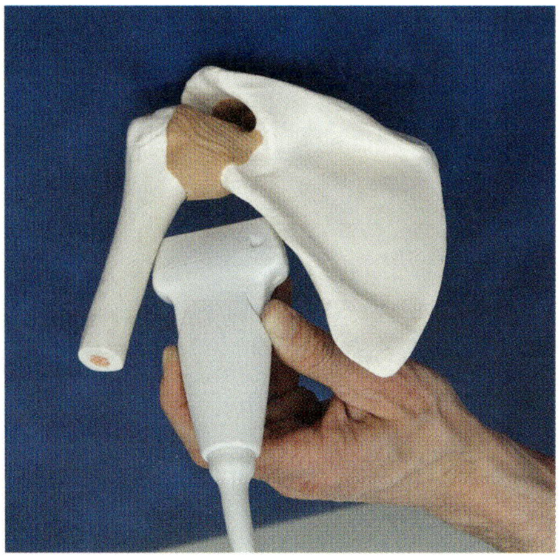

Abb. 4.12b

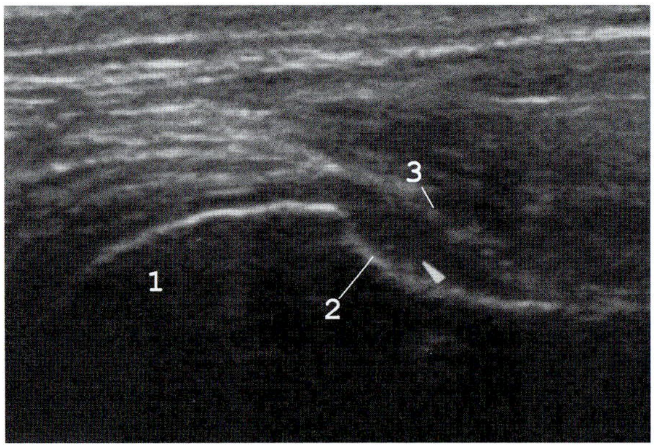

Abb. 4.12c

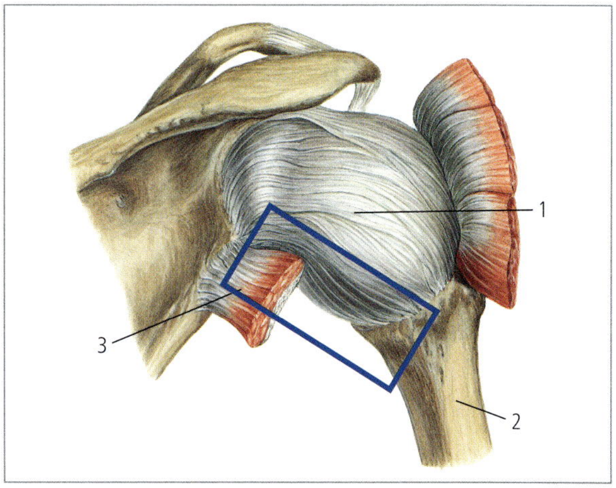

Abb. 4.12d

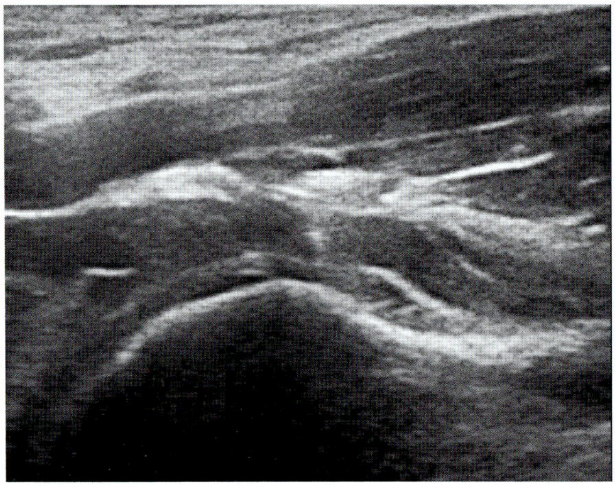

Abb. 4.12e

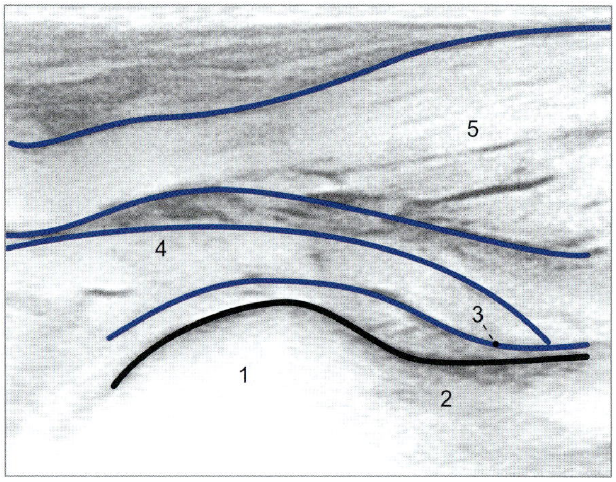

Abb. 4.12f

Fragestellungen:
Erguss, Synovitis, Pannus und Destruktion bei Omarthritis

Abb. 4.12a und Abb. 4.12b Am im einseitigen Nackengriff mit ca. 120° abduzierten Arm SK längs in der Axilla aufsetzen und Oberarmkopf auf dem Monitor aufsuchen, sodass sowohl der Kopf als auch der Übergang zum Humerusschaft maximal echogen erscheinen. Dieser Schnitt kann Ergussansammlungen am tiefsten Punkt der Gelenkkapsel erfassen.

Abb. 4.12c Humeruskopf (1), Humerusschaft (2), Gelenkkapsel (3) durch Erguss (Pfeil) leicht abgehoben und leichter abgrenzbar.

Abb. 4.12d Humeruskopf (1) mit Gelenkkapsel, Humerusschaft (2), abgesetztes Caput longum des M. triceps brachii (3).
Sobotta-Archiv. Sobotta. Atlas der Anatomie des Menschen, div. Aufl . © Elsevier GmbH

Abb. 4.12e und Abb. 4.12f Der Humeruskopf (1) erscheint als runde, stark echogene Linie mit Übergang in den Humerusschaft (2). Darüber liegt die Gelenkkapsel (3) subkapital konkav als dichte echogene Linie ca. 2 mm vom Knochen entfernt. Bei einem Abstand von mehr als 3,5 mm bzw. einem Seitenunterschied von mehr als 2 mm ist ein Erguss anzunehmen. Darüber zieht der M. subscapularis (4) und über ihm der lange Bauch des M. triceps brachii (5).

Weitere für die Beantwortung der Fragestellung nützliche Schnittebenen:
- anteriorer TS Neutralrotation, posteriorer TS
- anteriorer TS + LS Innenrotation I + II

KAPITEL

5

Hartmut Gaulrapp

Oberarm

5.1 Anteriorer sagittaler Longitudinalschnitt proximaler Oberarm

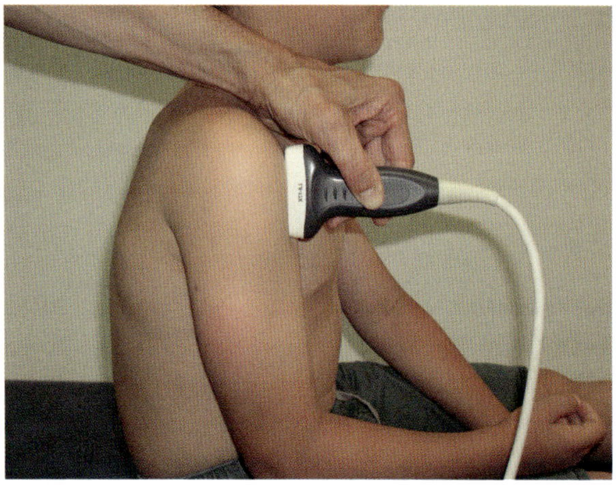

Abb. 5.1a

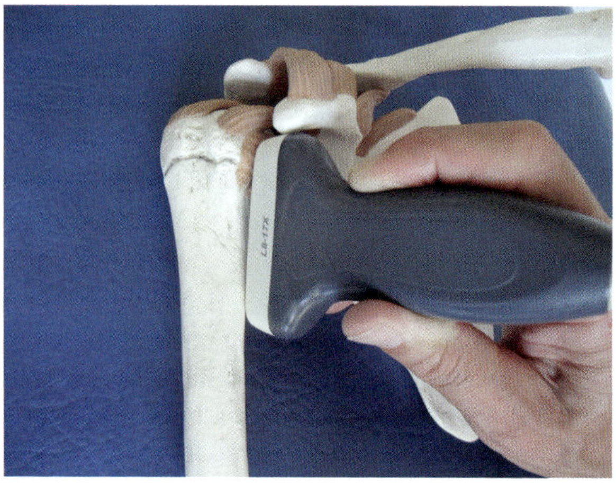

Abb. 5.1b

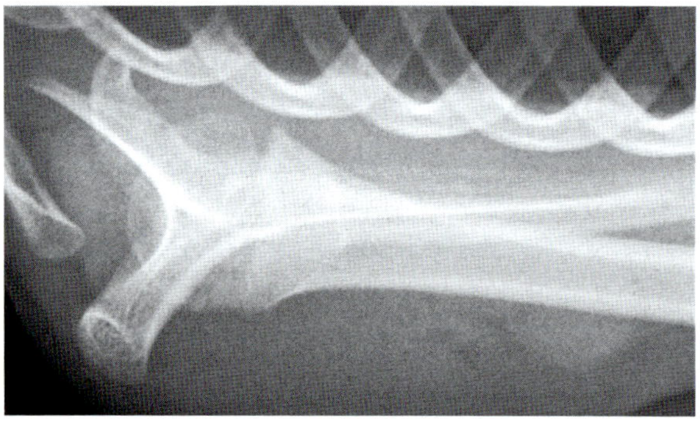

Abb. 5.1c

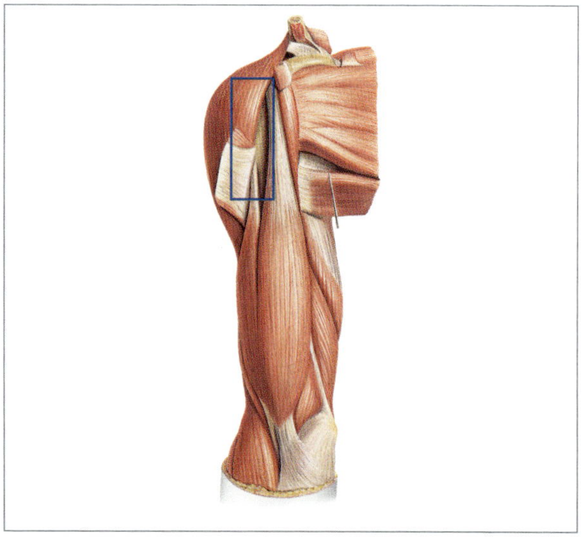

Abb. 5.1d

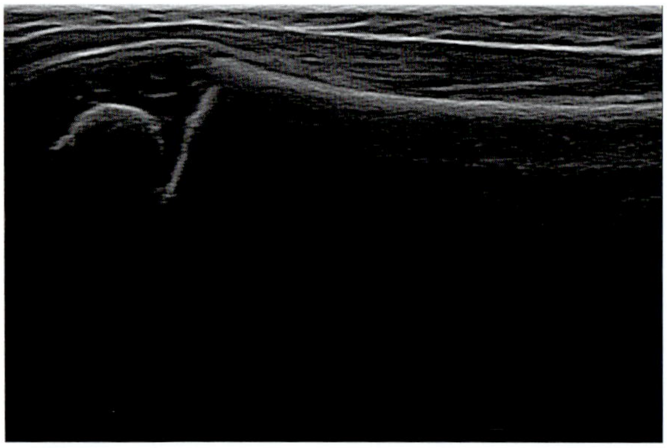

Abb. 5.1e

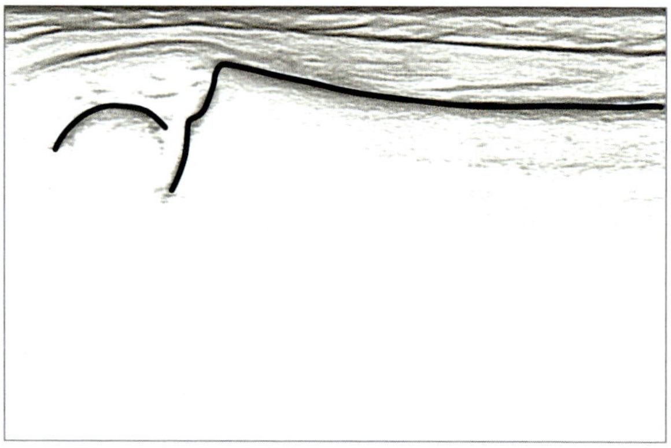

Abb. 5.1f

Fragestellung:
normale knöcherne Oberfläche ohne Dislokation der Epiphyse

Abb. 5.1a Der Schallkopf wird direkt von anterior an den in Schonhaltung positionierten Oberarm angelegt.

Abb. 5.1b Beim Kind sind Subkutanschicht und Muskelschichten nur sehr schmal angelegt und der Knochen kann gut erfasst werden.

Abb. 5.1c Das Röntgenbild, hier ein Y-View, zeigt die knöchernen Verhältnisse am Oberarm eines Zehnjährigen.

Abb. 5.1d In der topografischen anatomischen Ansicht wird deutlich, dass im sonografisch erfassten Fenster nur der M. deltoideus und ggf. die Bizepssehne über dem proximalen Humerus liegen.
Sobotta-Archiv aus Paulsen/Waschke. Sobotta Atlas der Anatomie. 25. A. 2022 © Elsevier GmbH

Abb. 5.1e und Abb. 5.1f **Links:** Der Epiphysenkern mit seiner halbmondförmigen, glatten echogenen Oberfläche wird sichtbar. Er ist von sehr echoarmem, hyalinem Knorpel umgeben. **Rechts:** Es zeigt sich die weitgehend schallkopfparallele Oberfläche von Meta- und Diaphyse. Zwischen Epi- und Metaphyse zeigt sich der echoarme Einschnitt der Epiphysenfuge.

> **Fazit:**
> Die Darstellung des proximalen Oberarms beim Kind gelingt einfach. Die knöchernen Verhältnisse stimmen mit dem Röntgenbild überein.

5.2 Lateraler coronarer Longitudinalschnitt proximaler Oberarm

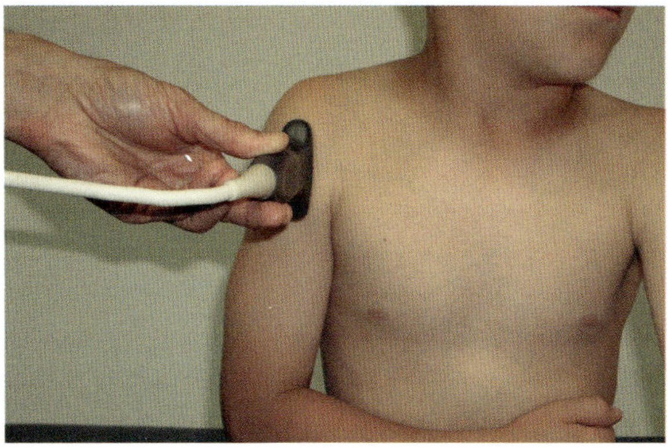
Abb. 5.2a

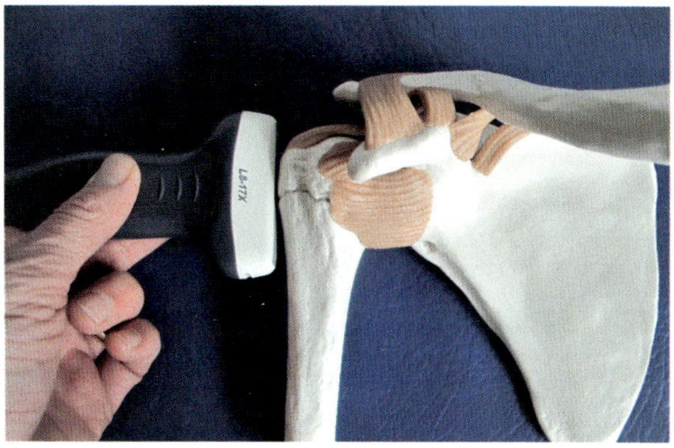
Abb. 5.2b

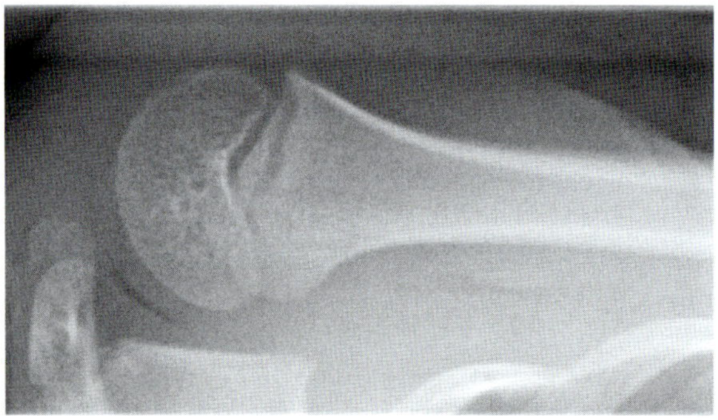
Abb. 5.2c

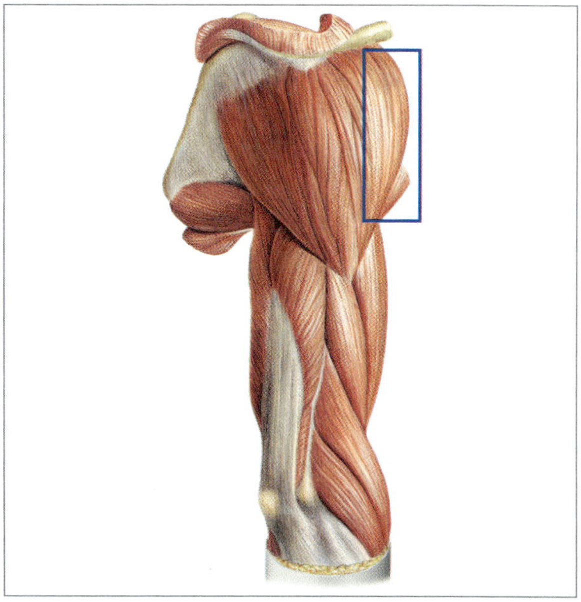
Abb. 5.2d

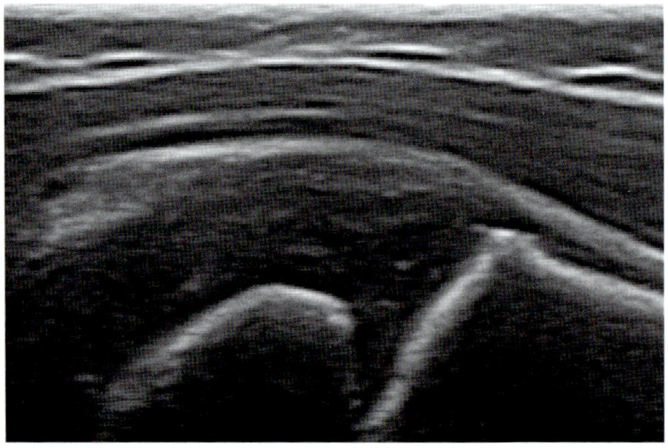
Abb. 5.2e

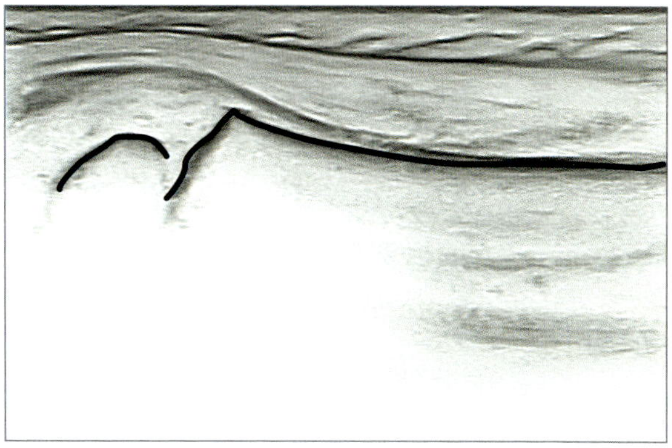
Abb. 5.2f

Fragestellung:
normale knöcherne Oberfläche ohne Dislokation der Epiphyse

Abb. 5.2a Der Schallkopf wird direkt von lateral an den in Schonhaltung positionierten Oberarm angelegt.

Abb. 5.2b Beim Kind sind Subkutanschicht und Muskelschichten nur sehr schmal angelegt und der Knochen kann gut erfasst werden.

Abb. 5.2c Das Röntgenbild, hier ein AP-Bild, zeigt die knöchernen Verhältnisse am Oberarm eines Zehnjährigen.

Abb. 5.2d In der topografischen anatomischen Ansicht wird deutlich, dass im sonografisch erfassten Fenster nur der M. deltoideus über dem proximalen Humerus liegt.
Sobotta-Archiv aus Paulsen/Waschke. Sobotta Atlas der Anatomie. 25. A. 2022 © Elsevier GmbH

Abb. 5.2e und Abb. 5.2f **Links:** Der Epiphysenkern mit seiner halbmondförmigen, glatten echogenen Oberfläche wird sichtbar. Er ist von sehr echoarmem hyalinem Knorpel umgeben. **Rechts:** Es zeigt sich die weitgehend schallkopfparallele Oberfläche von Meta- und Diaphyse. Zwischen Epi- und Metaphyse zeigt sich der echoarme Einschnitt der Epiphysenfuge. Oberflächlich liegt der M. deltoideus.

Fazit:
Die Darstellung des proximalen Oberarms beim Kind gelingt einfach. Die knöchernen Verhältnisse stimmen mit dem Röntgenbild überein.

5.3 Posteriorer sagittaler Longitudinalschnitt proximaler Oberarm

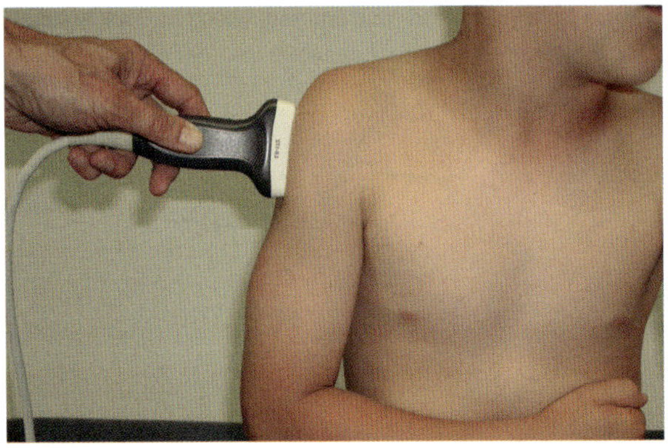

Abb. 5.3a

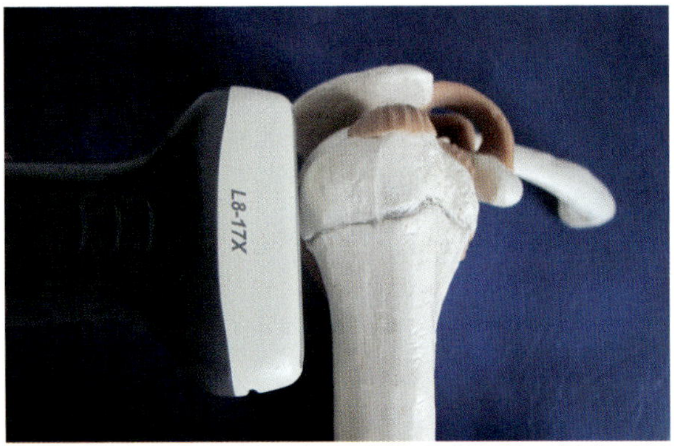

Abb. 5.3b

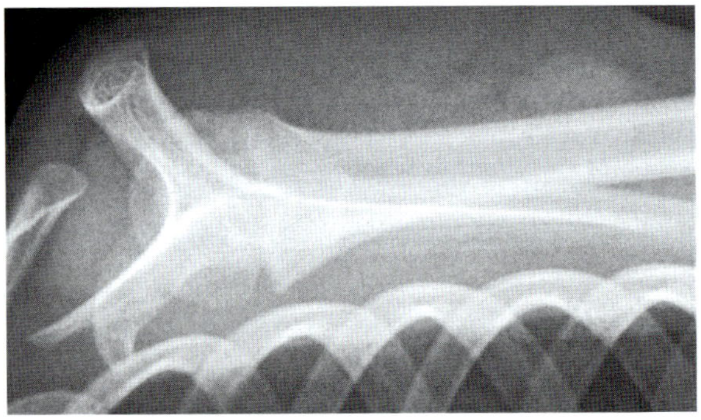

Abb. 5.3c

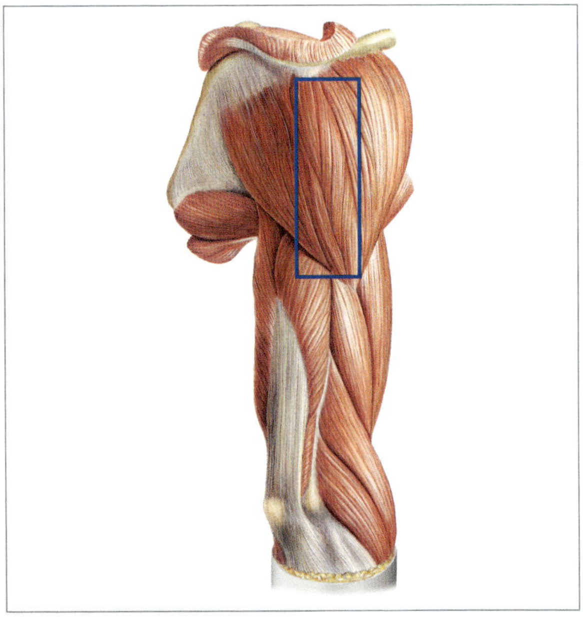

Abb. 5.3d

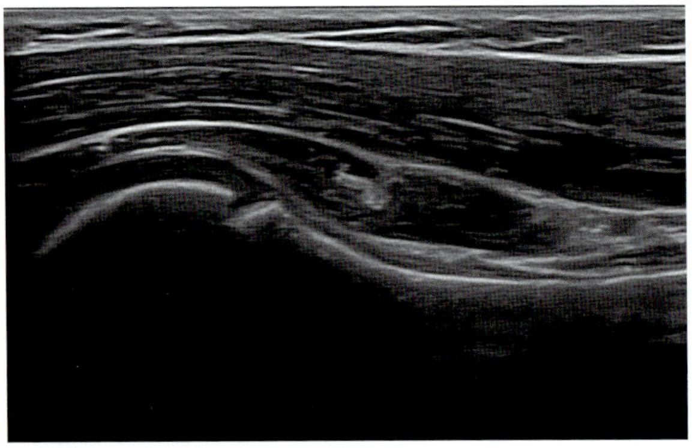

Abb. 5.3e

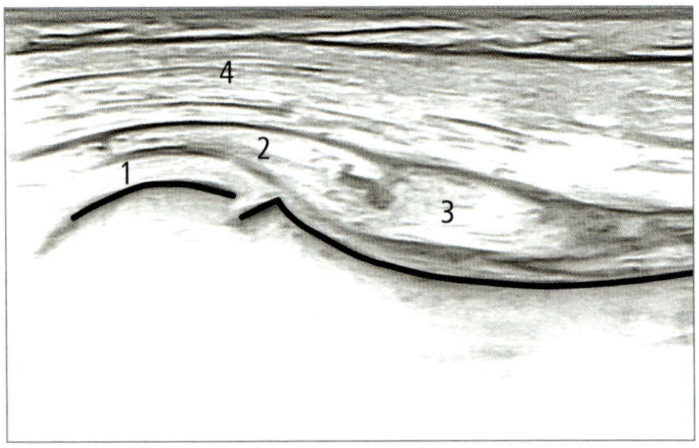

Abb. 5.3f

Fragestellung:
normale knöcherne Oberfläche ohne Dislokation der Epiphyse

Abb. 5.3a Der Schallkopf wird direkt von posterior an den in Schonhaltung positionierten Oberarm angelegt.

Abb. 5.3b Beim Kind sind Subkutanschicht und Muskelschichten nur sehr schmal angelegt und der Knochen kann gut erfasst werden.

Abb. 5.3c Das Röntgenbild, hier ein Y-View, zeigt die knöchernen Verhältnisse am Oberarm eines Zehnjährigen.

Abb. 5.3d In der topografischen anatomischen Ansicht wird deutlich, dass im sonografisch erfassten Fenster die Mm. deltoideus, infraspinatus und teres minor über dem proximalen Humerus liegen.
Sobotta-Archiv aus Paulsen/Waschke. Sobotta Atlas der Anatomie. 25. A. 2022 © Elsevier GmbH

Abb. 5.3e und Abb. 5.3f **Links:** Der Epiphysenkern mit seiner halbmondförmigen, glatten echogenen Oberfläche wird sichtbar. Er ist von sehr echoarmem hyalinem Knorpel überzogen (1). **Rechts:** Es zeigt sich die weitgehend schallkopfparallele Oberfläche von Metaphyse und Diaphyse. Zwischen Epi- und Metaphyse zeigt sich der echoarme Einschnitt der Epiphysenfuge. Oberflächlich liegt der M. deltoideus. Darüber liegen quer getroffen die Muskelbäuche von M. infraspinatus (2) und M. teres minor (3) und ganz oberflächlich der M. deltoideus (4). Vergleiche hierzu Abb. 4.11e und f.

Fazit:
Die Darstellung des proximalen Oberarms beim Kind gelingt einfach. Die knöchernen Verhältnisse stimmen mit dem Röntgenbild überein.

5.4 Anteriorer Transversalschnitt

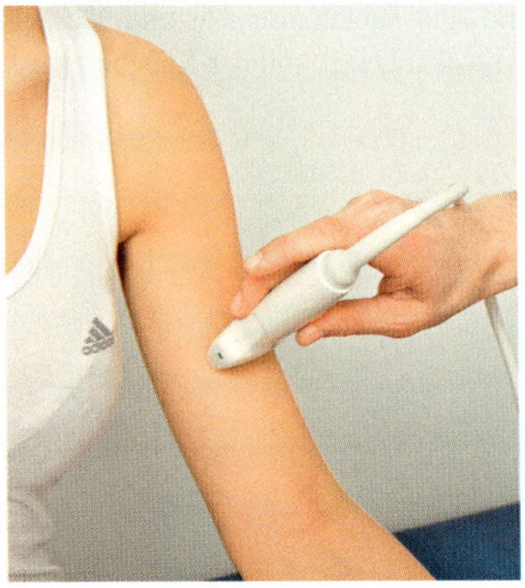

Abb. 5.4a

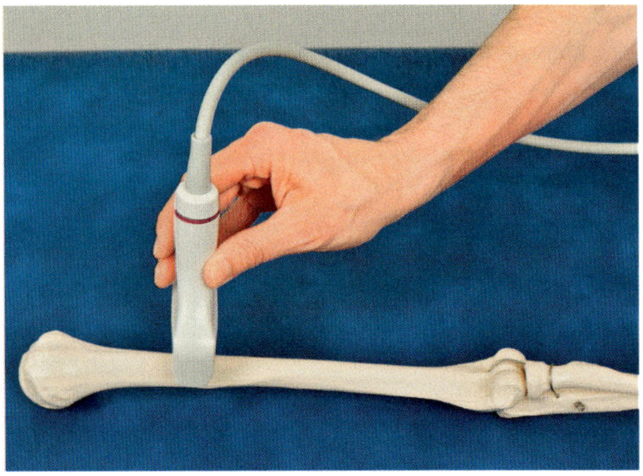

Abb. 5.4b

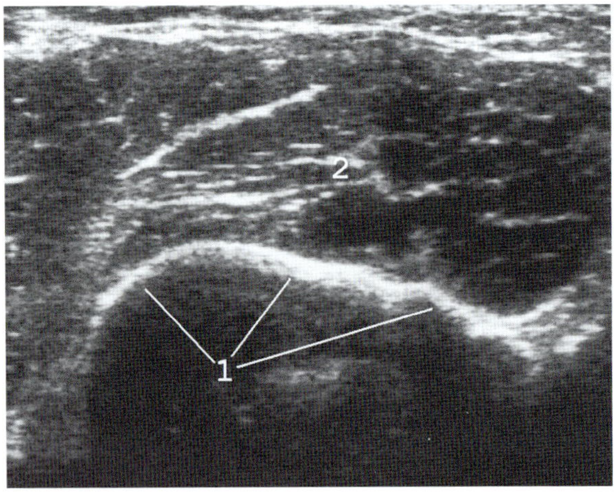

Abb. 5.4c

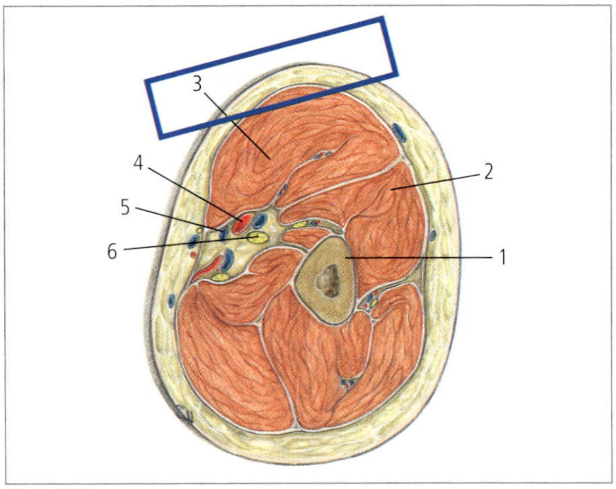

Abb. 5.4d

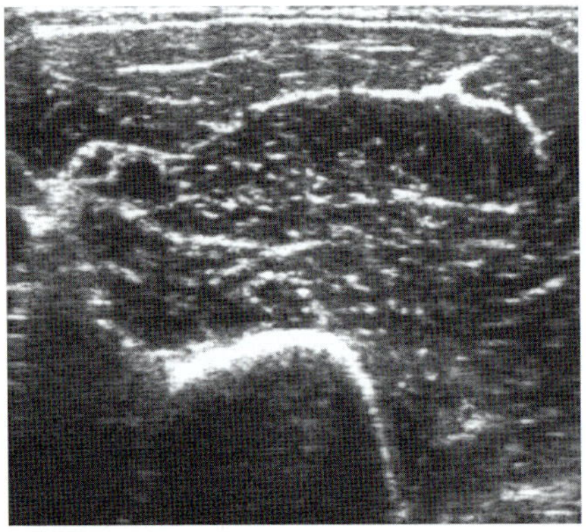

Abb. 5.4e

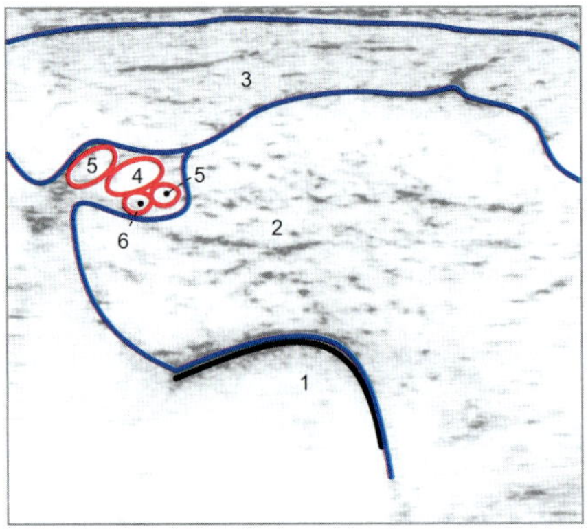

Abb. 5.4f

Fragestellungen:
- Hämatom/Serom/Abszess, Tumoren
- Riss lange Bizepssehne, distale Bizepssehne
- Verkalkung M. brachialis
- neuromuskuläre Erkrankungen
- Querschnittsbestimmung

Abb. 5.4a und Abb. 5.4b Patient sitzend. Unterarm auf einer Rolle positionieren. SK (7,5 – 12 MHz) ohne Kompression transversal beugeseitig auf den Oberarm auflegen, wo die klinische Fragestellung besteht. Leitstruktur ist der Bauch des M. biceps brachii. Die sonografische Abtastung erfolgt am besten unter Monitorkontrolle von nichtverletzten Muskelanteilen zum Locus dolendi hin. Muskelgewebe ist dynamisch zu untersuchen, also bei passiver und aktiver Bewegung, sowie gegen Widerstand, um das Gleiten zu überprüfen und Defekte nicht zu übersehen. Bei Verdacht auf Flüssigkeitseinlagerung kann Dekompression Hinweise auf Punktionsfähigkeit geben.

Abb. 5.4c Im distalen TS stellt sich die Humeruskontur breiter und geschwungener als im proximalen TS dar (1). Der M. brachialis (2) weist hier den größten Querschnitt auf, während der M. biceps brachii nach distal zu deutlich schlanker wird.

Abb. 5.4d Humerus (1), M. brachialis (2), M. biceps brachii (3), A. brachialis (4), V. brachialis (5), N. medianus (6).
U. Brugger aus Paulsen/Waschke. Sobotta Atlas der Anatomie. 25. A. 2022 © Elsevier GmbH

Abb. 5.4e und Abb. 5.4f Leitstruktur ist der breite echogene knöcherner Reflex des Humerus (1). Darüber ist im Anschnitt der M. brachialis sichtbar (2). Die Fläche darüber nimmt der mehrfach septierte, mäßig echogene und durch den Druck des SK flach erscheinende M. biceps brachii ein (3). Medial unter diesem verläuft der Gefäß-Nerven-Strang mit dem echofreien Lumen der A. brachialis (4) und ihren nur in Dekompression sichtbaren Begleitvenen (5) sowie dem echogen gepunkteten N. medianus (6).

Weitere für die Beantwortung der Fragestellung nützliche Schnittebenen:

- Verschiebung nach medial und lateral
- Verschiebung nach distal und proximal
- Zuschalten des Farbdopplers für Gefäßdiagnostik

5.5 Anteriorer sagittaler Longitudinalschnitt

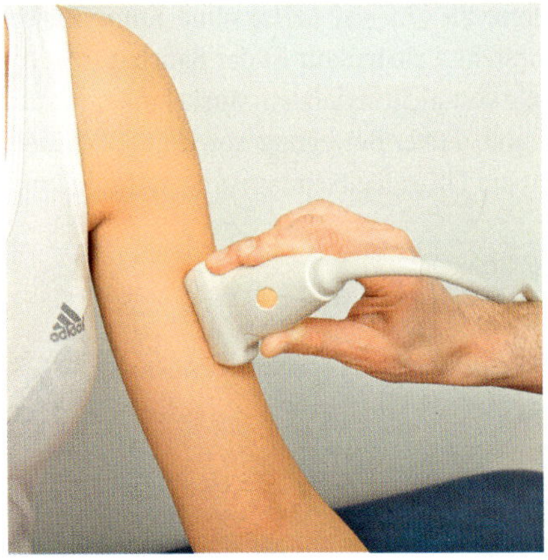

Abb. 5.5a

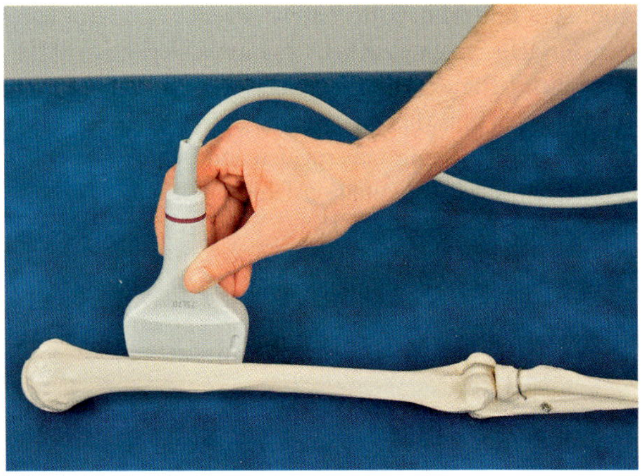

Abb. 5.5b

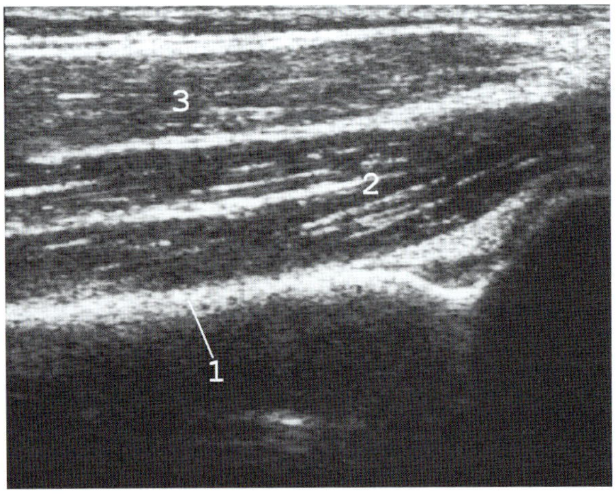

Abb. 5.5c

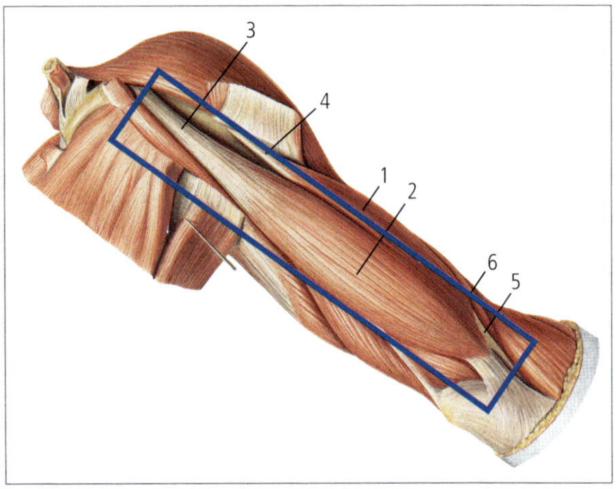

Abb. 5.5d

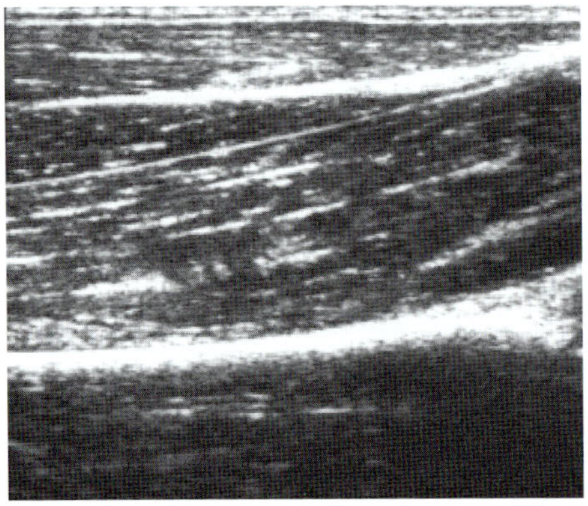

Abb. 5.5e

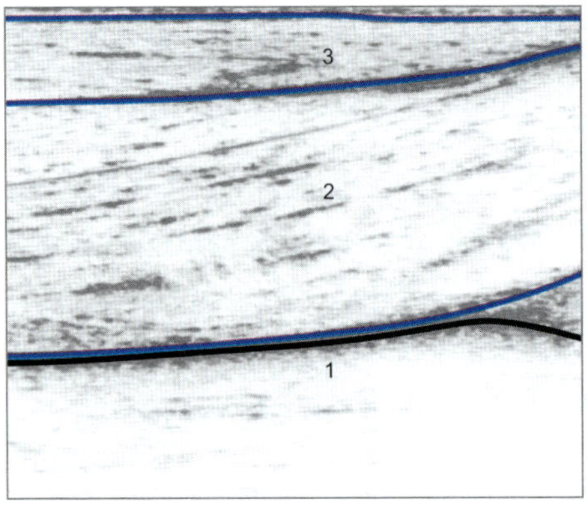

Abb. 5.5f

Fragestellungen:
- Hämatom/Serom
- Riss lange Bizepssehne, distale Bizepssehne
- Verkalkung M. brachialis
- neuromuskuläre Erkrankungen

Abb. 5.5a und Abb. 5.5b Patient sitzend. Unterarm auf einer Rolle positionieren. SK (7,5 – 12 MHz) ohne Kompression longitudinal beugeseitig auf den Oberarm auflegen, wo die klinische Fragestellung besteht. Leitstruktur ist der Bauch des M. biceps brachii. Die sonografische Abtastung erfolgt am besten unter Monitorkontrolle von nichtverletzten Muskelanteilen zum Locus dolendi hin. Muskelgewebe ist dynamisch zu untersuchen, also bei passiver und aktiver Bewegung, sowie gegen Widerstand, um das Gleiten zu überprüfen und Defekte nicht zu übersehen. Bei Verdacht auf Flüssigkeitseinlagerung kann Dekompression Hinweise auf Punktionsfähigkeit geben.

Abb. 5.5c Im distalen, eher radialen LS liegt über dem echogenen Humerus (1) der M. brachialis mit einem intramuskulären Septum (2). Darüber ist der M. brachioradialis (3) zu erkennen. Am rechten Bildrand mündet der Schnitt in einen LS des Ellenbogens.

Abb. 5.5d M. biceps brachii, Caput longum (1) und Caput breve (2), lange Bizepssehne (3), kurze Bizepssehne (4), distale Bizepssehne (5), M. brachialis (6).
Sobotta-Archiv aus Paulsen/Waschke. Sobotta Atlas der Anatomie. 25. A. 2022 © Elsevier GmbH

Abb. 5.5e und Abb. 5.5f Leitstruktur ist der longitudinale echogene knöcherne Reflex des Humerus (1). Darüber ist der M. brachialis sichtbar (2). Durch mediolaterales bzw. kraniokaudales Verschieben können alle Anteile dieses Muskels abgebildet werden. Der M. biceps ist vom Sulcus intertubercularis weg nach distal gut zu verfolgen (3). Die Sehne des kurzen Bizepskopfs ist schwieriger abgrenzbar. Nach distal ist die Ansatzsehne in die Tiefe zur Tuberositas radii nur sehr schwer zu verfolgen.

Weitere für die Beantwortung der Fragestellung nützliche Schnittebenen:
- Verschiebung nach medial und lateral
- Verschiebung nach distal und proximal
- Zuschalten des Farbdopplers für Gefäßdiagnostik

5.6 Posteriorer Transversalschnitt

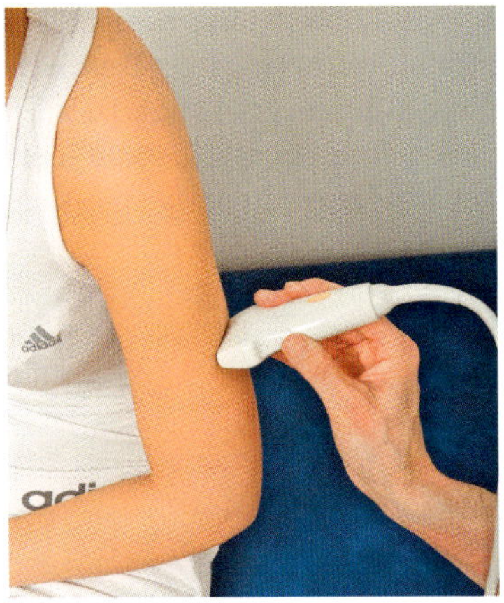

Abb. 5.6a

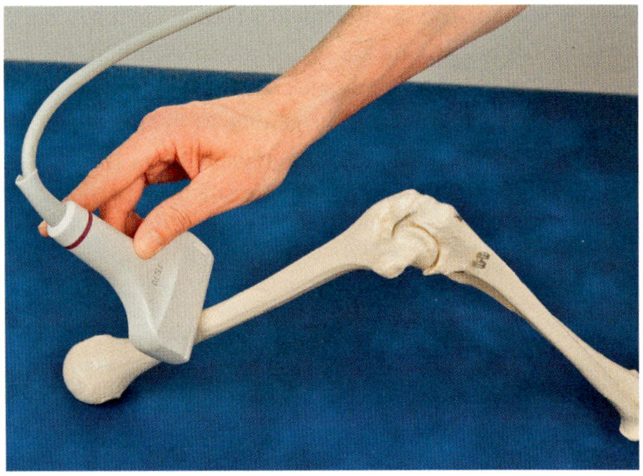

Abb. 5.6b

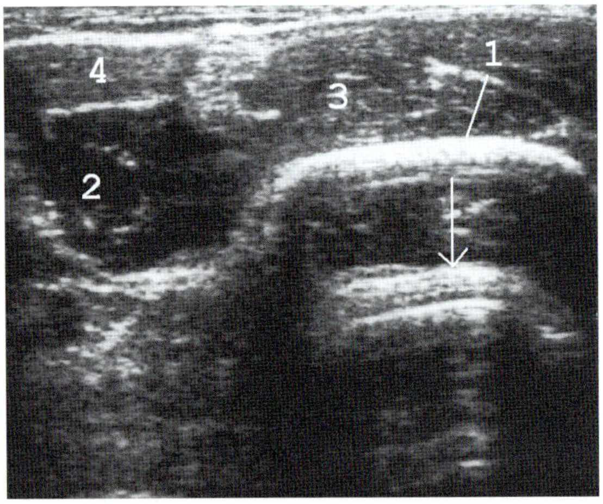

Abb. 5.6c

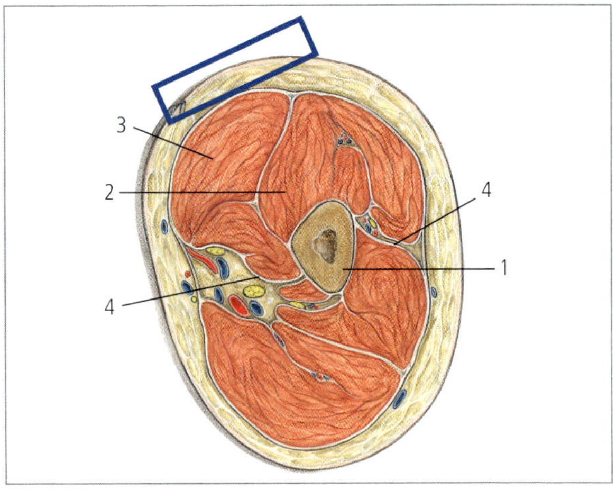

Abb. 5.6d

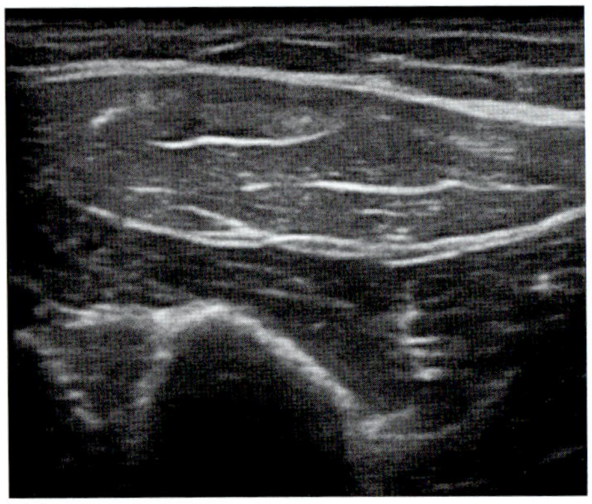

Abb. 5.6e

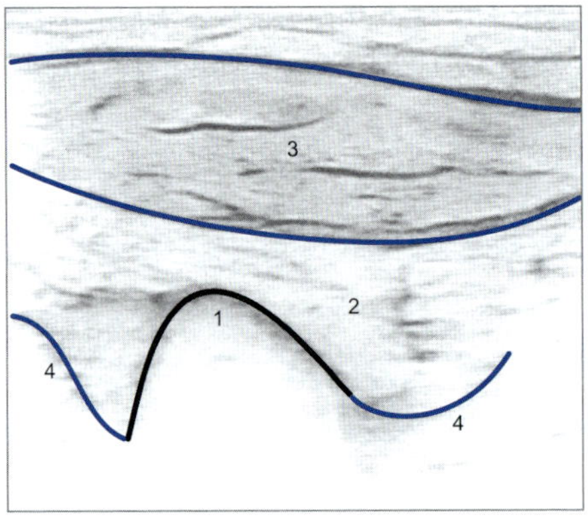

Abb. 5.6f

Fragestellungen:
- Hämatom/Serom
- Riss Trizepssehne
- neuromuskuläre Erkrankungen
- Querschnittsbestimmung

5

Abb. 5.6a und Abb. 5.6b Patient sitzend. Unterarm auf einer Rolle positionieren. SK (7,5 – 12 MHz) ohne Kompression transversal streckseitig auf den Oberarm auflegen, wo die klinische Fragestellung besteht. Leitstruktur ist der Bauch des M. triceps brachii. Die sonografische Abtastung erfolgt am besten unter Monitorkontrolle von nichtverletzten Muskelanteilen zum Locus dolendi hin. Muskelgewebe ist dynamisch zu untersuchen, also bei passiver und aktiver Bewegung, sowie gegen Widerstand, um das Gleiten zu überprüfen und Defekte nicht zu übersehen. Bei Verdacht auf Flüssigkeitseinlagerung kann Dekompression Hinweise auf Punktionsfähigkeit geben.

Abb. 5.6c Der distale TS zeigt den breiten echogenen Reflex des Humerus (1, mit Reverberation [Pfeil]) mit den unterschiedlich echogenen Köpfen des M. triceps brachii (Caput medialis [2], Caput longum [3]), die sich zur mittig gelegenen echoreichen Sehne (4) vereinigen.

Abb. 5.6d Humerus (1), Caput mediale (2) und Caput longum (3) des M. triceps brachii, Septum intermusculare (4). U. Brugger aus Paulsen/Waschke. Sobotta Atlas der Anatomie. 25. A. 2022 © Elsevier GmbH

Abb. 5.6e und Abb. 5.6f Leitstruktur ist der ovale echogene knöcherne Reflex des Humerus (1) mit Schallschatten. Darüber sind knochennah das Caput mediale (2) und darüber das Caput longum (3) des M. triceps brachii sichtbar. Sie werden in der Tiefe von einem echogenen Septum intermusculare (4) getrennt.

Weitere für die Beantwortung der Fragestellung nützliche Schnittebenen:
- Verschiebung nach medial und lateral
- Verschiebung nach distal und proximal
- Zuschalten des Farbdopplers für Gefäßdiagnostik

5.7 Posteriorer sagittaler Longitudinalschnitt

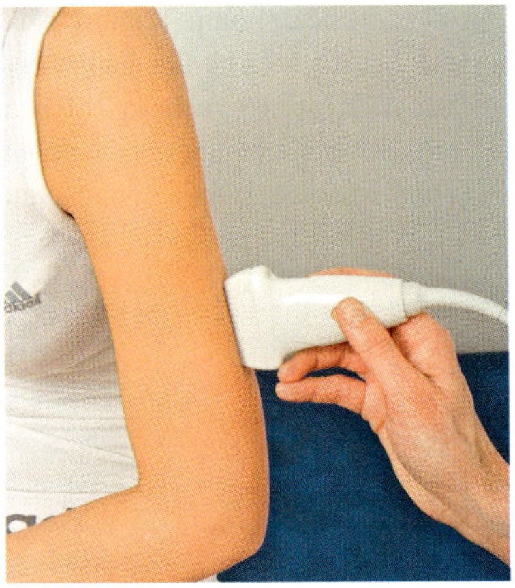

Abb. 5.7a

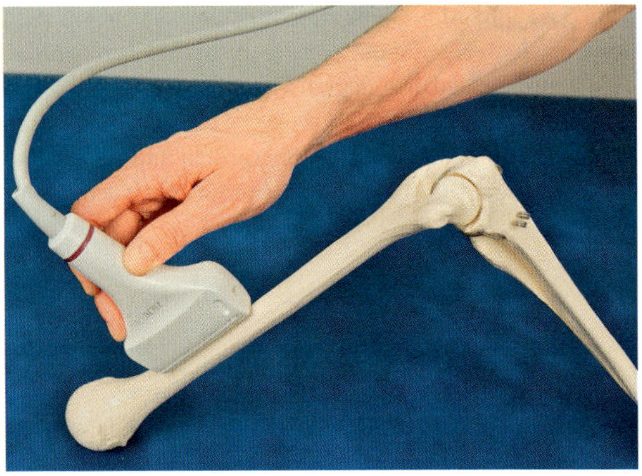

Abb. 5.7b

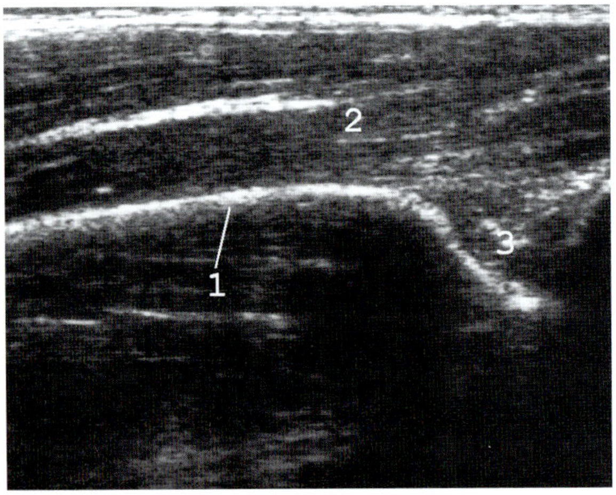

Abb. 5.7c

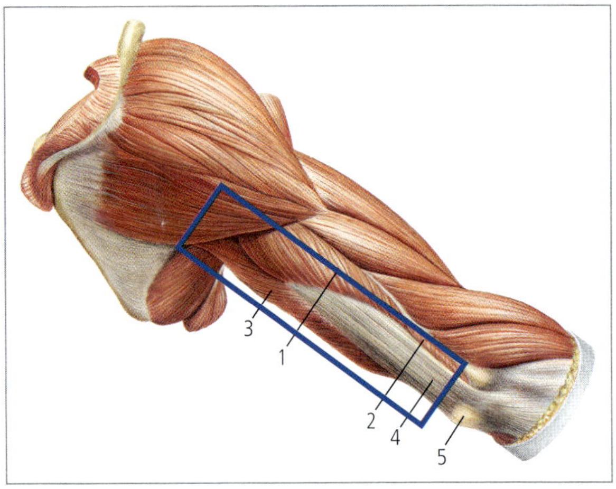

Abb. 5.7d

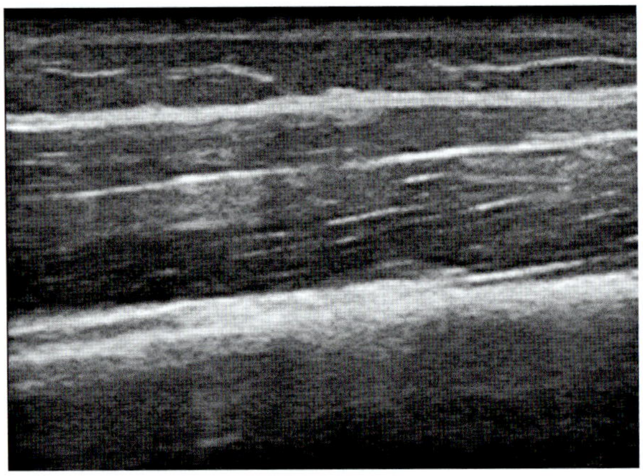

Abb. 5.7e

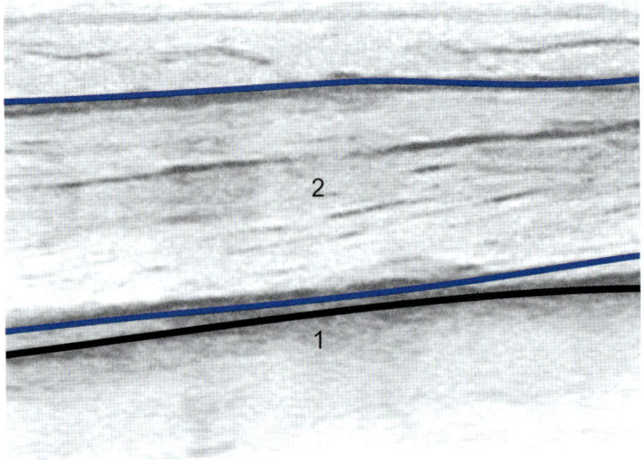

Abb. 5.7f

Fragestellungen:

- Hämatom/Serom
- Riss Trizepssehne
- neuromuskuläre Erkrankungen

Abb. 5.7a und Abb. 5.7b Patient sitzend. Unterarm auf einer Rolle positionieren. SK (7,5 – 12 MHz) ohne Kompression longitudinal streckseitig auf den Oberarm auflegen, wo die klinische Fragestellung besteht. Leitstruktur ist der Bauch des M. triceps brachii. Die sonografische Abtastung erfolgt am besten unter Monitorkontrolle von nichtverletzten Muskelanteilen zum Locus dolendi hin. Muskelgewebe ist dynamisch zu untersuchen, also bei passiver und aktiver Bewegung, sowie gegen Widerstand, um das Gleiten zu überprüfen und Defekte nicht zu übersehen. Bei Verdacht auf Flüssigkeitseinlagerung kann Dekompression Hinweise auf Punktionsfähigkeit geben.

Abb. 5.7c Im distalen LS liegen über dem Humerus (1) von einem Septum getrennt knochennah das Caput mediale und darüber das Caput longum des M. triceps brachii (2), der nach distal in seine Sehne am Olekranon übergeht. Am rechten Bildrand ist die Fossa olecrani (3) zu erkennen. Der Schnitt geht hier in den posterioren LS des Ellenbogengelenks über.

Abb. 5.7d M. triceps brachii mit Caput laterale (1), Caput mediale (2) und Caput longum (3), Trizepssehne (4), Olekranon (5).

Sobotta-Archiv aus Paulsen/Waschke. Sobotta Atlas der Anatomie. 25. A. 2022 © Elsevier GmbH

Abb. 5.7e und Abb. 5.7f Leitstruktur ist der langgestreckte echogene knöcherne Reflex des Humerus (1) mit Schallschatten. Darüber liegen je nach Position des SK die fibrillären Muskelbäuche des M. triceps brachii (2).

Weitere für die Beantwortung der Fragestellung nützliche Schnittebenen:
- Verschiebung nach medial und lateral
- Verschiebung nach distal und proximal
- Zuschalten des Farbdopplers für Gefäßdiagnostik

KAPITEL

6

Christina Binder

Ellenbogen

6.1 Anteriorer Transversalschnitt (DEGUM-Standard)

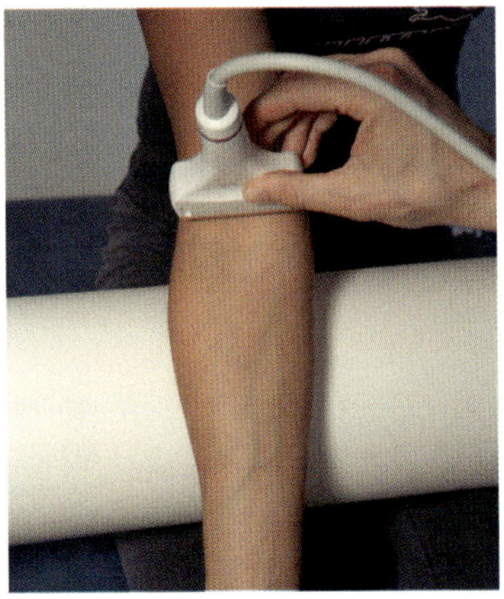

Abb. 6.1a

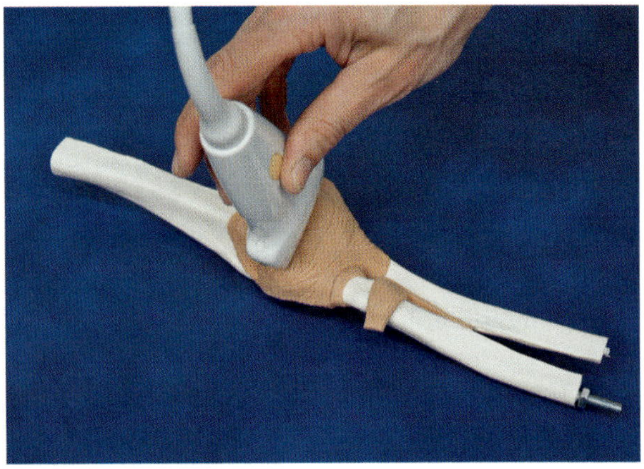

Abb. 6.1b

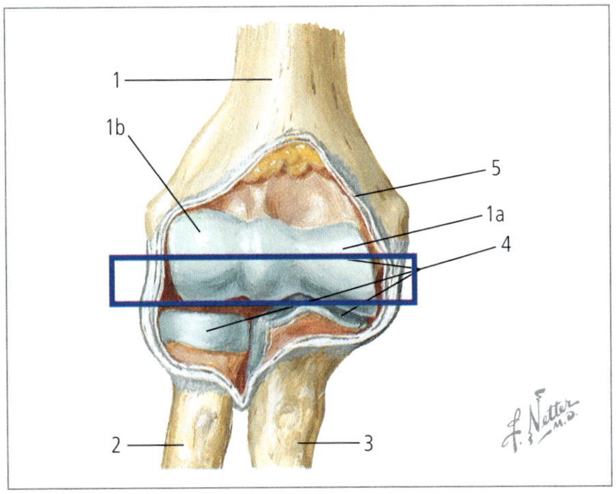

Abb. 6.1c

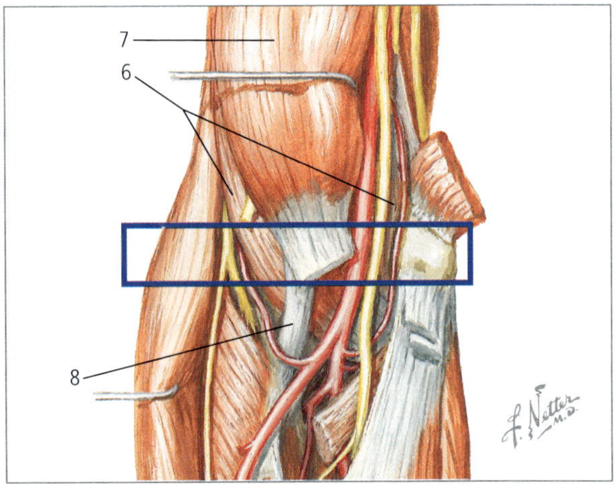

Abb. 6.1d

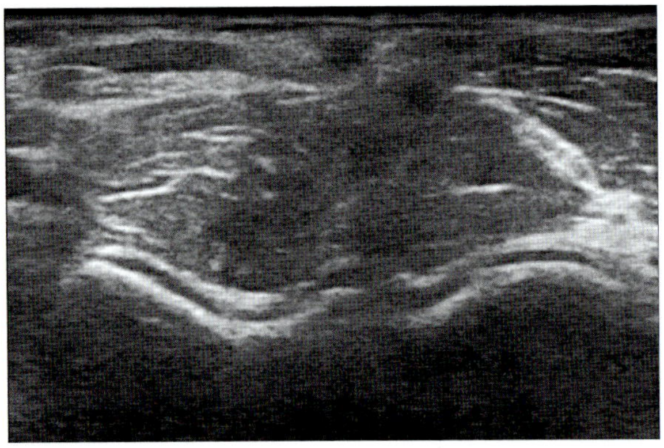

Abb. 6.1e

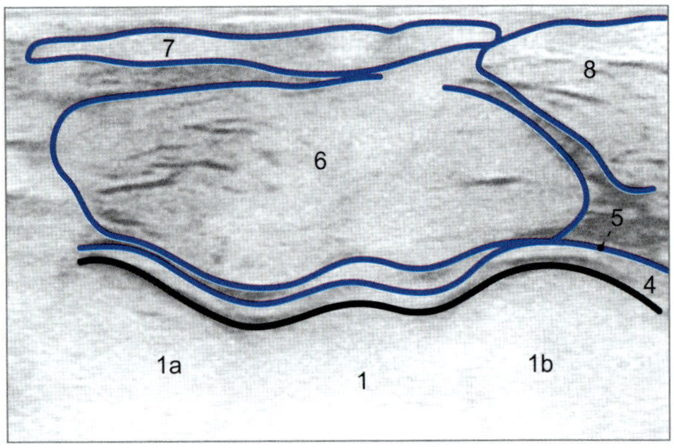

Abb. 6.1f

Fragestellungen:
- Erguss, Synovitis, Pannus, Hämarthros, periartikuläre Schwellung
- intrakapsuläre Fraktur
- Chondromatose, freie Gelenkkörper, Osteochondrosis dissecans, avaskuläre Osteonekrosen (Morbus Hegemann, Morbus Panner)
- entzündliche Destruktionen

Abb. 6.1a und Abb. 6.1b Patient sitzend, Arm gestreckt oder leicht gebeugt in Supination auf Unterlage positionieren. SK (8 – 12 MHz) quer zur Armlängsachse auf distalen Humerus aufsetzen. Knöcherne Leitstruktur ist der distale Humerus mit Trochlea und Capitulum humeri. Der M. brachialis und radialseitig der M. brachioradialis überdecken das Gelenk. Verschieben des SK nach distal bis zum proximalen Radioulnargelenk. Durch Verkippen und/oder Verschieben des SK nach distal Darstellung von Radiuskopf und Ulna.

Abb. 6.1c Distaler Humerus (1) mit Trochlea (1a) und Capitulum radii (1b), Radius (2) mit Caput radii und Ulna (3) mit Proc. coronoideus. Cartilago articularis (4), Gelenkkapsel mit Membrana synovialis (5).
Netter illustrations from www.netterimages.com.

Abb. 6.1d M. biceps brachii (7), M. brachialis (6), Tendo m. bicipitis brachii (8).
Netter illustrations from www.netterimages.com.

Abb. 6.1e und Abb. 6.1f Der Kortikalisreflex mit Schallauslöschung des transversal abgebildeten distalen Humerus (1) mit Trochlea (1a) und Capitulum (1b) hat die Form einer „geschweiften Klammer". Echoarmer hyaliner Knorpel (4) überzieht die komplette knöcherne Oberfläche. Die echogene Gelenkkapsel (5) liegt unmittelbar dem Knorpel auf. Der kräftige M. brachialis (6), der darüber liegende M. biceps brachii (7) mit überwiegend sehnigem Anteil und der M. brachioradialis (8) stellen sich echoarm mit echoreichen Septen dar.

Weitere für die Beantwortung der Fragestellung nützliche Schnittebenen:

- anteriorer humeroradialer und -ulnarer LS und posteriorer LS und TS: intraartikuläre Veränderungen, knöcherne Destruktionen/Diskontinuität
- distaler anteriorer TS über Caput radii (Destruktion?)

6.2 Anteriorer sagittaler Longitudinalschnitt humeroulnar (DEGUM-Standard)

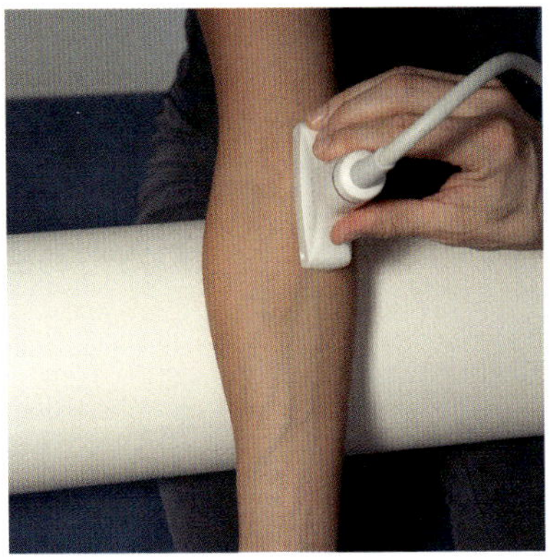

Abb. 6.2a

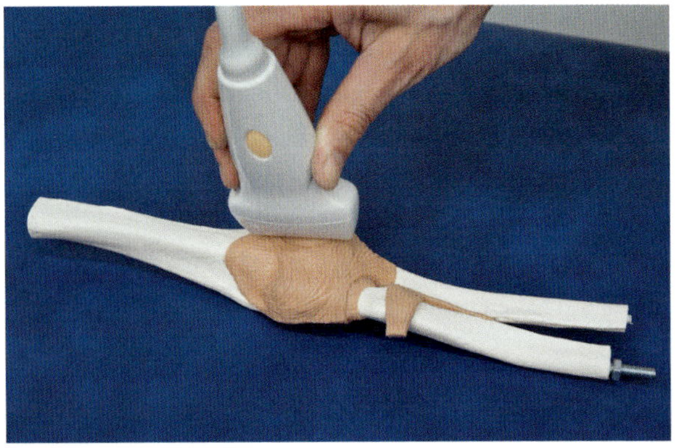

Abb. 6.2b

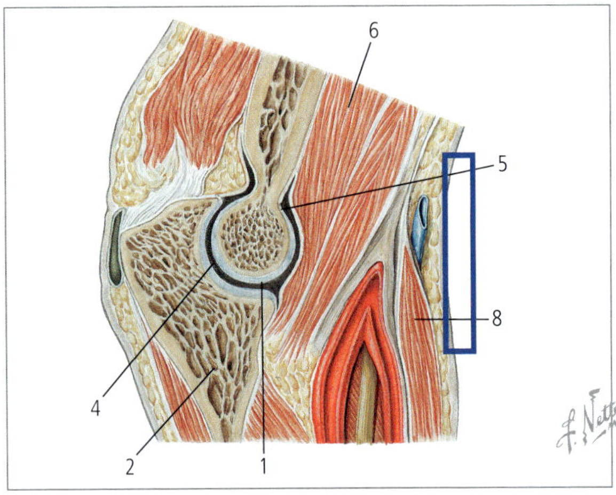

Abb. 6.2c

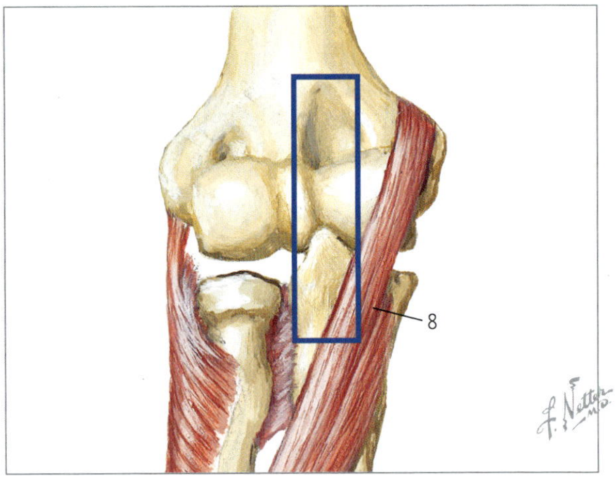

Abb. 6.2d

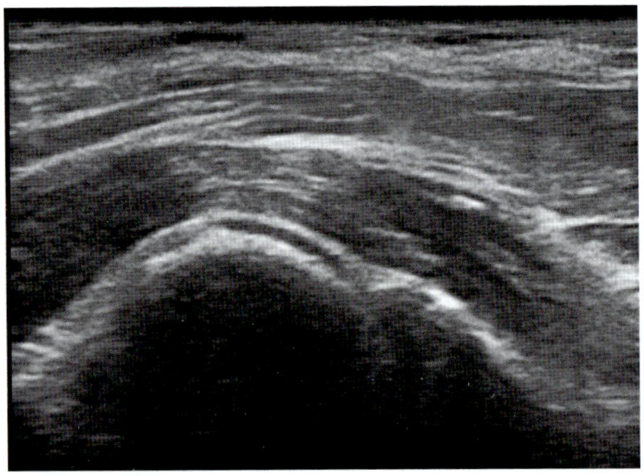

Abb. 6.2e

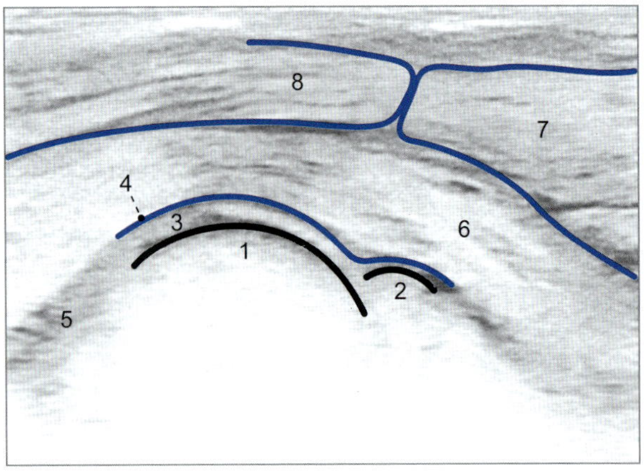

Abb. 6.2f

Fragestellungen:
- Erguss, Synovitis, Pannus, Hämarthros, periartikuläre Schwellung
- intrakapsuläre Fraktur
- Chondromatose, freie Gelenkkörper, Osteochondrosis dissecans, avaskuläre Osteonekrosen (Morbus Hegemann, Morbus Panner)
- entzündliche Destruktionen

Abb. 6.2a und Abb. 6.2b Patient sitzend, Arm gestreckt oder leicht gebeugt in Supination auf Unterlage positionieren. SK (8 – 12 MHz) längs zur Armlängsachse auf distalen Humerus aufsetzen. Knöcherne Leitstrukturen sind der distale Humerus mit Trochlea und der Proc. coronoideus. Die Gelenkkapsel von proximal der Fossa coronoidea bis kurz unterhalb des Proc. coronoideus durch paralleles Verschieben des SK in der Längsachse abfahren. Der M. brachialis und die Unterarmbeuger werden mit erfasst.

Abb. 6.2c Trochlea humeri (1), Ulna mit Proc. coronoideus (2), Fossa coronoidea (5), Cavitas articularis mit Gelenkkapsel (4), M. brachialis (6), M. pronator teres (8).
Netter illustrations from www.netterimages.com.

Abb. 6.2d Supinationsstellung: M. pronator teres (8).
Netter illustrations from www.netterimages.com.

Abb. 6.2e und Abb. 6.2f Maximal echogener Schallreflex mit dorsaler Schallauslöschung der konvexen Trochlea (1), spitz zulaufender Proc. coronoideus (2) als stark echoreiche Struktur distal aus der Tiefe ragend. Ulna unscharf abgebildet, da nicht orthograd getroffen. Über Trochlea und Proc. coronoideus echoarmer hyaliner Knorpel (3). Gelenkkapsel (4) echoreich unmittelbar dem Knorpel aufliegend, über der Fossa coronoidea (5) jedoch nicht abgrenzbar, da diese mit echoreichem Gewebe gefüllt ist, ebenso die Gelenkspaltregion. Der kräftige M. brachialis (6) echoarm mit echoreichen Fasern in die Tiefe zur Tuberositas ulnae ziehend. Oberflächlich durch echoreiche Muskelfaszie abgegrenzt verlaufen die Muskelfasern der Unterarmbeuger (7) und des M. pronator teres (8).

Weitere für die Beantwortung der Fragestellung nützliche Schnitte:
- anteriorer TS über Trochlea
- humeroradialer LS, posteriorer LS und TS
- medialer LS

6.3 Anteriorer sagittaler Longitudinalschnitt humeroradial (DEGUM-Standard)

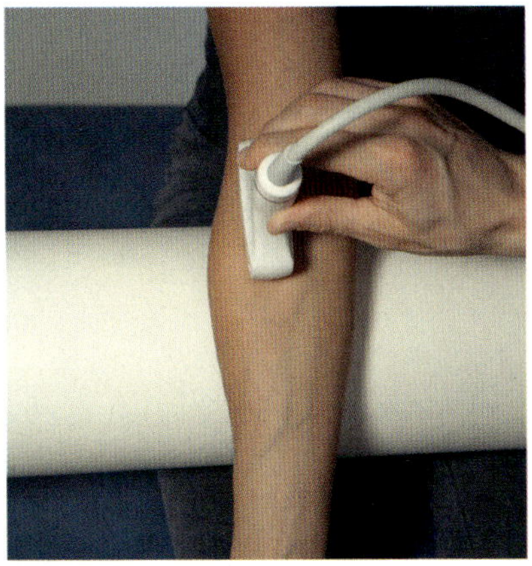

Abb. 6.3a

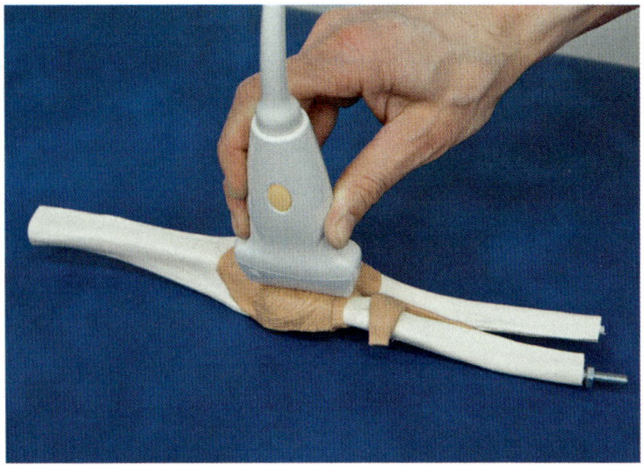

Abb. 6.3b

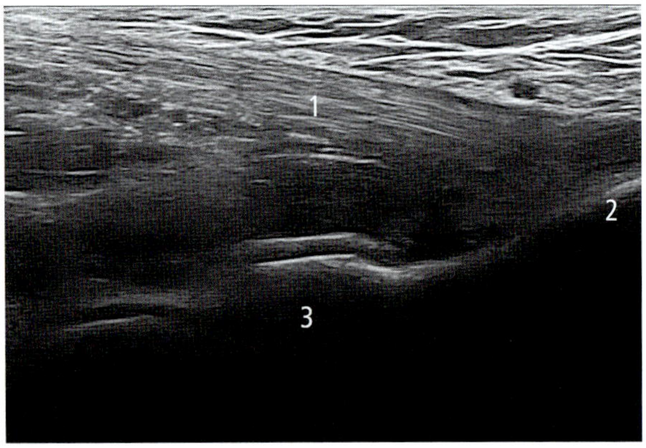

Abb. 6.3c

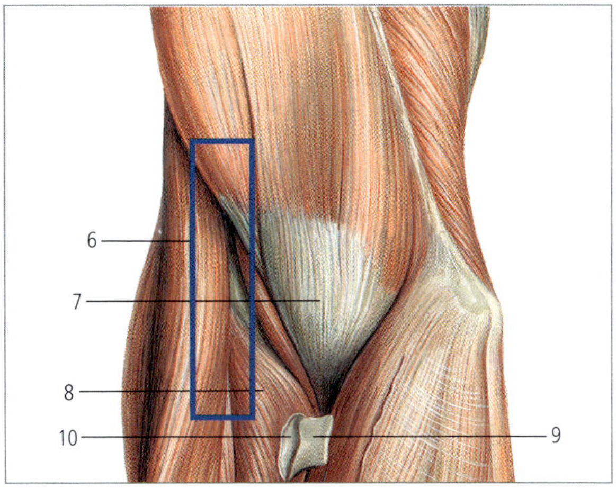

Abb. 6.3d

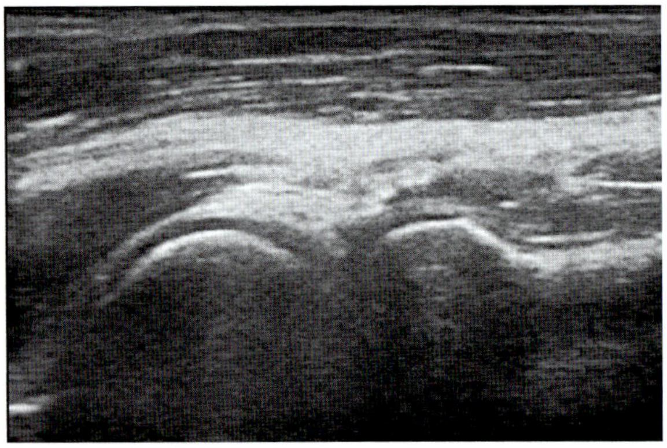

Abb. 6.3e

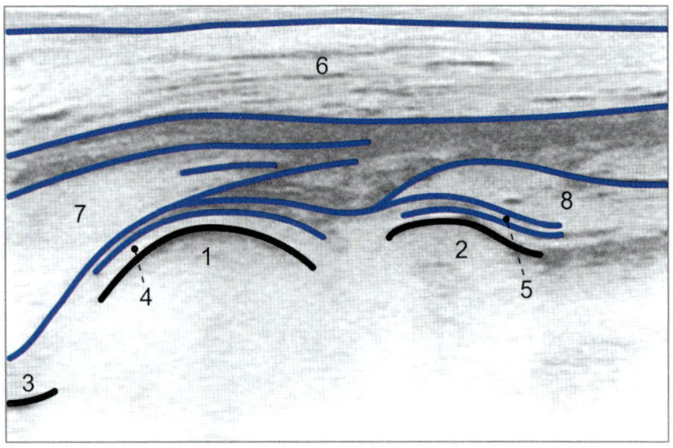

Abb. 6.3f

Fragestellungen:
- Erguss, Synovitis, Pannus, Hämarthros, periartikuläre Schwellung
- intrakapsuläre Fraktur
- Chondromatose, freie Gelenkkörper, Osteochondrosis dissecans, avaskuläre Osteonekrosen (Morbus Hegemann, Morbus Panner)
- Tendopathien, Tendovaginopathie der distalen Bizepssehne

Abb. 6.3a und Abb. 6.3b Patient sitzend, Arm gestreckt oder leicht gebeugt in Supination auf Unterlage positionieren. SK (8 – 12 MHz) längs zur Armlängsachse auf distalen Humerus aufsetzen. Verschieben (nicht Verkippen) des SK nach ventrolateral. Knöcherne Leitstrukturen sind Capitulum humeri und Caput radii. Verschieben des SK nach proximal über die Fossa radii und distal bis zum Lig. anulare radii. SK nach medial verschieben und auf dem Radius nach distal ziehen für die Darstellung der Tuberositas radii mit Ansatz des M. biceps brachii, am besten bei voll gestrecktem Ellenbogen und in maximaler Supination der Hand. Der SK muss hierzu zur Sehne hin verkippt werden, um eine optimal orthograde Darstellung zu erzielen.

Abb. 6.3c Die distale Sehne des M. bizeps brachialis (1) kann im humeroradialen LS in Extension und leichter Pronation als parallele echogene Struktur bis zur Insertion an der Tuberositas radii (2) gut abgegrenzt werden. Radiusköpfchen (3).

Abb. 6.3d M. brachioradialis (6), M. brachialis (7), M. supinator (8), Tendo m. bicipitis brachii (9), Bursa bicipitoradialis (10).
Sobotta-Archiv aus Paulsen/Waschke. Sobotta Atlas der Anatomie. 25. A. 2022 © Elsevier GmbH

6

Abb. 6.3e und Abb. 6.3f S-förmige, maximal echogene Linie mit dorsaler Schallauslöschung von Fossa radii (3) und Capitulum humeri (1). Schmaler Gelenkspalt, distal davon knöcherner Reflex des Radius mit Caput und Collum (2). Echoarmer Knorpelüberzug (4) über Capitulum und Caput, die direkt darauf liegende echoreiche Gelenkkapsel (5) ist gut abgrenzbar, proximal von der Fossa radii bis zum proximalen Radiusschaft reichend. Oberflächlich verlaufen die echoärmeren Muskelfasern des M. brachioradialis (6), darunter Anteile des M. brachialis (7). Distal M. supinator teres (8), dem proximalen Radiusschaft aufliegend und spitzwinklig auslaufend.

Weitere für die Beantwortung der Fragestellung nützliche Schnittebenen:
- erweiterter anteriorer humeroradialer LS nach distal zur Detektion synovialer Zysten distal des Lig. anulare
- anteriorer TS: knöcherne Diskontinuität
- medianer anteriorer LS (Tuberositas radii)

6.4 Ulnarer coronarer Longitudinalschnitt (DEGUM-Standard)

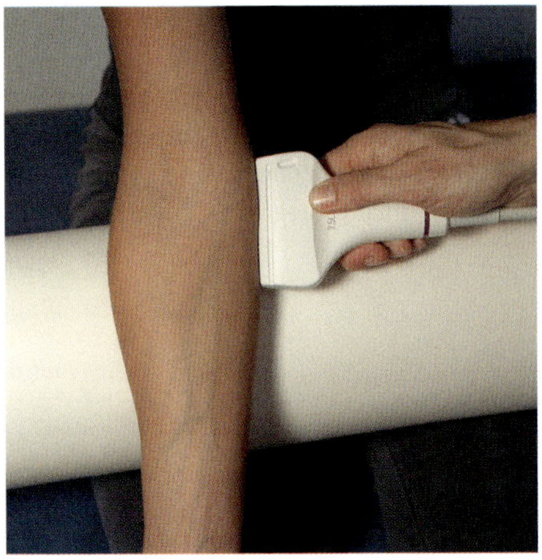

Abb. 6.4a

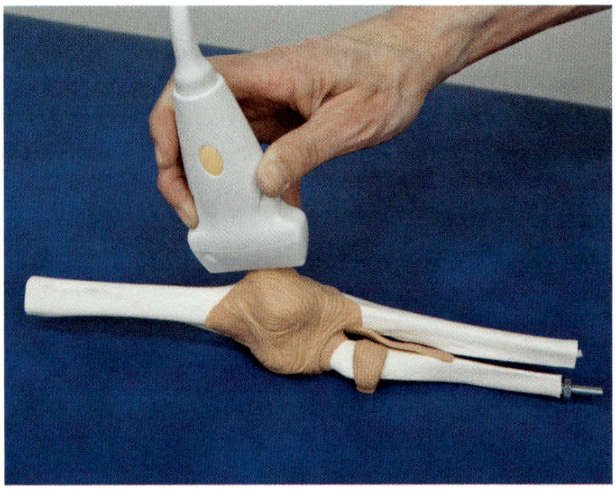

Abb. 6.4b

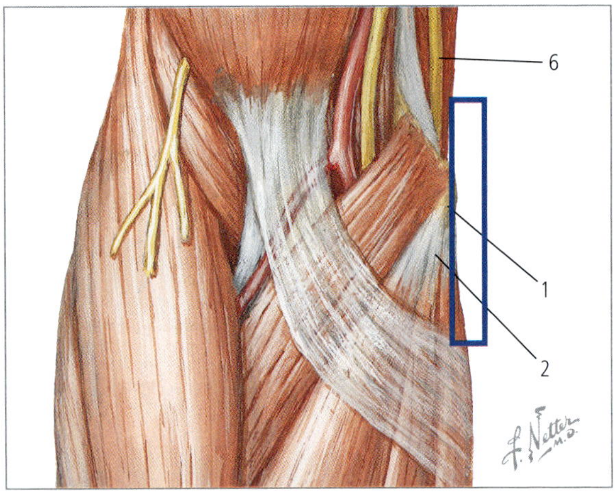

Abb. 6.4c

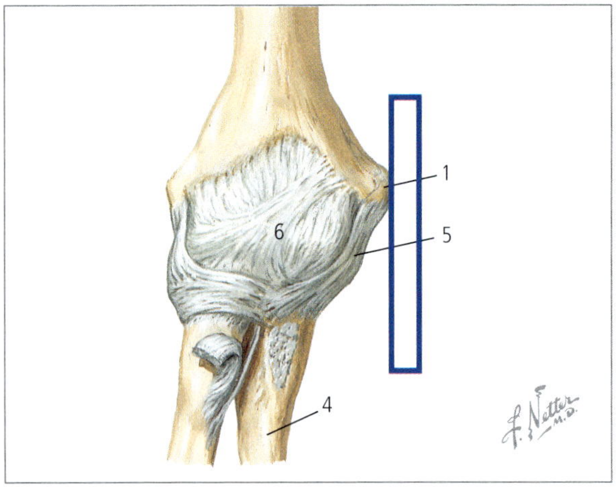

Abb. 6.4d

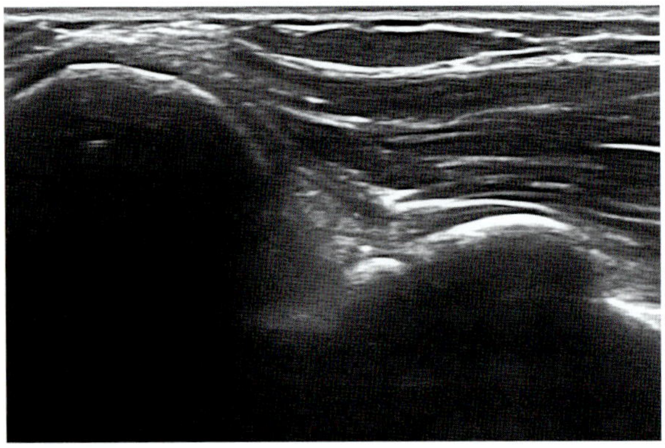

Abb. 6.4e

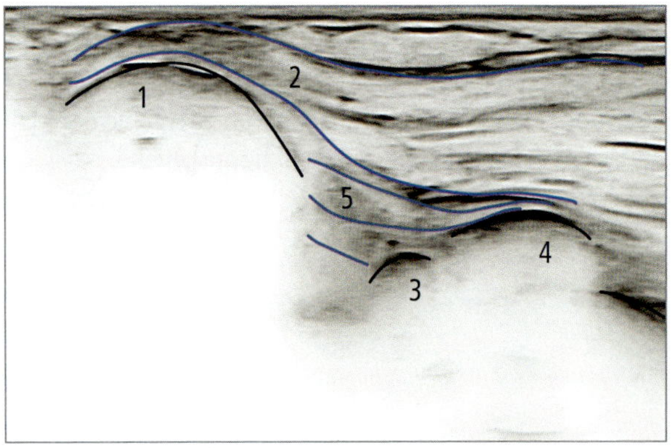

Abb. 6.4f

Fragestellungen:

- Insertionstendopathie der Handgelenksflexoren (Golferarm), Enthesitis
- Verletzungen des Lig. collaterale ulnare, dorsoulnare Instabilität nach Luxation
- periartikuläre Schwellung, Gelenkerguss, Synovitis, synoviale Zysten

Abb. 6.4a und Abb. 6.4b Patient sitzend, Arm gestreckt oder leicht gebeugt in Supination auf Unterlage positionieren. SK (8 – 12 MHz) am medialen Epikondylus aufsetzen. Knöcherne Leitstrukturen sind der ulnare Epikondylus/Kondylus mit der seitlich erfassten Trochlea humeri und die proximale Ulna. Verschieben des SK parallel medial, dann distal entlang der Handgelenkbeuger. Valgusstresstest durch den Untersucher unter Kontrolle des ulnaren Gelenkspalts am Monitor. Jegliches Aufklappen im Seitenvergleich ist pathologisch. Messung möglich.

Abb. 6.4c Epicondylus medialis humeri (1), gemeinsame Ursprungssehne der oberflächlichen Flexoren (2), N. ulnaris (6).
Netter illustrations from www.netterimages.com.

Abb. 6.4d Epicondylus medialis (1), Lig. collaterale ulnare (5), Capsula articularis (6), Ulna (4).
Netter illustrations from www.netterimages.com.

6

Abb. 6.4e und Abb. 6.4f Knöcherne Leitstrukturen sind der distale Humerus mit den konvexen echogenen Linien von Epicondylus medialis (1) und Trochlea (3). Gelenkspalt. Echogener lateraler Anteil der proximalen Ulna (4). Die echogenen Sehnen der oberflächlichen Flexoren (2) inserieren breitflächig an der Knochenoberfläche des Epicondylus medialis. Das Lig. collaterale ulnare (5) zieht langstreckig vom Epicondylus medialis bis zum Proc. coronoideus und stabilisert zusammen mit der Gelenkkapsel (6) seitlich das Scharniergelenk.

Weitere für die Beantwortung der Fragestellung nützliche Schnittebenen:
- anteriorer humeroulnarer LS, anteriorer TS
- posteriorer LS und TS
- posteroulnarer LS und TS: Sulcus-ulnaris-Syndrom

6.5 Radialer coronarer Longitudinalschnitt (DEGUM-Standard)

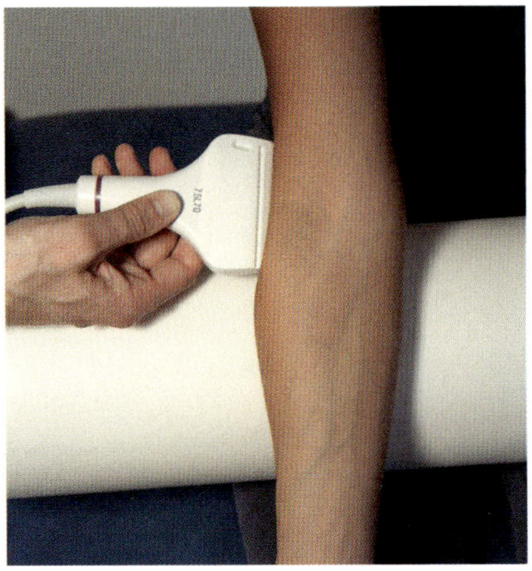

Abb. 6.5a

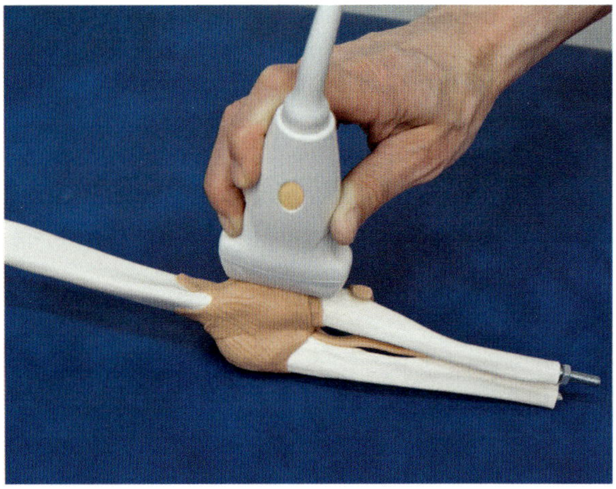

Abb. 6.5b

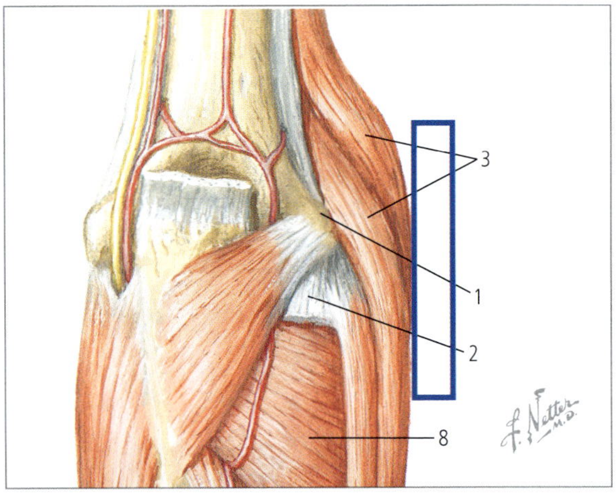

Abb. 6.5c

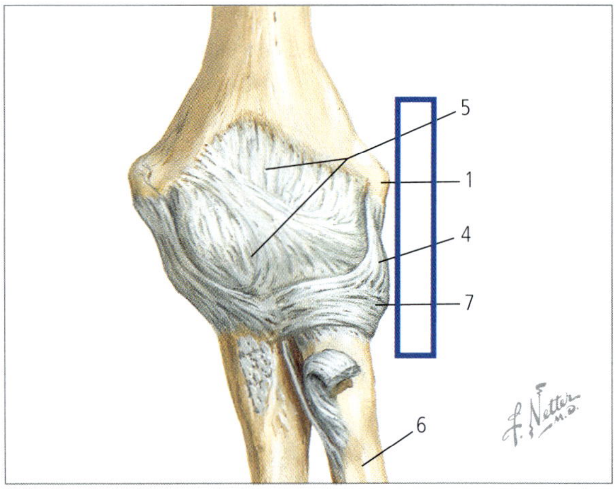

Abb. 6.5d

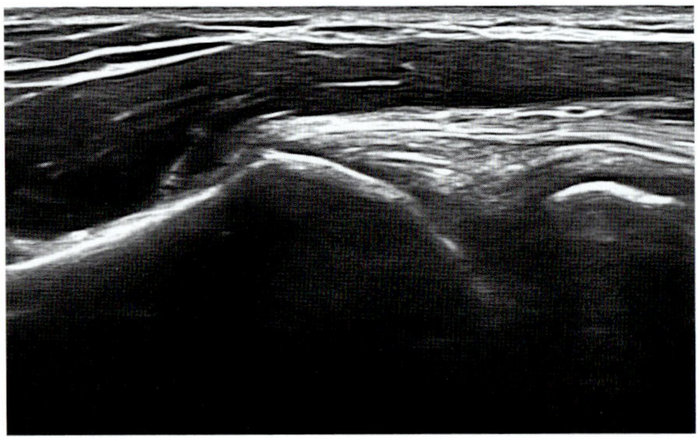

Abb. 6.5e

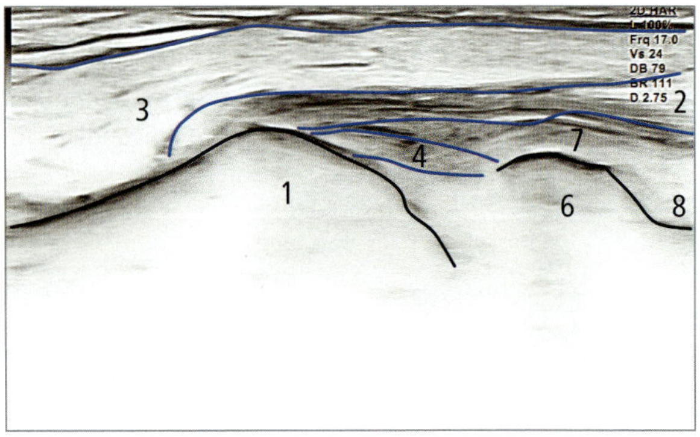

Abb. 6.5f

Fragestellungen:
- Gelenkerguss/Synovitits, periartikuläre Schwellung, synoviale Zysten
- Tendopathie, Insertionstendopathie der Handgelenksextensoren (Tennisarm), Ansatzverkalkungen (PAO), Enthesitis
- Verletzungen des Lig. collaterale radiale, Radiuskopffraktur

Abb. 6.5a und Abb. 6.5b Patient sitzend, Arm gestreckt oder leicht gebeugt auf einer Unterlage lagern. SK (8 – 12 MHz) parallel zur Armachse seitlich über dem gut tastbaren Epicondylus lateralis humeri aufsetzen. Knöcherne Leitstrukturen sind der radiale Epikondylus/Kondylus mit dem seitlich erfassten Capitulum humeri und dem Radiuskopf. SK im oberen Anteil fix am Epikondylus halten, im unteren Teil ggf. etwas drehen, bis die breite Ursprungssehne der Extensoren an der Insertion des Epikondylus gut abgebildet ist. Varusstresstest durch den Untersucher unter Kontrolle des radialen Gelenkspalts am Monitor. Bei Varusstress ist jegliches Aufklappen im Seitenvergleich pathologisch. Messung möglich.

Abb. 6.5c Ansicht von posterior: Epicondylus lateralis humeri (1), gemeinsame Ursprungssehne der oberflächlichen Extensoren (2), M. brachioradialis und M. extensor carpi radialis longus (3). M. supinator (8).
Netter illustrations from www.netterimages.com.

Abb. 6.5d Ansicht von anterior: Epicondylus lateralis (1), Lig. collaterale radiale (4), Capsula articularis (5), Radius (6), Lig. anulare (7).
Netter illustrations from www.netterimages.com.

Abb. 6.5e und Abb. 6.5f Echogene knöcherne Linien mit dorsaler Schallauslöschung von Humerus mit konvexem Epicondylus lateralis (1) und Capitulum humeri sowie Radius mit Caput und Collum (6). Dazwischen Gelenkspalt. Die echogenen Sehnen der Mm. extensores (2) inserieren breitflächig an der Knochenoberfläche des Epicondylus lateralis humeri. Darüber spannen sich bandförmig der echoärmere M. brachioradialis und der M. extensor carpi radialis longus (3). M. supinator (8). Das Lig. collaterale radiale (4) stabilisiert das Kugelgelenk lateral. Das Lig.anulare (7) ist in dieser Schnittebene transversal echogen abgebildet und umhüllt flächig den Radiuskopf.

Weitere für die Beantwortung der Fragestellung nützliche Schnittebenen:
- anteriorer LS humeroradial, anteriorer TS
- posteriorer LS und TS

6.6 Ulnarer Transversalschnitt Sulcus ulnaris

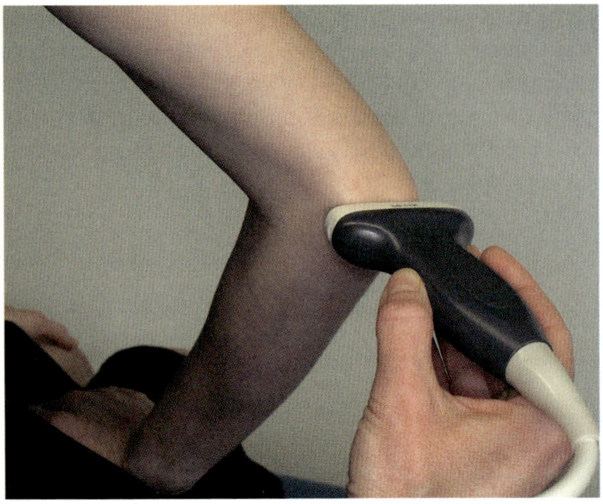

Abb. 6.6a

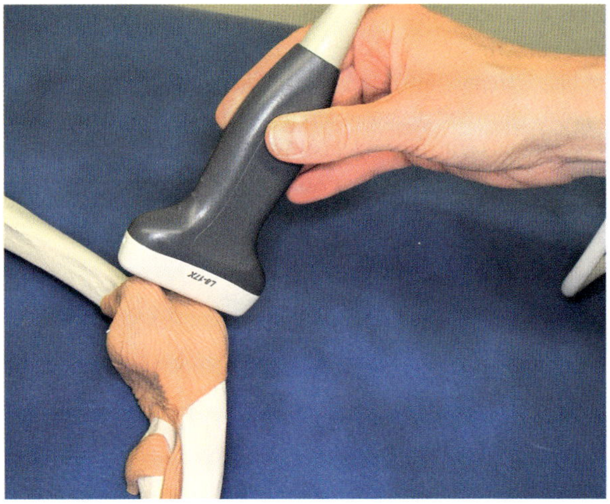

Abb. 6.6b

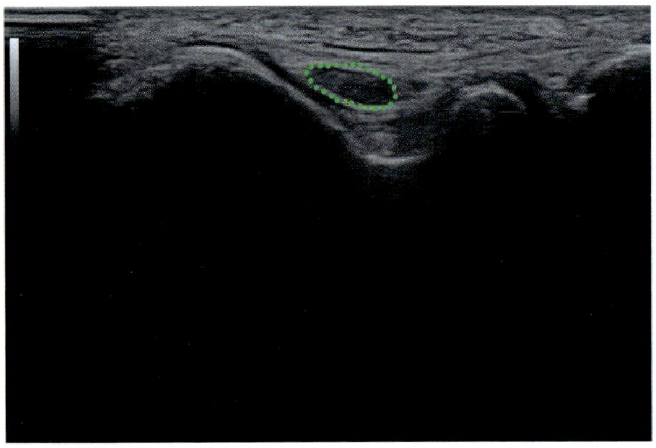

Abb. 6.6c

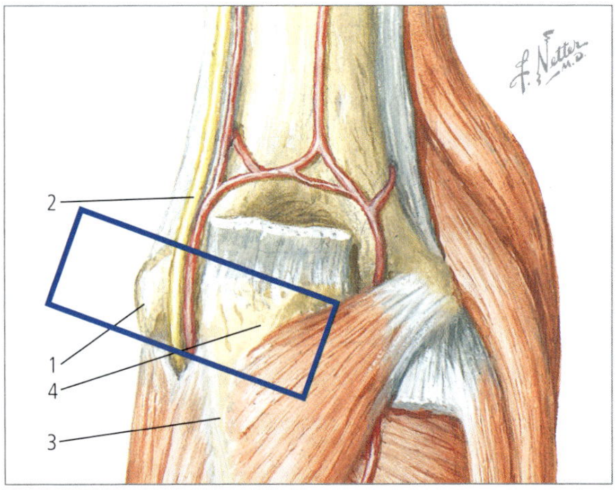

Abb. 6.6d

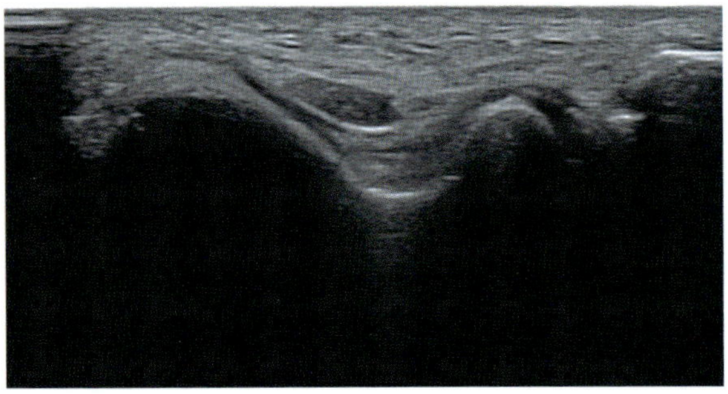

Abb. 6.6e

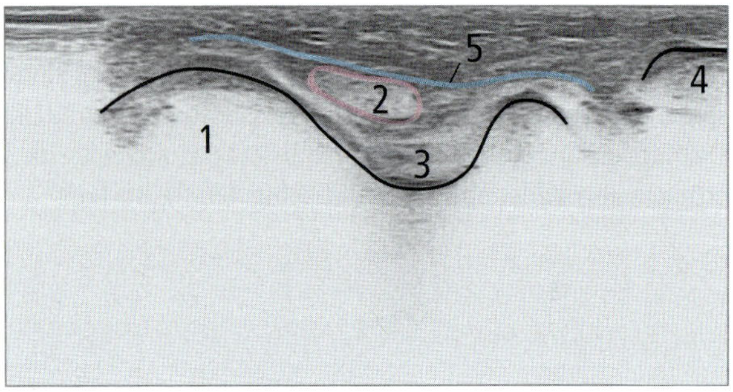

Abb. 6.6f

Fragestellungen:
- Sulcus-ulnaris-Syndrom durch:
  - Subluxation/Luxation des Nervs aus der Ulnarisrinne
  - posttraumatische Kallusbildung mit Nervenkompression
  - Kompression durch Ganglion
- Lokalisation der Nervus-ulnaris-Schädigung ab C8 bis distalem Unterarm

Abb. 6.6a und Abb. 6.6b Patient sitzend, Arm gestreckt oder leicht gebeugt in Supination auf Unterlage positionieren. SK (8 – 12 MHz) 90° zur Oberarmachse posterior zwischen Epicondylus humeri ulnaris und Olekranon aufsetzen. Diese knöchernen Leitstrukturen begrenzen den Sulcus ulnaris mit N. ulnaris und Begleitgefäßen.
Der N. ulnaris kann auch im palmaren TS am Handgelenk aufgesucht und nach distal zur Loge de Guyon bzw. proximal in den Unterarm weiterverfolgt werden, wo er teilweise mit der A. ulnaris verläuft. Im Kubitaltunnel ist seine Darstellung erschwert. Bei Verdacht auf Nervensubluxation zunächst bei gestrecktem, dann bei zunehmend gebeugtem Ellenbogen untersuchen. Durch passive Beugung des Ellenbogens wird eine Luxation des N. ulnaris ersichtlich, der Nerv verlagert sich um den medialen Epikondylus nach anterior.

Abb. 6.6c Im TS erfolgt über zweimalige Darstellung und Markierung des Epineuriums des streng transversal getroffenen Nervs die vergleichende Dickenmessung an seiner dicksten Stelle. Die Obergrenze liegt bei 10 mm^2.

Abb. 6.6d Epicondylus medialis humeri (1), N. ulnaris (2) mit A. recurrentis ulnaris ramus posterior, Ulna (3) mit Olekranon (4).
Netter illustrations from www.netterimages.com.

6

Abb. 6.6e und Abb. 6.6f Leitstruktur ist die echogene Kortikalis des Epicondylus medialis (1) und des Olekranons (4) mit dorsaler Schallauslöschung. Diese begrenzen den Sulcus ulnaris (3). Darin verläuft der echoarme N. ulnaris (2), der durch seine getüpfelte ovale Struktur und das echogene Epineurium gut abgrenzbar ist. Der Sulkus wird von einer echogenen Oberflächenfaszie bedeckt (5).

Weitere für die Beantwortung der Fragestellung nützliche Schnittebenen:
- LS über dem Sulcus ulnaris
- TS in Streckung und Beugung des Ellenbogens
- Seitenvergleich zur Beurteilung des Nervendurchmessers

6.7 Ulnarer Longitudinalschnitt Sulcus ulnaris

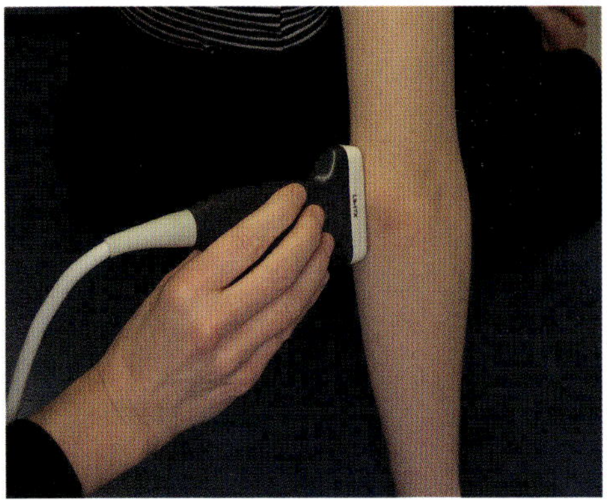

Abb. 6.7a

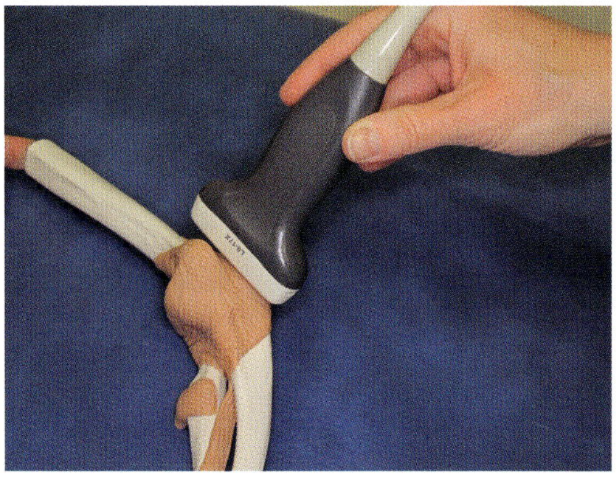

Abb. 6.7b

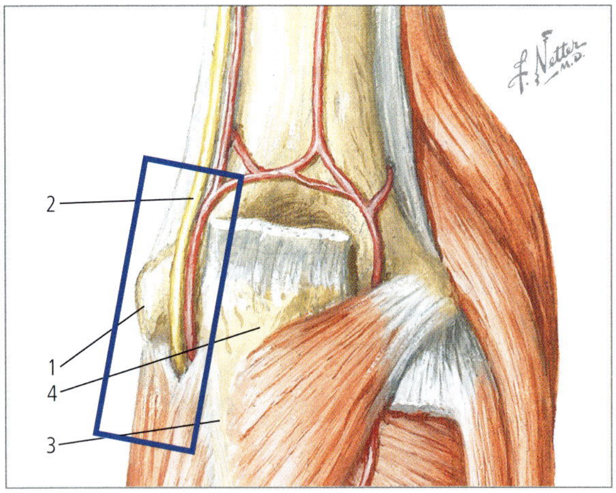

Abb. 6.7c

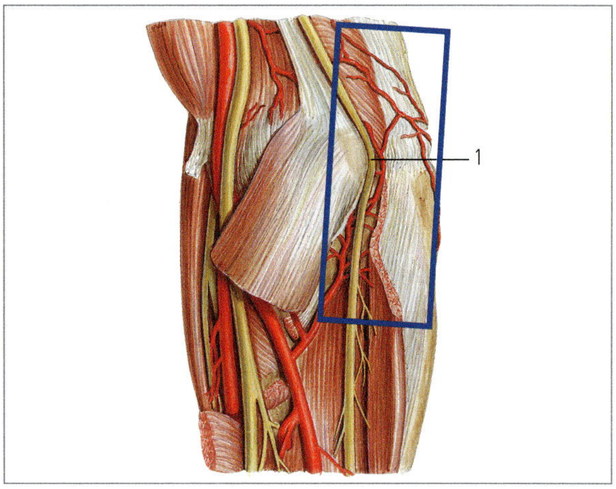

Abb. 6.7d

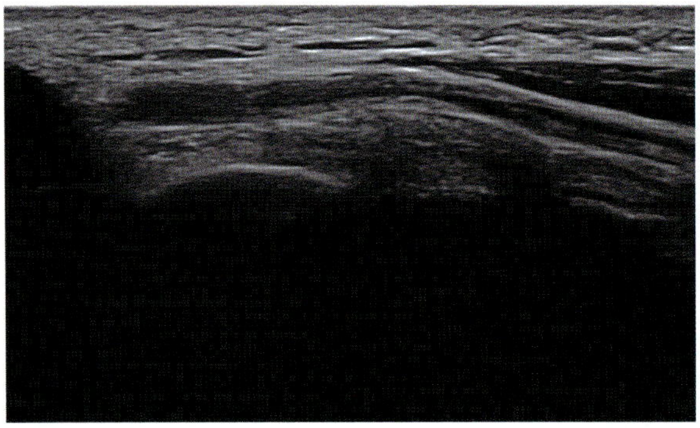

Abb. 6.7e

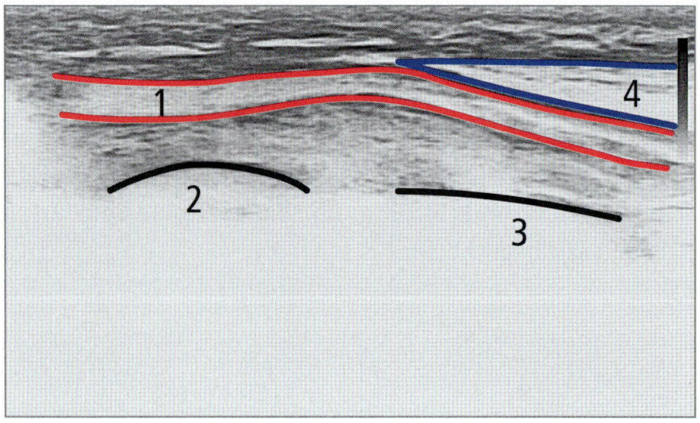

Abb. 6.7f

Fragestellungen:

- Kalibersprung des N. ulnaris
- Detektion von Kompressionsstellen durch das Osborn-Ligament im Kubitaltunnel, sekundär durch Ganglion, Osteophyten, Hämatom, Narbengewebe
- Luxation/Subluxation des N. ulnaris über den Epicondylus medialis humeri nach anterior

Abb. 6.7a und Abb. 6.7b Untersuchung am liegenden oder sitzenden Patienten, Arm in leichter Beugestellung. Ertasten von Olekranon und Epicondylus medialis, SK (8 – 12 MHz) posterior parallel zur Oberarmachse ulnar vom Olekranon positionieren. Leitstruktur ist der N. ulnaris, der oberflächlich auf dem distalen Humerus im Sulcus ulnaris nach anterior zieht. Der N. ulnaris in seinem Längsverlauf wird insbesondere hinsichtlich Kalibersprüngen untersucht, erkennbar an Zunahme der Nervendicke und echoärmeren Nerventextur proximal der Nervenschädigung.

Abb. 6.7c Distaler Humerus mit Epicondylus medialis humeri (1), N. ulnaris (2), Ulna (3), M. flexor carpi ulnaris (4).
Netter illustrations from www.netterimages.com.

Abb. 6.7d Sulcus N. ulnaris (1).
Sobotta-Archiv aus Paulsen/Waschke. Sobotta Atlas der Anatomie. 25. A. 2022 © Elsevier GmbH

Abb. 6.7e und Abb. 6.7f Leitstruktur ist der N. ulnaris (1) mit faszikulärer echoarmer Binnentextur, dessen Begrenzung durch sein echogenes Epineurium leicht zu erkennen ist. Aufgrund der Anisotropie ist die Echogenität des Nervs im distalen Verlauf eher echoarm. Darunter liegt proximal die echogene Kortikalis des den Sulcus bildenden distalen Humerus (2) und distal der Ulna (3). M. flexor carpi ulnaris (4).

Weitere für die Beantwortung der Fragestellung nützliche Schnittebenen:
- TS über dem Sulcus ulnaris am gestreckten und gebeugten Ellenbogen (Luxation?)
- Querschnittsflächenbestimmung des N. ulnaris (normal 8 – 10 mm^2)

6.8 Posteriorer Transversalschnitt (DEGUM-Standard)

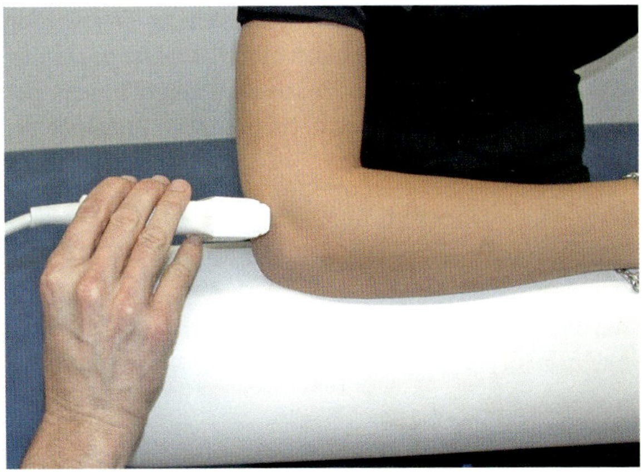

Abb. 6.8a

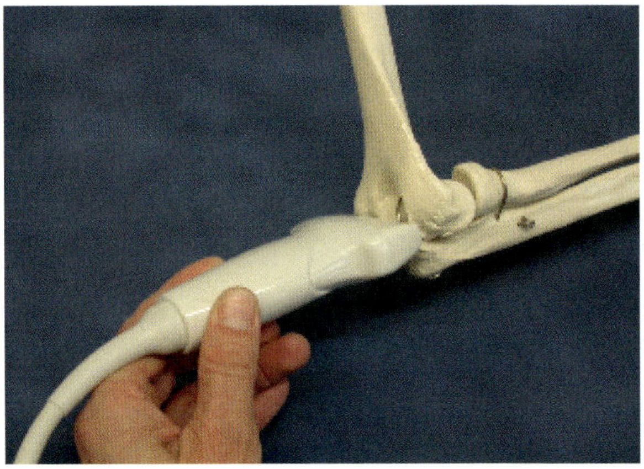

Abb. 6.8b

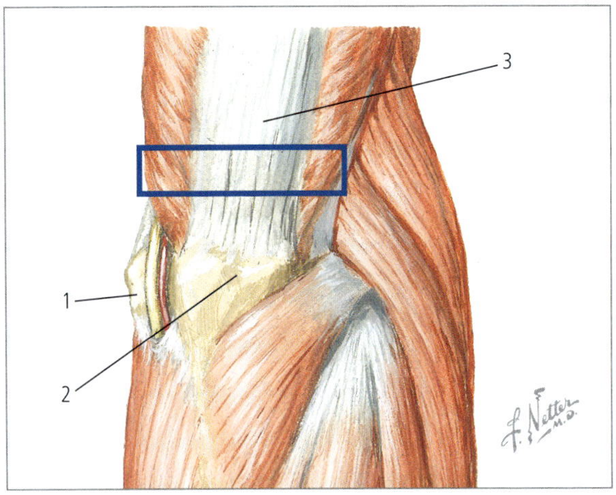

Abb. 6.8c

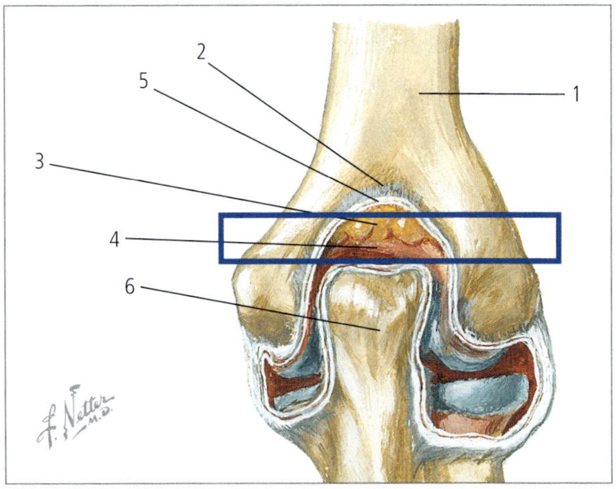

Abb. 6.8d

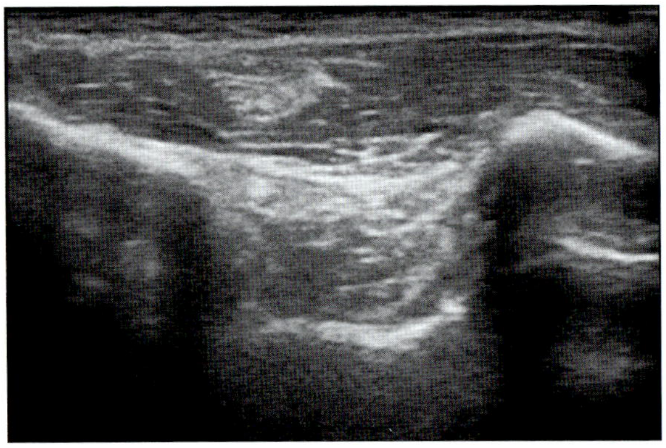

Abb. 6.8e

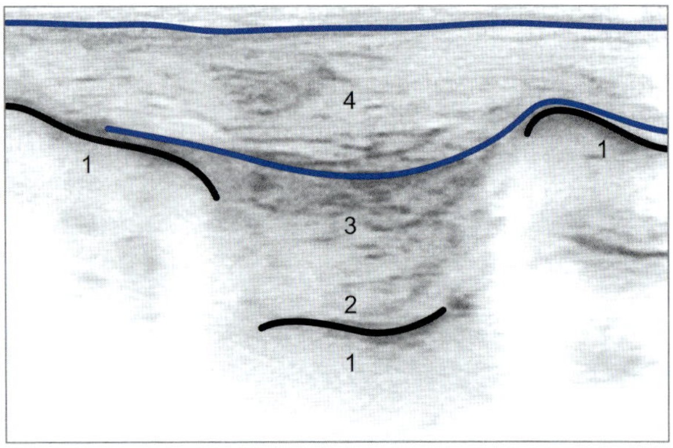

Abb. 6.8f

Fragestellungen:
- Gelenkerguss, Hämarthros, Synovitis, Pannus, Gelenkkörper
- Bursopathie der Bursa olecrani
- Tendopathie, Verkalkung, Verletzungen der Trizepssehne
- Defekte der Gelenkoberfläche/knöchernen Oberflächen, periartikuläre Schwellung

Abb. 6.8a und Abb. 6.8b Patient sitzend, Ellenbogengelenk in Beugestellung, optimal in 90°, Unterarm auf Unterlage/Rolle oder mit Gegenarm bauchnah halten. SK (8 – 12 MHz) um 90° zur Oberarmachse drehen, oberhalb des Olekranons auf der Verbindungslinie der Epikondylen aufsetzen. Paralleles Verschieben des SK nach proximal und distal. Knöcherne Leitstrukturen sind die tiefe Fossa olecrani zwischen den Humeruskondylen. Der M. triceps brachii ermöglicht die sichere Ankopplung, die bei Verschieben des SK nach distal zum Olekranon erschwert ist.

Abb. 6.8c Condylus/Epicondylus medialis humeri (1), Olekranon (2), M. triceps brachii (3).
Netter illustrations from www.netterimages.com.

Abb. 6.8d Humerus (1) mit den die Fossa begrenzenden Condylus medialis und Condylus lateralis, Fossa olecrani (2) mit Fettpolster (3), Membrana synovialis (4) und Capsula articularis (5), Olekranon (6).
Netter illustrations from www.netterimages.com.

Abb. 6.8e und Abb. 6.8f Echogene knöcherne Linien mit dorsaler Schallauslöschung durch den Humerus mit Condylus medialis und Condylus lateralis (1) der hufeisenförmig konfigurierten Fossa olecrani (2). Die Kortikalis ist bei orthograder Beschallung nur im Fossagrund und an den Kondylen scharf linienförmig abgebildet, die seitliche Begrenzung ist aufgrund des tangentialen Schallwinkels unscharf abgebildet. Die Fossa wird von Fettgewebe (3) ausgefüllt, im Vergleich zum M. triceps brachii echogener. Gelenkkapsel im Normalbefund nicht vom Fettpolster abzugrenzen. Echogene Sehnenfasern mit echoärmeren Muskelanteilen des M. triceps brachii (4) umspannen oberflächlich die Fossa olecrani.

Weitere für die Beantwortung der Fragestellung nützliche Schnittebenen:
- posteriorer LS, anteriorer LS humeroulnar + humeroradial
- posteriorer LS + TS am gestreckten Ellenbogen bis proximalem Unterarm

6.9 Posteriorer sagittaler Longitudinalschnitt (DEGUM-Standard)

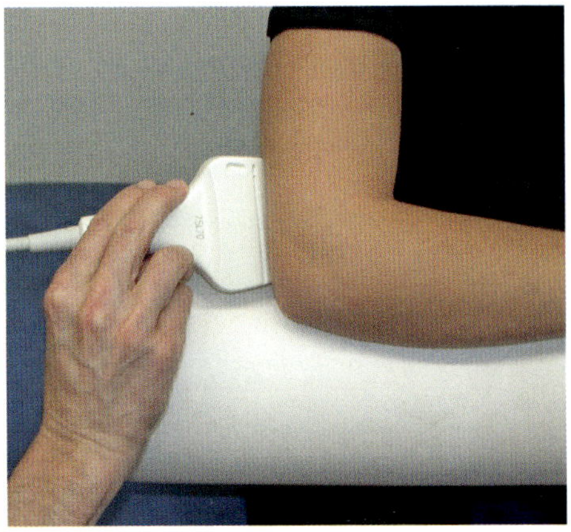

Abb. 6.9a

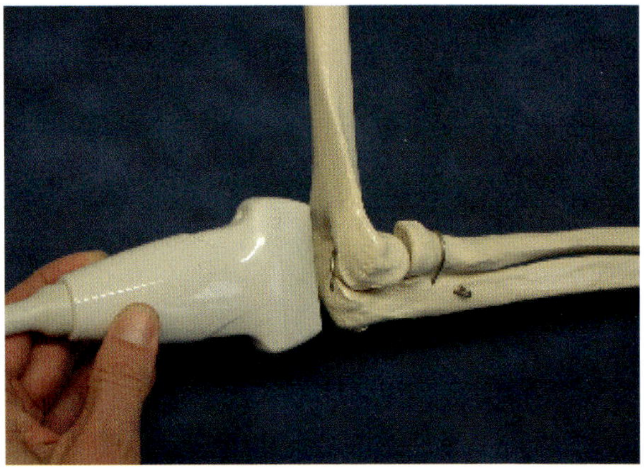

Abb. 6.9b

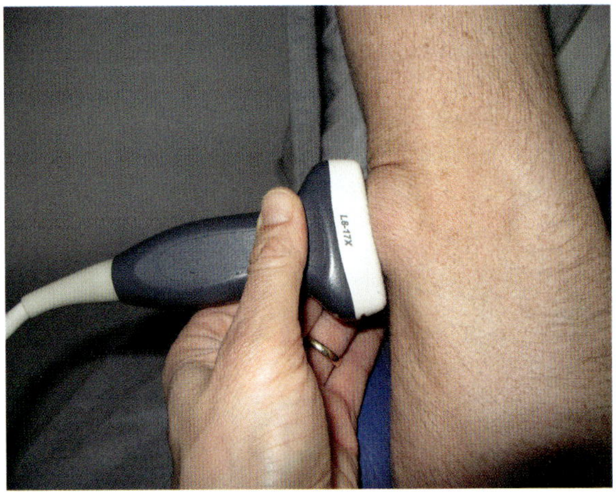

Abb. 6.9c

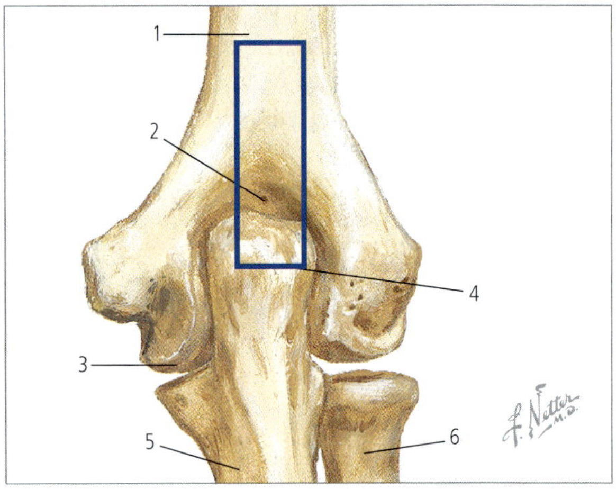

Abb. 6.9d

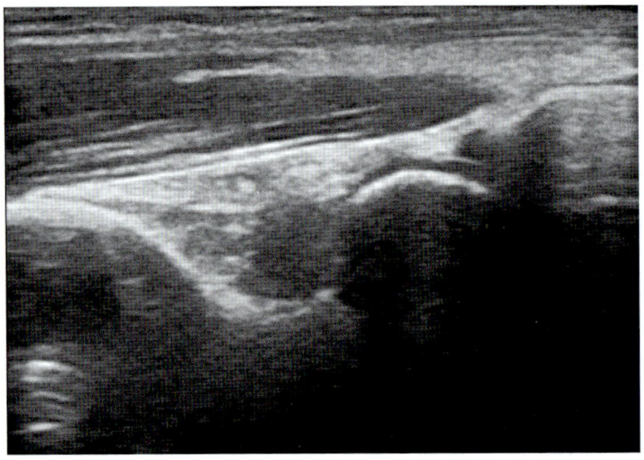

Abb. 6.9e

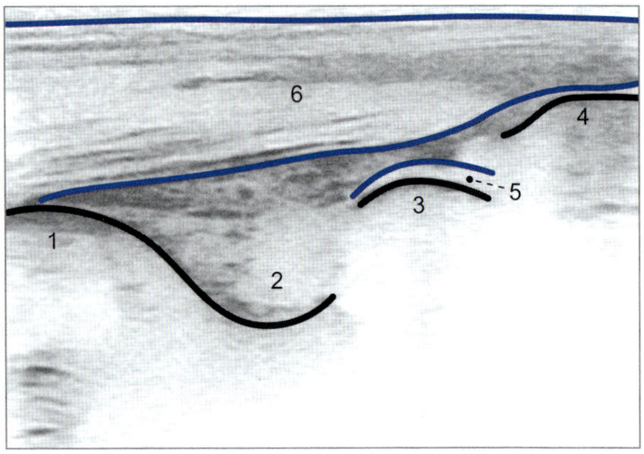

Abb. 6.9f

Fragestellungen:
- Gelenkerguss, Hämarthros, Synovitis, Pannus, Gelenkkörper
- Bursopathie der Bursa olecrani, Rheumaknoten
- Tendopathie, Verkalkung, Verletzungen der Trizepssehne

Abb. 6.9a und Abb. 6.9b Patient sitzend, Ellenbogengelenk in Beugestellung, optimal in 90°, Unterarm auf Unterlage/Rolle oder mit Gegenarm bauchnah halten. SK (8 – 12 MHz) 90° zur Oberarmachse oberhalb des Olekranons auf den distalen Humerus aufsetzen. Knöcherne Leitstrukturen sind der distale Humerus und die Spitze des Olekranons. Verschieben des SK nach distal über Fossa olecrani bis zum Olekranon. Je nach Fragestellung (Trizepsläsion, Gelenkmaus) Untersuchung am gestreckten Ellenbogen. Paralleles Verschieben des SK nach proximal (Oberarm) oder distal (Unterarm). Die Reduktion des Auflagedrucks (Dekompression) oder die manuelle seitliche Kompression lässt kleinere Flüssigkeitsmengen in der Bursa olecrani leichter erkennen.

Abb. 6.9c Wenn klinisch Hinweise auf eine Bursitis olecrani bestehen, wird der posteriore LS in Streckstellung des Ellenbogens durchgeführt und der Schleimbeutel ggf. sogar mit der zweiten Hand des Untersuchers von beiden Seiten nach zentral unter den Schallkopf gedrückt und möglichst wenig Druck auf den Schallkopf gegeben, um auch geringe Flüssigkeitsmengen erfassen zu können.

Abb. 6.9d Humerus (1), Fossa olecrani (2), Trochlea humeri (3), Olekranon (4), Ulna (5), Radius (6).
Netter illustrations from www.netterimages.com.

6

Abb. 6.9e und Abb. 6.9f Echogene knöcherne Linien des distalen Humerus (1), der Fossa olecrani (2), der Trochlea humeri (3) sowie des Olekranons (4) mit dorsaler Schallauslöschung. Distale Fossa ist tangential und deshalb unscharf abgebildet. Trochlea mit echoarmem Faserknorpel (5) überzogen. Fossa olecrani von Fettgewebe ausgefüllt und im Vergleich zum darüber liegenden M. triceps brachii echogener. Durch Strecken des Arms wird das Olekranon in die Fossa geschoben. Der M. triceps brachii (6) erstreckt sich oberflächlich über den gesamten Bildausschnitt mit überwiegend echoarmen muskulären Anteilen und distal echoreichen, schräg einstrahlenden Sehnenfaseranteilen bis zur Insertion am Olekranon.

Weitere für die Beantwortung der Fragestellung nützliche Schnittebenen:

- posteriorer TS, anteriorer LS humeroulnar + humeroradial: intraartikuläre Veränderungen
- posteriorer LS + TS am gestreckten Ellenbogen bis proximalem Unterarm: Bursopathie, Rheumaknoten

KAPITEL

7

Hartmut Gaulrapp

Unterarm

7.1 Anteriorer Transversalschnitt

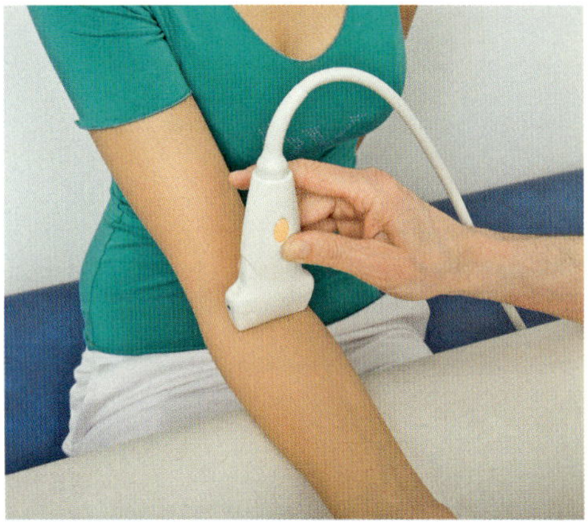

Abb. 7.1a

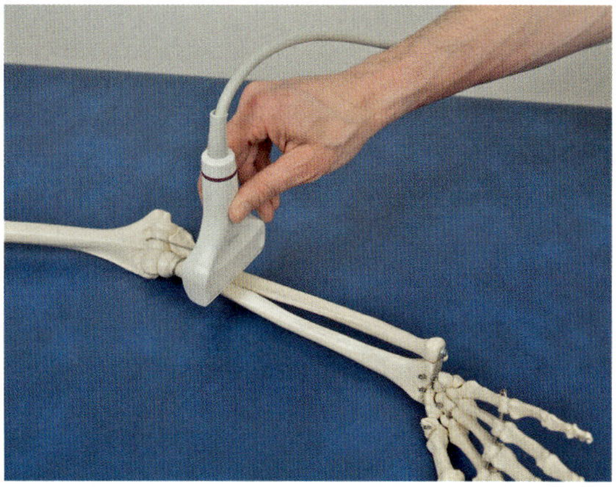

Abb. 7.1b

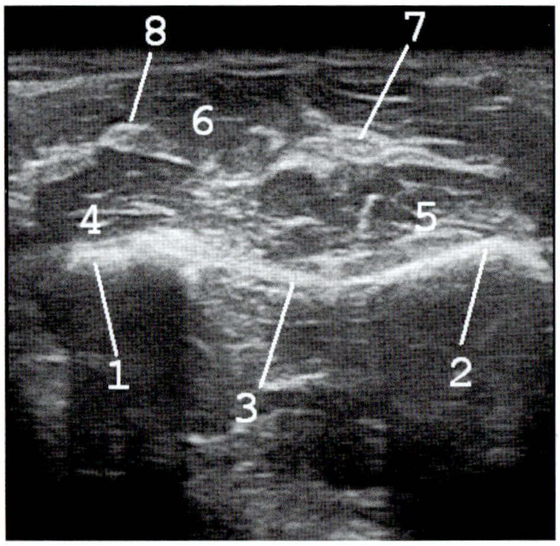

Abb. 7.1c

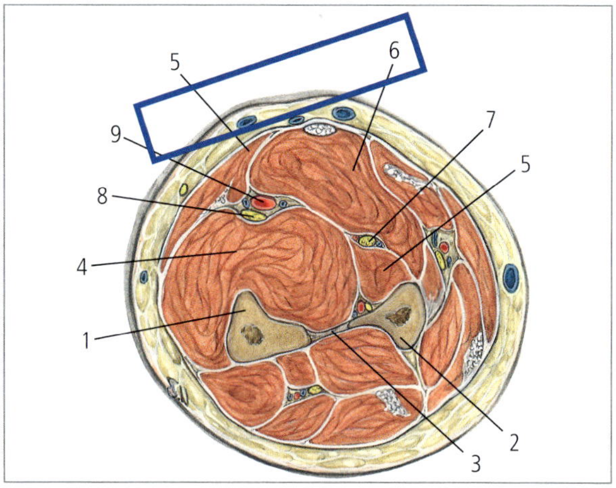

Abb. 7.1d

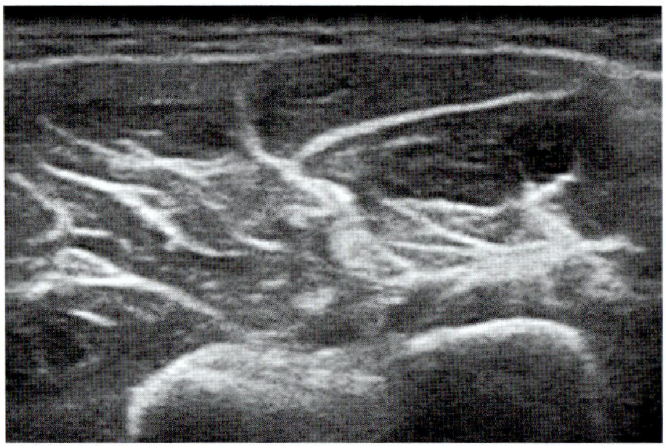

Abb. 7.1e

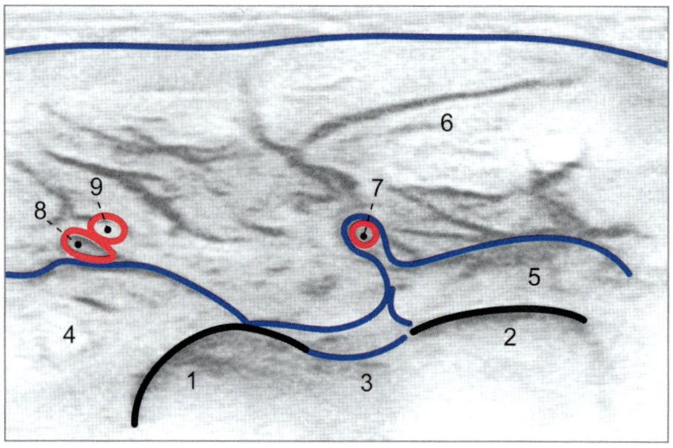

Abb. 7.1f

Fragestellungen:

- Hämatom/Serom/Abszess, Tumoren
- Tendopathie
- Muskelrisse Flexoren
- neuromuskuläre Erkrankungen
- Querschnittsbestimmung

Abb. 7.1a und Abb. 7.1b Patient sitzend. Unterarm auf einer Rolle positionieren. SK (7,5 – 12 MHz) ohne Kompression transversal beugeseitig auf dem Unterarm dort auflegen, wo die klinische Fragestellung besteht. Leitstrukturen sind die Muskelbäuche des Handgelenksflexoren und der radialen Extensoren. Die sonografische Abtastung erfolgt am besten unter Monitorkontrolle von nichtverletzten Muskelanteilen zum Locus dolendi hin. Muskelgewebe ist dynamisch zu untersuchen, also bei passiver und aktiver Bewegung, sowie gegen Widerstand, um das Gleiten zu überprüfen und Defekte nicht zu übersehen. Bei Verdacht auf Flüssigkeitseinlagerung kann Dekompression Hinweise auf Punktionsfähigkeit geben.

Abb. 7.1c Der distale TS zeigt Ulna (1) und Radius (2) mit der echogenen Membrana interossea (3). Über der Ulna liegt der M. flexor digitorum profundus (4), über dem Radius der M. flexor pollicis longus (5). Der M. flexor digitorum superficialis erstreckt sich über diese beiden Muskeln (6). N. medianus (7), N. ulnaris (8).

Abb. 7.1d Ulna (1) und Radius (2), Membrana interossea (3). M. flexor digitorum profundus (4). Mm. flexores pollicis longus (5) und digitorum superficialis (6), N. medianus (7). N. ulnaris (8) und A. ulnaris (9).
U. Brugger aus Paulsen/Waschke. Sobotta Atlas der Anatomie. 25. A. 2022 © Elsevier GmbH

7

Abb. 7.1e und Abb. 7.1f Leitstrukturen sind die echogenen knöchernen Konturen mit Schallauslöschung von Ulna (1) und Radius (2) mit Membrana interossea (3). Über der Ulna findet sich der M. flexor digitorum profundus (4), über dem Radius der M. flexor pollicis longus (5). Unter dem M. flexor digitorum superficialis (6) liegt der N. medianus (7). Zwischen oberflächlichen und tiefen Beugern läuft das ulnare Gefäß-Nerven-Bündel mit dem ovalen, mäßig echogenen N. ulnaris (8) und der echofreien A. ulnaris (9).

Weitere für die Beantwortung der Fragestellung nützliche Schnittebenen:
- Verschiebung nach distal und proximal
- Verschiebung nach medial und lateral
- Zuschalten des Farbdopplers für Gefäßdiagnostik

7.2 Anteriorer sagittaler Longitudinalschnitt

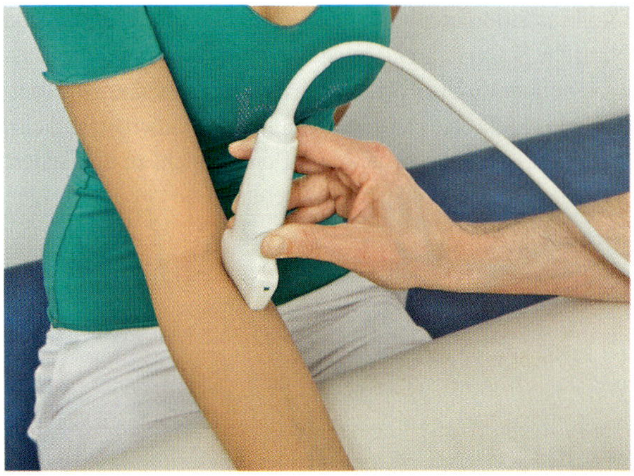

Abb. 7.2a

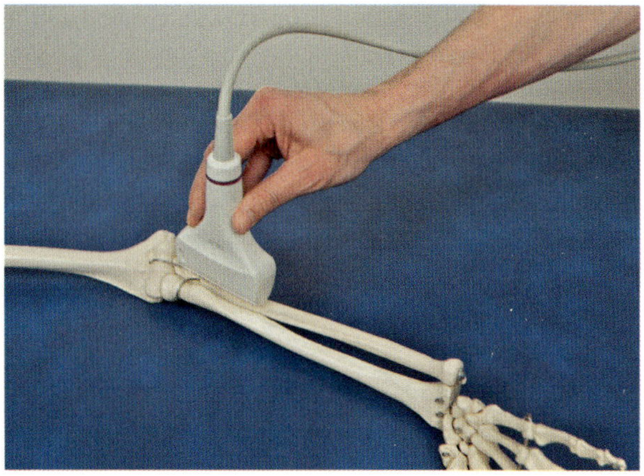

Abb. 7.2b

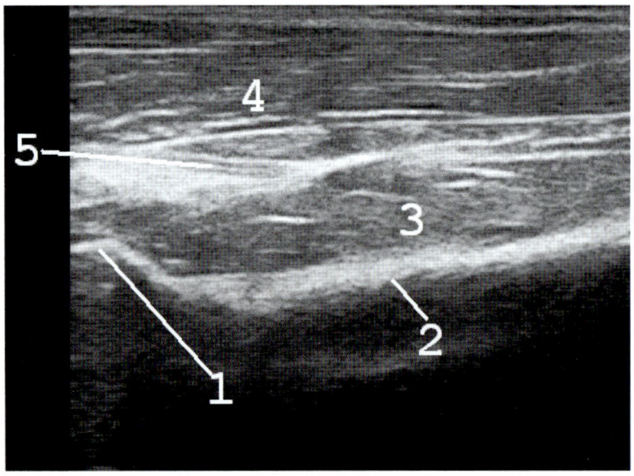

Abb. 7.2c

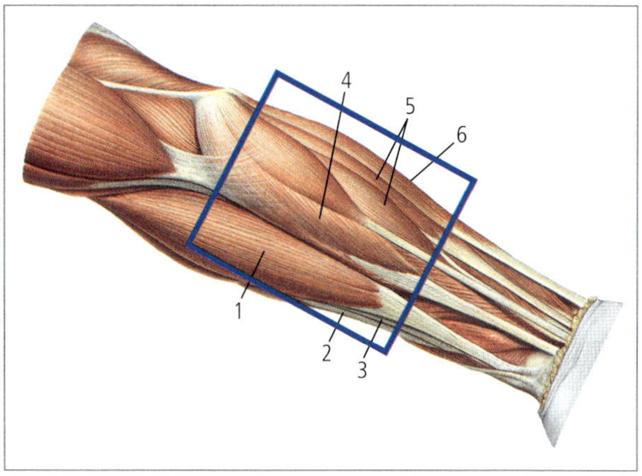

Abb. 7.2d

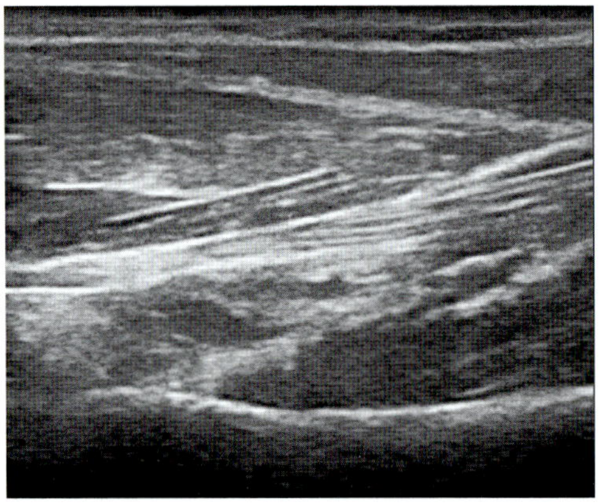

Abb. 7.2e

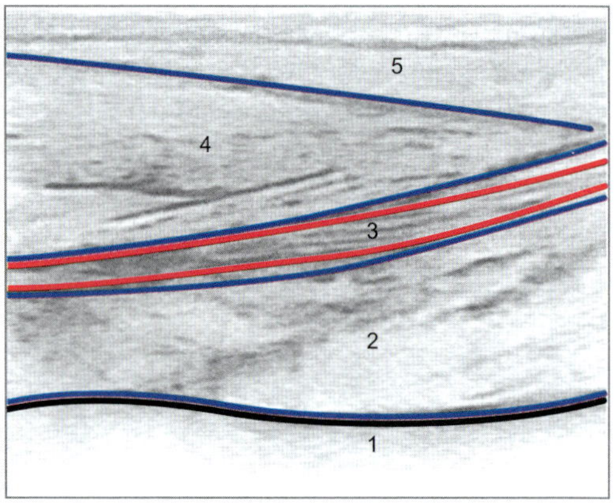

Abb. 7.2f

Fragestellungen:
- Hämatom/Serom/Abszess, Tumoren
- Tendopathie
- Muskelrisse Flexoren
- neuromuskuläre Erkrankungen

Abb. 7.2a und Abb. 7.2b Patient sitzend. Unterarm auf einer Rolle positionieren. SK (7,5 – 12 MHz) ohne Kompression longitudinal beugeseitig auf dem Unterarm dort auflegen, wo die klinische Fragestellung besteht. Leitstrukturen sind die Muskelbäuche des Handgelenksflexoren und der radialen Extensoren. Die sonografische Abtastung erfolgt am besten unter Monitorkontrolle von nichtverletzten Muskelanteilen zum Locus dolendi hin. Muskelgewebe ist dynamisch zu untersuchen, also bei passiver und aktiver Bewegung, sowie gegen Widerstand, um das Gleiten zu überprüfen und Defekte nicht zu übersehen. Bei Verdacht auf Flüssigkeitseinlagerung kann Dekompression Hinweise auf Punktionsfähigkeit geben.

Abb. 7.2c Der radiale LS knapp unterhalb des Radiuskopfs (1) zeigt die echogene knöcherne Linie des Radius mit Schallauslöschung (2), darüber den M. supinator (3) und oberflächlich den M. brachioradialis (4). Darunter sind im Anschnitt Gefäßstrukturen der radialen Gefäß-Nerven-Scheide erkennbar (5).

Abb. 7.2d Muskelbäuche der radialen Extensoren, M. brachioradialis, (1), Mm. extensores carpi radialis brevis (2) und longus (3), bzw. der ulnaren Flexoren, Mm. flexor carpi radialis (4), digitorum superficialis (5) und carpi ulnaris (6). Sobotta-Archiv aus Paulsen/Waschke. Sobotta Atlas der Anatomie. 25. A. 2022 © Elsevier GmbH

Abb. 7.2e und Abb. 7.2f Der Schnitt beginnt knapp unterhalb des anterioren ulnaren LS am Ellenbogen. Leitstruktur ist die echogene knöcherne Linie des Radius mit Schallauslöschung (1). Über dem Radius liegt der M. flexor pollicis longus (2), über dem der faszikuläre N. medianus verläuft (3). Von proximal schiebt sich die dreieckige Form des nach distal auslaufenden M. flexor digitorum superficialis (4) ins Bild. Ganz oberflächlich liegt proximal der M. digitorum superficialis, distal erscheint von ulnar der M. flexor carpi ulnaris (5).

Weitere für die Beantwortung der Fragestellung nützliche Schnittebenen:
- Verschiebung nach medial und lateral
- Verschiebung nach distal und proximal
- Zuschalten des Farbdopplers für Gefäßdiagnostik

7.3 Posteriorer Transversalschnitt

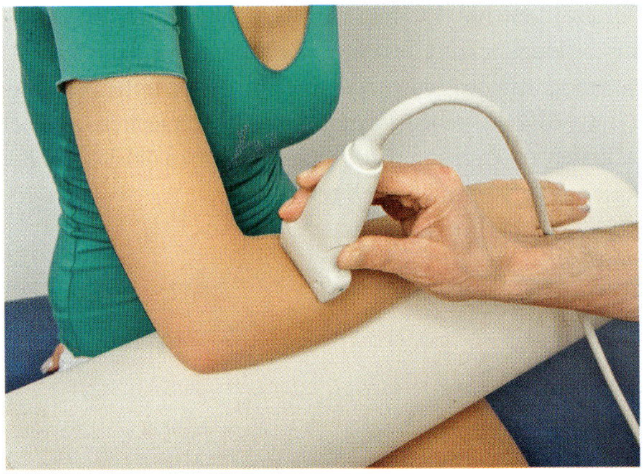

Abb. 7.3a

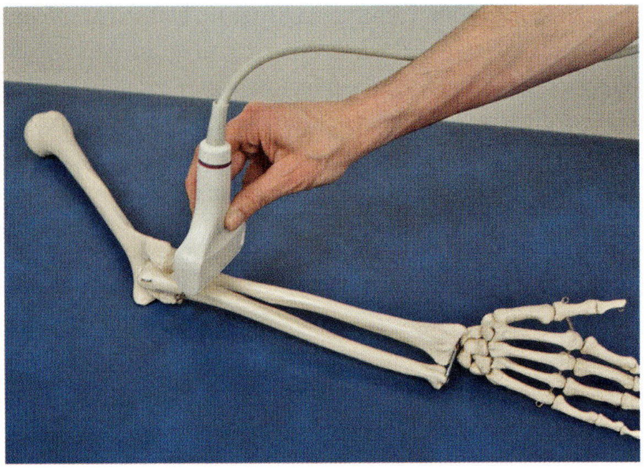

Abb. 7.3b

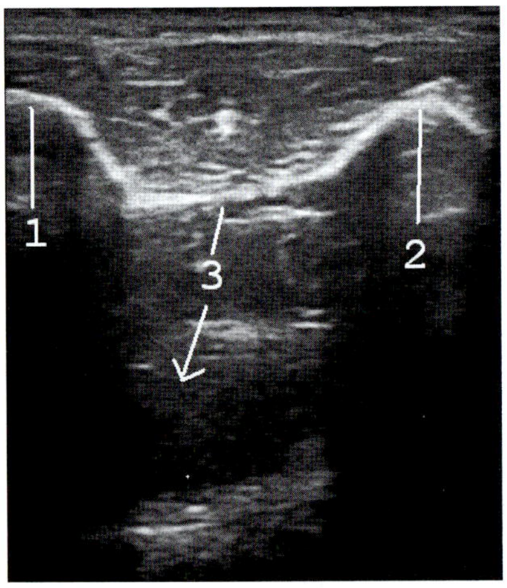

Abb. 7.3c

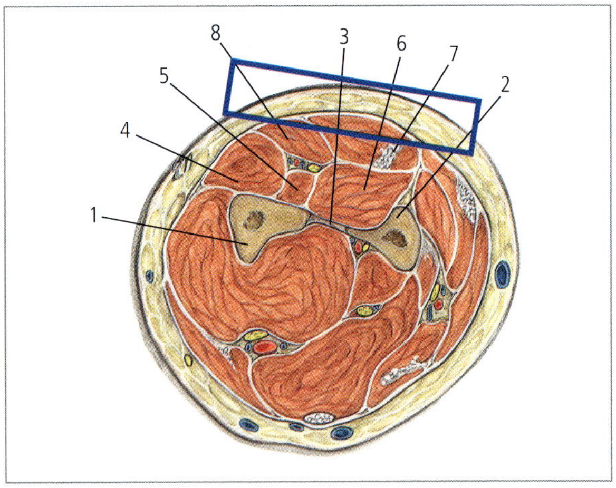

Abb. 7.3d

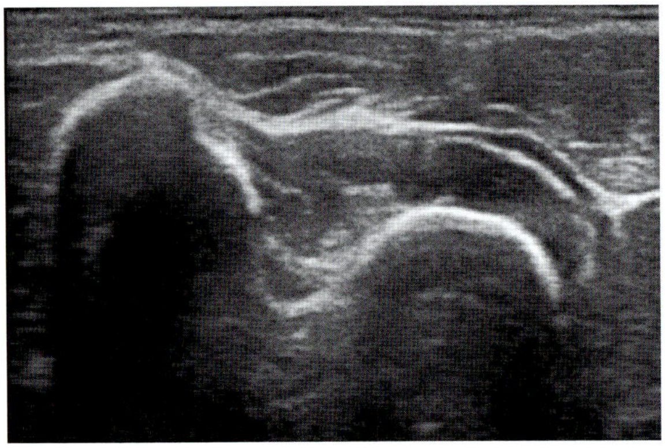

Abb. 7.3e

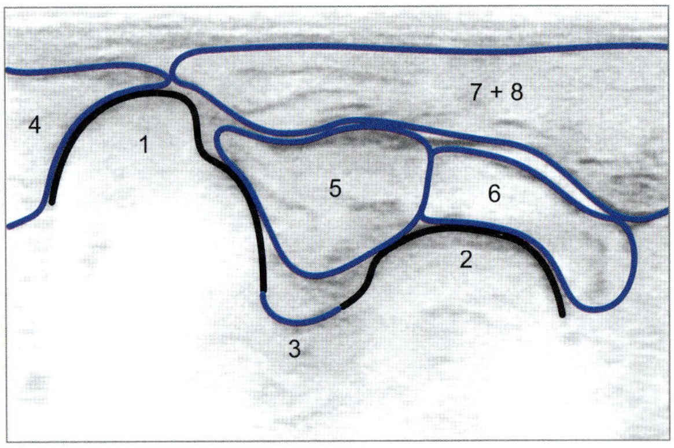

Abb. 7.3f

Fragestellungen:
- Tendopathie
- Hämatom/Serom/Abszess, Tumoren
- neuromuskuläre Erkrankungen
- Querschnittsbestimmung

Abb. 7.3a und Abb. 7.3b Patient sitzend. Unterarm auf einer Rolle positionieren. SK (7,5 – 12 MHz) ohne Kompression transversal streckseitig dort auf dem Unterarm auflegen, wo die klinische Fragestellung besteht. Leitstruktur ist der Bauch der Handgelenksstreckmuskulatur. Die sonografische Abtastung erfolgt am besten unter Monitorkontrolle von nichtverletzten Muskelanteilen zum Locus dolendi hin. Muskelgewebe ist dynamisch zu untersuchen, also bei passiver und aktiver Bewegung, sowie gegen Widerstand, um das Gleiten zu überprüfen und Defekte nicht zu übersehen. Bei Verdacht auf Flüssigkeitseinlagerung kann Dekompression Hinweise auf Punktionsfähigkeit geben.

Abb. 7.3c Im distalen TS zeigen sich die echogenen Konturen von Ulna (1) und Radius (2) weiter voneinander entfernt. Dazwischen liegt die echogene Membrana interossea (3) mit einer Reverberation (Pfeil). Darüber liegt die kaum voneinander zu trennende Streckermuskulatur: Mm. extensor indicis, pollicis longus und brevis.

Abb. 7.3d Ulna (1) und Radius (2), Membrana interossea (3). M. extensor carpi ulnaris (4), Mm. extensor (5) und abductor pollicis longus (6). Mm. extensores digitorum (7) und digiti minimi (8).

U. Brugger aus Paulsen/Waschke. Sobotta Atlas der Anatomie. 25. A. 2022 © Elsevier GmbH

Abb. 7.3e und Abb. 7.3f Leitstrukturen sind die echogenen knöchernen Konturen mit Schallauslöschung von Ulna (1) und Radius (2) mit Membrana interossea (3). Posteromedial der Ulna findet sich der M. extensor carpi ulnaris (4). Über Ulna und Radius erstrecken sich die Mm. extensor (5) und abductor pollicis longus (6). Die darüber liegende Streckmuskulatur (Mm. extensores digiti minimi [7] und digitorum [8]) ist schwer voneinander zu differenzieren.

Weitere für die Beantwortung der Fragestellung nützliche Schnittebenen:

- Verschiebung nach distal und proximal
- Verschiebung nach medial und lateral
- Zuschalten des Farbdopplers für Gefäßdiagnostik

7.4 Posteriorer sagittaler Longitudinalschnitt

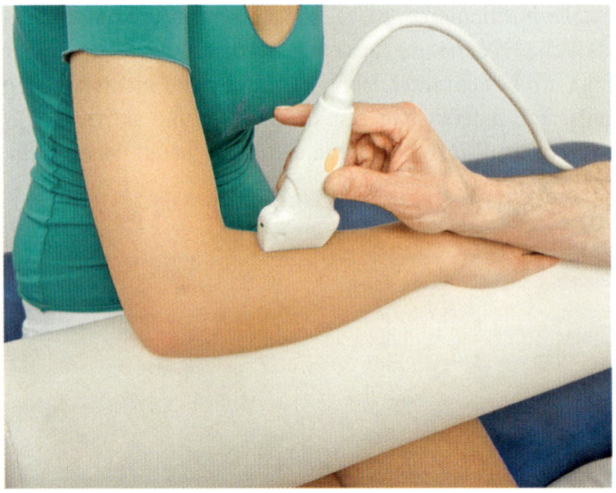

Abb. 7.4a

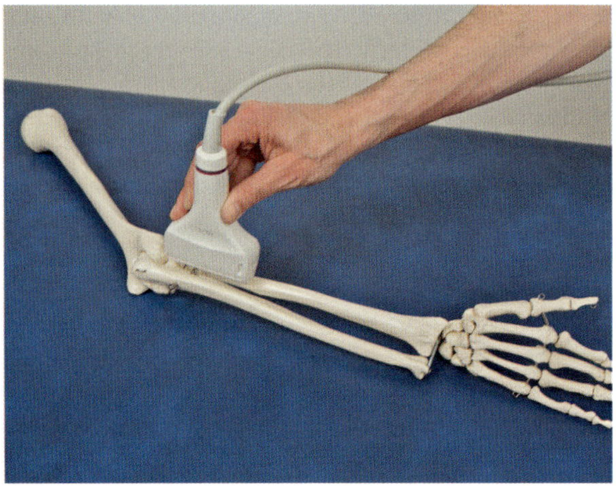

Abb. 7.4b

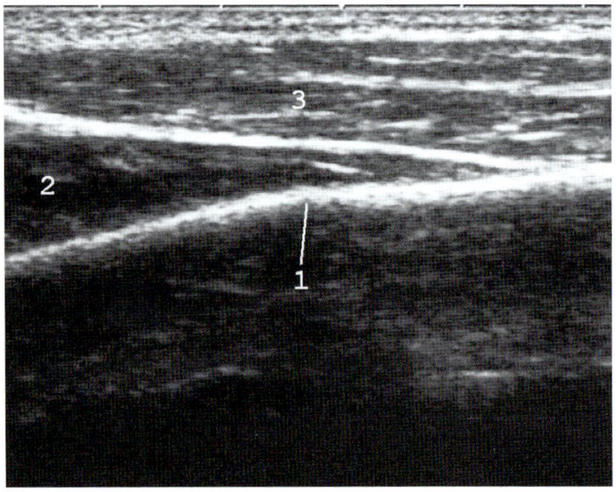

Abb. 7.4c

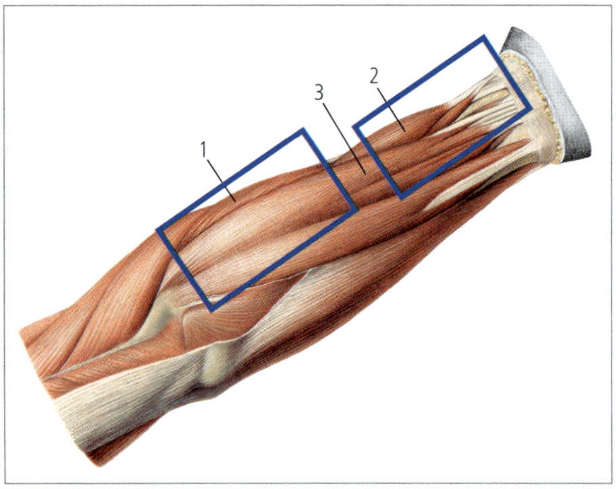

Abb. 7.4d

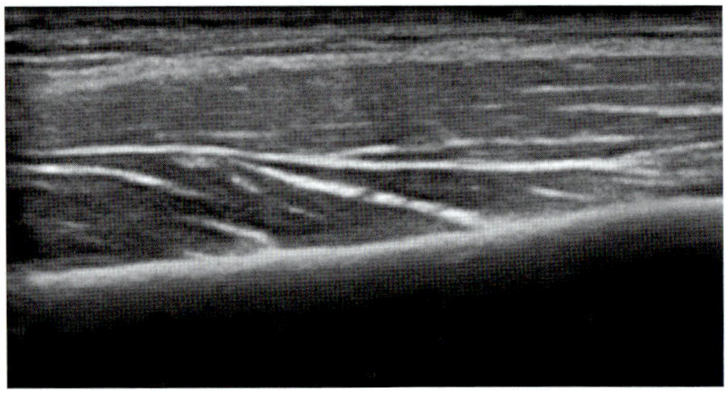

Abb. 7.4e

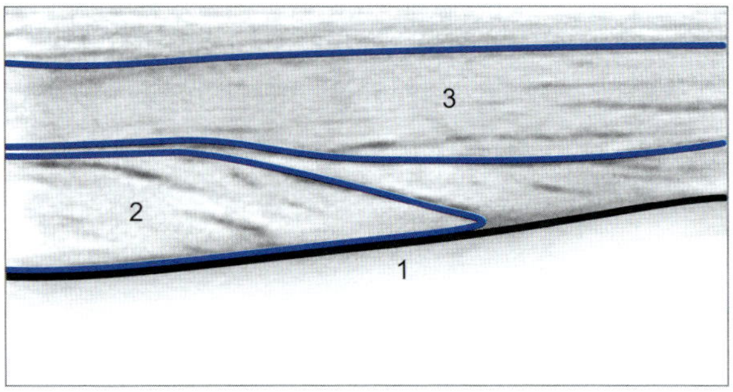

Abb. 7.4f

Fragestellungen:

- Tendopathie
- Hämatom/Serom/Abszess, Tumoren
- neuromuskuläre Erkrankungen

Abb. 7.4a und Abb. 7.4b Patient sitzend. Unterarm auf einer Rolle positionieren. SK (7,5 – 12 MHz) ohne Kompression longitudinal streckseitig dort auf dem Unterarm auflegen, wo die klinische Fragestellung besteht. Leitstruktur ist der Bauch der Handgelenksstreckmuskulatur. Die sonografische Abtastung erfolgt am besten unter Monitorkontrolle von nichtverletzten Muskelanteilen zum Locus dolendi hin. Muskelgewebe ist dynamisch zu untersuchen, also bei passiver und aktiver Bewegung, sowie gegen Widerstand, um das Gleiten zu überprüfen und Defekte nicht zu übersehen. Bei Verdacht auf Flüssigkeitseinlagerung kann Dekompression Hinweise auf Punktionsfähigkeit geben.

Abb. 7.4c Im ulnaren LS sind über der Ulna (1) der M. extensor pollicis longus (2) und der M. extensor carpi ulnaris (3) zu sehen.

Abb. 7.4d M. extensor carpi radialis brevis (1), M. abductor pollicis longus (2), M. extensor digitorum (3).
Sobotta-Archiv aus Paulsen/Waschke. Sobotta Atlas der Anatomie. 25. A. 2022 © Elsevier GmbH

Abb. 7.4e und Abb. 7.4f Leitstruktur ist die echogene knöcherne Kontur mit Schallauslöschung des Radius (1). Darüber liegen der M. abductor pollicis longus (2) und der M. extensor digitorum (3).

Weitere für die Beantwortung der Fragestellung nützliche Schnittebenen:
- Verschiebung nach distal und proximal
- Verschiebung nach medial und lateral
- Zuschalten des Farbdopplers für Gefäßdiagnostik

7.5 Dorsaler radialer sagittaler Longitudinalschnitt distaler Unterarm

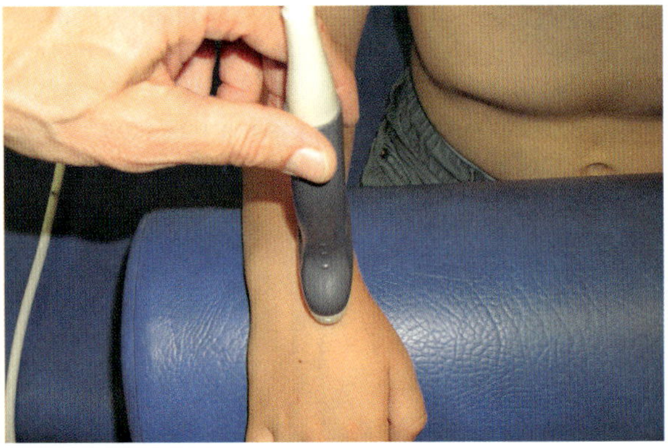

Abb. 7.5a

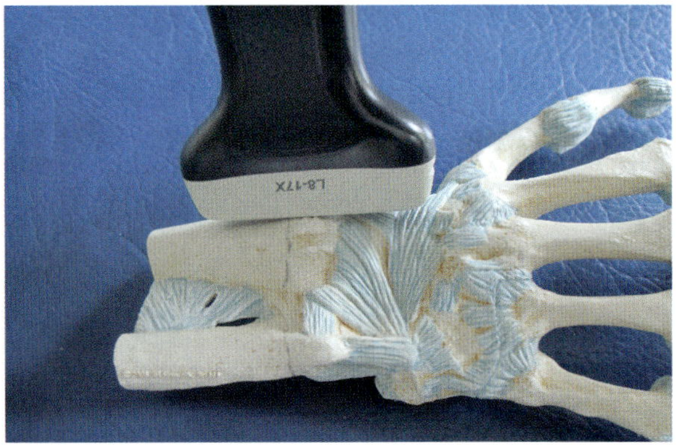

Abb. 7.5b

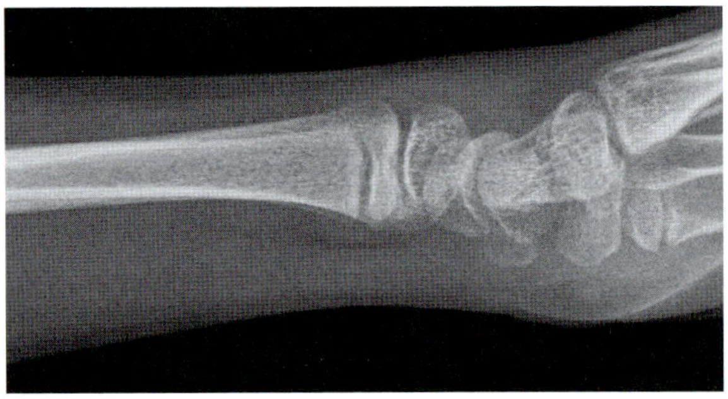

Abb. 7.5c

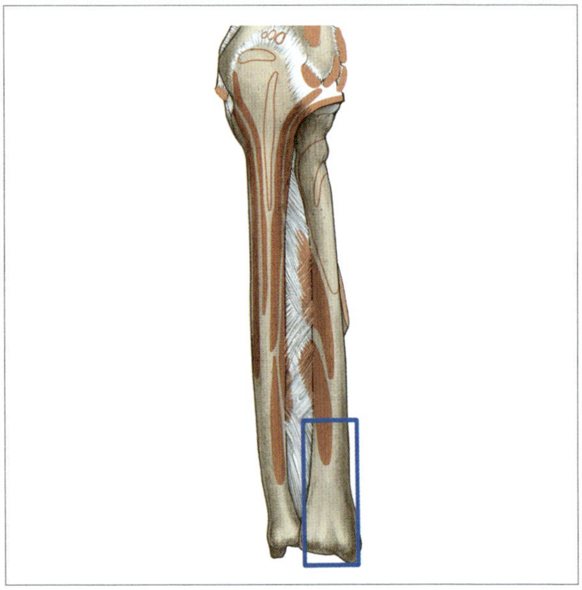

Abb. 7.5d

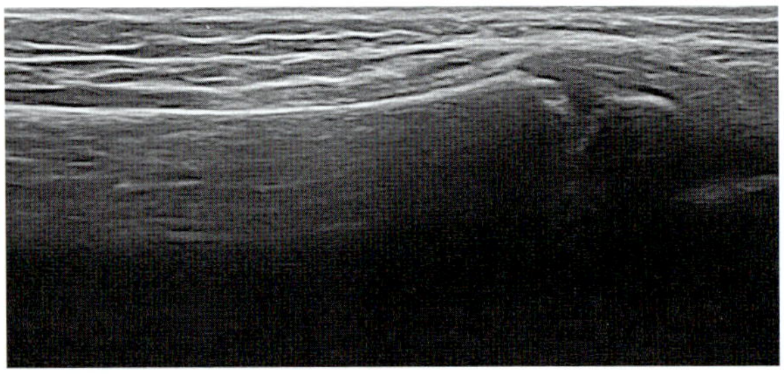

Abb. 7.5e

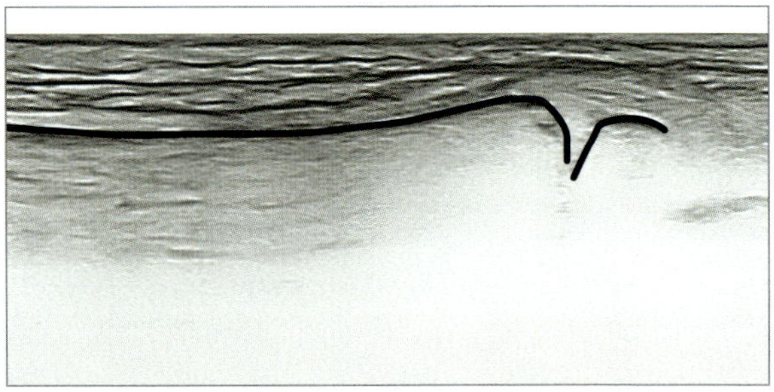

Abb. 7.5f

Fragestellungen:

- Regeldiagnostik bei Frakturverdacht im Kindes- und Jugendalter
- normale knöcherne Oberfläche, periostales Hämatom, Wulst- oder Knickbildung, Dislokation der Epiphyse

Abb. 7.5a Der Schallkopf wird direkt von dorsal und ohne schmerzhaften Druck radial auf den auf einer Rolle liegenden distalen Unterarm aufgelegt.

Abb. 7.5b Beim Kind sind Subkutanschicht und Muskelschichten nur sehr schmal angelegt und der Knochen kann gut erfasst werden.

Abb. 7.5c Das Röntgenbild, hier eine seitliche Projektion, zeigt die knöchernen Verhältnisse am distalen Unterarm und Handgelenk eines Sechsjährigen.

Abb. 7.5d In der topografischen anatomischen Ansicht wird deutlich, dass der distale Radius im sonografisch erfassten Fenster gut dargestellt werden kann.

Abb. 7.5 e und Abb. 7.5f Die echogene dorsale Oberfläche des distalen Radius mitsamt dem im Kindesalter breiten echoreichen Periost ist in allen Anteilen, diaphysär, metaphysär und epiphysär sehr gut abgrenzbar und darstellbar. Das kräftige echoreiche Periost liegt dem Knochen auf. Zwischen Epi- und Metaphyse zeigt sich der echoarme Einschnitt der Epiphysenfuge.

Fazit:
Die sonografische Detektion distaler Unterarmfrakturen beim Kind gelingt einfach. Dazu sind immer im Seitvergleich radial wie ulnar jeweils drei Longitudinalschnitte erforderlich. Wulstfrakturen können sicher erkannt werden. Knickbildung stimmt mit dem Röntgenbild überein und kann ausgemessen werden. Kallusbildung kann früher als im Röntgenbild erfasst werden.

7.6 Dorsaler ulnarer sagittaler Longitudinalschnitt distaler Unterarm

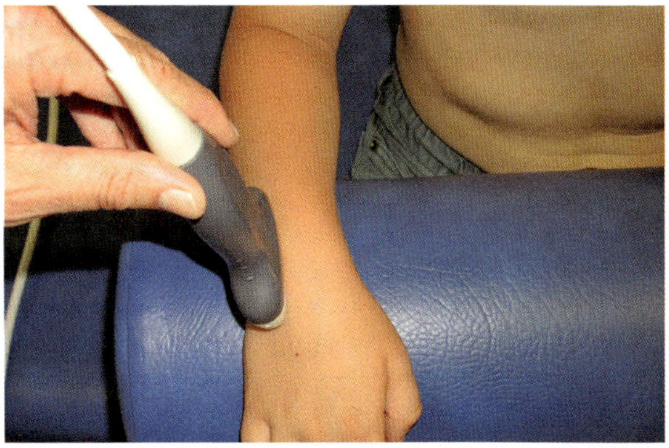

Abb. 7.6a

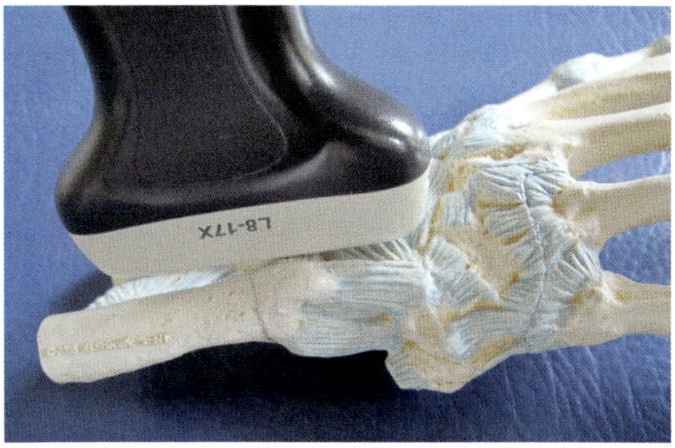

Abb. 7.6b

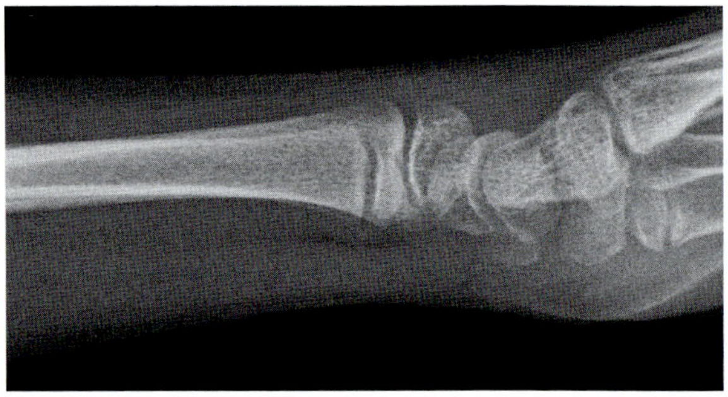

Abb. 7.6c

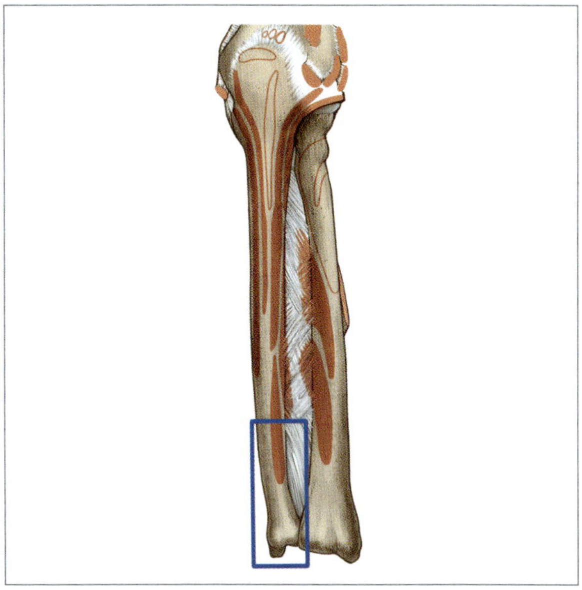

Abb. 7.6d

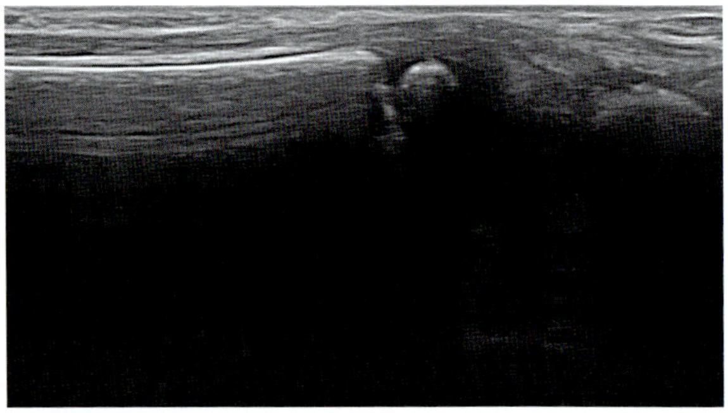

Abb. 7.6e

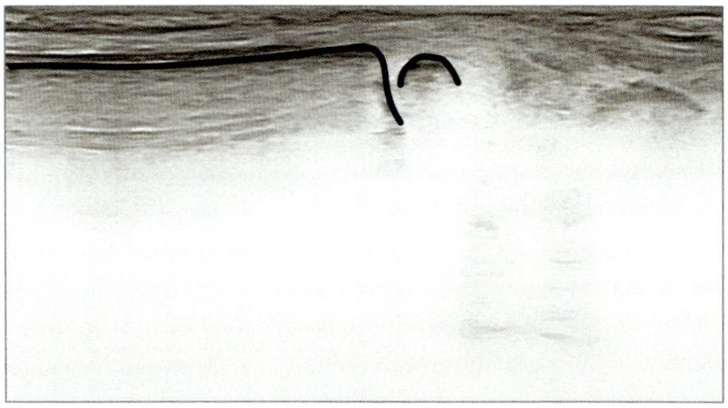

Abb. 7.6f

Fragestellungen:

- Regeldiagnostik bei Frakturverdacht im Kindes- und Jugendalter
- normale knöcherne Oberfläche, periostales Hämatom, Wulst- oder Knickbildung, Dislokation der Epiphyse

Abb. 7.6a Der Schallkopf wird direkt von dorsal und ohne schmerzhaften Druck ulnar an den auf einer Rolle liegenden Unterarm aufgelegt.

Abb. 7.6b Beim Kind sind Subkutanschicht und Muskelschichten nur sehr schmal angelegt und der Knochen kann gut erfasst werden.

Abb. 7.6c Das Röntgenbild, hier eine seitliche Projektion, zeigt die knöchernen Verhältnisse am distalen Unterarm und Handgelenk eines Sechsjährigen.

Abb. 7.6d In der topografischen anatomischen Ansicht wird deutlich, dass die distale Ulna im sonografisch erfassten Fenster gut dargestellt werden kann.

Abb. 7.6e und Abb. 7.6f Die echogene dorsale Oberfläche der distalen Ulna mitsamt dem im Kindesalter breiten echoreichen Periost ist in allen Anteilen, diaphysär, metaphysär und epiphysär sehr gut abgrenzbar und darstellbar. Das kräftige echoreiche Periost liegt dem Knochen auf. Zwischen Epi- und Metaphyse zeigt sich der echoarme Einschnitt der Epiphysenfuge.

Fazit:
Die sonografische Detektion distaler Unterarmfrakturen beim Kind gelingt einfach. Dazu sind immer im Seitvergleich radial wie ulnar jeweils drei Longitudinalschnitte erforderlich. Wulstfrakturen können sicher erkannt werden. Knickbildung stimmt mit dem Röntgenbild überein und kann ausgemessen werden. Kallusbildung kann früher als im Röntgenbild erfasst werden.

7.7 Radialer coronarer Longitudinalschnitt distaler Unterarm

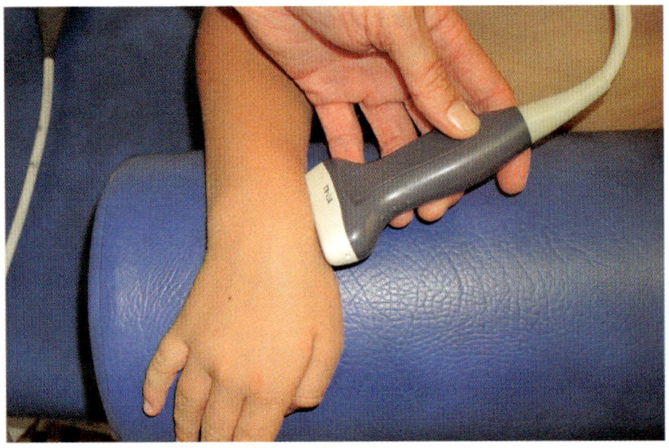

Abb. 7.7a

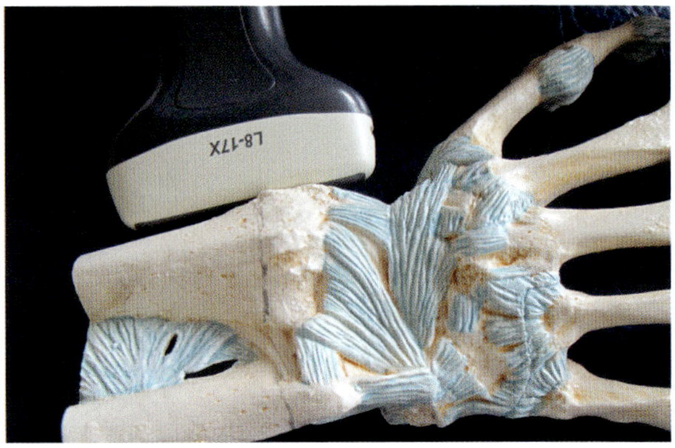

Abb. 7.7b

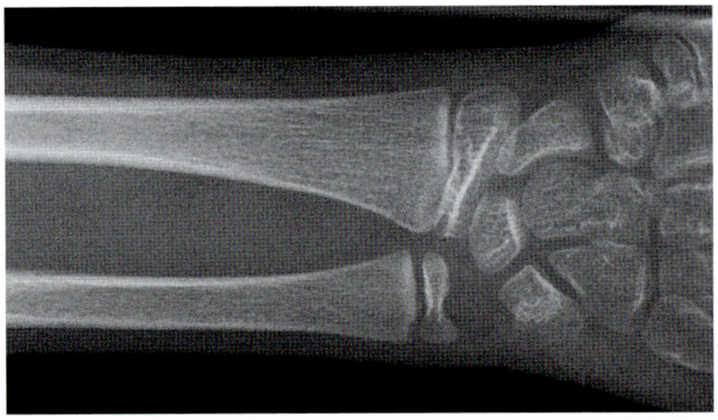

Abb. 7.7c

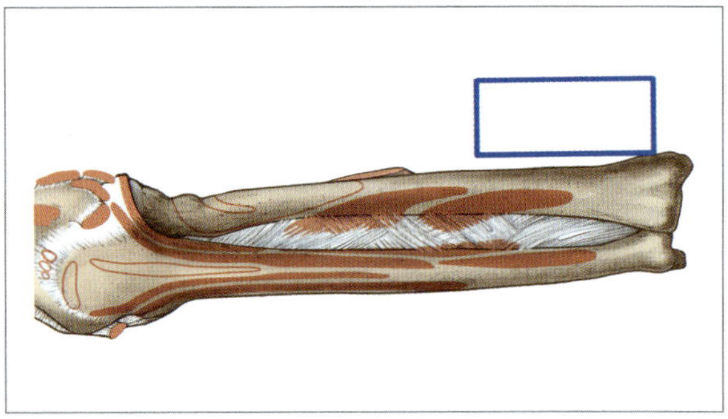

Abb. 7.7d

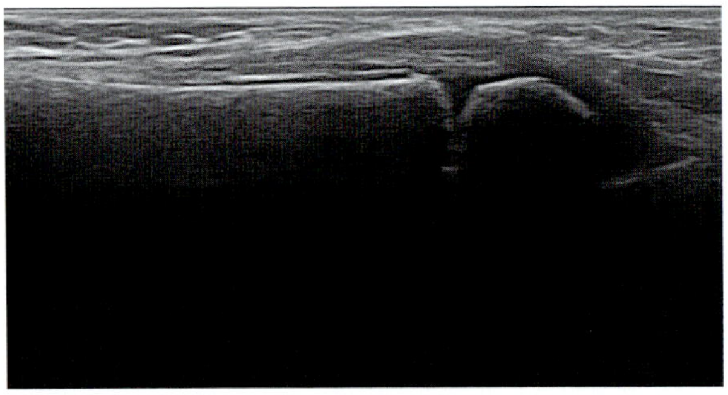

Abb. 7.7e

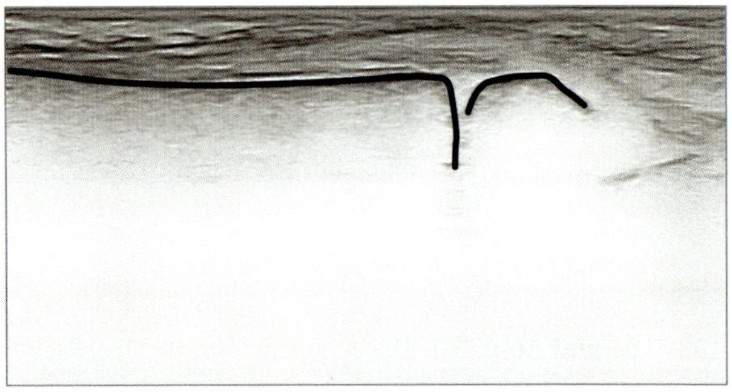

Abb. 7.7f

Fragestellungen:
- Regeldiagnostik bei Frakturverdacht im Kindes- und Jugendalter
- normale knöcherne Oberfläche, periostales Hämatom, Wulst- oder Knickbildung, Dislokation der Epiphyse

Abb. 7.7a Der Schallkopf wird direkt von radial und ohne schmerzhaften Druck an den auf einer Rolle liegenden Unterarm aufgelegt.

Abb. 7.7b Beim Kind sind Subkutanschicht und Muskelschichten nur sehr schmal angelegt und der Knochen kann gut erfasst werden.

Abb. 7.7c Das Röntgenbild, hier eine dorsopalmare Projektion, zeigt die knöchernen Verhältnisse am distalen Unterarm und Handgelenk eines Sechsjährigen.

Abb. 7.7d In der topografischen anatomischen Ansicht wird deutlich, dass der distale Radius im sonografisch erfassten Fenster gut dargestellt werden kann.

Abb. 7.7e und Abb. 7.7f Die echogene radiale Oberfläche des distalen Radius mitsamt dem im Kindesalter breiten echoreichen Periost ist in allen Anteilen, diaphysär, metaphysär und epiphysär sehr gut abgrenzbar und darstellbar. Das kräftige echoreiche Periost liegt dem Knochen auf. Zwischen Epi-und Metaphyse zeigt sich der echoarme Einschnitt der Epiphysenfuge.

Fazit:
Die sonografische Detektion distaler Unterarmfrakturen beim Kind gelingt einfach. Dazu sind immer im Seitvergleich radial wie ulnar jeweils drei Longitudinalschnitte erforderlich. Wulstfrakturen können sicher erkannt werden. Knickbildung stimmt mit dem Röntgenbild überein und kann ausgemessen werden. Kallusbildung kann früher als im Röntgenbild erfasst werden.

7.8 Ulnarer coronarer Longitudinalschnitt distaler Unterarm

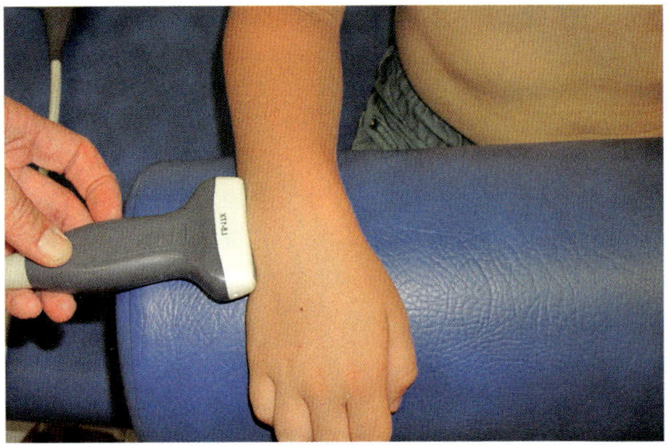

Abb. 7.8a

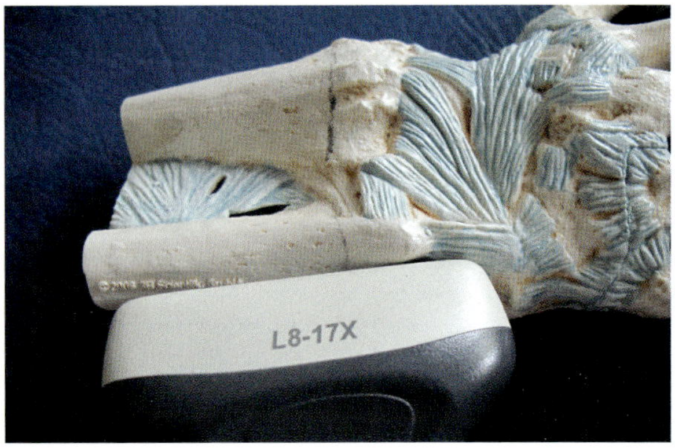

Abb. 7.8b

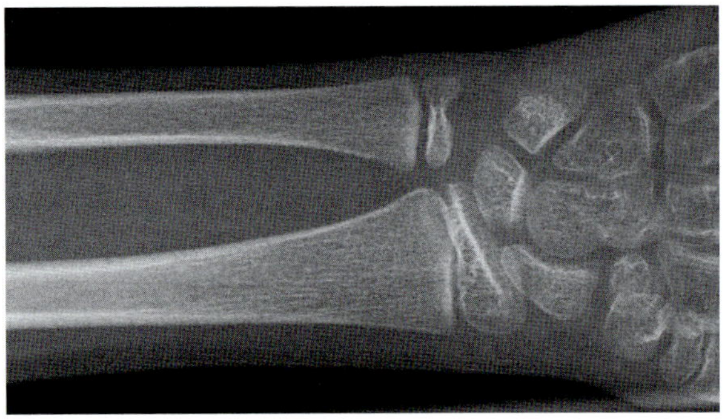

Abb. 7.8c

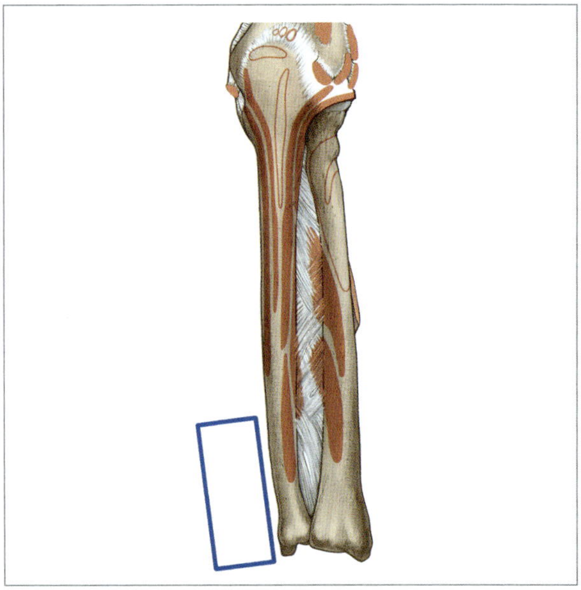

Abb. 7.8d

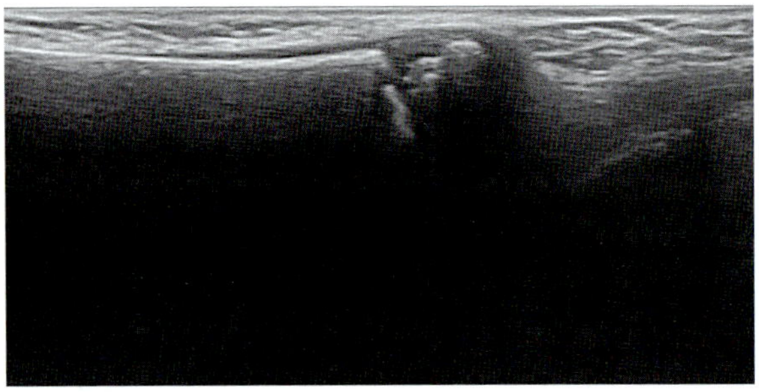

Abb. 7.8e

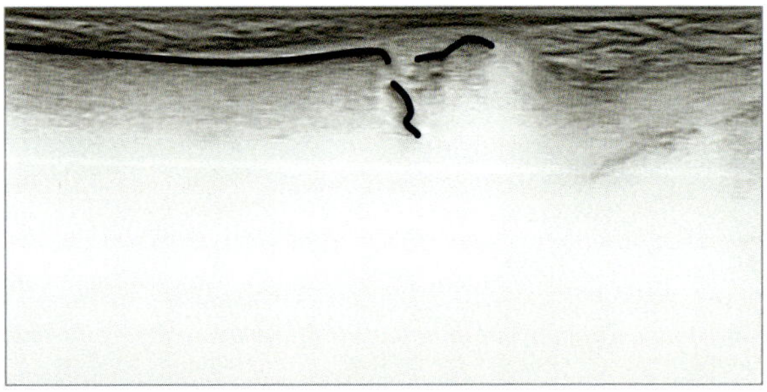

Abb. 7.8f

Fragestellungen:
- Regeldiagnostik bei Frakturverdacht im Kindes- und Jugendalter
- normale knöcherne Oberfläche, periostales Hämatom, Wulst- oder Knickbildung, Dislokation der Epiphyse

Abb. 7.8a Der Schallkopf wird direkt von ulnar und ohne schmerzhaften Druck an den auf einer Rolle liegenden Unterarm aufgelegt.

Abb. 7.8b Beim Kind sind Subkutanschicht und Muskelschichten nur sehr schmal angelegt und der Knochen kann gut erfasst werden.

Abb. 7.8c Das Röntgenbild, hier eine dorsopalmare Projektion, zeigt die knöchernen Verhältnisse am distalen Unterarm und Handgelenk eines Sechsjährigen.

Abb. 7.8d In der topografischen anatomischen Ansicht wird deutlich, dass die distale Ulna im sonografisch erfassten Fenster gut dargestellt werden kann.

Abb. 7.8e und Abb. 7.8f Die echogene ulnare Oberfläche der distalen Ulna mitsamt dem im Kindesalter breiten echoreichen Periost ist in allen Anteilen, diaphysär, metaphysär und epiphysär sehr gut abgrenzbar und darstellbar. Das kräftige echoreiche Periost liegt dem Knochen auf. Zwischen Epi- und Metaphyse zeigt sich der echoarme Einschnitt der Epiphysenfuge.

Fazit:
Die sonografische Detektion distaler Unterarmfrakturen beim Kind gelingt einfach. Dazu sind immer im Seitvergleich radial wie ulnar jeweils drei Longitudinalschnitte erforderlich. Wulstfrakturen können sicher erkannt werden. Knickbildung stimmt mit dem Röntgenbild überein und kann ausgemessen werden. Kallusbildung kann früher als im Röntgenbild erfasst werden.

7.9 Palmarer radialer sagittaler Longitudinalschnitt distaler Unterarm

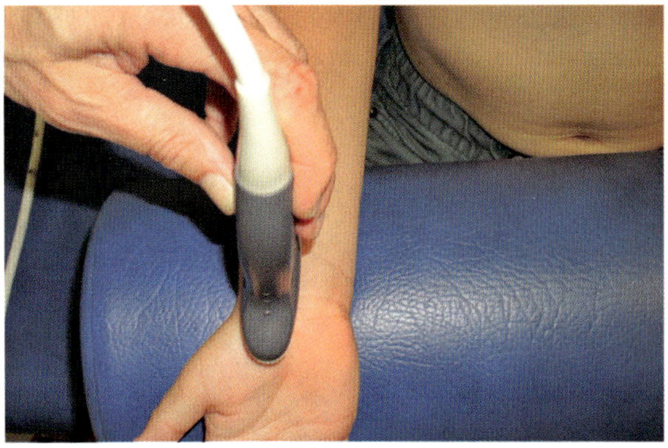

Abb. 7.9a

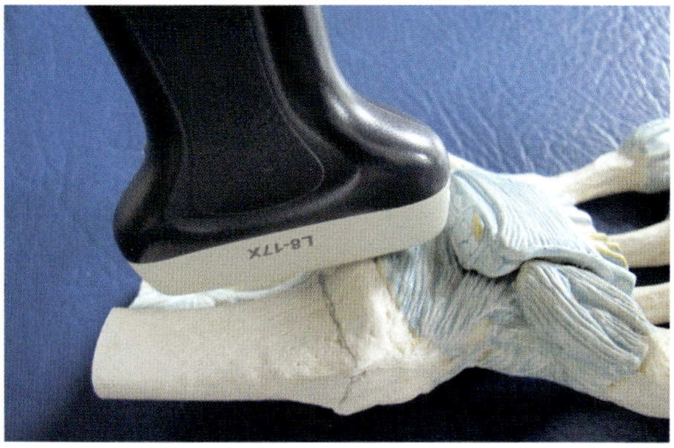

Abb. 7.9b

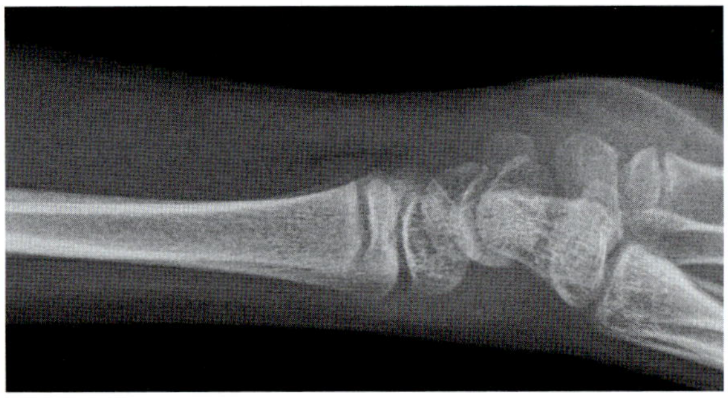

Abb. 7.9c

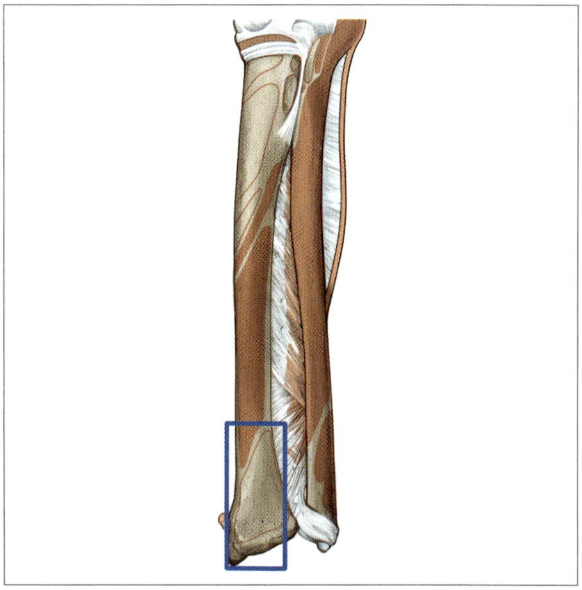

Abb. 7.9d

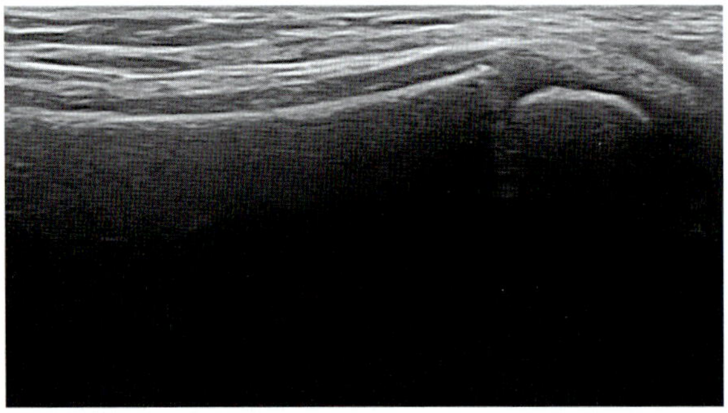

Abb. 7.9e

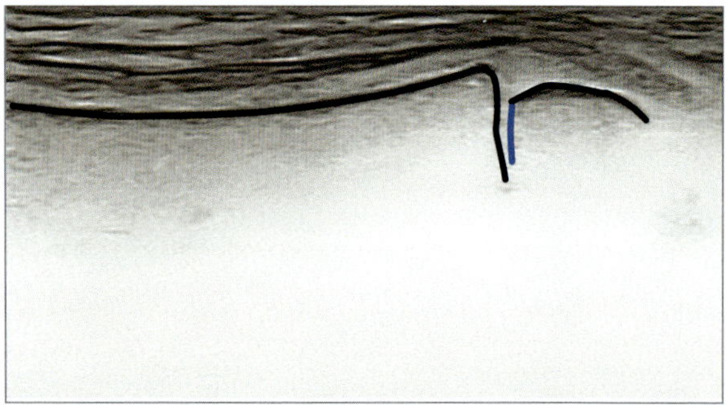

Abb. 7.9f

Fragestellungen:
- Regeldiagnostik bei Frakturverdacht im Kindes- und Jugendalter
- normale knöcherne Oberfläche, periostales Hämatom, Wulst- oder Knickbildung, Dislokation der Epiphyse

Abb. 7.9a Der Schallkopf wird direkt von palmar und ohne schmerzhaften Druck radial auf den auf einer Rolle liegenden Unterarm aufgelegt.

Abb. 7.9b Beim Kind sind Subkutanschicht und Muskelschichten nur sehr schmal angelegt und der Knochen kann gut erfasst werden.

Abb. 7.9c Das Röntgenbild, hier eine seitliche Projektion, zeigt die knöchernen Verhältnisse am distalen Unterarm und Handgelenk eines Sechsjährigen.

Abb. 7.9d In der topografischen anatomischen Ansicht wird deutlich, dass der distale Radius im sonografisch erfassten Fenster gut dargestellt werden kann.

Abb. 7.9e und Abb. 7.9f Die echogene Oberfläche des distalen palmaren Radius mitsamt dem im Kindesalter breiten echoreichen Periost ist in allen Anteilen, diaphysär, metaphysär und epiphysär sehr gut abgrenzbar und darstellbar. Das kräftige echoreiche Periost liegt dem Knochen auf. Zwischen Epi- und Metaphyse zeigt sich der echoarme Einschnitt der Epiphysenfuge.

Fazit:
Die sonografische Detektion distaler Unterarmfrakturen beim Kind gelingt einfach. Dazu sind immer im Seitvergleich radial wie ulnar jeweils drei Longitudinalschnitte erforderlich. Wulstfrakturen können sicher erkannt werden. Knickbildung stimmt mit dem Röntgenbild überein und kann ausgemessen werden. Kallusbildung kann früher als im Röntgenbild erfasst werden.

7.10 Palmarer ulnarer sagittaler Longitudinalschnitt distaler Unterarm

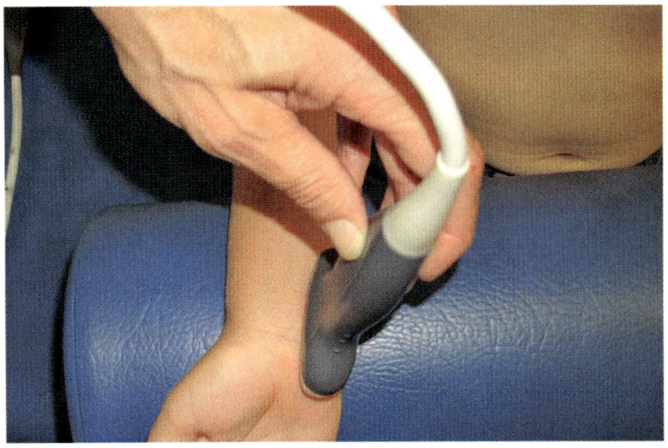

Abb. 7.10a

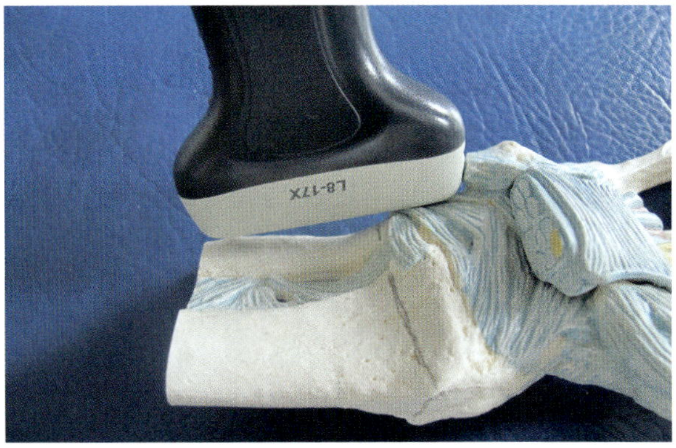

Abb. 7.10b

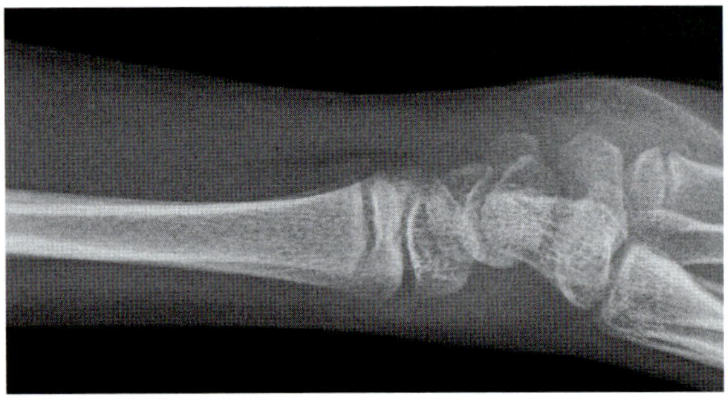

Abb. 7.10c

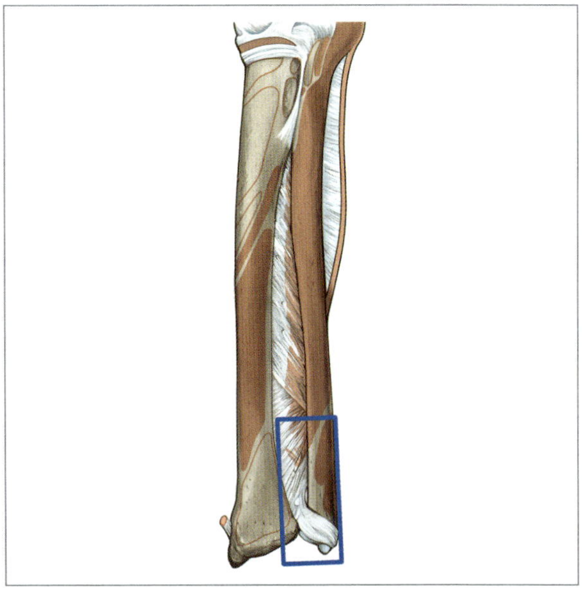

Abb. 7.10d

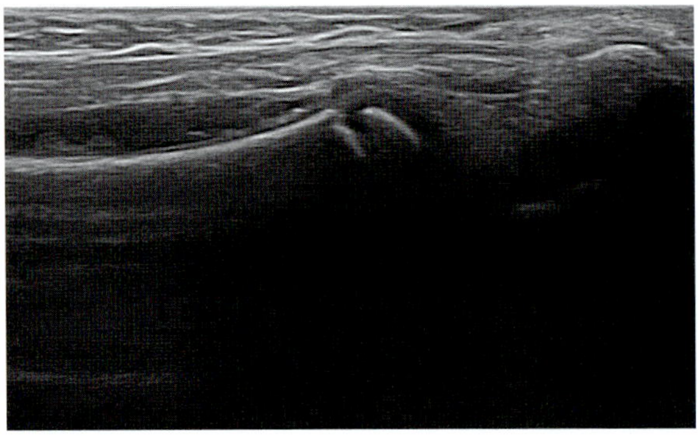

Abb. 7.10e

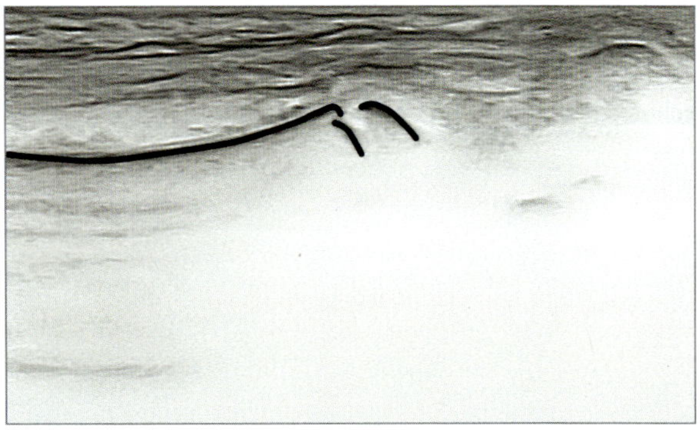

Abb. 7.10f

Fragestellungen:
- Regeldiagnostik bei Frakturverdacht im Kindes- und Jugendalter
- normale knöcherne Oberfläche, periostales Hämatom, Wulst- oder Knickbildung, Dislokation der Epiphyse

Abb. 7.10a Der Schallkopf wird direkt von palmar und ohne schmerzhaften Druck ulnar auf den auf einer Rolle liegenden Unterarm aufgelegt.

Abb. 7.10b Beim Kind sind Subkutanschicht und Muskelschichten nur sehr schmal angelegt und der Knochen kann gut erfasst werden.

Abb. 7.10c Das Röntgenbild, hier eine seitliche Projektion, zeigt die knöchernen Verhältnisse am distalen Unterarm und Handgelenk eines Sechsjährigen.

Abb. 7.10d In der topografischen anatomischen Ansicht wird deutlich, dass die distale Ulna im sonografisch erfassten Fenster gut dargestellt werden kann.

Abb. 7.10e und Abb. 7.10f Die echogene Oberfläche der distalen palmaren Ulna mitsamt dem im Kindesalter breiten echoreichen Periost ist in allen Anteilen, diaphysär, metaphysär und epiphysär sehr gut abgrenzbar und darstellbar. Das kräftige echoreiche Periost liegt dem Knochen auf. Zwischen Epi- und Metaphyse zeigt sich der echoarme Einschnitt der Epiphysenfuge.

Fazit:
Die sonografische Detektion distaler Unterarmfrakturen beim Kind gelingt einfach. Dazu sind immer im Seitvergleich radial wie ulnar jeweils drei Longitudinalschnitte erforderlich. Wulstfrakturen können sicher erkannt werden. Knickbildung stimmt mit dem Röntgenbild überein und kann ausgemessen werden. Kallusbildung kann früher als im Röntgenbild erfasst werden.

KAPITEL

8 Hand

8.1 Palmarer Transversalschnitt Handgelenk (DEGUM-Standard)

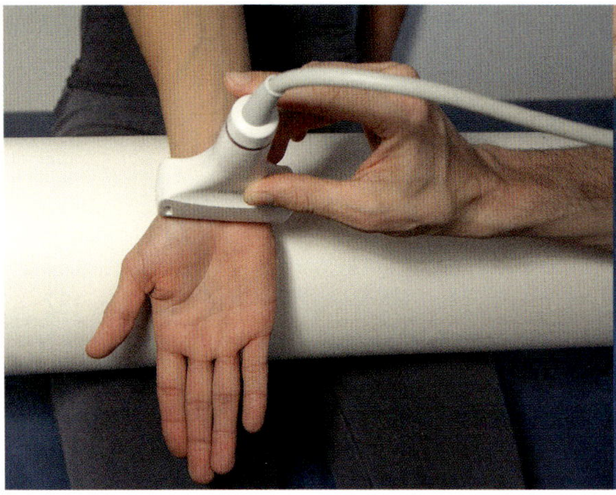

Abb. 8.1a

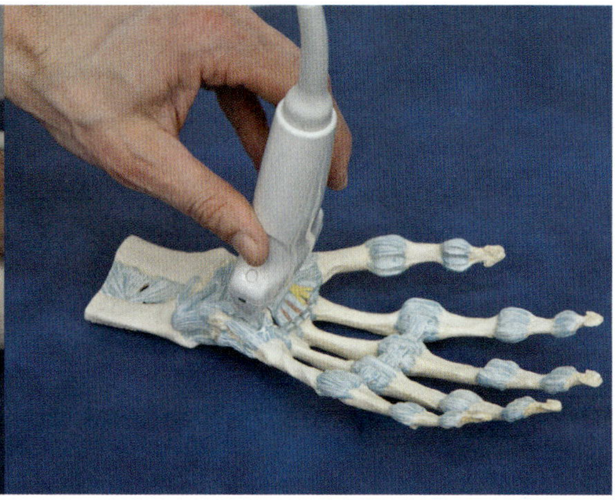

Abb. 8.1b

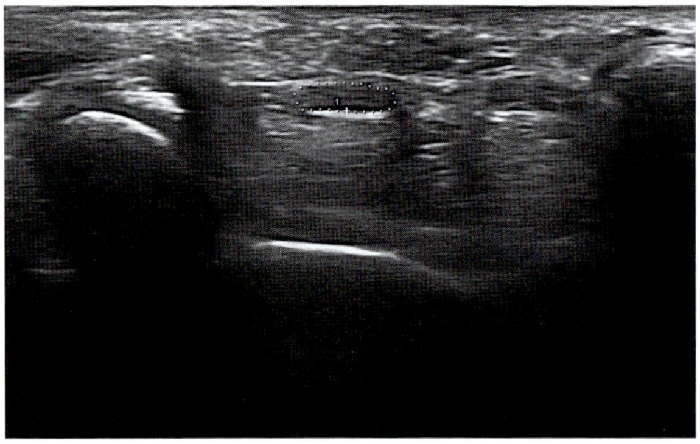

Abb. 8.1c

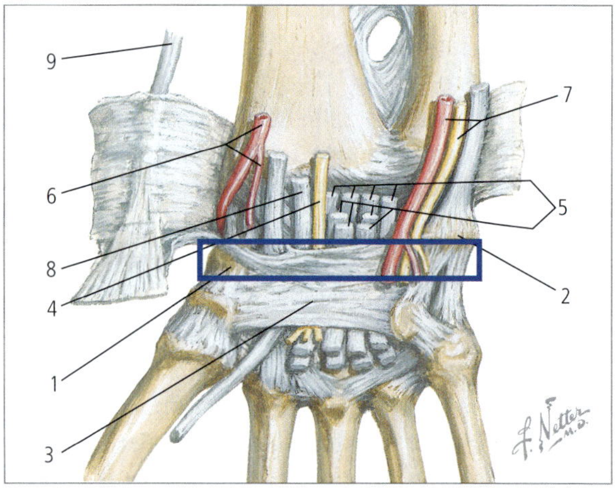

Abb. 8.1d

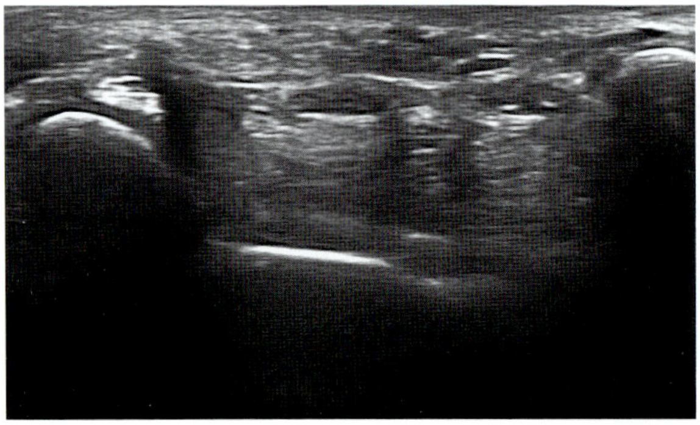

Abb. 8.1e

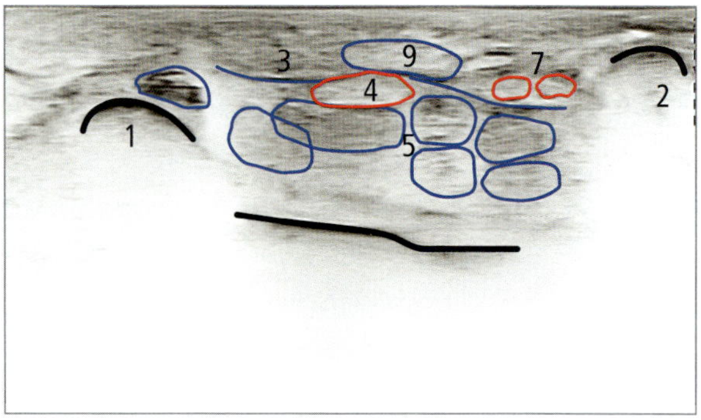

Abb. 8.1f

Fragestellungen:

- bei Karpaltunnelsyndrom (CTS): Tenosynovitis/Tendinitis der Fingerbeuger, Ganglion
- Abflachung des N. medianus an der Stelle der maximalen Kompression, proximal davon Dicken- oder Querschnittszunahme. des N. medianus
- traumatisch: Läsion der Beugesehnen, Hämatom intra-/extraartikulär, knöcherne Fehlstellungen, Fraktur
- entzündlich: Tenosynovitis/Tendinitis der Flexoren, Synovitis, Osteodestruktionen

Abb. 8.1a und Abb. 8.1b Hand in Supinationsstellung und leicht überstreckt auf fester Unterlage, z. B. einer Rolle, lagern. SK mit 10 – 18 MHz (oder 7,5 MHz mit Vorlaufstrecke) quer zur Armlängsachse auf dem distalen Unterarm aufsetzen. Verschieben des SK parallel nach distal auf Höhe des Os pisiforme (leicht tastbar). SK-Ende auf dem Os pisiforme fixieren, vorsichtiges radiäres Drehen, bis am anderen SK-Ende die knöcherne Kontur des Tuberculum ossis scaphoidei und weiter distal des Tuberculum ossis trapezii erscheint. SK leicht verkippen, um den N. medianus mit seinem Epineurium externum optimal abzubilden. Die oberflächlichen und tiefen Beugesehnen lassen sich durch Bewegen des entsprechenden Fingers im Karpaltunnel differenzieren.

Abb. 8.1c Zur Beurteilung des N. medianus kann die Querschnittfläche der Nervs im Verlauf durch den Karpaltunnel bestimmt werden. Normbereich > 9 – 15 mm². Durch Kompression schwillt der Nerv an, die QF nimmt zu.

Abb. 8.1d Der Karpaltunnel wird folgendermaßen begrenzt: seitlich von Tuberculum ossis scaphoidei und weiter distal vom Tuberculum ossis trapezii (1), Os pisiforme und Hamulus ossis hamati (2), oben durch das Retinaculum flexorum (3) und unten durch Os capitatum und trapezoideum distal und proximal Os scaphoideum und lunatum. Durch den Karpaltunnel ziehen N. medianus (4), oberflächliche und tiefe Fingerbeuger (5), A. radialis (6) und Tendo m. flexoris pollicis longi (8). Tendo m. palmaris longi (9), A. und N. ulnaris (7) liegen über dem KT.
Netter illustrations from www.netterimages.com.

Abb. 8.1e und Abb. 8.1f Leitstrukturen sind das Os scaphoideum mit der Sehne des M. flexoris carpi radialis und das Os pisiforme. Dazwischen liegt echoreich in der Tiefe das Os capitatum. Das Retinaculum flexorum (3) spannt sich oberflächlich als echoreiche feine Linie über den Karpaltunnel. Direkt darunter bildet sich medial-radial der N. medianus (4) als ovale echoarme, echogen getüpfelte Struktur ab. Das echogene Epineurium hilft bei der Abgrenzung zu den Beugesehnen (5). Diese füllen den gesamten Karpaltunnel aus. Je nach Anschallwinkel sind sie rund bis oval, echoreich oder echoarm mit feinen Punkten und schlecht in der gemeinsamen Sehnenscheide voneinander zu unterscheiden. Aktive und passive Flexion der Finger demarkiert die Sehnen vom Nerv. Die pulsierende A. ulnaris und N. ulnaris mit Epineurium (7) liegen ulnar auf dem Retinakulum, medial davon die echoarme Sehne des M. palmaris longus (9).

Weitere für die Beantwortung der Fragestellung nützliche Schnittebenen:
- palmarer LS
- B-Mode mit Farbdoppler/Power-Doppler

8.2 Palmarer radialer sagittaler Longitudinalschnitt Handgelenk (DEGUM-Standard)

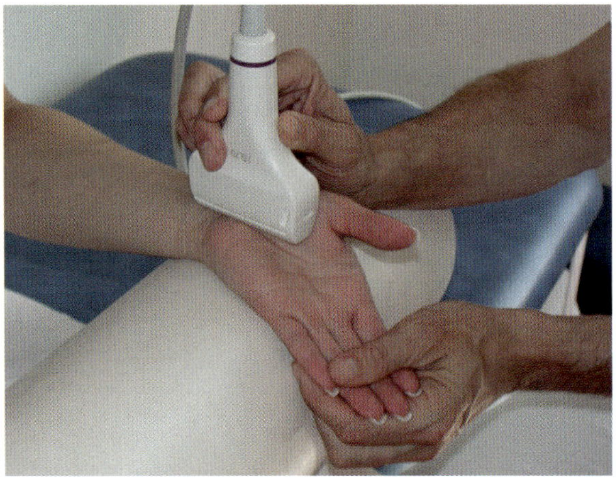

Abb. 8.2a

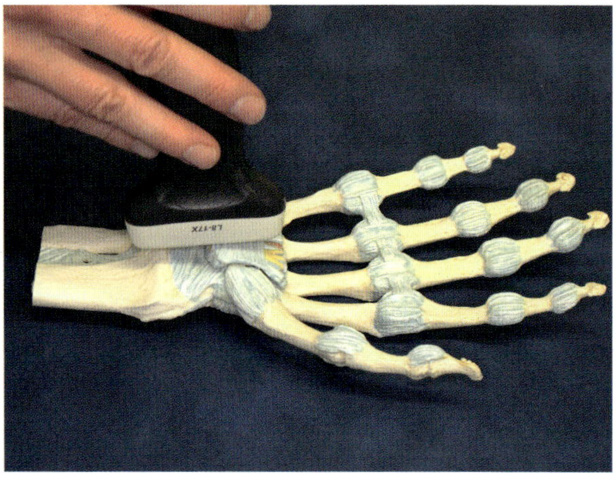

Abb. 8.2b

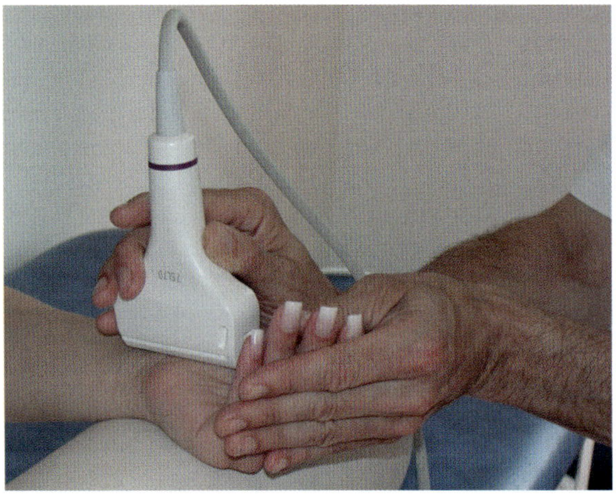

Abb. 8.2c

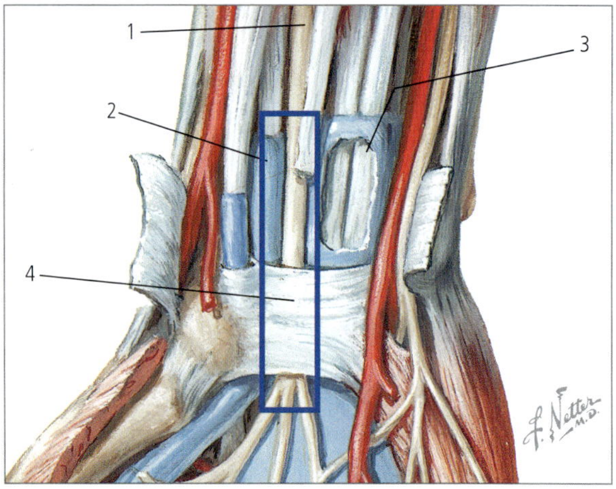

Abb. 8.2d

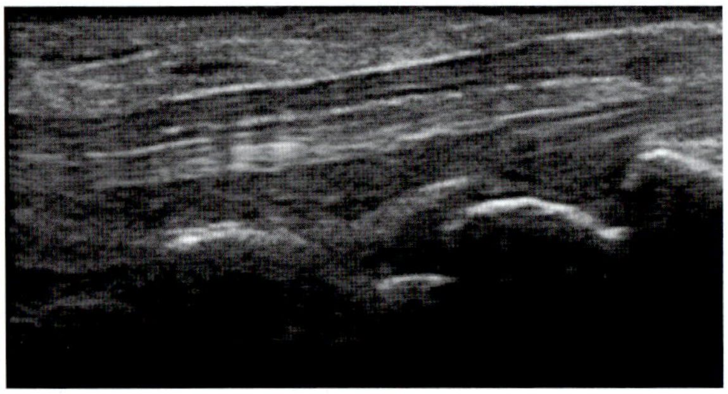

Abb. 8.2e

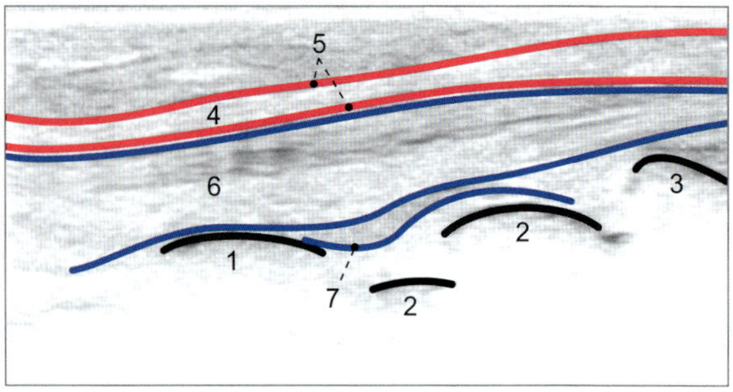

Abb. 8.2f

8

Fragestellungen:

- bei Karpaltunnelsyndrom (CTS): Tenosynovitis/Tendinitis der Fingerbeuger, Ganglion, Verdickung, im Spätstadium Ausdünnung (selten sanduhrförmige Stenose) des N. medianus
- traumatisch: Läsion der Beugesehnen, Hämatom intra-/extraartikulär, knöcherne Fehlstellungen, perilunäre Luxation, Fraktur
- entzündlich: Tenosynovitis/Tendinitis der Flexoren, Synovitis, Osteodestruktionen

Abb. 8.2a und Abb. 8.2b Hand in Supinationsstellung und leicht überstreckt auf einer festen Unterlage, z. B. einer Rolle, lagern. SK mit 10 – 18 MHz (oder 7,5 MHz mit Vorlaufstrecke) in Verlängerung der Unterarmlängsachse über dem distalen Radius aufsetzen und nach distal karpal verschieben. Knöcherne Leitstrukturen sind Radius, Os scaphoideum und Os capitatum. Durch leichtes Verkippen und evtl. paralleles Verschieben des SK nach medial stellt sich oberflächlich bandförmig der N. medianus dar, darunter die oberflächlichen und tiefen Beugesehnen. Verfolgen des N. medianus, ggf. SK-Korrektur wegen Anisotropie notwendig.
Dynamische Untersuchung (Abb. 8.2c) mit Fingerbeugen und -strecken hilfreich.

Abb. 8.2c Dynamische Untersuchung des Sehnengleitens unter sonografischer Sicht. Die Position (Abb. 8.2a, Abb. 8.2b) wird beibehalten. Die Beweglichkeit der Fingersehnen kann unter aktiver oder passiver Bewegung der Finger untersucht werden. Dies ist auch gegen den Widerstand des Untersuchers möglich, um einen Sehnendefekt auszuschließen.

Abb. 8.2d Handwurzel von palmar: N. medianus (1), Sehnen der Mm. flexoris pollicis longi (2), flexores digitorum superficialis et profundi (3), Retinaculum flexorum (4).
Netter illustrations from www.netterimages.com.

8

Abb. 8.2e und Abb. 8.2f Knöchern begrenzen distaler Radius (1), Os scaphoideum (2) und Os trapezium (3) als echogene Linien mit dorsaler Schallauslöschung den unteren Bildausschnitt. Unter dem subkutanen Fettgewebe (Retinaculum flexorum ist im LS selten als echoarme schmale Struktur abgrenzbar) zieht der N. medianus (4) echoarm bandförmig mit faszikulären echoreichen Binnenechos und ist im distalen Bildabschnitt aufgrund der Anisotropie nicht mehr abgebildet. Bei orthograder Schallausrichtung zeichnet sich das Epineurium (5) echoreich ab. Oberflächliche und tiefe Fingerbeugersehnen (6) als breites echogenes Band mit fibrillärem Binnenmuster, nicht senkrecht geschallte Sehnenabschnitte erscheinen echoärmer (Anisotropie). Gelenkkapsel (7) v. a. auf Höhe der Gelenkspalten von Sehnen und intraartikulärer echoarmen Synovia gut abgrenzbar.

Weitere für die Beantwortung der Fragestellung nützliche Schnittebenen:
- palmarer TS und LS ulnokarpal
- Zuschalten Farbdoppler/Power-Doppler
- dorsale LS und TS

8.3 Palmarer ulnarer sagittaler Longitudinalschnitt Handgelenk (DEGUM-Standard)

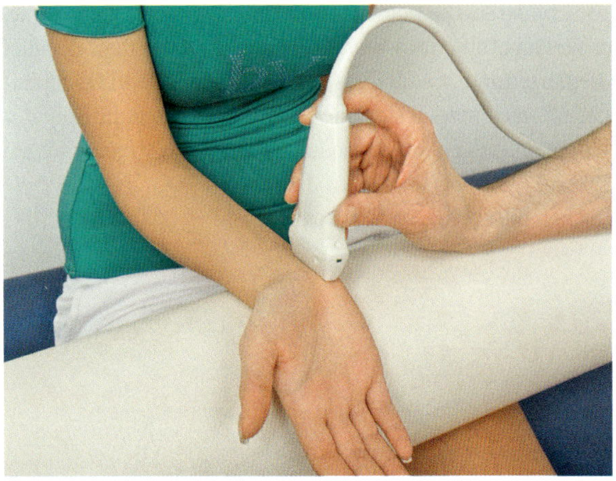

Abb. 8.3a

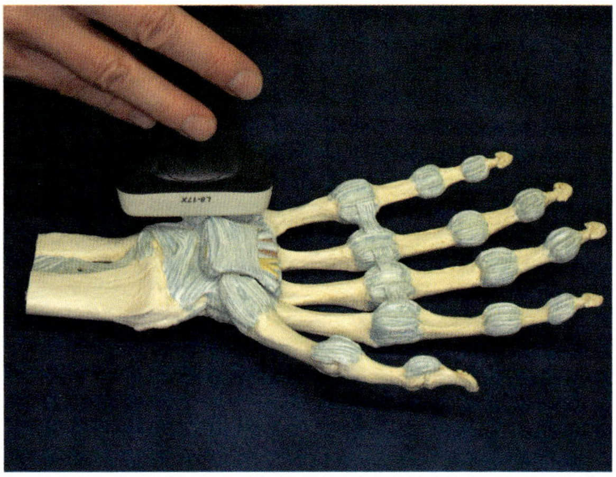

Abb. 8.3b

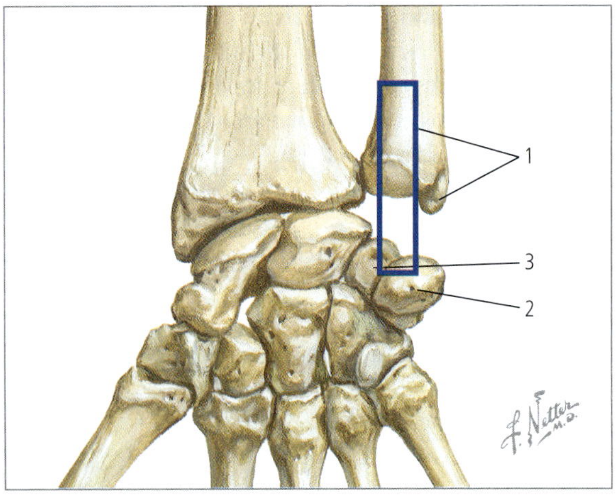

Abb. 8.3c

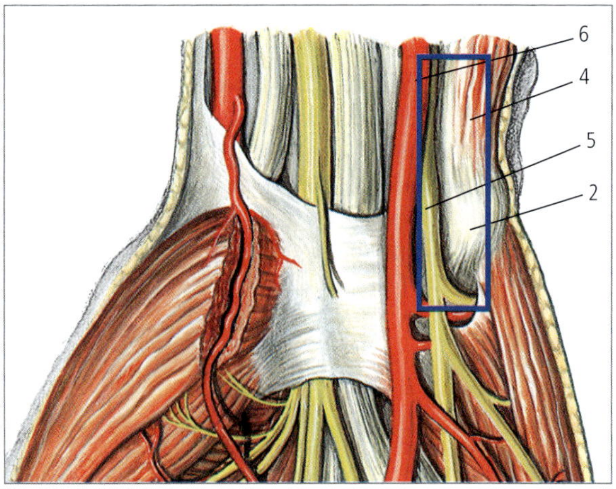

Abb. 8.3d

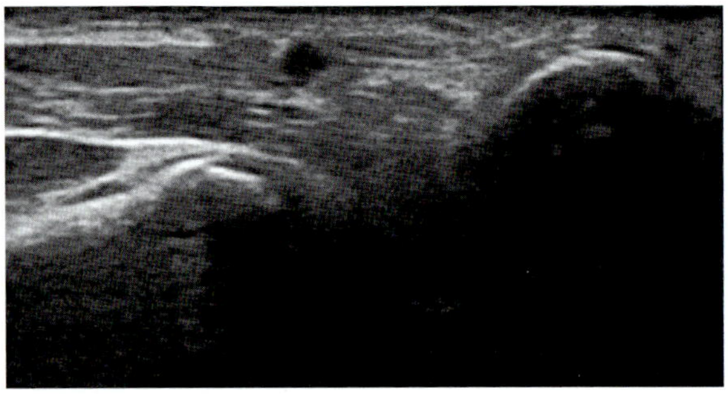

Abb. 8.3e

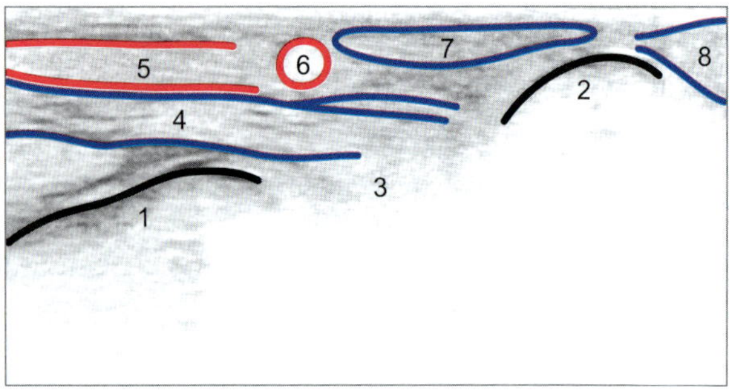

Abb. 8.3f

Fragestellungen:

- entzündlich: Tenosynovitis/Tendinitis der Flexoren, Synovitis, Osteodestruktionen
- Ganglion
- traumatisch: Läsion der Beugesehnen, Hämatom intra-/extraartikulär
- Abriss des Proc. styloideus ulnae, knöcherne Fehlstellungen, Fraktur
- Verkalkungen oder Läsionen des triangulären fibrokartilaginären Komplexes (TFCC)

Abb. 8.3a und Abb. 8.3b Hand in Supinationsstellung und leicht überstreckt auf einer festen Unterlage, z. B. einer Rolle, lagern. SK mit 10 – 18 MHz (oder 7,5 MHz mit Vorlaufstrecke) in Verlängerung der Unterarmlängsachse über der distalen Ulna aufsetzen und nach distal karpal verschieben. Knöcherne Leitstrukturen sind Ulna, Os triquetum bzw. weiter ulnar Os pisiforme. Durch leichtes Verkippen und paralleles Verschieben des SK nach medial stellen sich oberflächlich die Sehne des M. flexor carpi ulnaris und die A. ulnaris sowie ihr Ramus palmaris profundus dar. Der trianguläre fibrokartilaginäre Komplex (TFCC) ist schlecht einsehbar und besser im dorsalen und lateralen LS zu beurteilen.

Abb. 8.3c Handwurzelknochen von palmar: Ulna (1) mit Proc. styloideus ulnae, Os pisiforme (2), Os triquetum (3).
Netter illustrations from www.netterimages.com.

Abb. 8.3d Os pisiforme (2), M. flexor carpi ulnaris (4), N. ulnaris (5) mit Seitenästen, A. ulnaris mit Ramus palmaris profundus (6).
Sobotta-Archiv aus Paulsen/Waschke. Sobotta Atlas der Anatomie. 25. A. 2022 © Elsevier GmbH

Abb. 8.3e und Abb. 8.3f Stark echoreiche Linien mit dorsaler Schallauslöschung von Ulna (1) und Os pisiforme (2). Dazwischen weiter Gelenkspalt (3) mit echoarmer Synovialmembran, TFCC nicht abgrenzbar. Ansatz der echogenen Sehne des M. flexor carpi ulnaris (4) am Os pisiforme. N. ulnaris (5) im Längsverlauf mit echogenen Faszikeln. Ramus palmaris profundus der A. ulnaris (6) quer getroffen als echofreie Rundstruktur ganz oberflächlich abgebildet. Oberflächlich der transversal ausgerichtete M. palmaris brevis (7). Echoarmer M. abductor digiti minimi (8) mit seinem Ursprung. Gelenkkapsel hier nicht abzugrenzen.

Weitere für die Beantwortung der Fragestellung nützliche Schnittebenen:

- palmarer TS
- lateraler LS
- Farbdoppler/Power-Doppler
- dorsale LS und TS

8.4 Dorsaler Transversalschnitt Handgelenk (DEGUM-Standard)

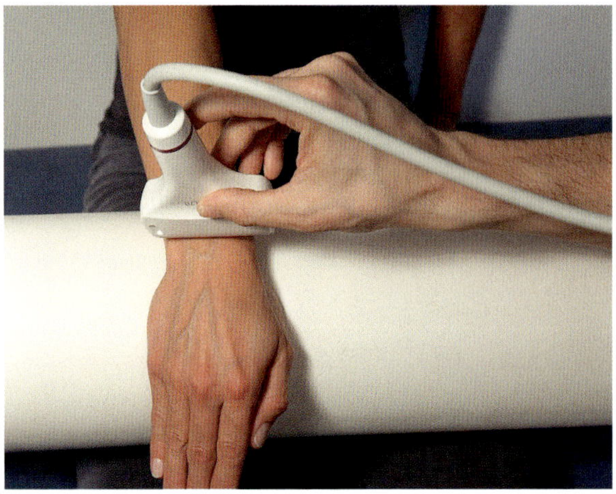

Abb. 8.4a

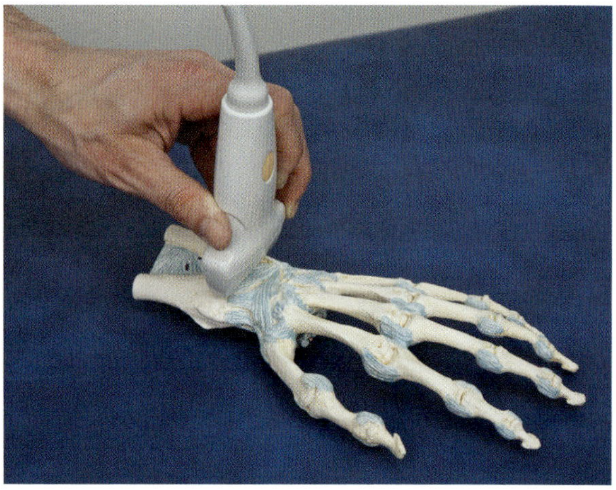

Abb. 8.4b

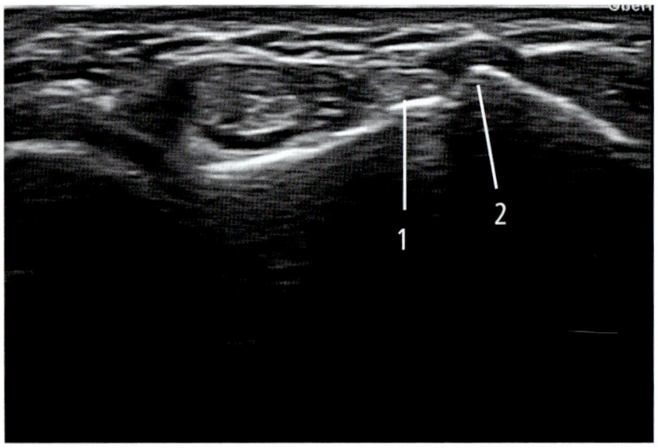

Abb. 8.4c

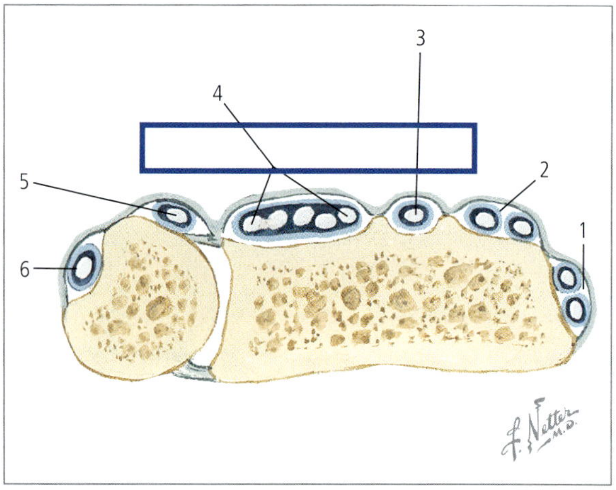

Abb. 8.4d

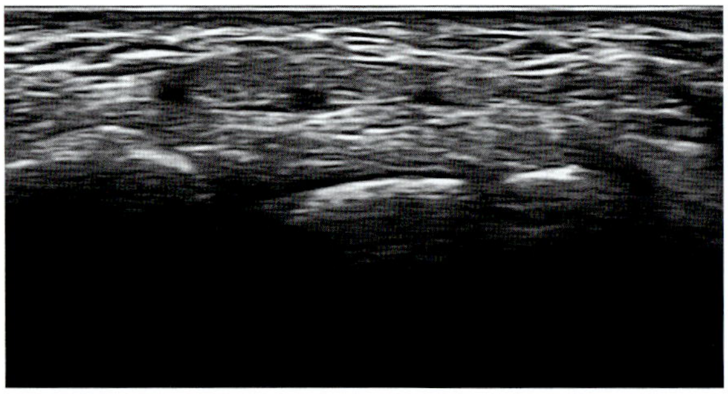

Abb. 8.4e

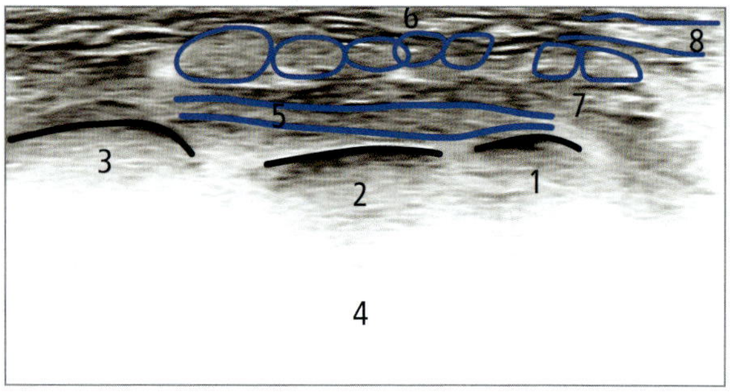

Abb. 8.4f

Fragestellungen:

- Synovitis (Erguss und/oder Synoviaproliferation), Pannus, Reizerguss, periartikuläre Schwellung, Hämarthros
- Tendopathien, Tendovaginopathien und Verletzungen der Strecksehnen, Ganglion
- Defekte oder Verletzungen der Gelenkoberfläche: entzündliche Osteodestruktionen und -proliferationen, degenerative osteophytäre Anbauten, Fraktur, Osteonekrosen
- Querschnittsbestimmung

Abb. 8.4a und Abb. 8.4b Hand in Pronationsstellung auf einer festen Unterlage (Rolle) lagern. Ertasten des proximalen Handgelenkspalts in leichter Extension. SK mit 10 – 18 MHz (oder 7,5 MHz mit Vorlaufstrecke) 90° zur Unterarmlängsachse proximal des Proc. styloideus aufsetzen. Verschieben des SK parallel nach distal. Ankopplung durch Gel oder Vorlaufstrecke optimieren, da meist wenig Weichteilgewebe über dem Handgelenk. Durch leichtes Verkippen mit dem SK die Handwurzelknochen scharf stellen. Die Gelenkkapsel umschließt einerseits radiokarpal die proximalen Karpalia und andererseits die interkarpalen Gelenke, die durch interkarpale Bänder zusammenhängen. Die oberflächlich gelegenen Strecksehnen werden in den Sehnenfächern 1 bis 6 aufgesucht und teils durch radiäres Drehen des distalen SK-Endes nach distal verfolgt. Zur Beurteilung des TFCC SK weit nach ulnar führen.

Abb. 8.4c Zur Darstellung des 3. SF mit der Sehne des M. extensor pollicis longus (1) muss der SK auf dem Radius nach proximal geschoben werden bis zum Tuberculum dorsale radii (2), auch Tuber Listeri genannt. Die Sehne zieht direkt unter dem Tuber zum Daumen und ist im Standardschnitt (Abb. 8.4e) nur ganz oberflächlich tangential angeschnitten.

Abb. 8.4d TS des distalen Unterarms mit 1. – 6. Sehnenfach (SF). Tendines von M. extensor pollicis brevis und M. abductor pollicis longus (SF1), M. extensor carpi radialis longus und brevis (SF2), M. extensor pollicis longus (SF3), M. extensor digitorum und M. extensor indicis (SF4), M. extensor digiti minimi (SF5), M. extensor carpi ulnaris (SF6).
Netter illustrations from www.netterimages.com.

8

Abb. 8.4e und Abb. 8.4f Die knöchernen Leitstrukturen zeigen die Höhe des TS an. Proximal des radiokarpalen Gelenkspalts begrenzen Radius und Ulna als echoreiche konvexe Konturen mit dorsalem Schallschatten das Schallfenster. Hier TS über Os scaphoideum (1), Os lunatum (2) und Os triquetum (3). Dazwischen schmale, mit echoarmer Synovia ausgefüllte Gelenkspalten (4). An den Flächen zu den benachbarten Karpalia sind die Handwurzelknochen von echoarmem, hyalinem Knorpel bedeckt. Darüber spannen sich echoreich die Gelenkkapsel und Ligamente (5). Die Strecksehnen im SF4 (6) liegen nebeneinander in der gemeinsamen Sehnenscheide, weiter proximal noch übereinander (Abb. 8.4c). Radial davon das 2. SF (7) und darüber tangential die EPL Sehne (8).

Weitere für die Beantwortung der Fragestellung nützliche Schnittebenen:
- dorsaler LS
- dorsaler TS des anderen Handgelenks
- palmare LS und TS
- Hinzuschalten des Farbdopplers/Power-Dopplers

8.5 Dorsaler radialer sagittaler Longitudinalschnitt Handgelenk (DEGUM-Standard)

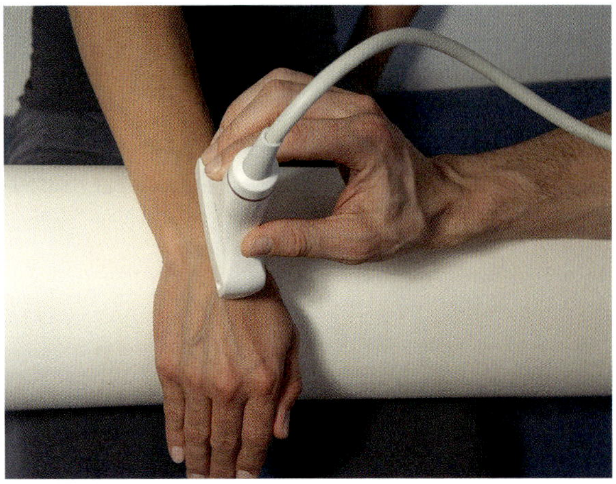

Abb. 8.5a

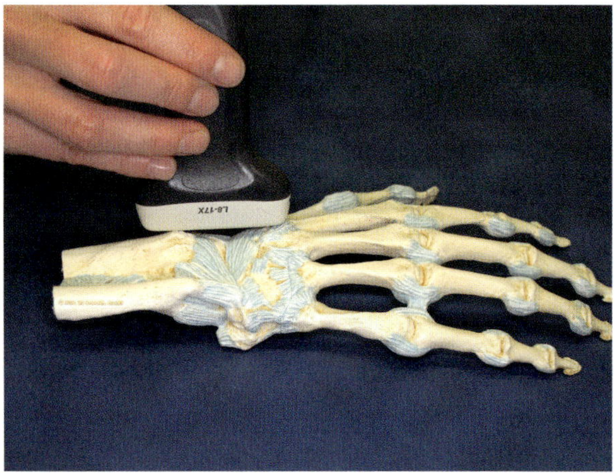

Abb. 8.5b

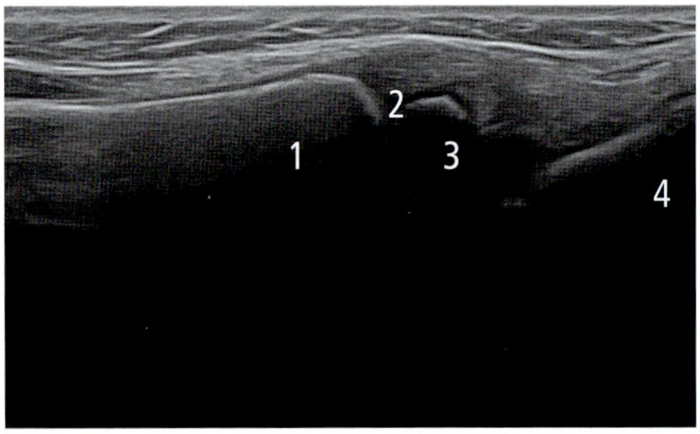

Abb. 8.5c

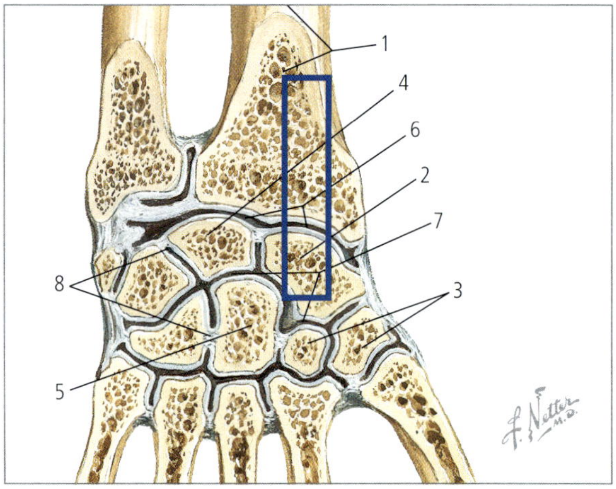

Abb. 8.5d

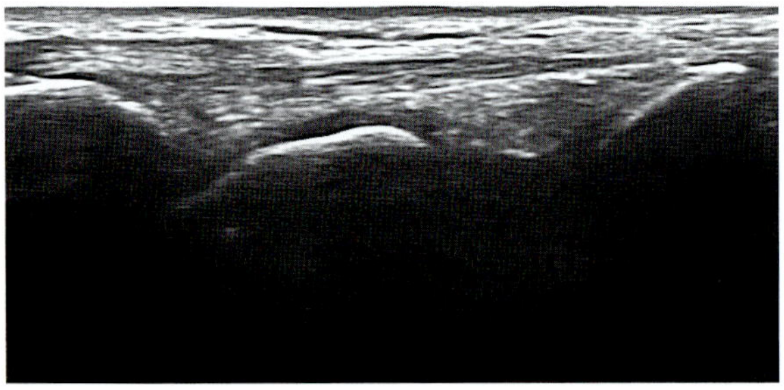

Abb. 8.5e

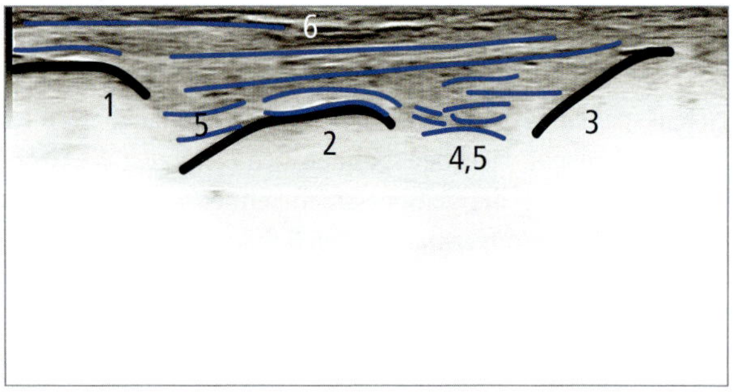

Abb. 8.5f

Fragestellungen:

- Synovitis (Synovialisproliferation und/oder Erguss), Pannus, periartikuläre Schwellung
- Tendopathien, Tenosynovitis, Ganglion, Verletzungen der Strecksehnen (Sehnenfächer 1–4)
- knöcherne Defekte: entzündliche Destruktionen, Osteonekrosen (Lunatumnekrose), osteophytäre Anbauten, Karpalfrakturen, osteochondrale Ausrisse mit Hämarthros
- Bandinstabilitäten (SL-Band)

Abb. 8.5a und Abb. 8.5b Hand in Pronationsstellung auf einer festen Unterlage, z. B. einer Rolle, lagern. SK mit 10 – 18 MHz (oder 7,5 MHz mit Vorlaufstrecke) in Verlängerung der Unterarmlängsachse am distalen Radius aufsetzen und nach distal auf Gelenkspalthöhe verschieben. Knöcherne Leitstrukturen sind der distale Radius, Os scaphoideum und Os trapezium/trapezoideum. Durch leichtes Verkippen des SK und paralleles Verschieben nach ulnar Aufsuchen von Os lunatum und Os capitatum. Die oberflächlich gelegenen Strecksehnen (Vorlaufstrecke) werden in ihren Sehnenfächern dargestellt und nach distal verfolgt. Entsprechend ihrem anatomischen Verlauf radiäres Drehen des distalen SK-Endes notwendig. Bänder zwischen den Handwurzelknochen (z. B. SL-Band) sind nicht darstellbar. Dynamische Untersuchung der Sehnen durch Extension/Flexion des entsprechenden Fingers/Handwurzel.

Abb. 8.5c Für die sonografische Detektion kindlicher distaler Radiusfrakturen ist dieser Schnitt bedeutsam. Distaler Radius (1), Epiphysenfuge (2), Epiphyse (3), Os scaphoideum (4).

Abb. 8.5d Radius (1), Os scaphoideum (2), Os trapezium/trapezoideum (3), Os lunatum (4), Os capitatum (5), Articulatio radiocarpalis (6), Articulatio mediocarpalis (7), Ligg. intercarpalia interossea (8).
Netter illustrations from www.netterimages.com.

Abb. 8.5e und Abb. 8.5f Radius (1), proximale (2) und distale (3) Handwurzelreihe bilden sich als echoreiche Konturen mit Schallschatten ab. Dazwischen liegen abgesenkt die Gelenkspalten, die Gelenkflächen und Knorpel von Radius und Ossa carpalia sind nicht darstellbar. Die je nach Anschallwinkel unterschiedlich echogenen karpalen Bänder (4) lassen sich nicht eindeutig von den Gelenkkapseln (5) abgrenzen. Die Strecksehnen (6) erscheinen aufgrund von Anisotropie teils fibrillär echogen, teils echoarm. Sie ziehen oberflächlich über den gesamten Bildausschnitt, umgeben von einem feinen echoarmen Saum der Sehnenscheiden.

Weitere für die Beantwortung der Fragestellung nützliche Schnittebenen:
- dorsaler TS
- dorsaler ulnokarpaler LS

8.6 Dorsaler ulnarer sagittaler Longitudinalschnitt Handgelenk (DEGUM-Standard)

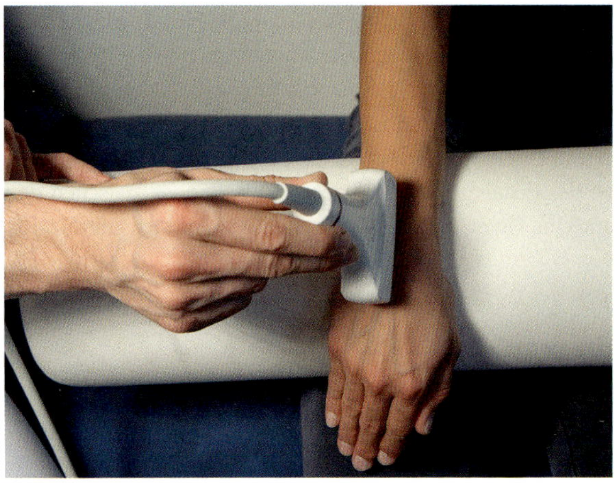

Abb. 8.6a

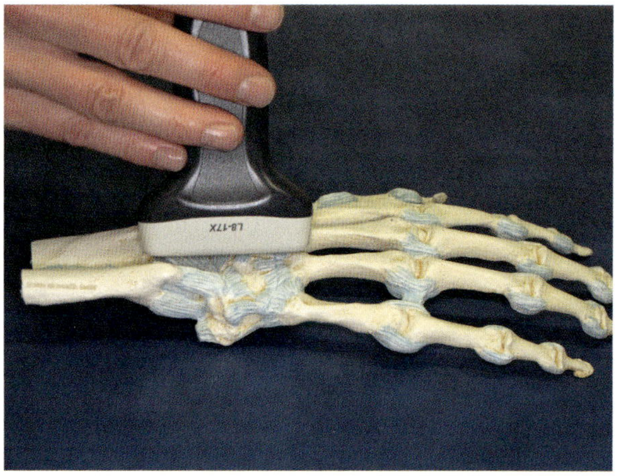

Abb. 8.6b

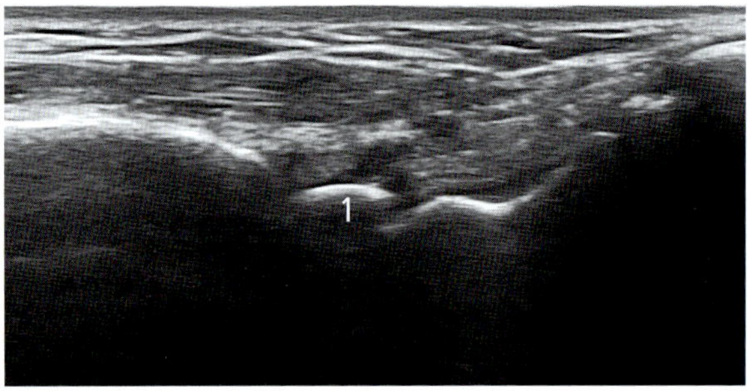

Abb. 8.6c

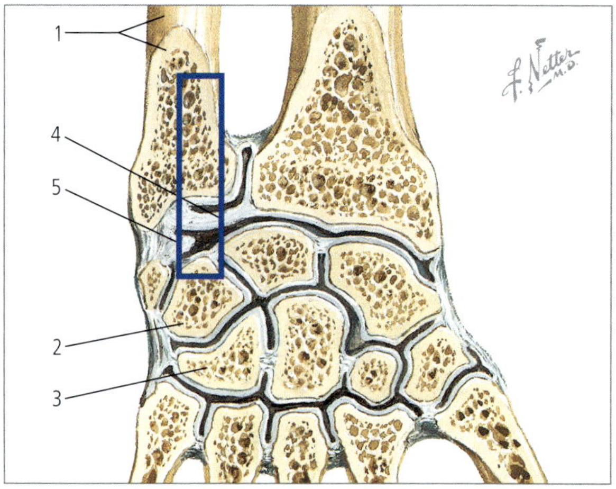

Abb. 8.6d

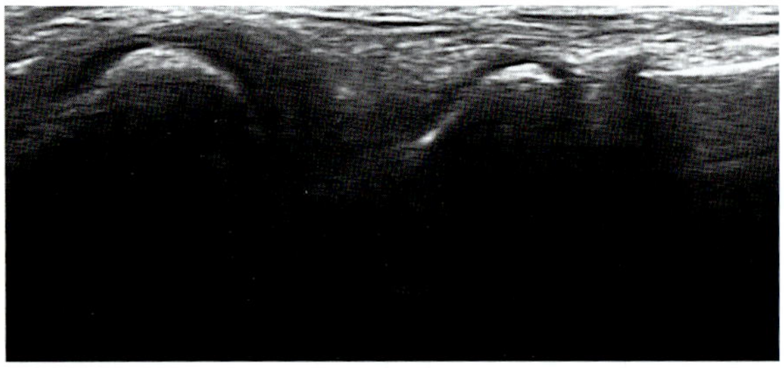

Abb. 8.6e

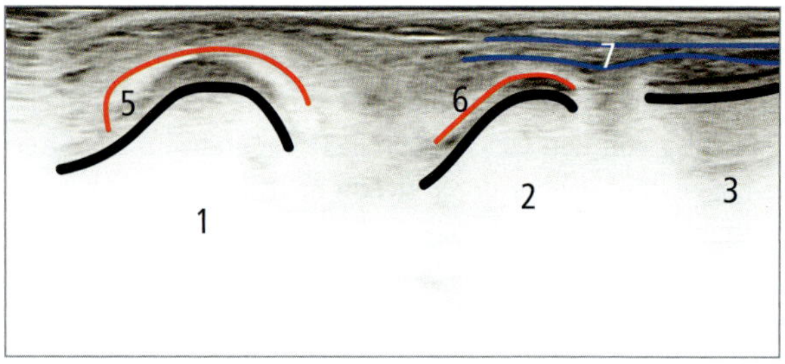

Abb. 8.6f

Fragestellungen:

- Synovitis (Synovialisproliferation und/oder Erguss), Pannus, periartikuläre Schwellung
- Tendopathien, Tenosynovitis, Ganglion, Verletzungen der Strecksehnen in den Fächern 5 und 6
- knöcherne Defekte: entzündliche Destruktionen, Degenerationen, Frakturen, Lunatummalazie, Hämarthros
- Verkalkungen oder Rupturen im triangulären fibrokartilaginären Komplex (TFCC)

Abb. 8.6a und Abb. 8.6b Hand in Pronation auf fester Unterlage lagern. SK mit 10 – 18 MHz (oder 7,5 MHz mit Vorlaufstrecke) in Verlängerung der Unterarmlängsachse auf Höhe des Gelenkspalts aufsetzen. Scharfstellen der knöchernen Konturen von Ulna, Os triquetum und Os hamatum durch leichtes Verkippen des SK. Paralleles Verschieben des SK auf den Proc. styloideus ulnae (Ankopplung durch Gel oder Vorlaufstrecke optimieren). Die oberflächlich gelegene Strecksehne des M. extensor digiti minimi (Vorlaufstrecke) wird im 5. Sehnenfach aufgesucht (Kleinfinger bewegen) und nach distal durch Drehen des SK zur Kleinfingerlängsachse verfolgt. Für die Darstellung der Sehne des M. extensor carpi ulnaris (ECU-Sehne) und des TFCC SK weit nach ulnar/lateral führen. Zur Beurteilung der Sehnengleitfähigkeit/-kontinuität Flexion/Extension im Handgelenk und Kleinfinger.

Abb. 8.6c LS über dem Os lunatum (1), das sich durch seine rundliche Oberfläche gut vom steilen Form des Os scaphoideum und dem Os triquetrum unterscheiden lässt.

Abb. 8.6d Ulna mit Proc. styloideus ulnae (1), Os triquetum (2), Os hamatum (3), TFCC mit Discus triangularis (4), Synovialfalte (5).
Netter illustrations from www.netterimages.com.

Abb. 8.6e und Abb. 8.6f Knöchern treten von proximal nach distal Proc. styloideus ulnae (1), Os triquetrum (2) und Os hamatum (3) als echoreiche Konturen mit Schallschatten hervor, der proximale Gelenkspalt in der Tiefe ebenso wie der TFCC sind nicht abgrenzbar. Die Handwurzelknochen sind an den Gelenkflächen mit echoarmem hyalinem Knorpel (6) bedeckt. Echogene Gelenkkapsel mit echoarmer Synovialmembran (5) zieht proximal über Proc. styloideus ulnae. Distal im Bild die Strecksehne des M. digiti minimi (7) oberflächlich tangential mit echoarmer Sehne. Beurteilung der Kortikalis nur an exakt orthograd geschallten Knochen. **Cave** Pseudousur am Proc. styloideus ulnae!

Weitere für die Beantwortung der Fragestellung nützliche Schnittebene:
coronarer ulnarer LS mit Stabilitätsprüfung des Lig. collaterale carpi ulnare

8.7 Coronarer radialer Longitudinalschnitt Handgelenk

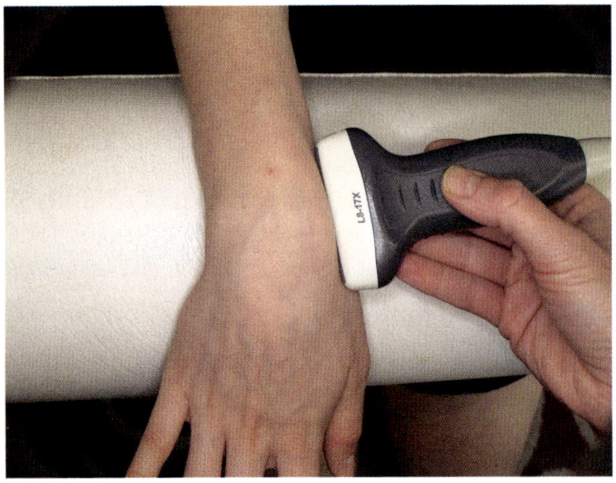

Abb. 8.7a

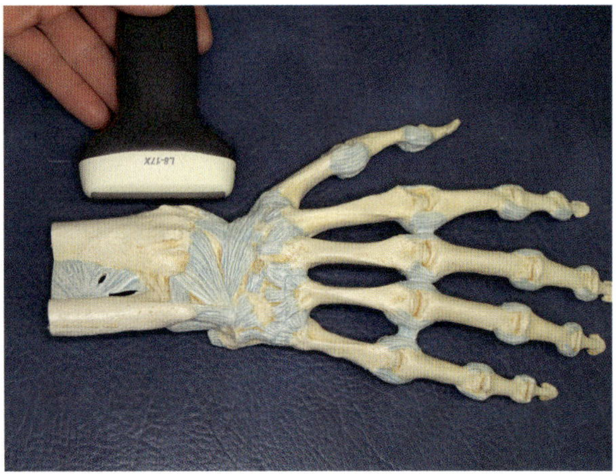

Abb. 8.7b

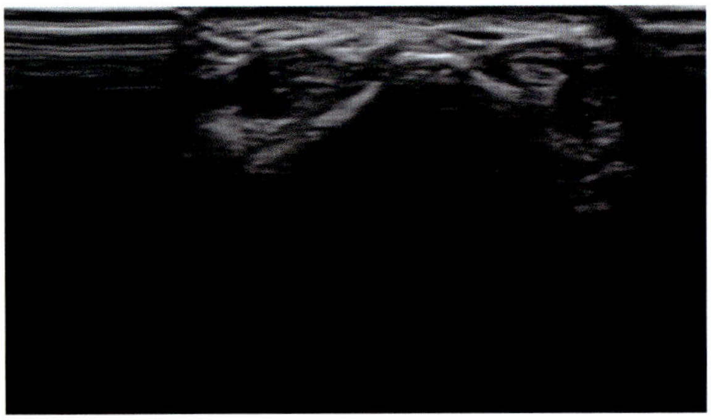

Abb. 8.7c

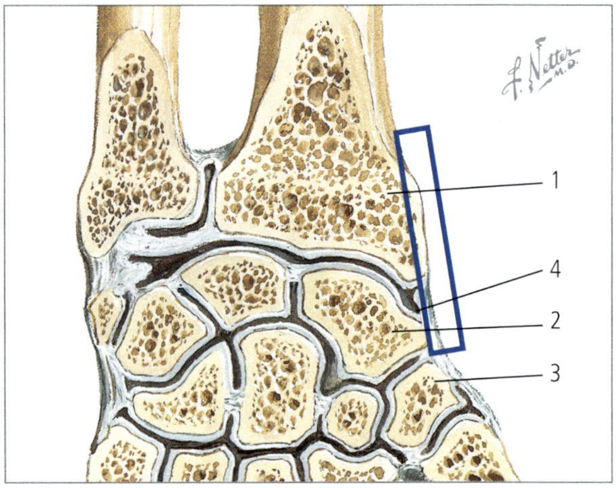

Abb. 8.7d

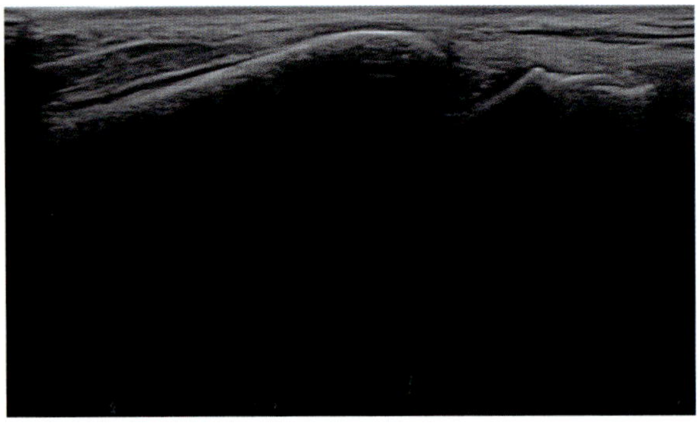

Abb. 8.7e

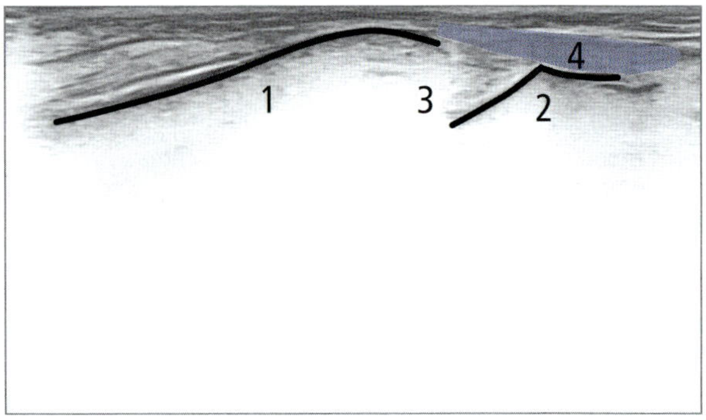

Abb. 8.7f

Fragestellungen:

- Flüssigkeit/Synovitis im Radiokarpalgelenk
- knöcherne Läsionen: osteophytäre Ausziehungen bei radiokarpaler Gefügestörung mit ulnarer Translokation
- Frakturen des Radius, Proc. styloideus radii, Os scaphoideum
- Tendinitis/Tendovaginitis stenosans de Quervain

Abb. 8.7a und Abb. 8.7b Hand in Pronation auf einer festen Unterlage lagern. Tasten des radiokarpalen Gelenkspalts, Aufsetzen des Schallkopfes (10 – 15 MHz) auf den distalen Radius in coronarer Ebene und Verschieben, bis in leichter Ulnarabduktion der Gelenkspalt mittig im Bild eingestellt ist. Leichtes Kippen des SK bis zur maximalen Echogenität der kortikalen Grenzflächen des Radius. Oberflächlich liegen die Gelenkkapsel mit dem Lig. collaterale carpi radiale.
Bei Verschieben des SK nach posterior Darstellung des 1. SSF mit den Sehnen des M. abductor pollicis longus und M. extensor pollicis brevis.

Abb. 8.7c TS radial rechte Hand als Orientierungshilfe, um im LS die Sehnenstrukturen korrekt identifizieren zu können. Der Radius (mittig) dient als kortikale Leitstruktur, radial davon (rechts im Bild) liegen die Sehnen des 1. SSF, medial davon (links im Bild) die Sehne des M extensor carpi radialis longus.

Abb. 8.7d Radius (1), Os scaphoideum (2), Os trapezium (3). Gelenkkapsel mit Lig. collaterale radiale (4).

Abb. 8.7e und Abb. 8.7f Leitstrukturen sind von proximal nach distal die echogene Kortikalis des distalen Radius (1) und des Os scaphoideum (2), dazwischen radiokarpaler Gelenkspalt (3) und interossäre Ligamente. Die echogene Gelenkkapsel mit Lig. collaterale radiale (4) stabilisieren radial das Handgelenk.
Für die sonografische Detektion kindlicher distaler Radiusfrakturen ist die Verlängerungen dieses Schnitts nach proximal bedeutsam.

Weitere für die Beantwortung der Fragestellung nützliche Schnittebenen:
- palmarer radiokarpaler LS
- dorsaler radiokarpaler LS

8.8 Coronarer ulnarer Longitudinalschnitt Handgelenk

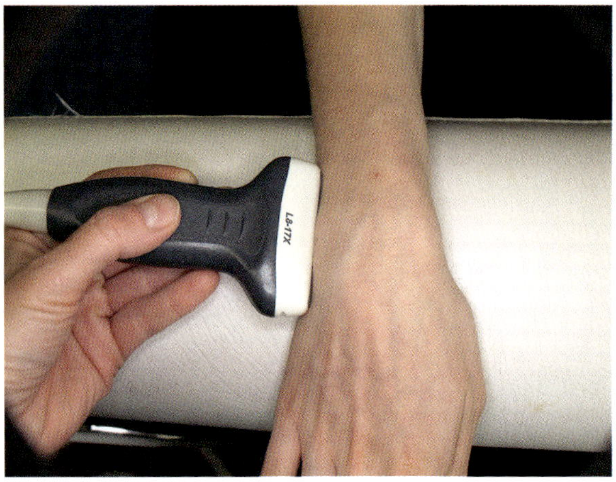

Abb. 8.8a

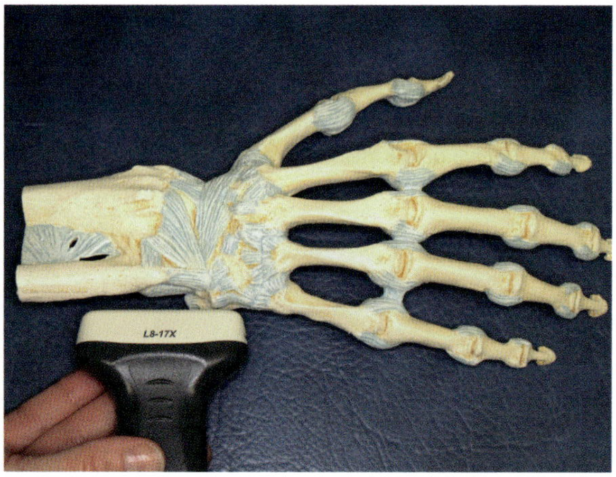

Abb. 8.8b

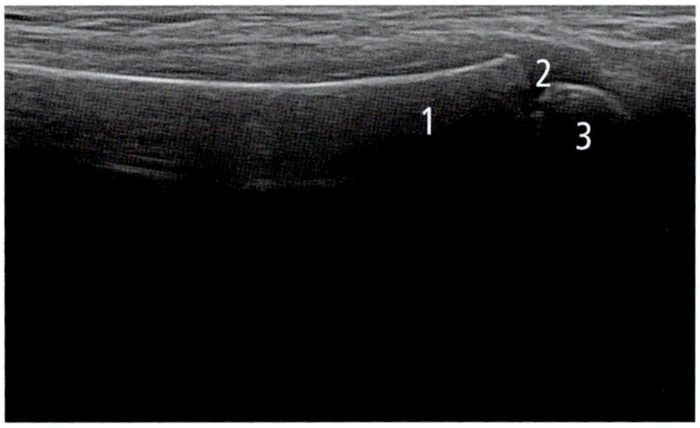

Abb. 8.8c

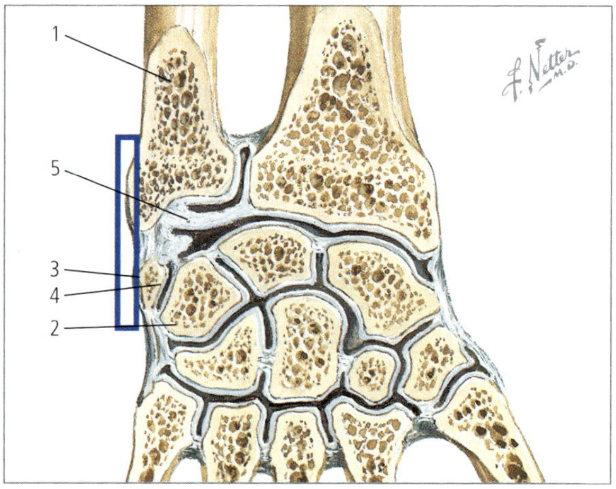

Abb. 8.8d

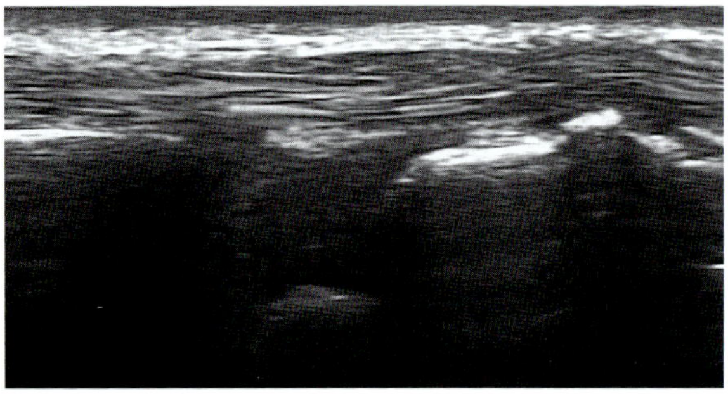

Abb. 8.8e

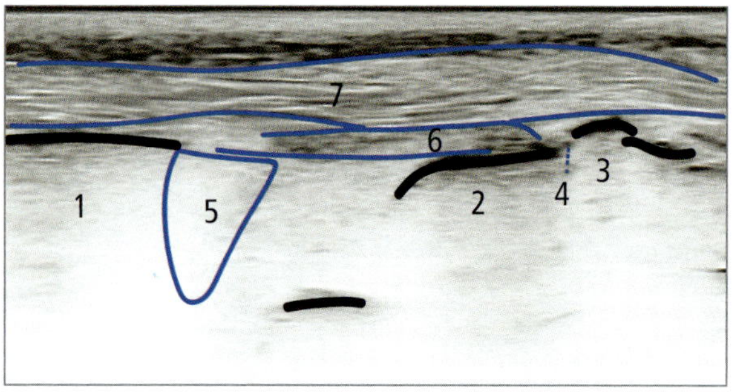

Abb. 8.8f

Fragestellungen:
- Tenosynovitis ECU-Sehne, Insertionstendopathie Flexor-carpi-ulnaris-Sehne
- knöcherne Läsionen: Frakturen der Ulna, Os triquetum, Os-pisiforme-Läsion
- Flüssigkeit/Synovitis im Recessus ulnaris bei verstärkter Bildung im Ulnokarpalgelenk
- TFCC-Läsionen, Verkalkungen (Chondrokalzinose) des Diskus

Abb. 8.8a und Abb. 8.8b Hand in Pronation auf einer festen Unterlage lagern, ggf. in leichter Radialduktion. Ertasten des Proc. styloideus ulnae, ulnar davon Aufsetzen des SK mit 10–15 MHz in Verlängerung der Unterarmlängsachse und Verschieben nach distal. Der Gelenkspalt wird mittig im Bild eingestellt. Durch leichte Kippbewegungen Optimieren der kortikalen Strukturen von Ulna, Os triquetrum und Os pisiforme. Oberflächlich liegt die Gelenkkapsel, bei Verschieben des SK nach posterior Darstellung der Sehne des M. extensor carpi ulnaris mit Sehnenscheide im VI. SSF. Zwischen Kapsel/ECU-Sehne und kortikalen Strukturen liegt der ulnokarpale Komplex (TFCC) mit dem Discus ulnocarpalis.

Abb. 8.8c Bei Verschieben des SK nach proximal stellt sich bei einem 10-Jährigen die knöcherne Linie der distalen Ulna dar, die bei distalen Unterarmfrakturen unterbrochen oder geknickt sein kann. Für die sonografische Detektion kindlicher distaler Ulnafrakturen ist dieser Schnitt bedeutsam. Distale Ulna (1), Epiphysenfuge (2), Epiphyse (3).

Abb. 8.8d Ulna mit Proc. styloideus ulnae (1). Das Os triquetrum (2) bildet mit dem Os pisiforme (3) das pisotriquetrale Gelenk (4).
TFCC (= Triangular Fibrocartilage Complex) mit Discus ulnocarpalis (5) und mehreren interossären Ligamenten (u. a. ulnotriquetral, ulnoradial).
Netter illustrations from www.netterimages.com.

8

Abb 8.8e und Abb. 8.8f Leitstrukturen sind von proximal nach distal die echogene Kortikalis der distalen Ulna (1) und des Os triquetrum (2), das mit dem Os pisiforme (3) das pisotriquetriale Gelenk mit seinem Gelenkspalt (4) bildet. Dazwischen findet sich der ulnokarpale Gelenkspalt mit echogenem Faserknorpel des Discus ulnocarpalis (5) und je nach Schallwinkel echogen bis echoarme interossäre Bandanteile. Die echogene Gelenkkapsel mit dem Lig. collaterale ulnare (6) stabilisiert das ulnokarpale Gelenk. Darüber zieht die Sehne des M. extensor carpi ulnaris (7) zum Os pisiforme und stabilisiert ebenfalls die dorsoulnare Seite des Handgelenks. Ein Stabilitätstest der Kapsel-Band-Strukturen erfolgt in Radialduktion.

Weitere für die Beantwortung der Fragestellung nützliche Schnittebenen:
- palmarer und dorsaler ulnarer bzw. ulnokarpaler LS: distale Ulnafraktur, Synovitis ulnokarpal
- coronarer ulnarer TS: Tenosynovitis/Tendinitis der ECU-Sehne

8.9 Palmarer Transversalschnitt MCP-Gelenke (DEGUM-Standard)

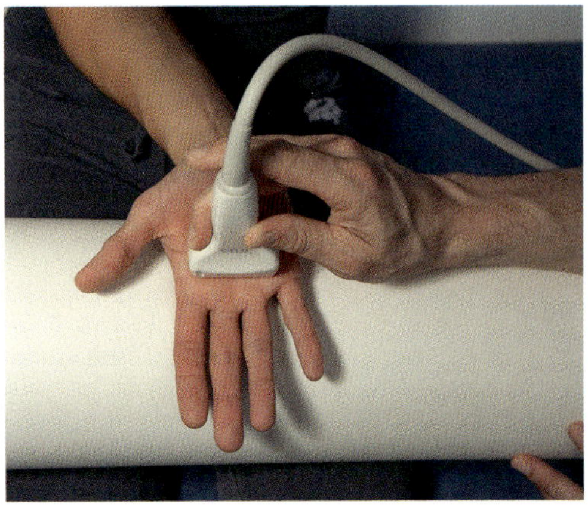

Abb. 8.9a

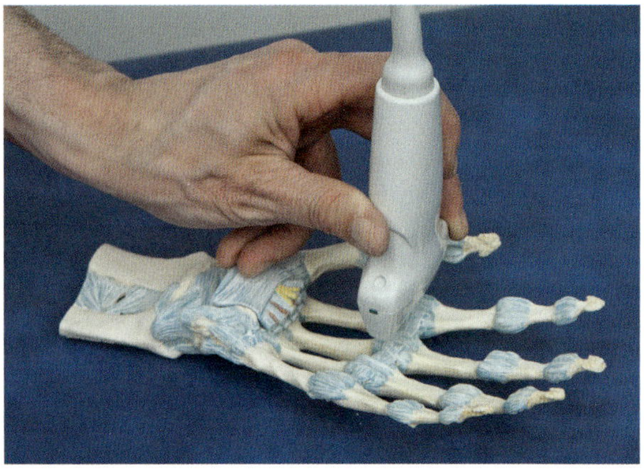

Abb. 8.9b

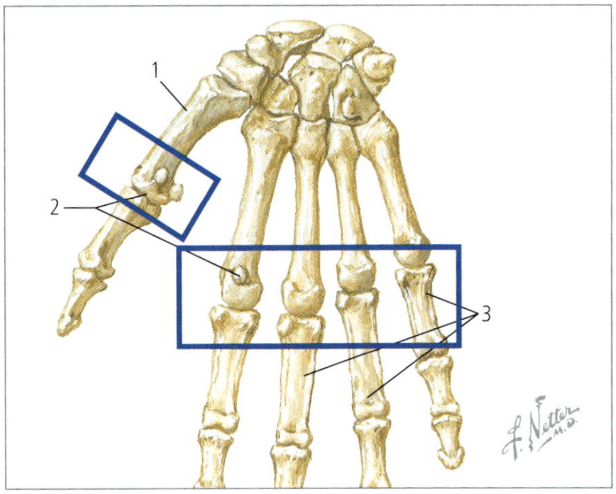

Abb. 8.9c

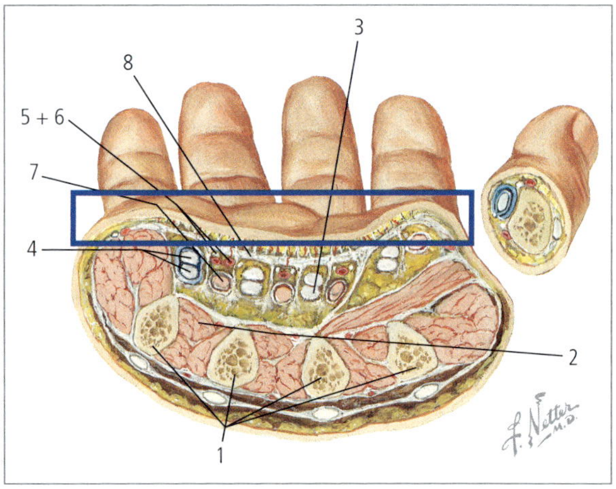

Abb. 8.9d

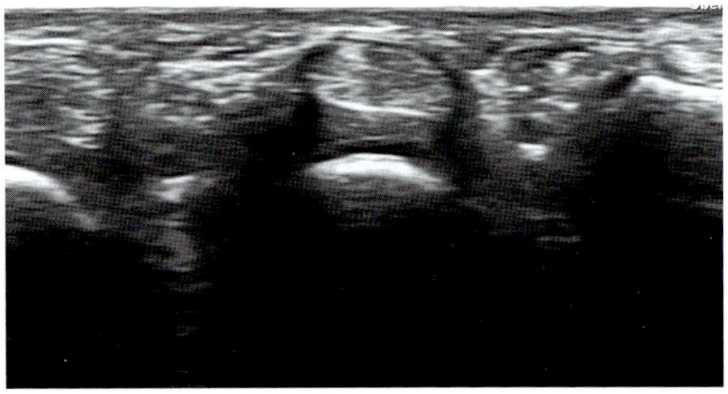

Abb. 8.9e

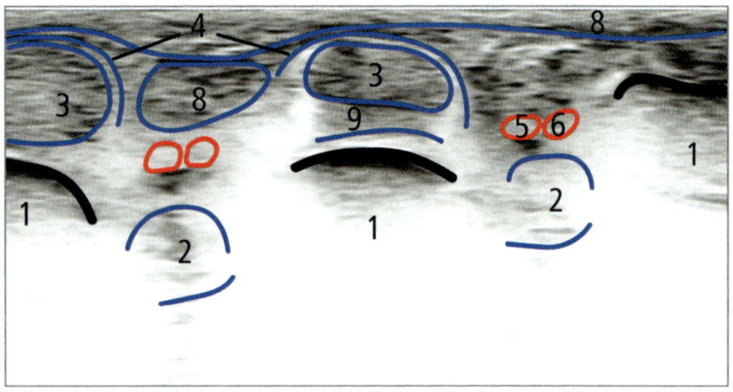

Abb. 8.9f

8

Fragestellungen:

- Synovitis (Erguss, Synovialisproliferation), Osteodestruktionen
- Tenosynovitis/Tendopathie der Fingerbeuger, Ganglion, Morbus Dupuytren
- traumatisch: Läsion der Beugesehnen, Hämatom intra-/extraartikulär, Gelenkinstabilität, Ausriss der palmaren Platte
- Degenerationen mit osteophytären Appositionen, metakarpale Frakturen
- Querschnittsbestimmung

Abb. 8.9a und Abb. 8.9b Hand in Supinationsstellung auf fester Unterlage lagern. SK mit 10 – 18 MHz (oder 7,5 MHz mit Vorlaufstrecke) 90° zur Fingerlängsachse auf die Handfläche aufsetzen. SK parallel nach distal bis über das MCP-Gelenk verschieben. Unter leichtem Verkippen des SK Beugesehnen nach distal verfolgen (Anisotropie).
Beugesehnen unter Beachtung der Anisotropie nur bei streng senkrechter Beschallung beurteilbar. Dies gelingt durch ständiges minimales Verkippen und Drehen des SK während der Untersuchung der Sehnen im Längsverlauf. Die oberflächlichen Beugesehnen lassen sich durch Bewegen des entsprechenden Fingerendglieds von den tiefen Flexoren differenzieren.

Abb. 8.9c Distal am Os metacarpale I (1), gelegentlich auch an den anderen Metakarpalia, finden sich Sesambeine (2), die im Ultraschall am Schallschatten zu erkennen sind. Grundphalangen (3).
Netter illustrations from www.netterimages.com.

Abb. 8.9d Ossa metacarpalia II – V (1); Mm. interossei palmares (2), Beugesehnen (3) je nach Sehne und Schnittebene mit oder ohne Vagina synovialis (4). Beugesehnen 1 und 5 durchgehend von Sehnenscheide umhüllt, Beugesehnen 2 – 4 kurzstreckig vor dem Verlauf in den Fingern ohne Vagina synovialis. A. (5) und N. (6) digitalis palmaris communis, Mm. lumbricales (7), Aponeurosis palmaris (8).
Netter illustrations from www.netterimages.com.

Abb. 8.9e und Abb. 8.9f Die knöchernen Leitstrukturen der Metakarpalköpfchen (1) bilden sich als echoreiche konvexe Konturen mit Schallschatten ab, dazwischen in der Tiefe liegen schlecht abgrenzbar echoarm die Mm. interossei (2). Direkt über den Metakarpalia liegen sandwichartig die palmaren Patten (9) unter den orthograd getroffenen und deshalb echoreichen ovalen bis runden Sehnen der oberflächlichen und tiefen Beugesehnen (3), umhüllt von echoarmen Sehnenscheiden (4; Halo). Die echofreie runde A. (5) und der echoreiche N. (6) digitalis palmaris communis liegen zwischen den Fingerbeugern auf den echoarmen Mm. lumbricales (7). Die Palmaraponeurose (8) spannt sich oberflächlich als echogene feine Linie direkt unter der Subkutis.

Weitere für die Beantwortung der Fragestellung nützliche Schnittebenen:
- palmarer LS MCP
- palmare TS und LS der Gegenseite
- B-Mode mit Farbdoppler/Power-Doppler

8.10 Palmarer sagittaler Longitudinalschnitt MCP (DEGUM-Standard)

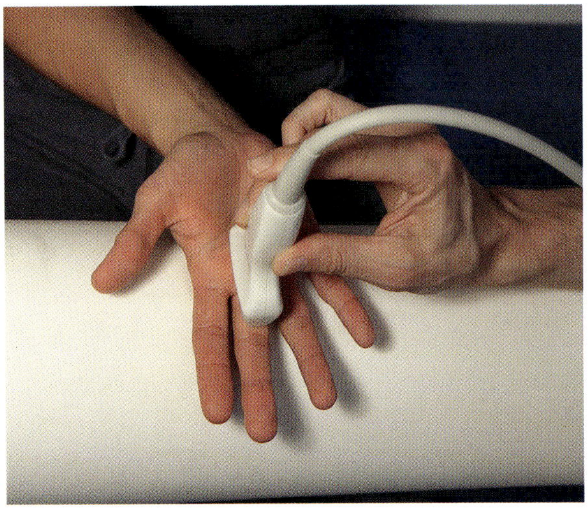

Abb. 8.10a

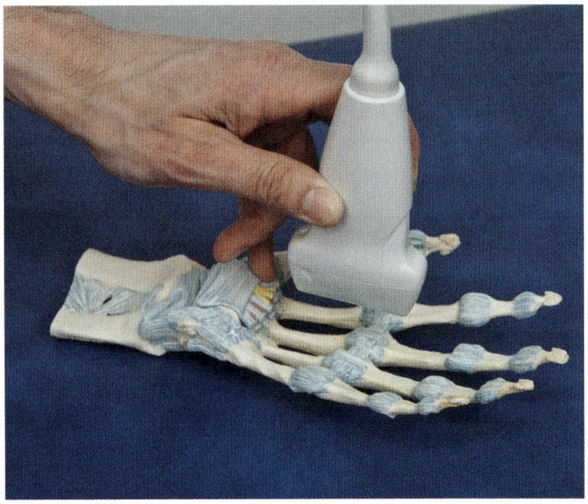

Abb. 8.10b

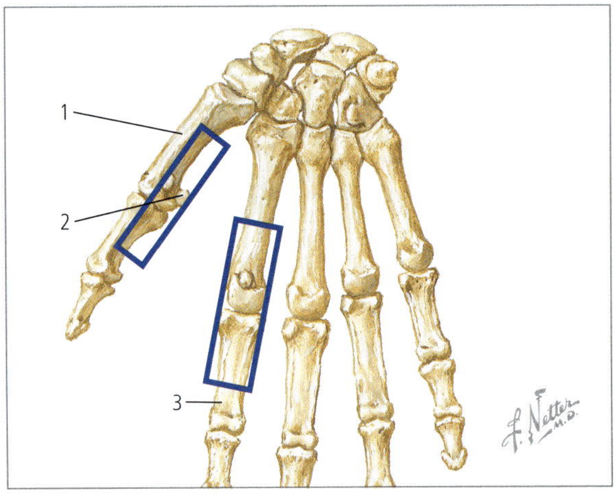

Abb. 8.10c

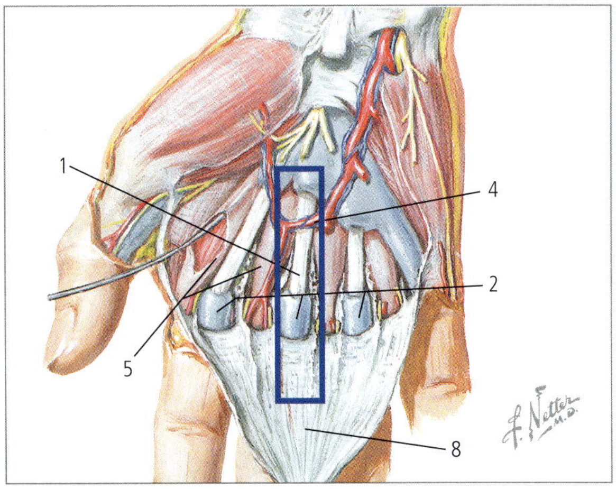

Abb. 8.10d

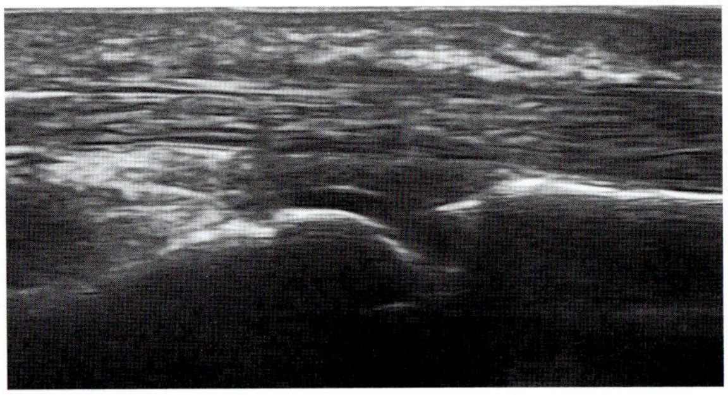

Abb. 8.10e

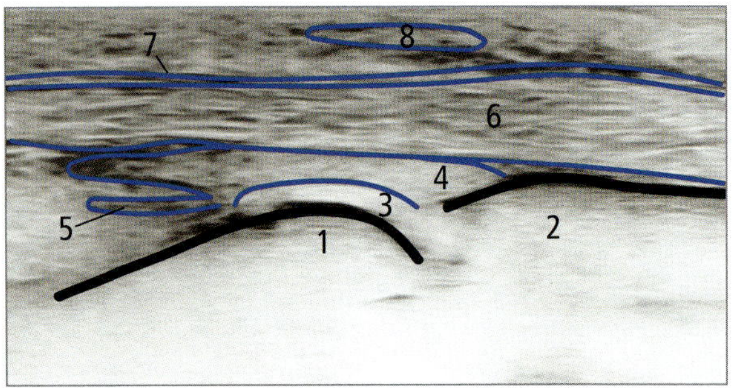

Abb. 8.10f

Fragestellungen:

- Tenosynovitis/Tendopathie/Tendinosis stenosans der Fingerbeuger, Ganglion
- traumatisch: Läsion der Beugesehnen, Hämatom intra-/extraartikulär, Fraktur, Ausriss der palmaren Platte
- entzündlich: Synovitis, Vaskularisation, Osteodestruktionen, Tenosynovitis/Tendinitis der Flexoren
- Morbus Dupuytren

Abb. 8.10a und Abb. 8.10b Hand in Supinationsstellung auf fester Unterlage lagern. SK von 10 – 18 MHz (oder 7,5 MHz mit Vorlaufstrecke) parallel zur Fingerlängsachse auf die Handfläche aufsetzen. SK parallel nach distal bis über das MCP-Gelenk verschieben. Zur Aufhebung der Anisotropie unter leichtem Verkippen des SK Beugesehnen nach distal verfolgen. Die Gelenkkapsel – verstärkt durch die palmare Platte – zieht vom Collum metacarpale bis an die Phalanxbasis. SK weit genug proximal positionieren, da entzündliche Veränderungen häufig am metakarpalen Ansatz der Gelenkkapsel beginnen. Beugesehnen unter Beachtung der Anisotropie nur bei streng senkrechter Beschallung beurteilbar, dies gelingt durch ständiges minimales Verkippen und Drehen des SK während der Untersuchung der Sehnen im Längsverlauf. Dynamische Untersuchung mit Fingerbeugen/-strecken hilfreich.

Abb. 8.10c Distal am Os metacarpale (1), gelegentlich auch an den anderen Metakarpalia finden sich Sesambeine (2), die im Ultraschall am Schallschatten zu erkennen sind. Grundphalangen (3).
Netter illustrations from www.netterimages.com.

Abb. 8.10d Tendines (1) und Vaginae tendinum digitorum (2), Aponeurosis palmaris (8) mit von der Unterfläche ausgehenden Bindegewebssepten. A. digitalis palmaris, die sich nach distal verzweigt in Aa. digitales palmares propriae (4). Mm. lumbricales (5) von einer Faszie umhüllt.
Netter illustrations from www.netterimages.com.

Abb. 8.10e und Abb. 8.10f Leitstrukturen sind die echogenen Konturen mit Schallschatten des Os metacarpale mit Caput (1) und die Basis der proximalen Phalanx (2), dazwischen echoarm der Gelenkspalt. Metakarpalköpfchen mit hyalinem echoarmem Knorpel (3) überzogen. Echogene Gelenkkapsel mit palmarer Platte (4), darunter proximaler recessus mit echoarmer Synovialmembran (5). Oberflächliche und tiefe Fingerbeugersehnen (6) als breites echogenes Band mit fibrillärem Binnenmuster, nicht senkrecht geschallte Sehnenabschnitte erscheinen echoärmer. Sehnenscheide (7) als echoarme schmale Linie umgibt die Sehne. Wenig subkutanes Fettgewebe mit Palmaraponeurose (8) als feine echoreiche Linie teils abgrenzbar.

Weitere für die Beantwortung der Fragestellung nützliche Schnittebenen:
- palmare LS über den benachbarten Fingern und Gegenseite
- Zuschalten Farbdoppler/Power-Doppler
- dorsale LS und TS
- dynamische Untersuchung (aktiv/passiv): Gleiten und Kontinuität der Sehnen
- Stabilitätstests

8.11 Dorsaler Transversalschnitt MCP-Gelenke (DEGUM-Standard)

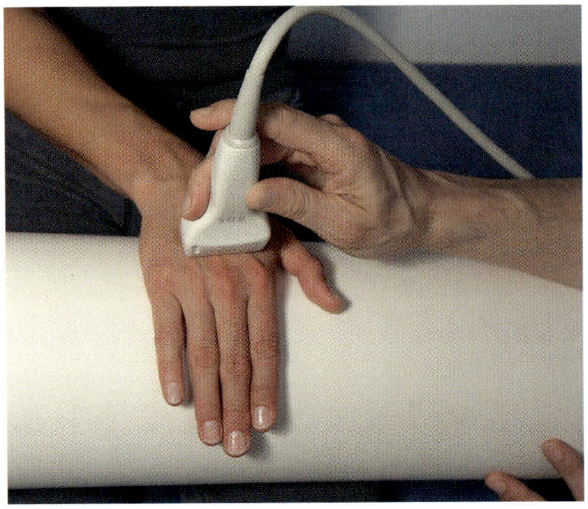

Abb. 8.11a

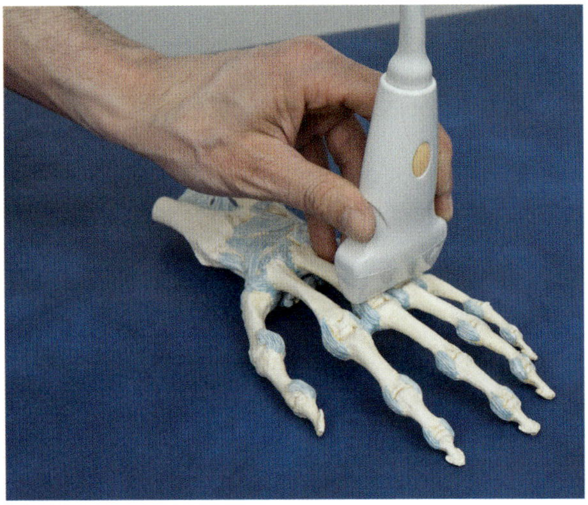

Abb. 8.11b

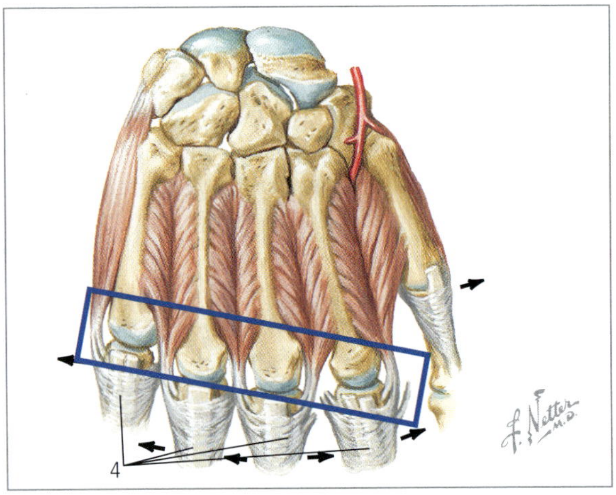

Abb. 8.11c

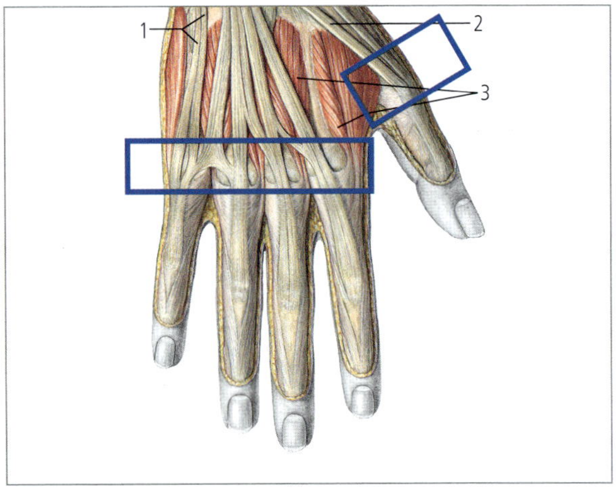

Abb. 8.11d

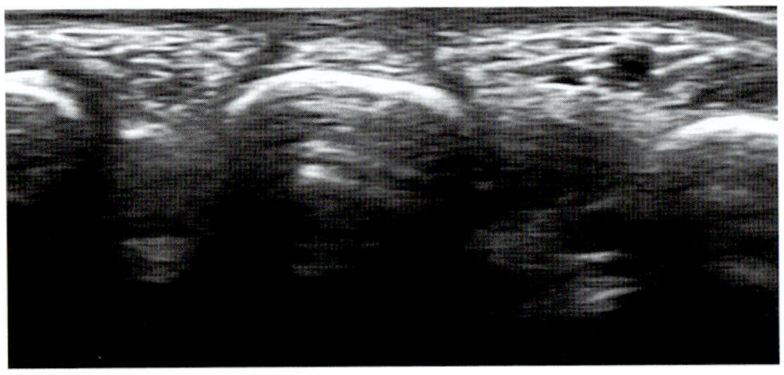

Abb. 8.11e

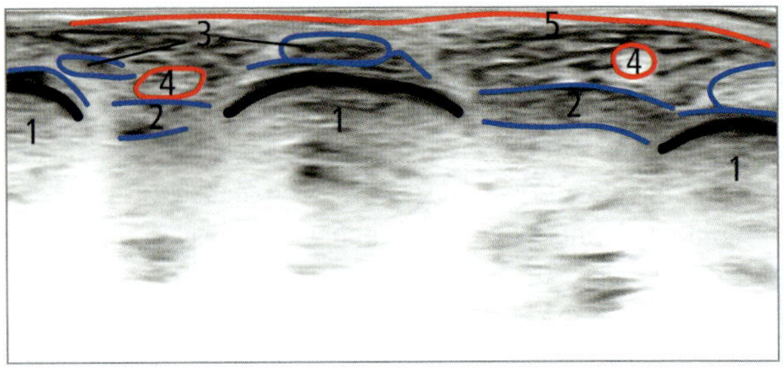

Abb. 8.11f

Fragestellungen:

- Tendopathien, Ganglion
- Verletzungen der Strecksehne (Sehnenfächer 1–4), Kapselverletzung mit Instabilität, Hämatom intra-/extraartikulär
- entzündlich: Synovitis (Synovialisproliferation und/oder Erguss), Pannus, Tendinitis, Tenosynovitis, Osteodestruktion, Rheumaknoten
- Osteophyten
- Querschnittsbestimmung

Abb. 8.11a und Abb. 8.11b Hand auf fester Unterlage in Pronation lagern. Schwierige Ankopplung durch Gelkissen oder viel Gel, ohne zu komprimieren, verbessern. SK von 10 – 18 MHz in 90°-Winkel zur Fingerlängsachse auf den distalen Handrücken aufsetzen. SK parallel nach distal über das MCP-Gelenk bis zur Basis der proximalen Phalanx verschieben. Unter leichtem Verkippen des SK Scharfstellen der knöchernen Konturen und der Strecksehne. Diese ist aufgrund ihrer oberflächlichen Lage direkt unter der Kutis nur mit Hilfe einer Vorlaufstrecke abzugrenzen.

Abb. 8.11c Aponeurose der Strecksehnen (4).
Netter illustrations from www.netterimages.com.

Abb. 8.11d Strecksehnen der Langfinger (1) und des Daumens (2). Die Mm. interossei dorsales (3) ziehen lateral der MCP-Gelenke in die Finger, stabilisieren diese und strahlen weiter peripher mit ihren Fasern in die Dorsalaponeurose ein.
Sobotta-Archiv aus Paulsen/Waschke. Sobotta Atlas der Anatomie. 25. A. 2022 © Elsevier GmbH

Abb. 8.11e und Abb. 8.11f Die knöchernen Leitstrukturen der Metakarpalköpfchen (1) bilden sich als echoreiche konvexe Konturen mit Schallschatten ab, dazwischen liegen echogen linienförmig die sagittalen Bänder (2). Direkt über den Metakarpalia grenzen die Gelenkkapseln und echogen die Fingerstrecksehnen (3). Die echofreie runde Arteria (4) begleitet vom N. digitalis dorsalis liegt neben der Extensorenloge, ggf. Farbdoppler zuschalten. Die Dorsalaponeurose (5) überspannt oberflächlich als echogene feine Linie direkt unter der Subkutis den gesamten Fingerrücken.

Weitere für die Beantwortung der Fragestellung nützliche Schnittebenen:
- palmare LS und TS MCP
- B-Mode mit Farbdoppler/Power-Doppler

8.12 Dorsaler sagittaler Longitudinalschnitt MCP-Gelenke (DEGUM-Standard)

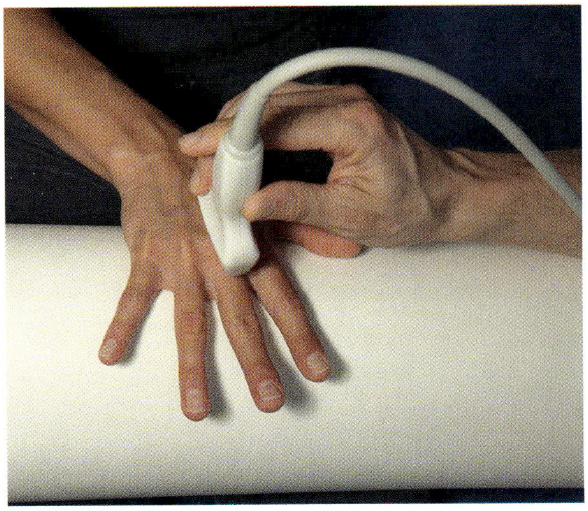
Abb. 8.12a

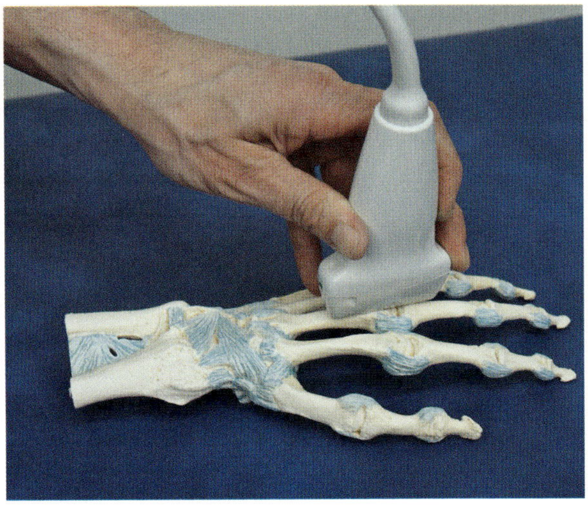
Abb. 8.12b

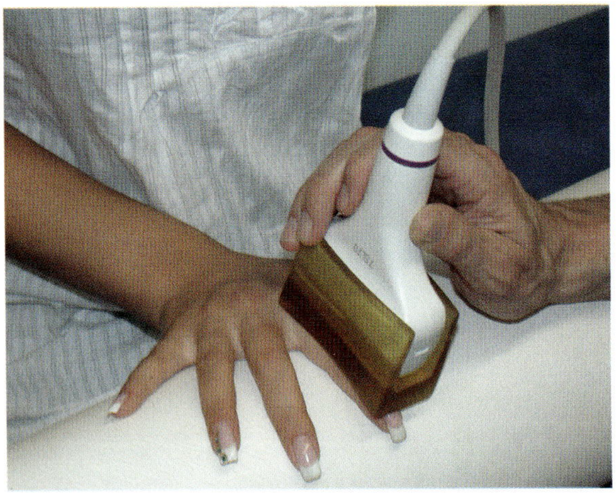
Abb. 8.12c

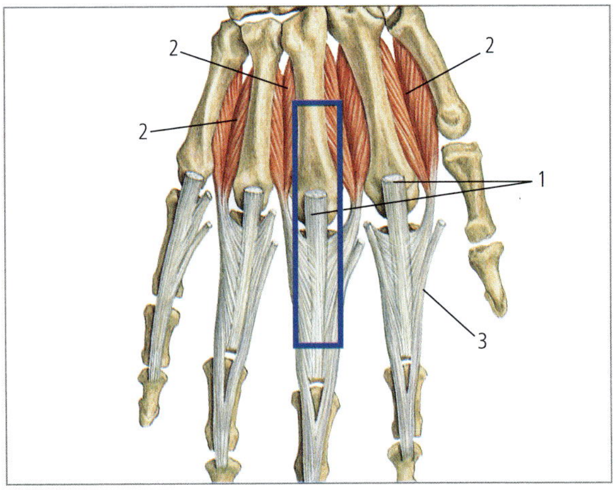

Abb. 8.12d

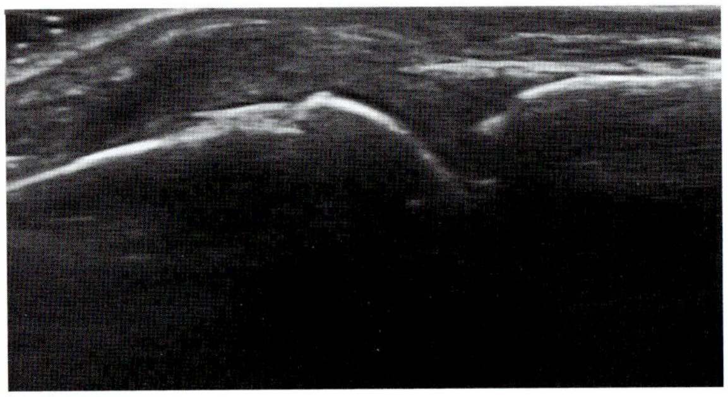
Abb. 8.12e

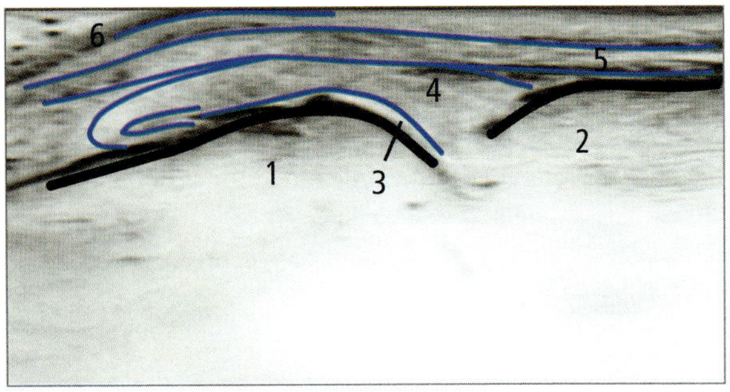

Abb. 8.12f

Fragestellungen:
- Tendopathien, Ganglion
- Verletzungen der Strecksehne (Sehnenfächer 1–4), Kapselverletzung mit Instabilität, Hämatom intra-/extraartikulär
- entzündlich: Synovitis (Synovialisproliferation und/oder Erguss), Pannus, Tendinitis, Tenosynovitis, Osteodestruktion, Rheumaknoten
- Osteophyten

Abb. 8.12a und Abb. 8.12b Hand auf fester Unterlage in Pronation lagern. Schwierige Ankopplung durch Gelkissen und viel Gel, ohne zu komprimieren, verbessern. SK von 10 – 18 MHz entlang der Fingerlängsachse auf den distalen Handrücken aufsetzen und ggf. etwas nach distal auf Gelenkspalthöhe verschieben. Scharfstellen der knöchernen Konturen von MCP-Köpfchen und proximaler Phalanx durch leichtes Verkippen und evtl. paralleles Verschieben des SK. Die Gelenkkapsel mit Synovialis spannt sich straff vom Übergang Epiphyse–Diaphyse metakarpal bis an die Gelenkfläche der proximalen Phalanxbasis. Der ganz oberflächlich gelegenen Strecksehne fehlt ein natürlicher Vorlauf (Fettgewebe, Sehnenscheide). Sie ist besser mithilfe einer Vorlaufstrecke abzugrenzen. Dynamische Untersuchung der Strecksehne durch Extension/Flexion des Fingers.

Abb. 8.12c Mit Vorlaufstrecke lässt sich der Streckapparat leichter abgrenzen, da er aus dem ungünstigen Nahfokusbereich nach unten versetzt erfasst wird. Ein langer SK ermöglicht die Darstellung des Fingers vom MCP-Gelenk bis zum Endglied.

Abb. 8.12d Dorsaler Handrücken mit oberflächlich verlaufenden Sehnen des M. extensor digitorum (1). Sie werden von den sagittalen Bändern, die in die palmaren Platten einstrahlen, stabilisiert. Die Mm. interossei dorsales (2) haben ihren Ursprung an der gesamten metakarpalen Kortikalis und strahlen zusammen mit den Sehnen der Mm. lumbricales und Mm. interossei palmares in die sog. Dorsalaponeurose (3) der Finger ein.
Sobotta-Archiv aus Paulsen/Waschke. Sobotta Atlas der Anatomie. 25. A. 2022 © Elsevier GmbH

Abb. 8.12e und Abb. 8.12f Leitstrukturen sind die echogenen Konturen (mit Schallschatten) des Os metacarpale mit Caput (1) und die Basis der proximalen Phalanx (2), dazwischen echoarm der Gelenkspalt. Metakarpalköpfchen mit hyalinem echoarmem Knorpel (3) überzogen. Die Gelenkkapsel (4) ist intraartikulär mit echoarmer Synovialis ausgekleidet, eine Abgrenzung ist hier im Bild nicht sicher möglich. Die Fingerstrecksehne (5) verläuft als schmales, je nach Schallwinkel echoreiches (orthograd) oder echoarmes (tangential) Band mit wenig fibrillärem Binnenmuster direkt unter der Kutis. Die Dorsalaponeurose (6) bildet sich dorsal der Extensorsehne als feine echoreiche Linie ab.

Weitere für die Beantwortung der Fragestellung nützliche Schnittebenen:
- dorsale LS benachbarter Finger und des gleichen Fingers der Gegenseite
- palmarer LS und TS MCP
- Zuschalten Farbdoppler/Power-Doppler
- dynamische Untersuchung (aktiv/passiv): Gleiten und Kontinuität der Sehnen
- Stabilitätstests

8.13 Coronarer radialer Longitudinalschnitt MCP 2

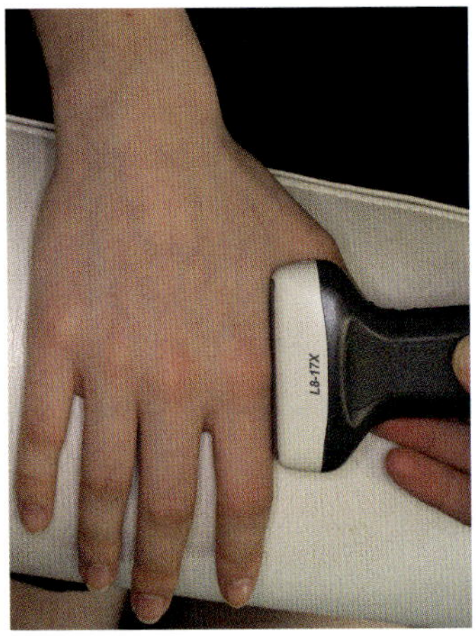

Abb. 8.13a

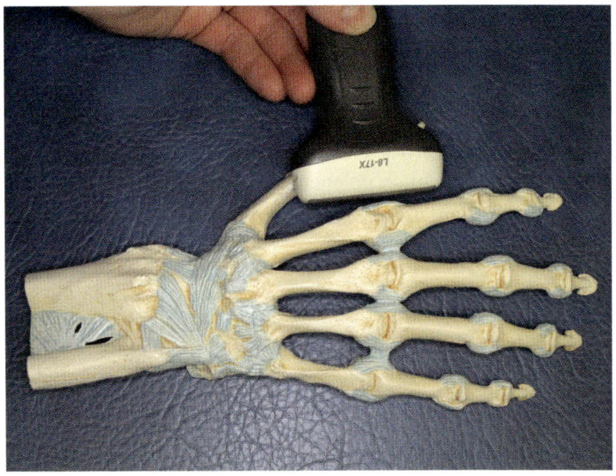

Abb. 8.13b

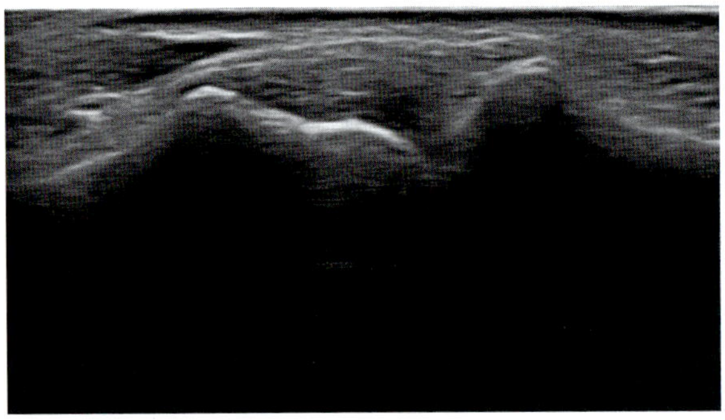

Abb. 8.13c

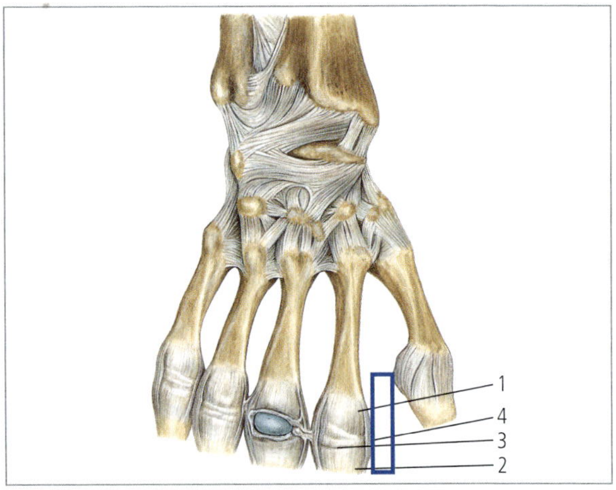

Abb. 8.13d

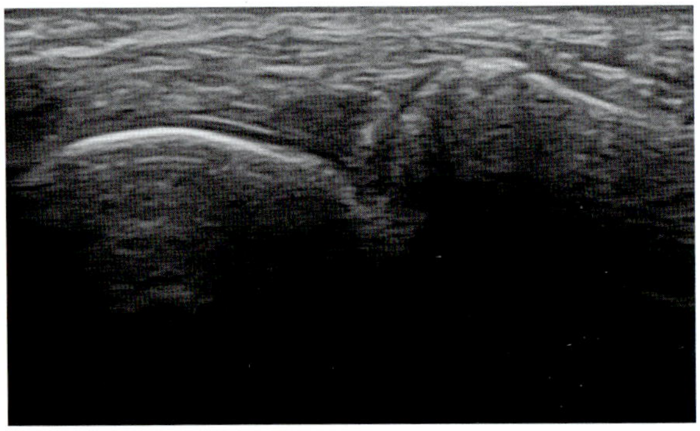

Abb. 8.13e

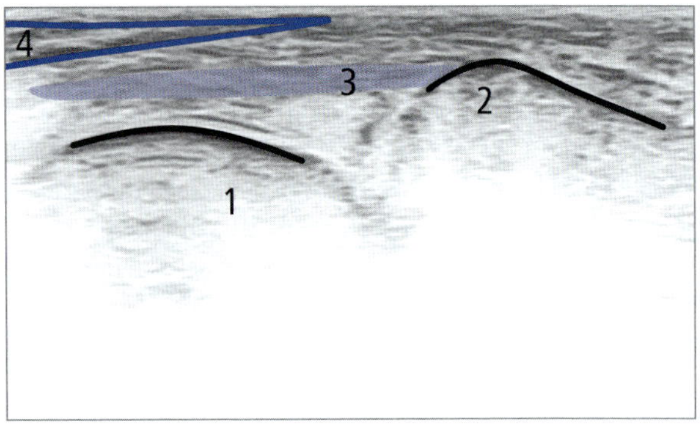

Abb. 8.13f

Fragestellungen:

- Synovitis, Pannus, Hämarthros, periartikuläre Schwellung
- knöcherne Defekte: entzündliche Destruktionen, Degenerationen mit osteophytären Appositionen, Trümmerfraktur
- Kapselbandläsion mit Gelenkinstabilität, mit oder ohne knöchernem Ausriss
- Fibroostosen am Gelenkkapselansatz

Abb. 8.13a und Abb. 8.13b Die Hand wird auf fester Unterlage in Pronation gelagert, der SK (10 – 18 MHz) in coronarer Ebene parallel zur Zeigefinger-Längsachse aufgesetzt. Fokus auf Nahbereich 0,5 cm einstellen. Durch Verschieben Zentrieren und Scharfstellen des MCP-2-Gelenks. Beurteilung der intra- und extraartikulären Strukturen unter leichtem Kippen des SK. Stabilitätsprüfung des Kapselbandapparats durch wiederholte Ulnarduktion.

Abb. 8.13c Radialer Kapselbandapparat (1). Traumatische Bandrupturen sind meist an der distalen Insertion lokalisiert, der Bandstumpf verkürzt sich nach proximal.

Abb. 8.13d Os metacarpale II mit Caput (1), Basis der Grundphalanx (2) und Gelenkkapsel (3). Das bis 2 mm dicke Lig. collaterale radiale (4) ist in Streckstellung entspannt, bei Beugung angespannt.
Radial palmar kann sich in 45 % ein Sesambein finden.
Sobotta-Archiv aus Paulsen/Waschke. Sobotta Atlas der Anatomie. 25. A. 2022 © Elsevier GmbH

8

Abb. 8.13e und Abb. 8.13f Leitstrukturen sind die echogene Kortikalis des Caput osssis metacarpale mit dünnem Knorpel (1) und die Basis der proximalen Phalanx (2), dazwischen echoarm der Gelenkspalt mit echoarmer Synovialis. Der echogene Kapsel-Band-Apparat (3) umschließt das Gelenk bis zur Phalanxbasis. Proximaler Kapselansatz siehe Abb. 8.13c. Oberflächlich im Bild Sehnenfasern des M. interossei dorsalis (4), die am proximale Phalanx ansetzen, darüber Cutis mit Subcutis. Nicht dargestellt: Mehr palmar-coronar läuft die Sehne des M. lumbricalis I, die distal in den Extensorenapparat zieht.

Weitere für die Beantwortung der Fragestellung nützliche Schnittebenen:
- coronarer TS am MCP 2
- dorsaler und palmarer LS und TS am MCP 2

8.14 Coronarer ulnarer Longitudinalschnitt MCP 5

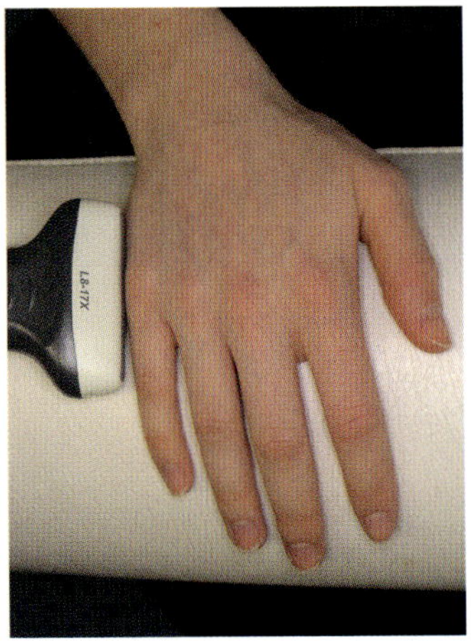

Abb. 8.14a

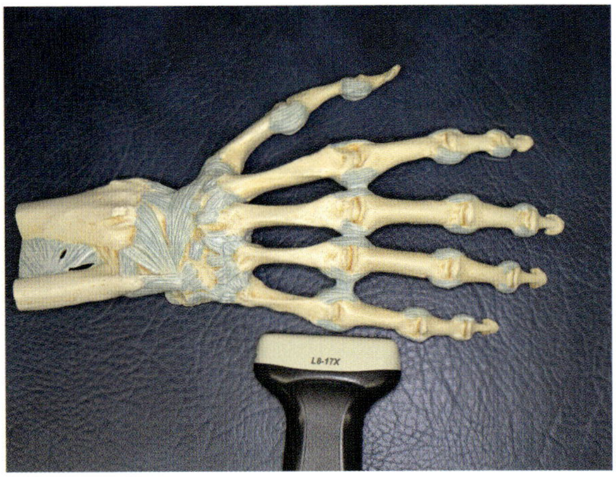

Abb. 8.14b

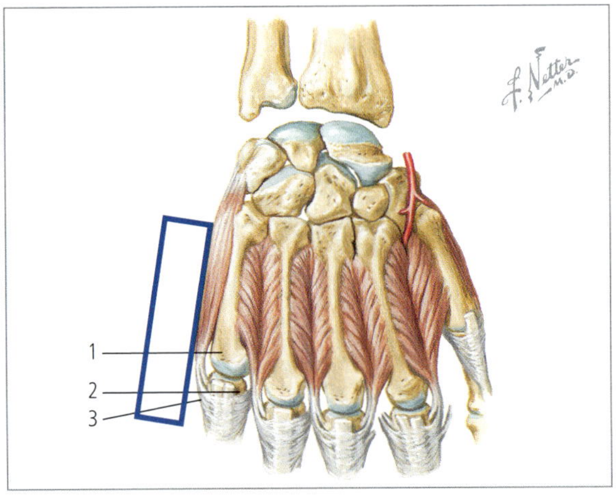

Abb. 8.14c

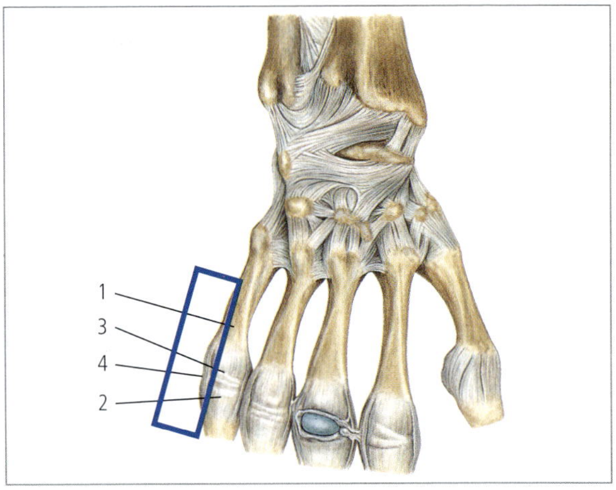

Abb. 8.14d

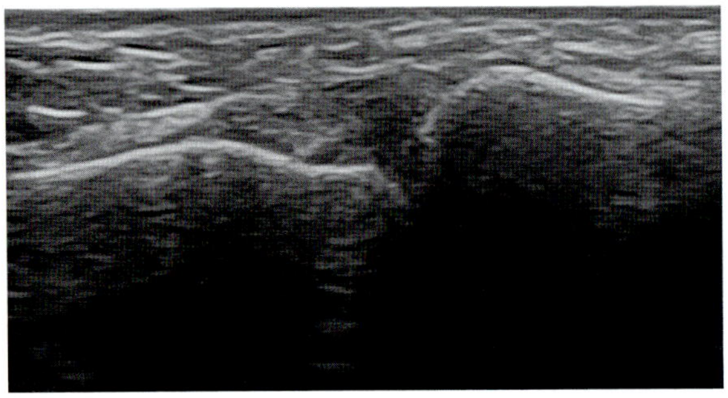

Abb. 8.14e

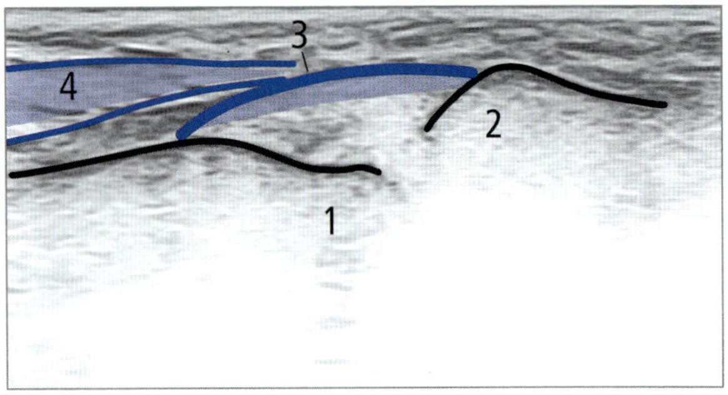

Abb. 8.14f

Fragestellungen:
- Synovitis, Hämarthros, periartikuläre Weichteilschwellung
- knöcherne Defekte: entzündliche Destruktionen, Degenerationen, Fraktur
- Kapselläsion mit oder ohne knöchernen Ausriss
- Fibroostosen am Gelenkkapselansatz
- karpometakarpale Luxation (dissoziiert nach dorsal und proximal bedingt durch Sehnenzug des M. extensor capri ulnaris)

Abb. 8.14a und Abb. 8.14b Hand auf fester Unterlage in Pronation gelagert, SK (10 – 18 MHz) in coronarer Ebene parallel zur Kleinfinger-Längsachse aufsetzen. Fokus auf Nahbereich 0,5 cm einstellen. Durch Verschieben MCP-Gelenk zentrieren und scharfstellen. Beurteilung der intra- und extraartikulären Region unter leichtem Kippen des SK. Minus- und Plusdefekte bei entzündlicher Arthritis. Stabilitätsprüfung des MCP-5-Gelenks durch wiederholtes Abduzieren nach radial. Bei frischer Läsion zusätzlich Flüssigkeit intra- und/oder periartikulär.

Abb. 8.14c Caput ossis metacarpale (1), Grundphalanx (2) mit Ansatz des M. abductor digiti minimi und M. flexor digiti minimi brevis (3).
Netter illustrations from www.netterimages.com.

Abb. 8.14d Os metacarpale V mit Caput (1), Basis der proximalen Phalanx 5 (2), Gelenkkapsel (3), Lig. collaterale ulnare (4).
Nicht abgebildet:
Häufigkeit Sesambeine am MCP 5: ulnar 80 %, radial 3 %.
Sobotta-Archiv aus Paulsen/Waschke. Sobotta Atlas der Anatomie. 25. A. 2022 © Elsevier GmbH

Abb. 8.14e und Abb. 8.14f Leitstruktur sind die echogene Kortikalis des Caput ossis metacarpale (1) und die Basis des Grundglieds (2), dazwischen echoarm der Gelenkspalt. Der durch orthogrades bzw. tangentiales Auftreffen der Schallwellen teils echogene, teils echoarme Kapselbandapparat (3) zieht vom Collum ossis metacarpale zur Phalanxbasis. Proximal links im Bild echoarme Muskelfasern des M. abductor digiti minimi (4), der mit seiner Sehne weiter distal in die proximale Phalanx einstrahlt.
Oberflächlich Cutis und Subcutis.

Weitere für die Beantwortung der Fragestellung nützliche Schnittebenen:
- coronarer TS am MCP 5
- dorsaler und palmarer LS und TS am MCP 5

8.15 Palmarer Transversalschnitt Finger (DEGUM-Standard)

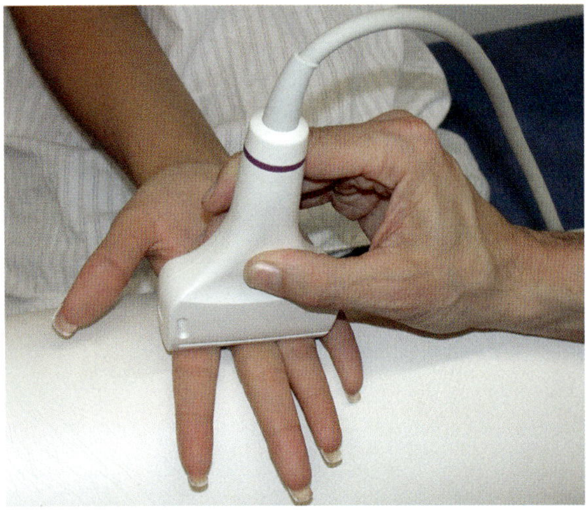

Abb. 8.15a

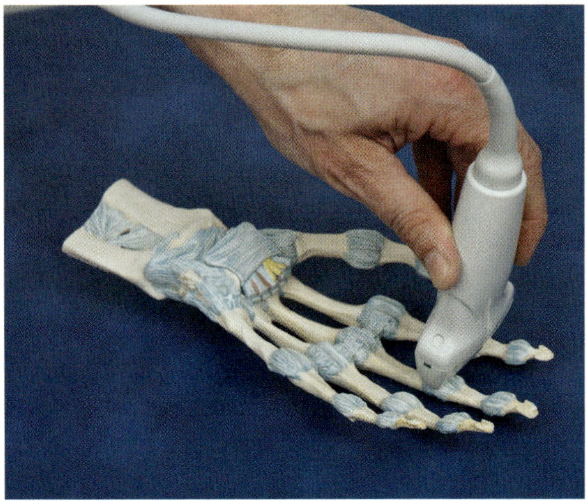

Abb. 8.15b

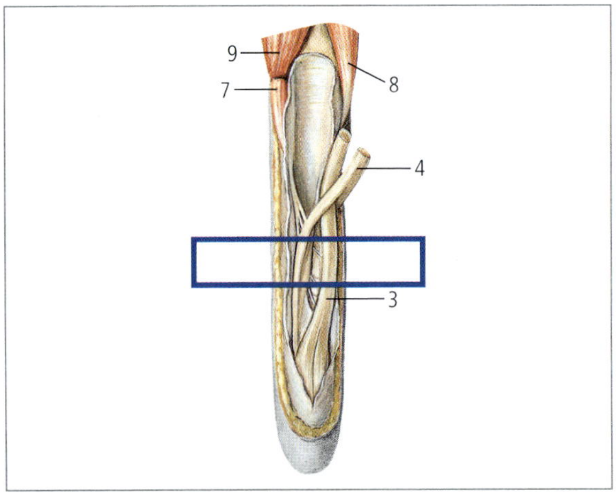

Abb. 8.15c

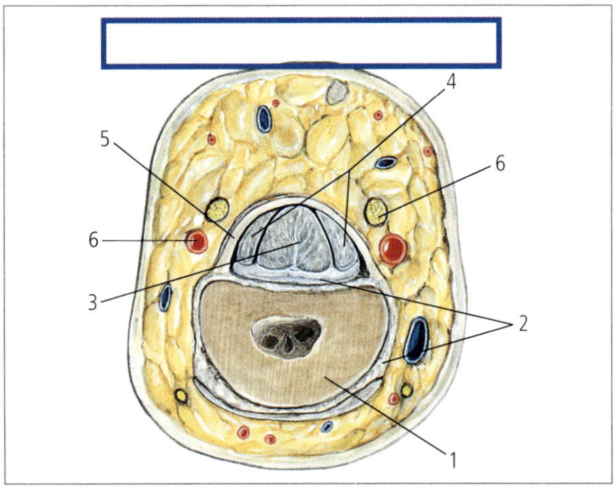

Abb. 8.15d

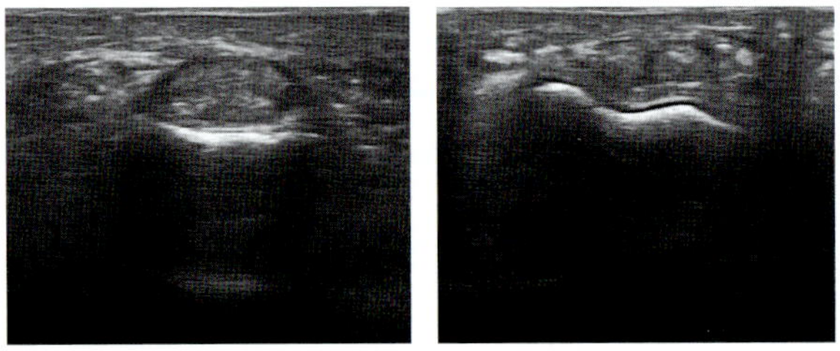

Abb. 8.15e

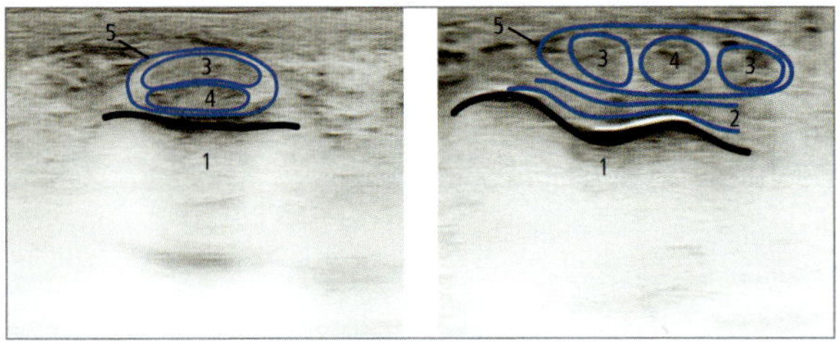

Abb. 8.15f

8

Fragestellungen:
- degenerativ: Tendopathie, Tendinitis stenosans der Fingerbeuger, Ganglion
- traumatisch: Läsion der Beugesehnen oder Ringbänder, Hämatom intra-/extraartikulär, knöcherner Ausriss, Fehlstellungen, Fraktur
- entzündlich: Synovitis, Vaskularisation, Osteodestruktionen, Tenosynovitis/Tendinitis der Flexoren

Abb. 8.15a und Abb. 8.15b Hand in Supinationsstellung auf fester Unterlage lagern. SK von 10 – 18 MHz 90° zur Fingerlängsachse palmar auf den zu untersuchenden Finger aufsetzen. SK parallel nach distal über das PIP-Gelenk bis zum DIP-Gelenk verschieben. Schwierige Ankopplung durch genügend Untersuchungsgel oder Vorlaufstrecke optimieren. Leitstrukturen sind die knöchernen Phalangen. Durch leichtes Verkippen des SK den geschwungenen Verlauf der Beugesehnen ausgleichen (Anisotropie).

Abb. 8.15c Sehnenansätze Fingerbeuger: Sehne des M. flexor digitorum superficialis (4), Sehne des M. flexor digitorum profundus (3), M. lumbricalis (nur radialseitig; 7), M. interosseus palmaris (8), M. interosseus dorsalis (9).
Sobotta-Archiv aus Paulsen/Waschke. Sobotta Atlas der Anatomie. 25. A. 2022 © Elsevier GmbH

Abb. 8.15d TS durch den Schaft der Grundphalanx: Corpus phalangis (1), Periost und Mesotendineum (2), Sehnen der Mm. flexores digitorum profundus (3) und superficialis (4), Vagina tendinum digiti (5), A. und N. digitalis palmaris propria (6).
U. Brugger aus Paulsen/Waschke. Sobotta Atlas der Anatomie. 25. A. 2022 © Elsevier GmbH

Abb. 8.15e und Abb. 8.15f Die oberflächliche Beugesehne spaltet sich auf Höhe des MCP-Gelenks in einen radialen und ulnaren Zügel auf, die beidseits an der Tubercula lateralia an der mittleren Phalanx inserieren. Die tiefe Fingerbeugesehne inseriert am Tuberculum palmarium der Endphalanx.
Zweigeteiltes Bild mit tiefer (3) und oberflächlicher (4) Beugesehne im Verlauf, linker Ausschnitt proximal, rechts distale Beugesehnen. Knöcherne Leitstruktur ist die Kortikalis des Os metacarpale (li)/proximale Phalanx (re) (1). Darüber liegen die echoreichen Beugesehnen in ihrer gemeinsamen echoarmen Sehnenscheide (5). Im rechten Bildausschnitt hat sich die oberflächliche Beugesehne in einen radialen und ulnaren Zügel gespalten, dazwischen liegt tunnelartig die tiefe Beugesehne. Zwischen den Beugesehnen und Knochen liegt sandwichartig die palmare Platte (2).

Weitere für die Beantwortung der Fragestellung nützliche Schnittebenen:

- B-Mode mit Farbdoppler/Power-Doppler.
- palmarer LS

8.16 Palmarer sagittaler Longitudinalschnitt Finger (DEGUM-Standard)

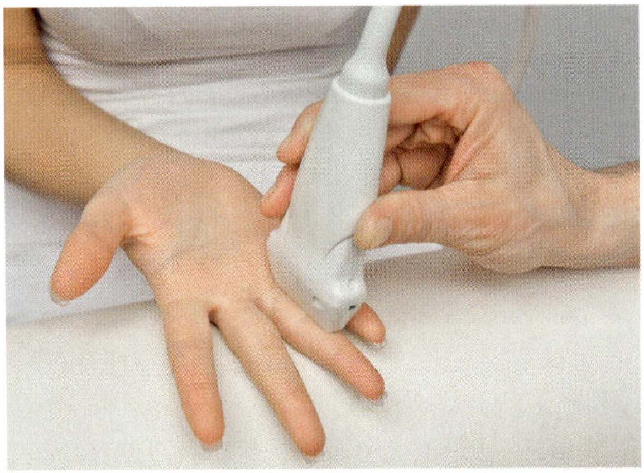

Abb. 8.16a

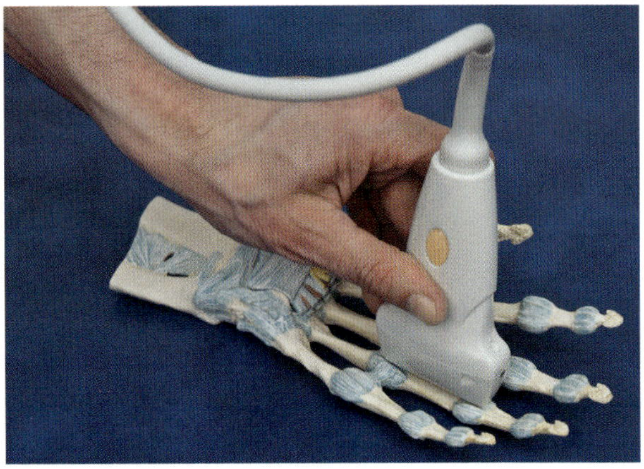

Abb. 8.16b

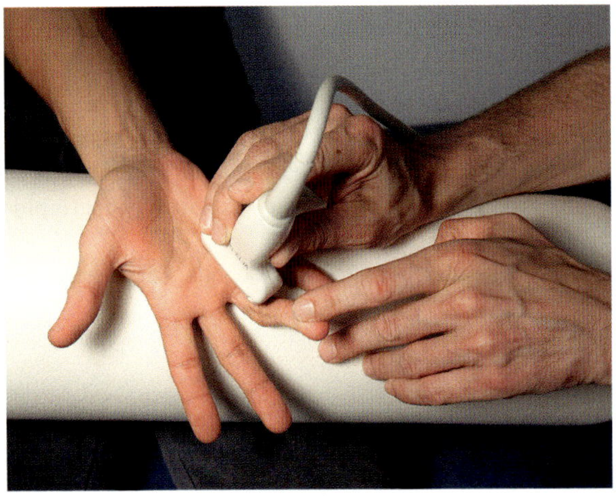

Abb. 8.16c

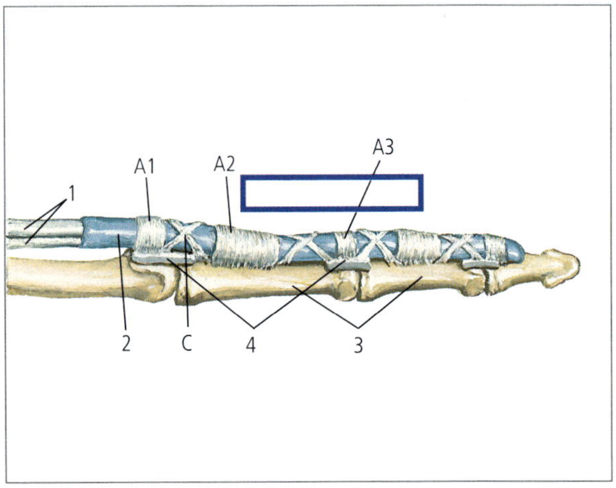

Abb. 8.16d

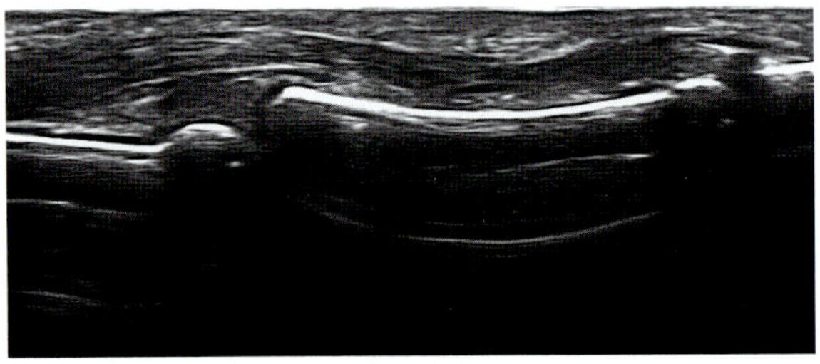

Abb. 8.16e

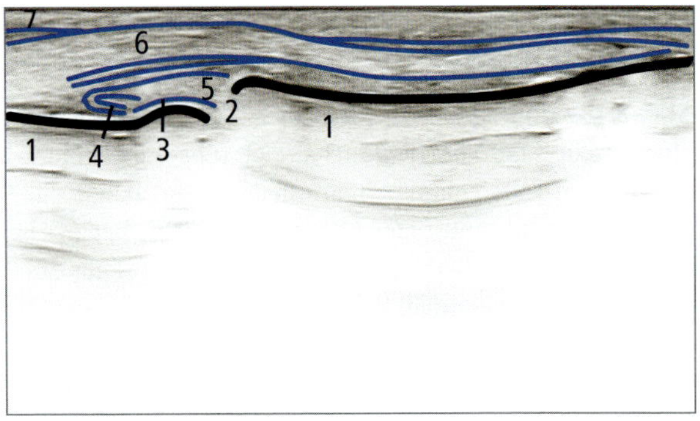

Abb. 8.16f

8

Fragestellungen:

- Tendopathie, Tendinitis stenosans der Fingerbeuger, Ganglion
- traumatisch: Läsion/Ruptur/Ausriss der Beugesehnen, Ausriss der palmaren Platte
- degenerativ: Ringbänder; Hämatom intra-/extraartikulär, Fraktur
- entzündlich: Synovitis, Vaskularisation, Osteodestruktionen, Tenosynovitis/Tendinitis der Flexoren
- Osteophyten, Kapselverkalkung

Abb. 8.16a und Abb. 8.16b Hand in Supinationsstellung auf fester Unterlage lagern. SK von 10 – 18 MHz entlang der Fingerlängsachse palmar auf den zu untersuchenden Finger aufsetzen. SK parallel nach distal über das PIP-Gelenk bis zum DIP-Gelenk verschieben. Schwierige Ankopplung durch genügend Untersuchungsgel oder Vorlaufstrecke optimieren. Leitstrukturen sind die knöchernen Konturen der proximalen, medialen und distalen Phalangen mit Caput und Basis. SK durch Wippbewegung dem Verlauf der Sehnen anpassen, nur orthograd geschallte Tendines beurteilen.
Dynamische Untersuchung der Fingerbeuger/-strecker zur Beurteilung der Gleitfähigkeit und Kontinuität der Beugesehnen.

Abb. 8.16c Flexion des zu untersuchenden Fingers gegen den Widerstand des Untersuchers lässt die unverletzten Beugesehnen hervorspringen, wenn das A2-Ringband über der Grundphalanx gerissen ist.

Abb. 8.16d Oberflächliche und tiefe Beugesehnen (1) werden von einer gemeinsamen Vagina synovialis (2) umhüllt und durch kräftige Ringbänder (A) und schwächere kreuzförmige Bänder (C) an den Phalangen (3) fixiert. Palmare Bänder (4) stabilisieren die Gelenkkapsel.
Sobotta-Archiv. Sobotta. Atlas der Anatomie des Menschen, div. Aufl . © Elsevier GmbH

8

Abb. 8.16e und Abb. 8.16f Die glatten echogenen Konturen mit Schallschatten der proximalen und medialen Phalangen (1) bilden als Leitstrukturen den echoarmen Gelenkspalt (2). Hyaliner echoarmer Gelenkknorpel (3) erscheint nur angeschnitten. Die durch die palmare Platte verstärkte Gelenkkapsel (4) ist homogen echogen, das intraartikuläre Cavum ist nur im proximalen Recessus (5) abzugrenzen. Die Fingerbeugersehnen (6) ziehen als meist echogene Bänder mit fibrillärem Binnenmuster über die Interphalangealgelenke, nicht orthograd geschallte Sehnenabschnitte erscheinen echoärmer (proximal im Bild, Anisotropie). Die Sehnenscheide (7) als echoarme schmale Linie umgibt die Sehne durchgehend. Nur streng orthograd getroffene Sehnenabschnitte und knöcherne Oberflächen sind beurteilbar.

Weitere für die Beantwortung der Fragestellung nützliche Schnittebenen:
- palmare LS benachbarter Finger und der Gegenseite
- Zuschalten Farbdoppler/Power-Doppler, seitliche und dorsale LS
- dynamische Untersuchung: Gleiten und Kontinuität der Sehnen, Stabilitätstests
- Synovialisbeurteilung semiquantitativ: Synovialis unterhalb der Grenze Diaphyse/Epiphyse am Caput der proximalen Phalanx $< 0{,}6$ mm = Grad 0; $> 0{,}6$ bis $< 1{,}2$ mm = Grad 1

8.17 Dorsaler Transversalschnitt Finger (DEGUM-Standard)

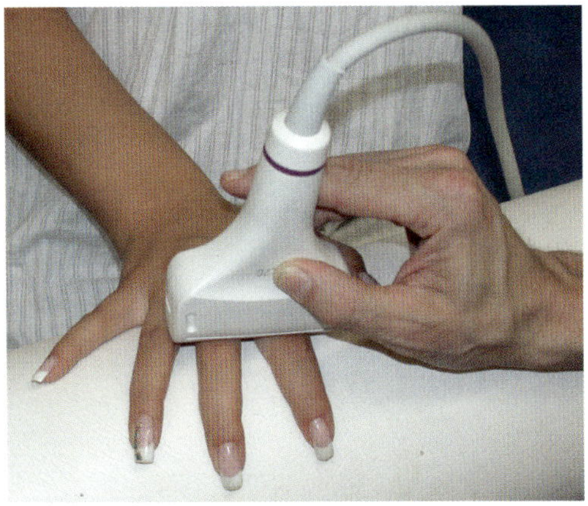

Abb. 8.17a

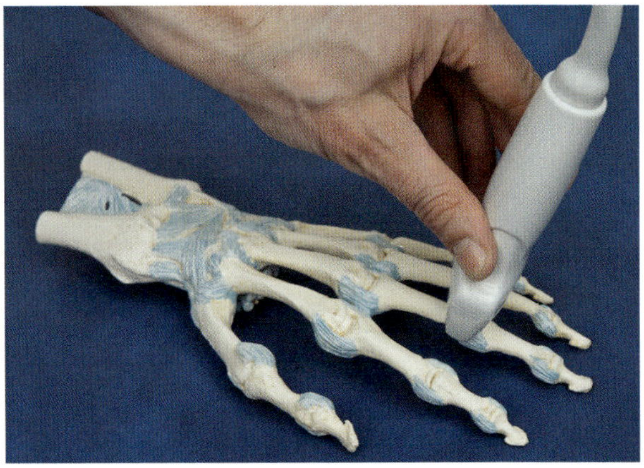

Abb. 8.17b

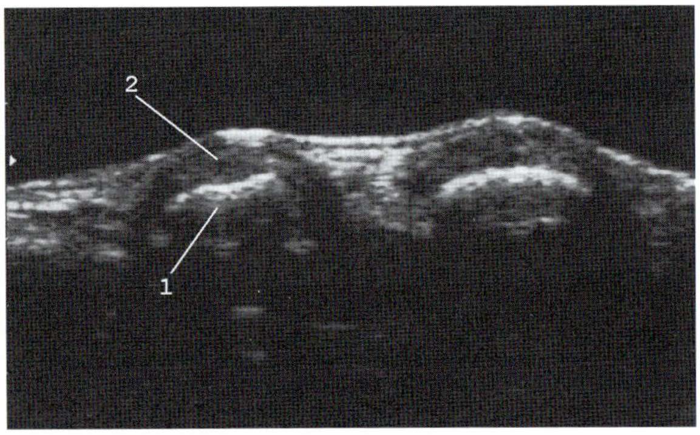

Abb. 8.17c

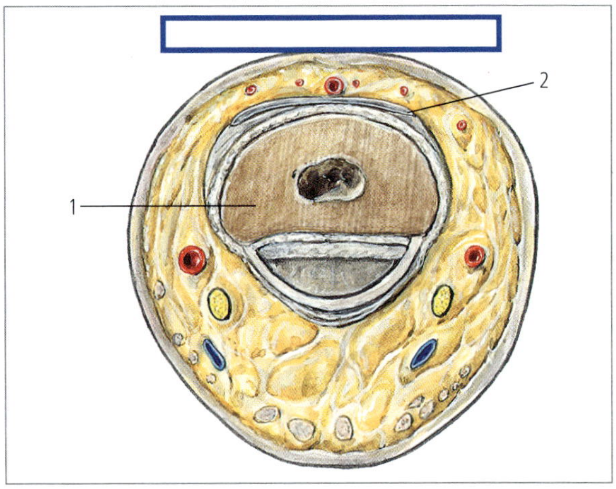

Abb. 8.17d

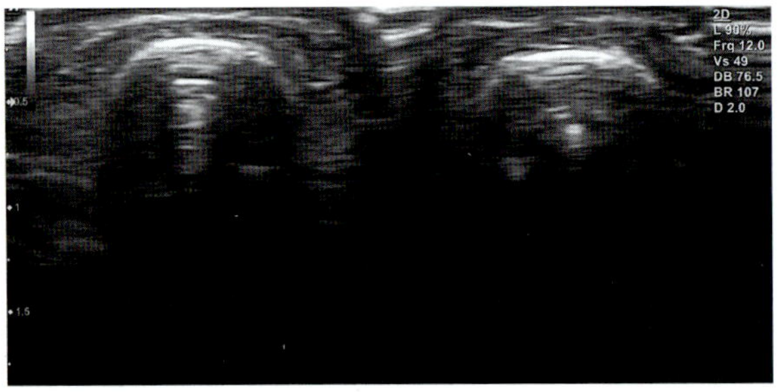

Abb. 8.17e

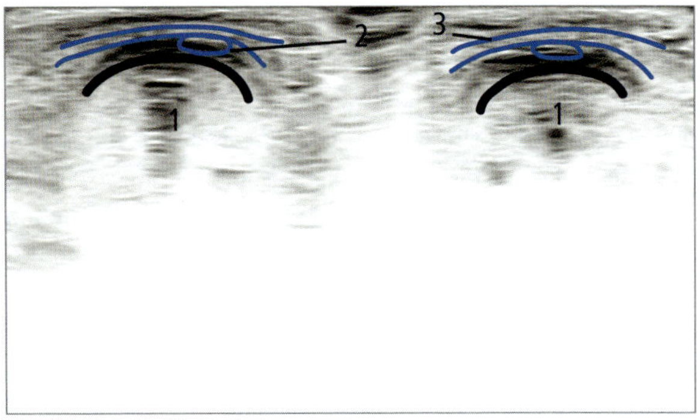

Abb. 8.17f

Fragestellungen:
- Tendopathien, Verletzungen der Strecksehne
- Kapselverletzung mit Instabilität, Hämatom intra-/extraartikulär
- entzündlich: Synovitis (Synovialisproliferation und/oder Erguss), Pannus, Tendinitis, Tenosynovitis, Osteodestruktion, Rheumaknoten
- Ganglion, Panaritium
- Osteophyten

Abb. 8.17a und Abb. 8.17b Hand auf fester Unterlage in Pronation lagern. Ankopplung durch ausreichend Gel oder Gelkissen optimieren, SK nur leicht aufsetzen. SK von 10 – 18 MHz (alternativ 7,5 MHz mit Vorlaufstrecke) quer zur Fingerlängsachse auf die Grundphalanx aufsetzen und parallel nach distal bis zum DIP-Gelenk verschieben. Unter leichtem Verkippen des SK Scharfstellen der knöchernen Konturen und der Strecksehne bzw. weiter peripher der Dorsalaponeurose. Diese ist aufgrund ihrer oberflächlichen Lage direkt unter der Kutis nur mit Hilfe einer Vorlaufstrecke abzugrenzen.

Abb. 8.17c Bei Verwendung einer Vorlaufstrecke ist auch ohne hochauflösenden SK eine befriedigende Abbildung zu erzeugen. Phalangen (1), Fingerstrecksehnen (2).

Abb. 8.17d Corpus phalangis (1) mit Periost, Dorsalaponeurose (2), in die die Sehnenfasern des M. extensor digitorum einstrahlen.

U. Brugger aus Paulsen/Waschke. Sobotta Atlas der Anatomie. 25. A. 2022 © Elsevier GmbH

Abb. 8.17e und Abb. 8.17f Abbildung mit viel Gel und minimaler Kompression. TS auf Höhe der proximalen Phalanxköpfchen. Die knöcherne Leitstrukturen der Phalangen (1) bilden sich als echoreiche konvexe Konturen mit Schallschatten ab, zwischen den Fingern Artefakt durch Luft. Direkt über den Phalangen ziehen die tangential getroffenen, echoarmen, Gelenkkapseln mit Strecksehnen (2). Die Dorsalaponeurose (3) überspannt oberflächlich als echogene feine Linie direkt unter der Subkutis den dorsalen Finger.

Weitere für die Beantwortung der Fragestellung nützliche Schnittebenen:

- palmare LS und TS
- B-Mode mit Farbdoppler/Power-Doppler

8.18 Dorsaler sagittaler Longitudinalschnitt Finger (DEGUM-Standard)

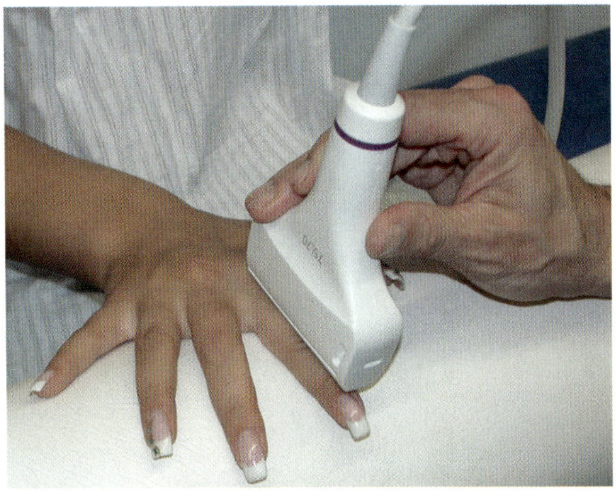

Abb. 8.18a

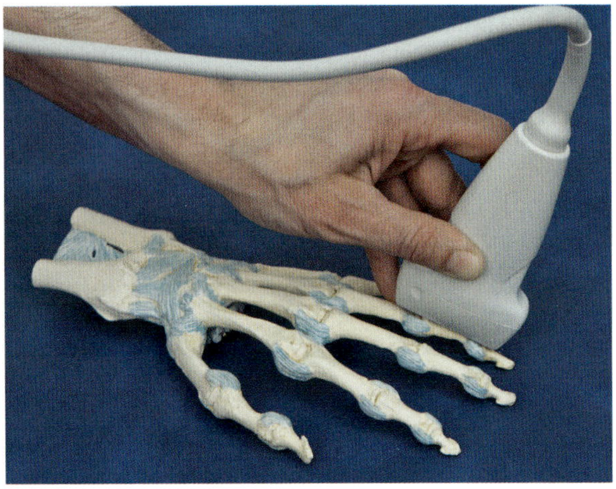

Abb. 8.18b

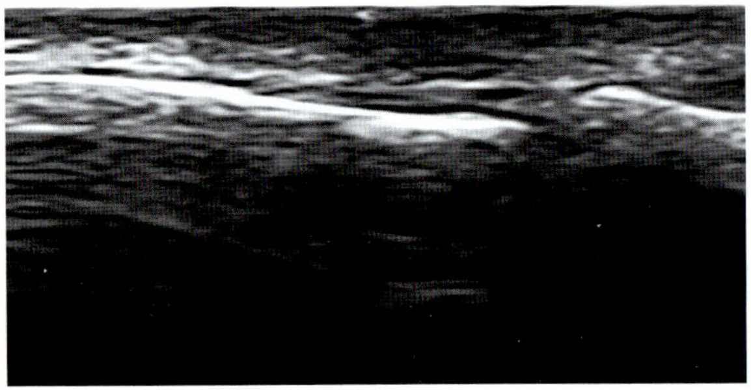

Abb. 8.18c

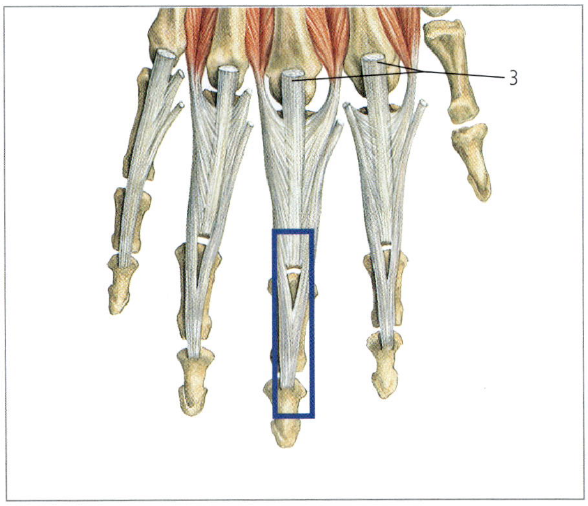

Abb. 8.18d

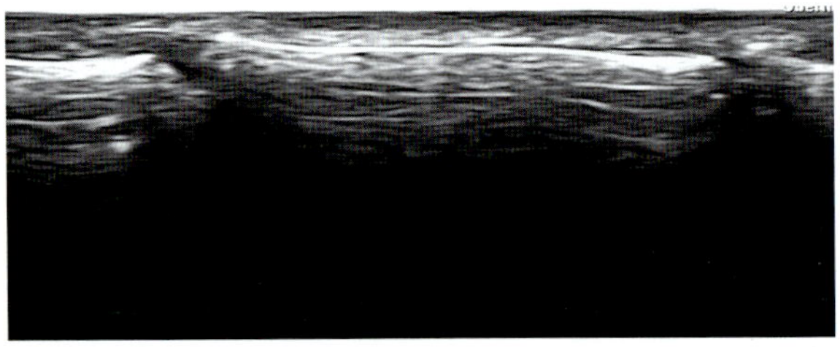

Abb. 8.18e

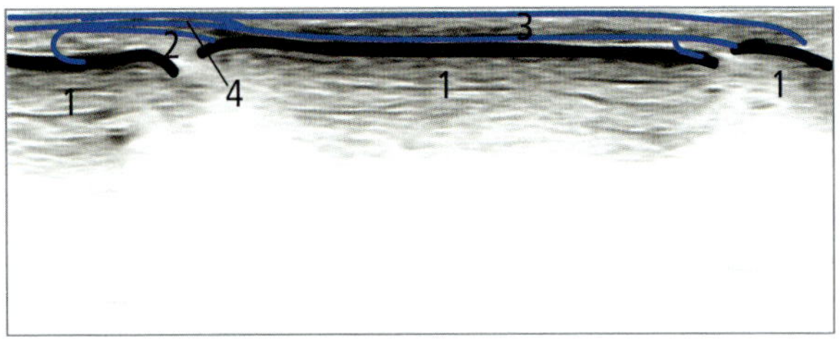

Abb. 8.18f

Fragestellungen:
- Verletzungen der Strecksehnen mit/ohne knöchernem Ausriss, Kapselverletzung mit Instabilität, Hämatom intra-/extraartikulär
- entzündlich: Synovitis (Synovialisproliferation und/oder Erguss), Pannus, Tendinitis, Tenosynovitis, Osteodestruktion, Rheumaknoten
- Ganglion, Panaritium
- Osteophyten

Abb. 8.18a und Abb. 8.18b Hand auf fester Unterlage in Pronation lagern. Ankopplung durch ausreichend Gel oder Gelkissen optimieren, SK nur leicht aufsetzen. SK von 10 – 18 MHz (alternativ 7,5 MHz mit Vorlaufstrecke) parallel zur Fingerlängsachse auf die Grundphalanx aufsetzen und parallel nach distal bis zum DIP-Gelenk verschieben. Unter leichtem Verkippen des SK Scharfstellen der knöchernen Konturen und der Strecksehne und evtl. paralleles Verschieben des SK. Die die Gelenkkapsel auskleidende dünnschichtige Synovialis ist am gestreckten Finger doppelschichtig, um sich bei Fingerbeugung problemlos um das Gelenk zu dehnen.

Abb. 8.18c Dorsaler LS über DIP-Gelenk mit Ansatz der Sehne des M. extensor digitorum. Untersuchung in Flexion zur Prüfung Strecksehnenausriss mit oder ohne Abscherfraktur.

Abb. 8.18d Die Handmuskeln (Mm. lumbricales nur radial, Mm. interossei dorsales und palmares) münden am Finger dorsalseitig in langstreckige, zunächst lateral radial und ulnar ziehende Sehnen, die distal die Strecksehne überkreuzen, bevor sie in die Dorsalaponeurose einstrahlen, die an der Endphalanx verankert ist.
Seitliche Fasern der Fingerextensoren (3) spalten sich ab und strahlen in die lateralen Sehnen ein, die mittigen Fasern in die Dorsalaponeurose.
Sobotta-Archiv aus Paulsen/Waschke. Sobotta Atlas der Anatomie. 25. A. 2022 © Elsevier GmbH

8

Abb. 8.18e und Abb. 8.18f Leitstrukturen sind die echogenen Konturen der proximalen, medialen und distalen Phalangen (1) mit dorsaler Schallauslöschung. Die Scharniergelenke sind durch Kortikalisunterbrechungen zu erkennen; der nur die Gelenkfläche bedeckende hyaline Knorpel wird nicht abgebildet. Die unmittelbar den knöchernen Gelenkanteilen aufliegende Gelenkkapsel (2) ist mit ihrer dünnschichtigen Synovialis schlecht abgrenzbar. Die Fingerstrecksehne (3) verläuft als schmales, je nach Schallwinkel echoreiches (orthograd) oder echoarmes (tangential) Band mit wenig fibrillärem Binnenmuster direkt unter der Kutis. Die Dorsalaponeurose (4) bildet sich dorsal der Extensorsehne als feine echoreiche Linie ab.

Weitere für die Beantwortung der Fragestellung nützliche Schnittebenen:
- dorsale LS benachbarter Finger
- palmare LS und TS
- Zuschalten Farbdoppler/Power-Doppler
- dynamische Untersuchung (aktiv/passiv): Gleiten und Kontinuität der Sehnen

8.19 Palmarer Longitudinalschnitt Sattelgelenk (CMC-1-Gelenk)

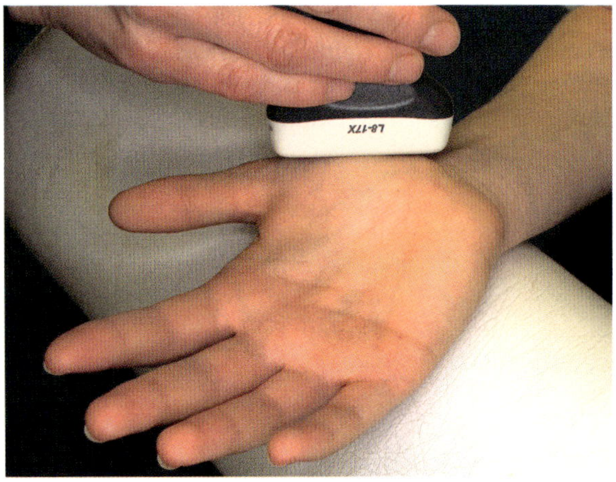

Abb. 8.19a

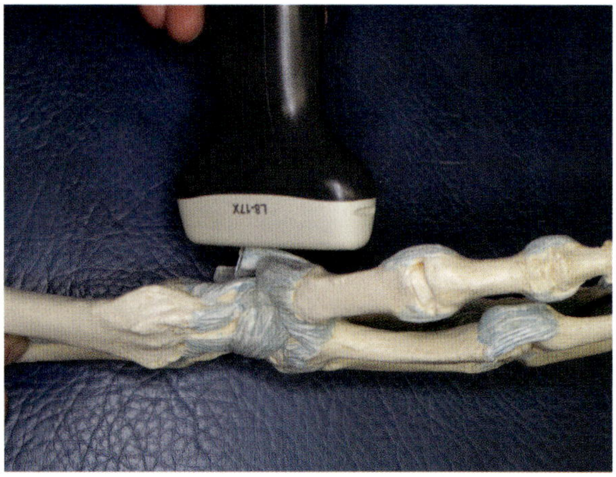

Abb. 8.19b

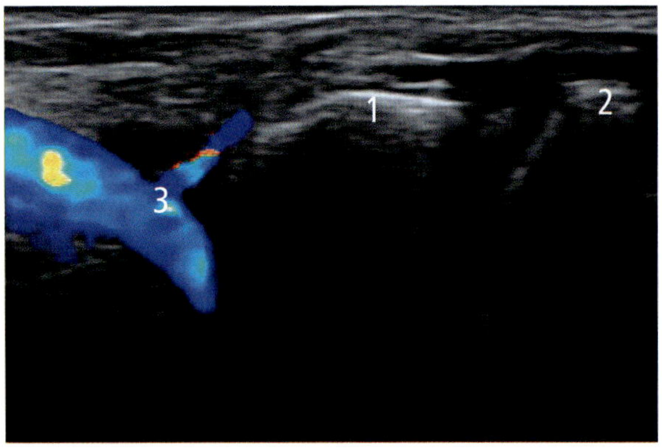

Abb. 8.19c

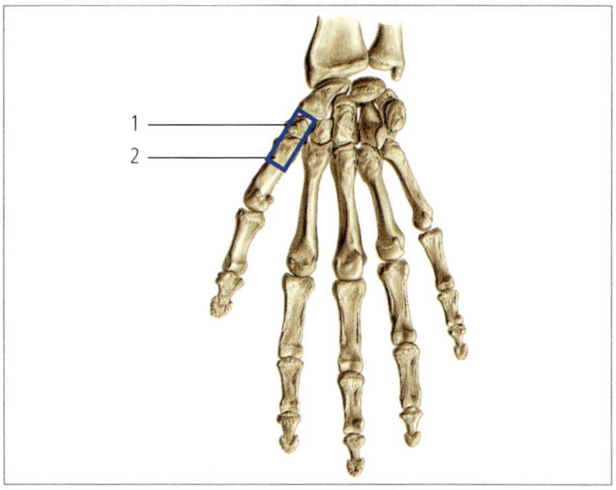

Abb. 8.19d

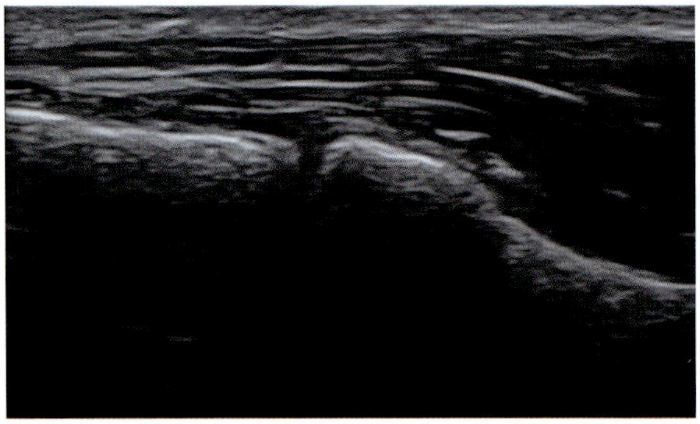

Abb. 8.19e

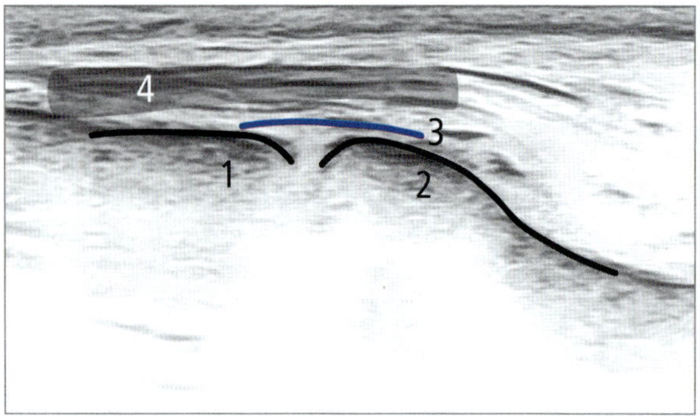

Abb. 8.19f

Fragestellungen:

- knöcherne Defekte: osteophytäre Ausziehungen (Rhizarthrose)
  Frühstadium: Gelenkerguss, Subluxation des Metakarpale 1
- Tenosynovitis der Flexoren (M. flexor carpi radialis, M. flexor pollicis longus)
- Luxationsfraktur des CMC 1

Abb. 8.19a und Abb. 8.19b Hand in Supination auf einer festen Unterlage lagern. SK (10 – 18MHz) in Verlängerung der Daumenlängsachse nach proximal auf Daumenballen aufsetzen. Aufsuchen der knöchernen Leitstrukturen durch paralleles und radiäres Verschieben des SK, sodass die kortikalen Anteile optimal orthograd untersucht werden. Das Sattelgelenk hat einen großen Bewegungsumfang in 2 Ebenen mit radioulnarer und dorsopalmarer Achse, die kombiniert kreiselförmige Bewegungen ermöglichen.
Farbdoppler hilfreich zur Abgrenzung der A. radialis und ihrer Verzweigungen.

Abb. 8.19c Nach proximal versetzter palmarer LS: Os trapezium (1), Os metacarpale I (2).
Der Ramus palmaris superficialis der A. radialis (3) verzweigt sich proximal des Gelenkspalts nach palmar und läuft zwischen M. abductor pollicis brevis und M. opponens in unmittelbarer Nachbarschaft zum MCM 1. Cave bei Injektion!

Abb. 8.19d Os trapezium (1) und Os metacarpale I (2) bilden das CMC-1-Gelenk.
Sobotta-Archiv aus Paulsen/Waschke. Sobotta Atlas der Anatomie. 25. A. 2022 © Elsevier GmbH

Abb. 8.19e und Abb. 8.19f Die echogene Kortikalis von Os trapezium (1) und Os metacarpale I (2) und das Sattelgelenk mit seinem Gelenkspalt, darüber ziehend die echogene Gelenkkapsel (3), die durch das intrakapsuläre Lig. obliquum palmare stabilisiert wird, liegen unter den fibrillären echogenen Muskelfasern des M. abductor pollicis brevis und M. opponens (4).

Weitere für die Beantwortung der Fragestellung nützliche Schnittebenen:

- palmarer TS über Sattelgelenk
- palmarer LS und TS carporadial
- coronarer und dorsaler LS und TS über CMC 1

8.20 Dorsaler Longitudinalschnitt Sattelgelenk (CMC-1-Gelenk)

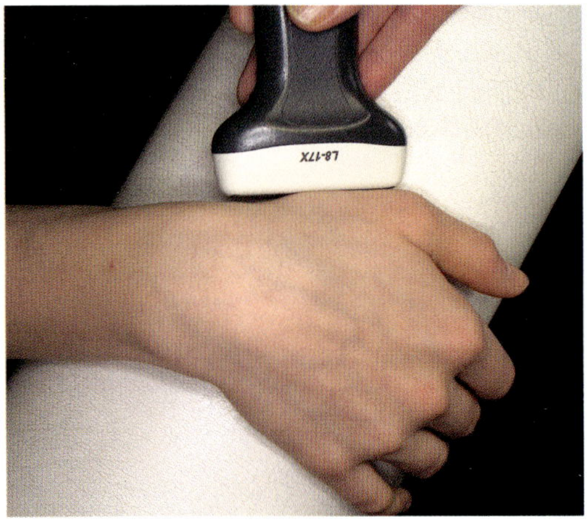

Abb. 8.20a

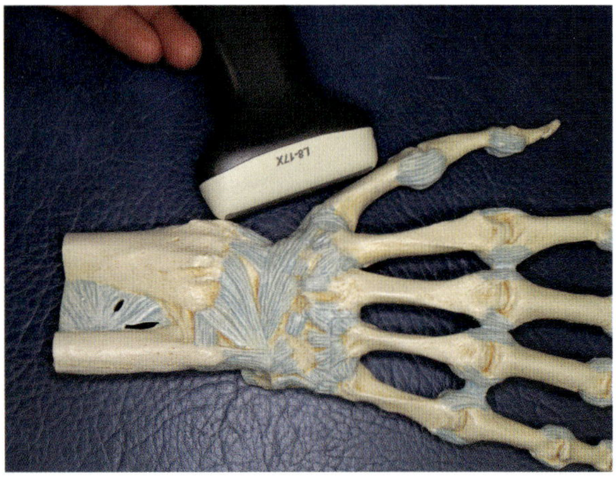

Abb. 8.20b

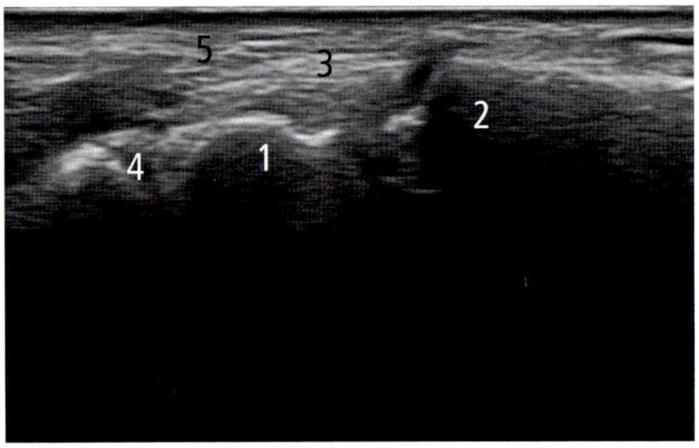

Abb. 8.20c

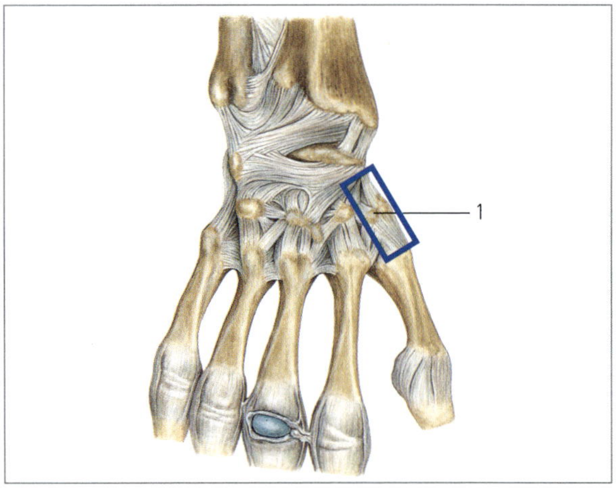

Abb. 8.20d

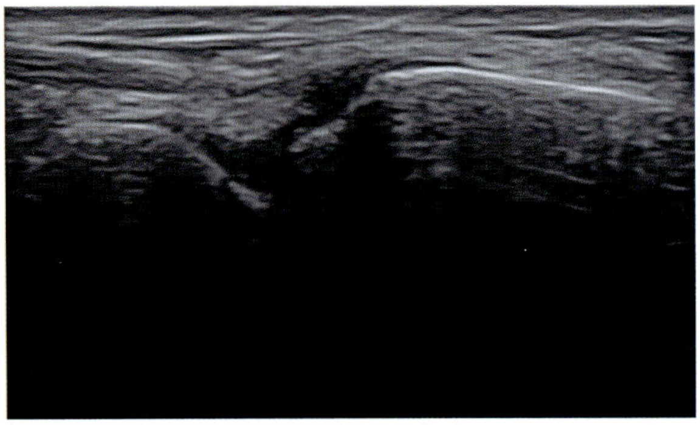

Abb. 8.20e

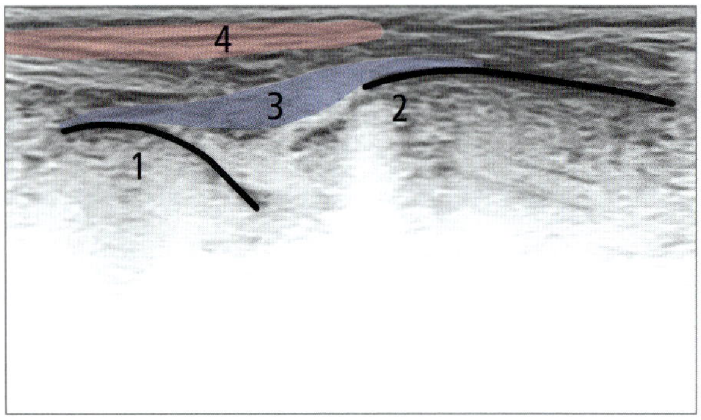

Abb. 8.20f

Fragestellungen:
- knöcherne Defekte: osteophytäre Ausziehungen (Rhizarthrose) Frühstadium: Gelenkerguss, Subluxation des Metakarpale 1
- Luxationsfraktur des CMC 1
- Tendovaginitis de Quervain

8

Abb. 8.20a und Abb. 8.20b Hand in Pronation auf einer festen Unterlage lagern. SK (10 – 18 MHz) in Verlängerung der Daumenlängsachse nach proximal auf den Handrücken aufsetzen. Aufsuchen der knöchernen Leitstrukturen durch paralleles Verschieben und Kippen des SK. Das Daumensattelgelenk (CMC 1) wird gebildet durch Trapezium und Basis der Os metacarpale I. Weiter proximal in gleicher Ebene findet sich das STT-Gelenk, das häufig Degenerationen zeigt.

Abb. 8.20c Os trapezium (1), Os metacarpale I (2), breiter echogener Kapsel-Band-Apparat (3). STT (Scaphoid-Trapezium-Trapezoideum)-Gelenk (4), M. abductor pollicis longus Sehne (5).

Abb. 8.20d CMC-1-Gelenk mit zarter Gelenkkapsel (1). Anterior wird sie durch das intrakapsuläre Lig. obliquum posterius stabilisiert und verhindert zu starke Flexion und Ulnarabduktion.
Sekundär stabilisiert kräftige Daumenmuskulatur das CMC-Gelenk.
Sobotta-Archiv aus Paulsen/Waschke. Sobotta Atlas der Anatomie. 25. A. 2022 © Elsevier GmbH

Abb. 8.20e und Abb. 8.20f Leitstrukturen sind die echogene Kortikalis des Os trapezium (1) und Os metacarpale I (2), dazwischen liegt echoarm der Gelenkspalt. Gelenkkapsel (3) mit kräftigem intrakapsulären Lig. obliquum posterius als breites echogenes Band, darüber stabilisieren fibrilläre Sehnenanteile des M. abductor pollicis longus (4) das CMC-1-Gelenk.

Weitere für die Beantwortung der Fragestellung nützliche Schnittebenen:

- dorsaler LS über 1. SSF
- dorsaler carporadialer LS und TS
- dorsaler TS über CMC 1
- coronarer und palmarar LS und TS über CMC 1

8.21 Ulnarer coronarer Longitudinalschnitt Daumen

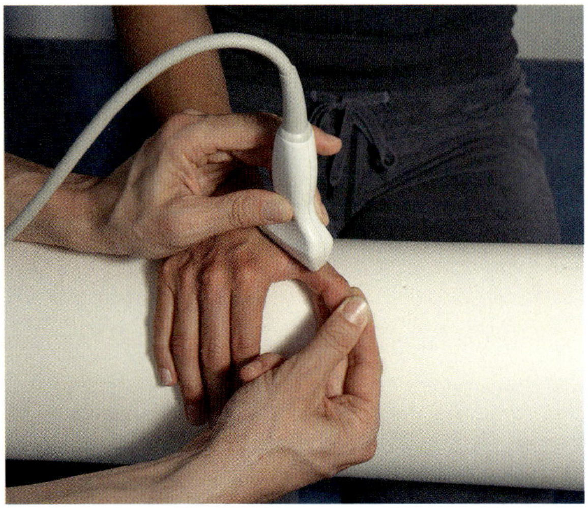

Abb. 8.21a

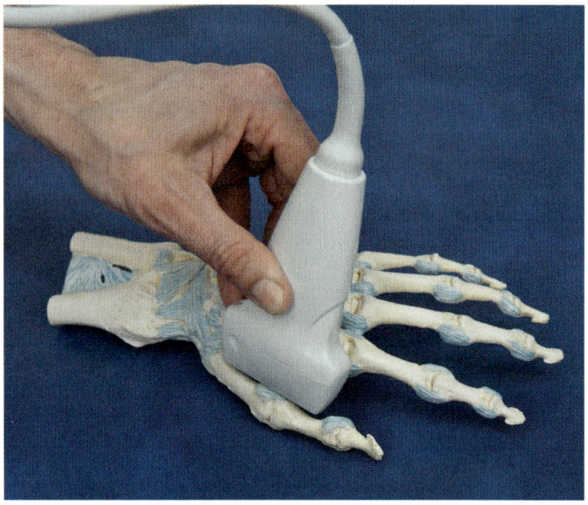

Abb. 8.21b

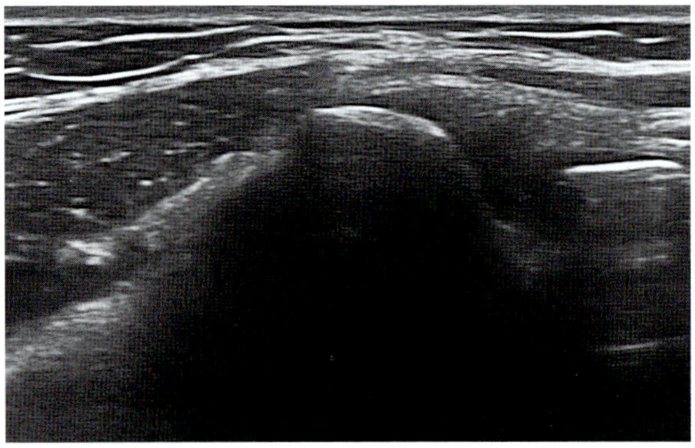

Abb. 8.21c

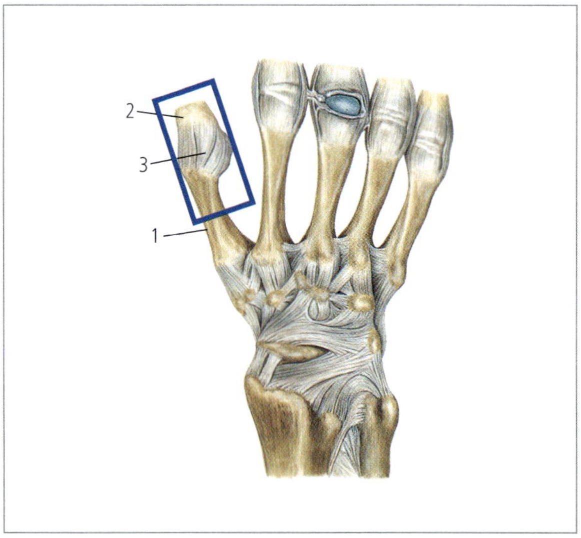

Abb. 8.21d

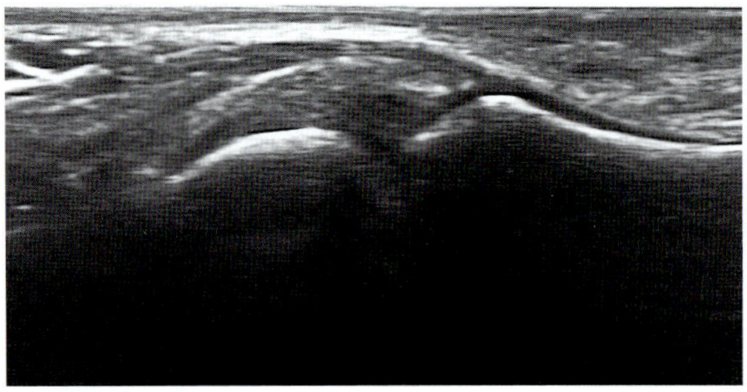

Abb. 8.21e

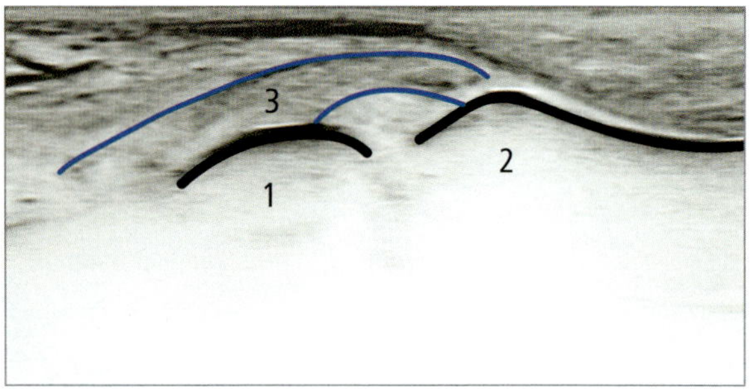

Abb. 8.21f

Fragestellung:
Läsion, Instabilität ulnares Kollateralband Daumengrundgelenk

Abb. 8.21a und Abb. 8.21b Hand in Pronationsstellung auf einer festen Unterlage positionieren. SK von 12 – 18 MHz längs über dem Daumengrundgelenk aufsetzen. Die freie Hand führt den Daumen am Endglied. Gegebenenfalls schwierige Ankopplung durch genügend Untersuchungsgel oder Vorlaufstrecke optimieren. Im Wasserbad Ankoppelung und Stabilitätstestung berührungsfrei möglich. Die Stabilitätstestung muss in voller Streckung und 30° Beugung des Daumengrundgelenks erfolgen, um beide Bandanteile zu überprüfen.

Abb. 8.21c Stabilitätstest des ulnaren Kollateralbands: Unter Sicht auf den Monitor wird mit der freien Hand ein radialer Stress auf das Grundgelenk aufgebracht (Angulationstest). Dies kann sowohl in Extension als auch in leichter Flexion geschehen, um beide Bandanteile zu überprüfen. Jegliches Aufklappen ist pathologisch.

Abb. 8.21d Os metacarpale (1), Grundphalanx des Daumens (2), Lig. collaterale ulnare (3).
Sobotta-Archiv aus Paulsen/Waschke. Sobotta Atlas der Anatomie. 25. A. 2022 © Elsevier GmbH

Abb. 8.21e und Abb. 8.21f Knöcherne Leitstrukturen sind die echogenen Linien des Os metacarpale (1), der Grundphalanx (2) und ihre Schallschatten mit dem dazwischen liegenden Gelenkspalt. Über dem Gelenkspalt liegt der ulnare Kapsel-Band-Komplex (3). Entscheidend ist jedoch die Stabilitätstestung.

Weitere für die Beantwortung der Fragestellung nützliche Schnittebene:
dorsaler und palmarer LS MCP I (Hämarthros)

KAPITEL

9

Hartmut Gaulrapp

Hüfte

9.1 Anteriorer Transversalschnitt (DEGUM-Standard)

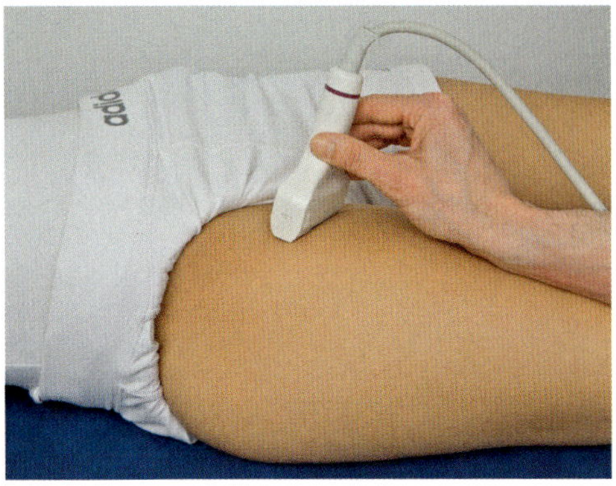

Abb. 9.1a

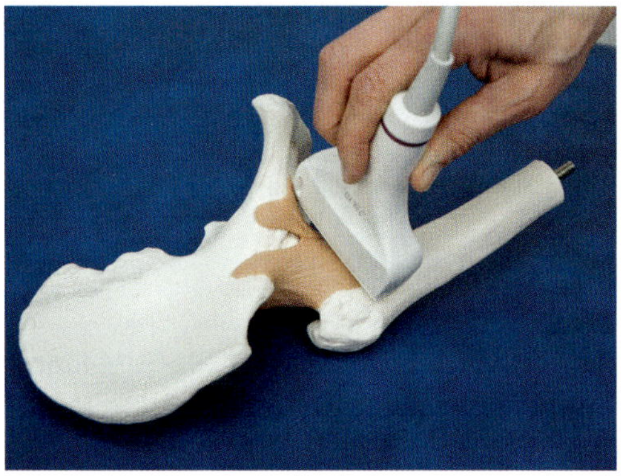

Abb. 9.1b

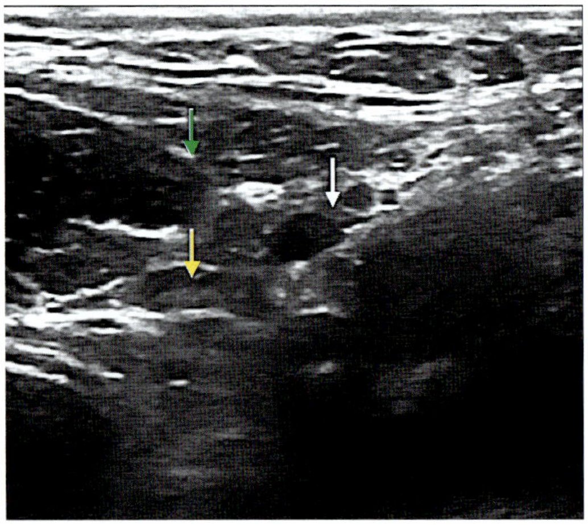

Abb. 9.1c

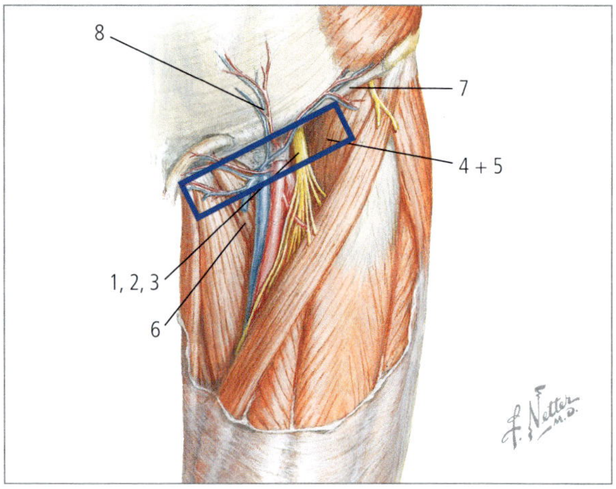

Abb. 9.1d

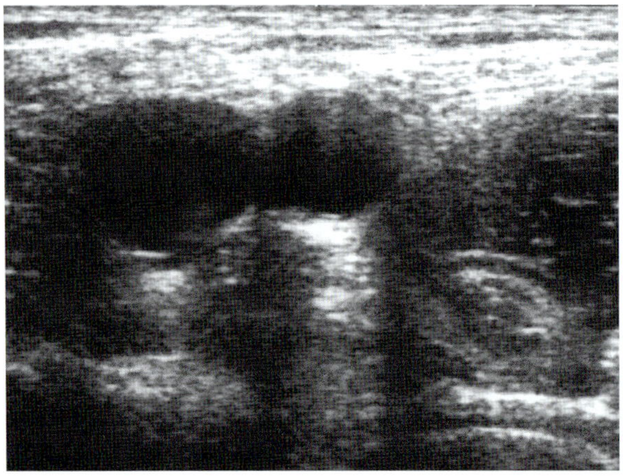

Abb. 9.1e

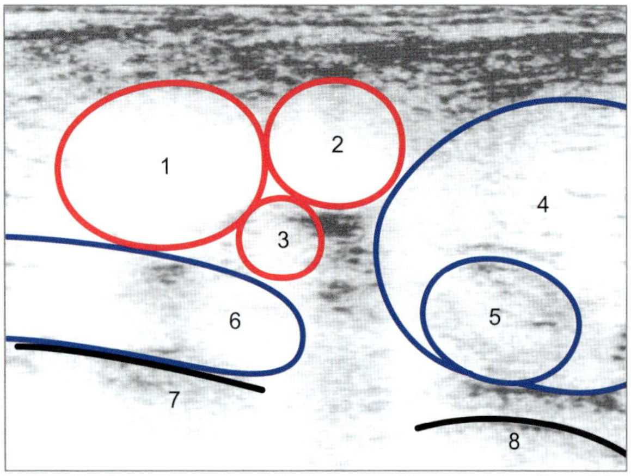

Abb. 9.1f

Fragestellungen:
- Lokalisation der Gefäß-Nerven-Strukturen für interventionelle Maßnahmen
- Leistenhernien
- Lymphknotenveränderungen
- periartikuläre Verkalkung (PAO)

9

Abb. 9.1a und Abb. 9.1b Patient in Rückenlage, volle Streckung des zu untersuchenden Beins im Hüftgelenk. Auflegen des SK quer zur Körperlängsachse. Darstellung von medial nach lateral von V. femoralis, A. femoralis und N. femoralis sowie der darunter liegenden Muskulatur (M. iliopsoas, M. pectineus). Die Kaliberweite der V. femoralis ist abhängig von der manuellen Kompression durch den Untersucher und der Atmung.
Bei Verschwenkung des SK nach kranial kann das Leistenband mit den darüber und darunter liegenden Gefäßstrukturen dargestellt werden.

Abb. 9.1c TS über der Leiste. Der Samenstrang bzw. das Mutterband stellt sich lateral des Rektusrandes und kranial der V. femoralis dar. Sonografische Anatomie der Leistenregion: Grüner Pfeil: Rand des M. rectus abdominis, weißer Pfeil: Samenstrang/ Mutterband, gelber Pfeil: Fascia transversalis.

Abb. 9.1d V. femoralis (1), A. femoralis (2), N. femoralis (3), M. iliacus (4), M. psoas (5), M. pectineus (6), Leistenband (7), A. und V. epigastrica superficialis (8).
Netter illustrations from www.netterimages.com.

9

Abb. 9.1e und Abb. 9.1f Oberfächlich medial V. femoralis als große, ovale, echofreie Struktur mit dünner Gefäßwand (1), nach lateral kleineres rundes Kaliber der A. femoralis mit stärkerer Gefäßwand (2). Gegebenenfalls auch Gefäßverzweigungen sichtbar. Unter den Gefäßen dorsale Schallvermehrung mit Beugeartefakten. Hier darunter flache, echogen gepunktete Struktur des N. femoralis (3). Darunter echoarm netzförmig die Bäuche von M. iliacus (4), M. psoas (5) und M. pectineus (6). In der Tiefe am linken Bildrand die echogene Kontur des Schambeins (7) und rechts des Hüftkopfs mit Gelenkknorpel (8) und darunter mit Schallschatten.

Weitere für die Beantwortung der Fragestellung nützliche Schnittebenen:
- anteriorer LS der Gefäße in Körperlängsachse
- TS und LS Leistenkanal
- anteriorer TS

9.2 Anteriorer sagittaler Longitudinalschnitt (DEGUM-Standard)

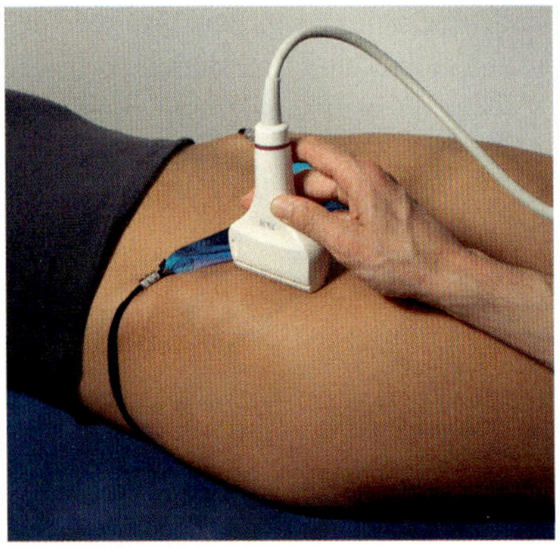

Abb. 9.2a

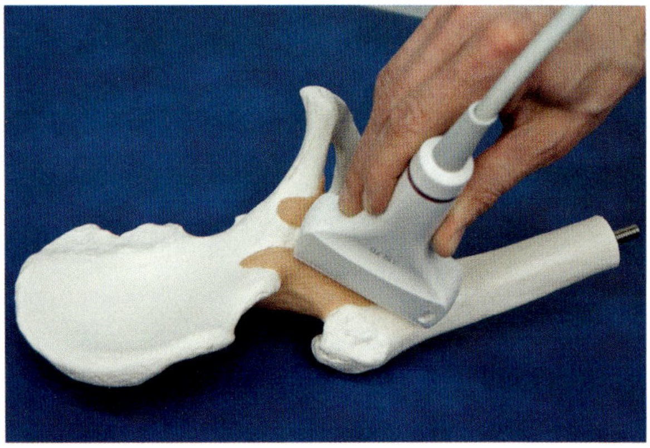

Abb. 9.2b

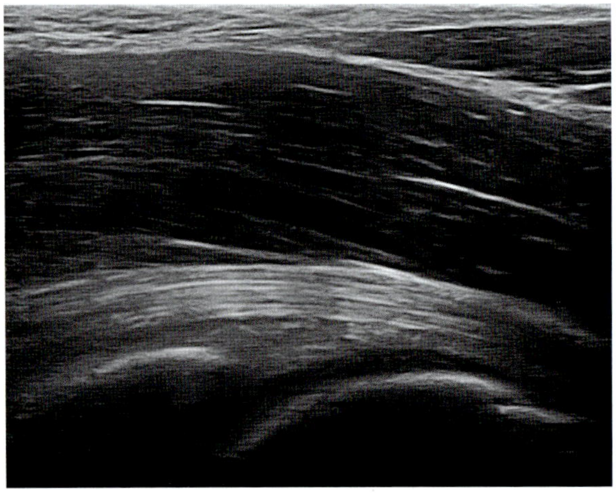

Abb. 9.2c

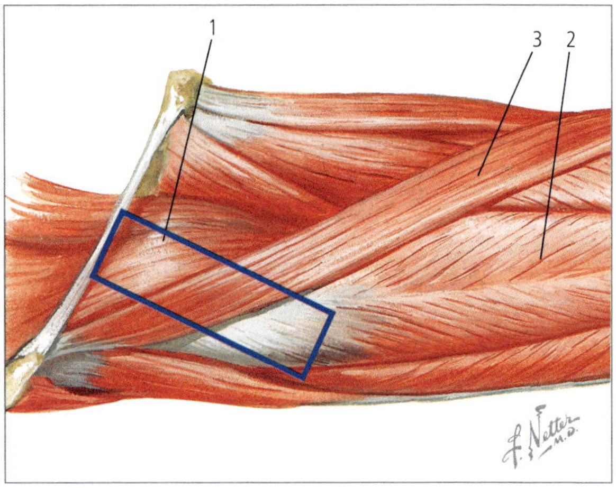

Abb. 9.2d

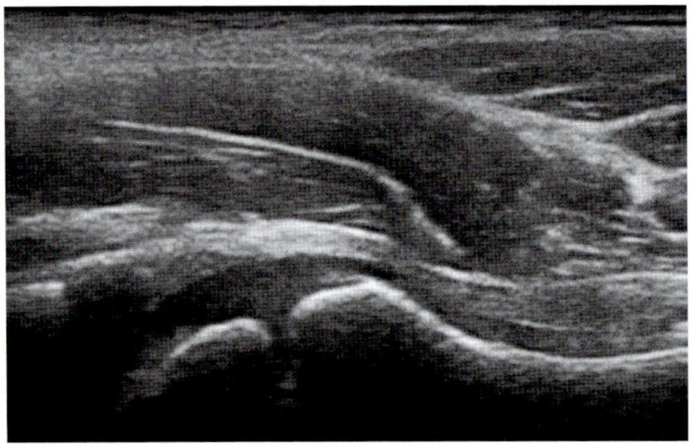

Abb. 9.2e

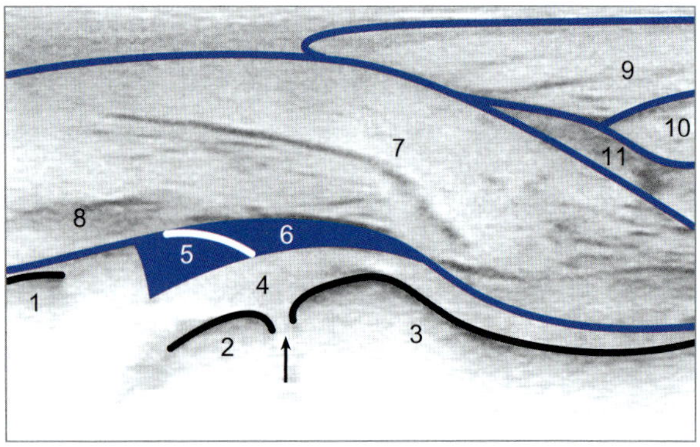

Abb. 9.2f

Fragestellungen:

- Hüftgelenkserguss, -hämarthros, -synovitis bei Koxitis, bei Fugenlösung oder nach Trauma, knöcherne Deformierung der Epiphyse bei Morbus Legg-Calvé-Perthes
- Abrutschen des Schenkelhalses zum Hüftkopf bei Fugenlösung
- knöcherner Ausriss M. rectus femoris beim Adoleszenten, Fissur Schenkelhals
- Osteophyten bei Arthrose, Vorwölbung subkapitaler Schenkelhals bei femoroazetabulärem Impingement
- Labrum-Läsionen
- Messung Überdachung

9

Abb. 9.2a und Abb. 9.2b Patient in Rückenlage, volle Streckung und maximale Innenrotation des zu untersuchenden Beins im Hüftgelenk, um die Hüft-Antetorsion (v. a. im Wachstum) zu neutralisieren und den Schenkelhals maximal parallel zur Liege auszurichten. Auflegen des SK in Längsrichtung des Schenkelhalses, von einem für das Alter des Patienten normalen CCD-Winkel ausgehend. Darstellung von Pfannenrand, Hüftkopf, Schenkelhals und Gelenkkapsel sowie der darüber liegenden Muskulatur (M. iliopsoas, M. rectus femoris, M. sartorius). Durch laterales Verschieben des SK ist der M. rectus femoris bis zum Ursprung an der Spina iliaca anterior inferior zu verfolgen. Durch Drehung des SK um den Schenkelhals kann möglichst viel der Hüftkopf- und Schenkelhalsoberfläche sowie des Kapselinhalts erfasst werden. Als aktuelle Empfehlung erfolgt die sonografische Untersuchung des Labrums am besten vom anterioren in den lateralen LS (3 Uhr über 12 Uhr bis 9 Uhr) und in Abduktion/Adduktion, Beugung/Streckung und Rotation, um eine pathologische Verformung und Struktur des Labrums auszuschließen.

Abb. 9.2c Im anterioren LS kann bei diesem 14-jährigen Patienten die Psoassehne, die in engem Kontakt direkt über den Hüftkopf verläuft, gut abgegrenzt werden. Allerdings ist dann der Hüftkopf selbst meist nicht scharf abzubilden.

Abb. 9.2d M. iliopsoas (1), M. rectus femoris (2), M. sartorius (3).
Netter illustrations from www.netterimages.com.

Abb. 9.2e und Abb. 9.2f Gerade echogene Linie des anterioren Pfannenrands mit Schallauslöschung (1) und distal davon echoarmem noch nicht verknöchertem Pfannenknorpel (= „Perichondriumloch" in der Sonografie der Säuglingshüfte), daher darunter beim Kind einsehbarem Gelenkspalt. Runde bis ovale knöcherne Oberfläche der Epiphyse (2) und Metaphyse (3) des Hüftkopfs mit Schallauslöschung. Darüber schmales echoarmes Band des hyalinen Gelenkknorpels, im Wachstum breiter (4). Darüber dreieckig mäßig echogen das Labrum acetabulare (5) und als breites echogenes Band der Kapsel-Band-Komplex (6), der sich konkav der echogenen Oberfläche des Schenkelhalses anlegt und ca. 2 mm vom Knochen entfernt ist. Gerade echogene Linie des anterioren Pfannenrands. Konvex über das Hüftgelenk ziehend der breite Bauch des M. iliacus (7) und im Anschnitt die Psoassehne (8). Oberflächlich zeigen sich der M. sartorius (9) und im Anschnitt der M. rectus femoris (10) sowie Bindegewebe (11).

Weitere für die Beantwortung der Fragestellung nützliche Schnittebenen:
- anteriorer LS der Gegenseite: rheumatische Genese, Fugenlösung
- lateraler LS des Hüftgelenks: Morbus Legg-Calvé-Perthes
- anteriorer LS der Gegenseite
- posteriorer LS des Hüftgelenks, Power-Doppler-Modus: rheumatische Genese, aktivierte Arthrose

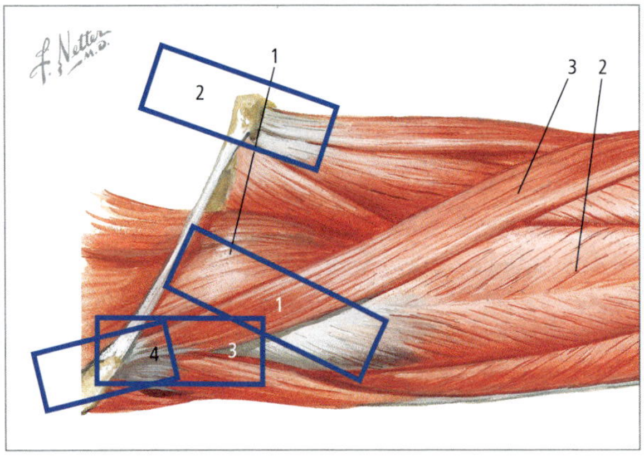

Abb. 9.2g

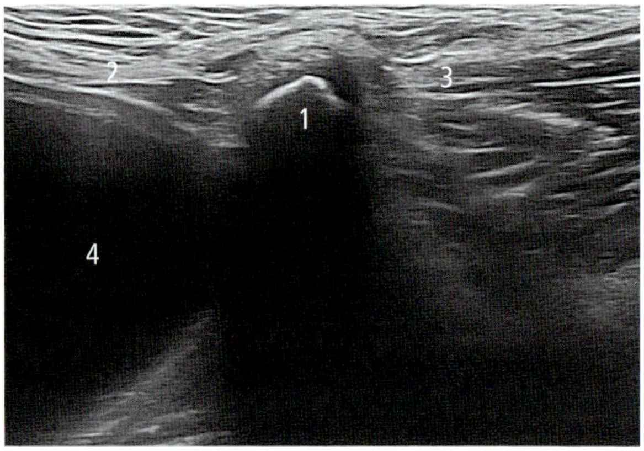

Abb. 9.2h

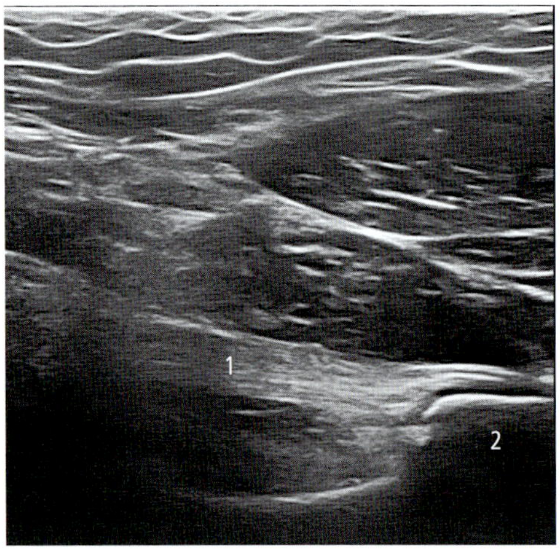

Abb. 9.2i

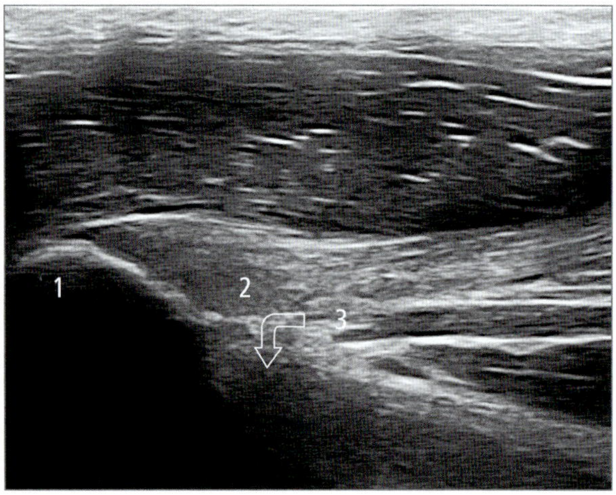

Abb. 9.2j

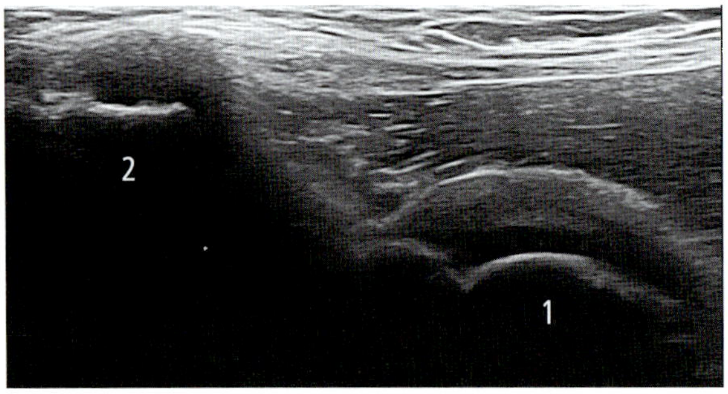

Abb. 9.2k

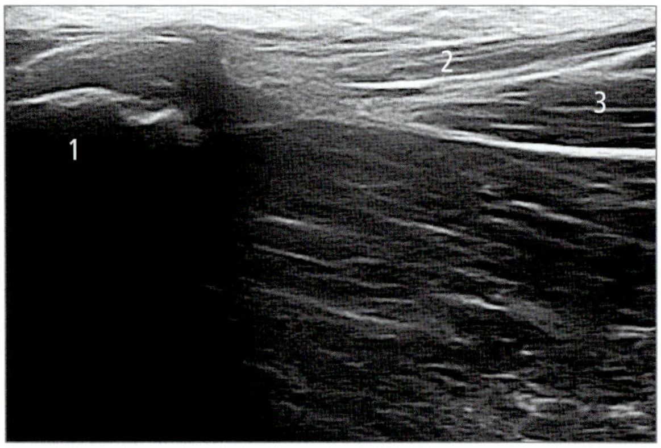

Abb. 9.2l

Abb. 9.2g Anteriorer LS über dem Hüftgelenk (DEGUM-Standard 1), Rectus-Adduktoren-Schlinge (2), Ursprung Rectussehne (3), gemeinsamer LS über Spina iliaca ant. sup. und inf. (4).
Netter illustrations from www.netterimages.com.

Abb. 9.2h Das Schambein zeigt sich als halbmondförmige echogene Linie (1). Darüber strahlt von proximal die Aponeurose des M. rectus abdominis ein (2) und setzt sich nach distal in den Ursprung der Adduktorenfaszie fort (3). Die gefüllte Harnblase zeigt sich echofrei (4).

Abb. 9.2i Die Psoassehne (1) kann in leichter Abduktion und Außenrotation des Hüftgelenks insbesondere bei Kindern gut bis zur Insertion am Trochanter minor (2) verfolgt werden.

Abb. 9.2j Etwas lateral des zentralen anterioren LS über dem Hüftgelenk kann an der Spina ilica anterior inferior (1) der Ursprung des M. rectus femoris mit seiner Pars recta (2) dargestellt werden. Die Pars flecta (3) zieht in die Tiefe (Pfeil) an den Rand des Acetabulums und ist daher sonografisch kaum darstellbar.

Abb. 9.2k Die Spina iliaca anterior inferior (1) kann in einem leicht angulierten anterioren LS zusammen mit der Spina iliaca anterior superior (2) abgebildet werden.

Abb. 9.2l In einem leicht nach proximal verschobenen und nach medial angulierten LS kann die Spina iliaca anterior superior (1) mit dem Ursprung des M. sartorius (2) und des M. tensor fasciae latae (3) dargestellt werden.

9.3 Lateraler Transversalschnitt des Hüftgelenks

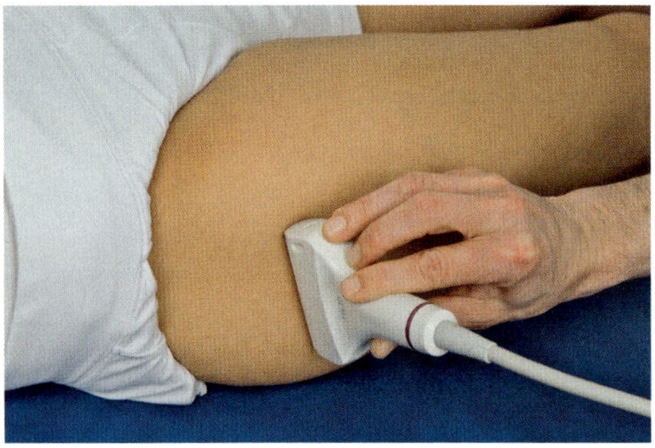

Abb. 9.3a

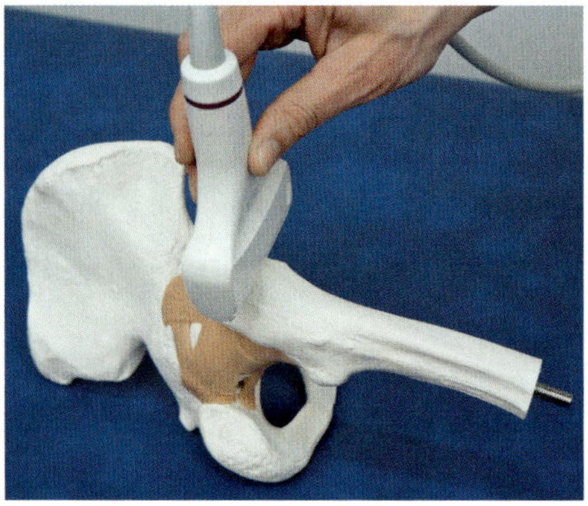

Abb. 9.3b

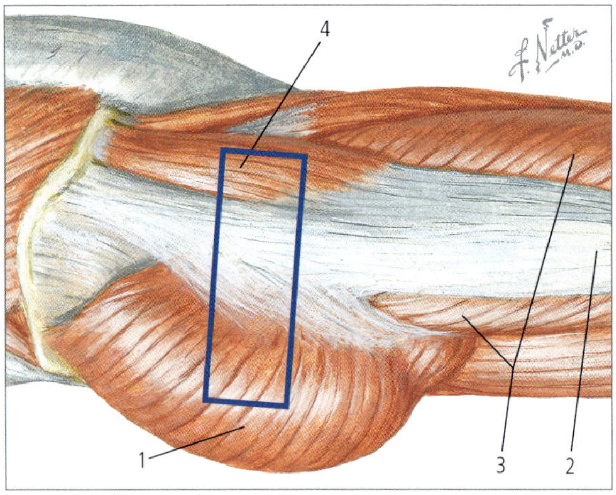

Abb. 9.3c

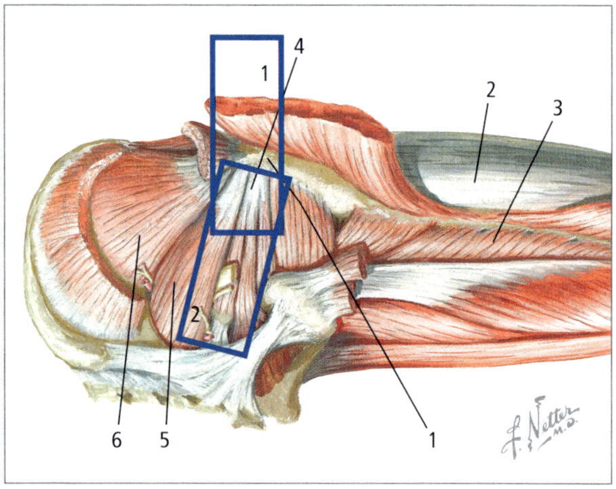

Abb. 9.3d

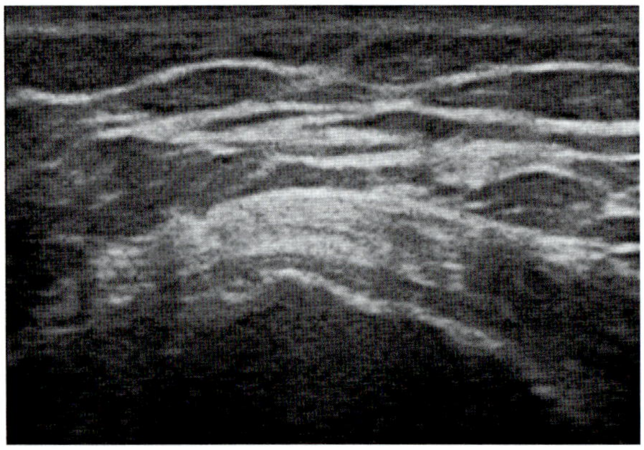

Abb. 9.3e

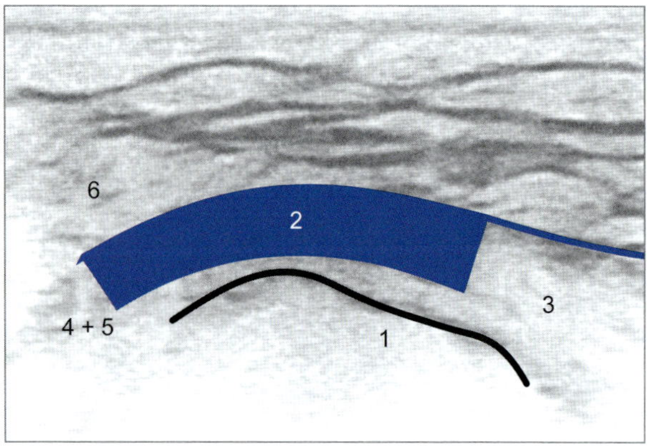

Abb. 9.3f

Fragestellungen:
- Bursopathie des Trochanter major
- Tendopathie Außenrotatoren/kleine Glutäen
- Hämatom, Serom im Zugangsbereich nach Hüftoperation
- periartikuläre Verkalkung (PAO)

Abb. 9.3a und Abb. 9.3b Patient in Rückenlage, volle Streckung und maximale Innenrotation des zu untersuchenden Beins im Hüftgelenk, um die Hüft-Antetorsion (v. a. im Wachstum) zu neutralisieren und den meist gut tastbaren Trochanter major maximal unter dem SK zu platzieren. Aufsetzen des SK senkrecht zur Untersuchungsliege. Darstellung der oftmals spitz oder rau erscheinenden knöchernen Oberfläche des Trochanter major und des darüber ziehenden Tractus iliotibialis. Im Wachstum ist die Apophysenfuge sichtbar. Gegebenenfalls Dekompression, um eine geringe Flüssigkeitseinlagerung in der Bursa trochanterica nicht zu übersehen. Verschieben des SK nach anterior zum M. vastus lateralis oder posterior zur Glutäalmuskulatur bzw. nach proximal oder distal je nach Fragestellung.

Abb. 9.3c M. gluteus maximus (1), Tractus iliotibialis (2), M. vastus lateralis (3), M. tensor fasciae latae (4).
Netter illustrations from www.netterimages.com.

Abb. 9.3d Kasten 1 zeigt die Schallkopfposition für die Darstellung von Trochanter major (1), Tractus iliotibialis (2) und M. vastus lateralis (3). Im Bereich von Kasten 2 finden sich die Außenrotatoren (4), die Mm. glutei minimus (5) und medius (6).
Netter illustrations from www.netterimages.com.

9

Abb. 9.3e und Abb. 9.3f Konvexe echogene Linie des Trochanter major mit Schallauslöschung (1). Darüber echogene Linie des Tractus iliotibialis (2). Darunter quer netzförmige echoarme Struktur des M. vastus lateralis (3), tief gelegen nach dorsolateral und proximal der Außenrotatoren (4) bzw. der kleinen Glutäen (5). Einstrahlung des M. gluteus maximus (6). Bursen im Normalfall nicht darstellbar.

Weitere für die Beantwortung der Fragestellung nützliche Schnittebenen:

- lateraler LS Hüftgelenk
- anteriorer LS Hüftgelenk: Hämarthros

9.4 Lateraler coronarer Longitudinalschnitt (DEGUM-Standard)

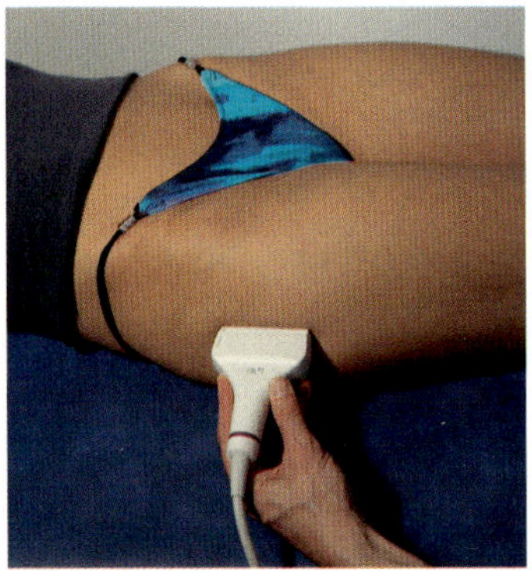

Abb. 9.4a

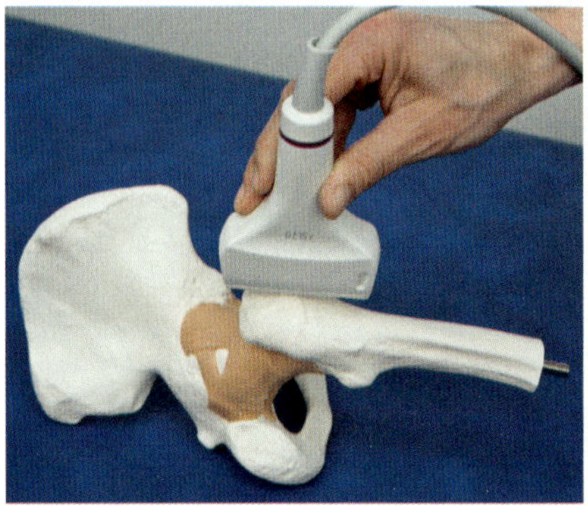

Abb. 9.4b

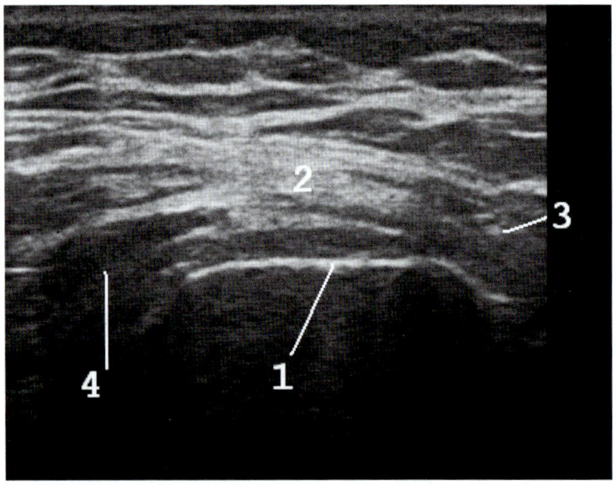

Abb. 9.4c

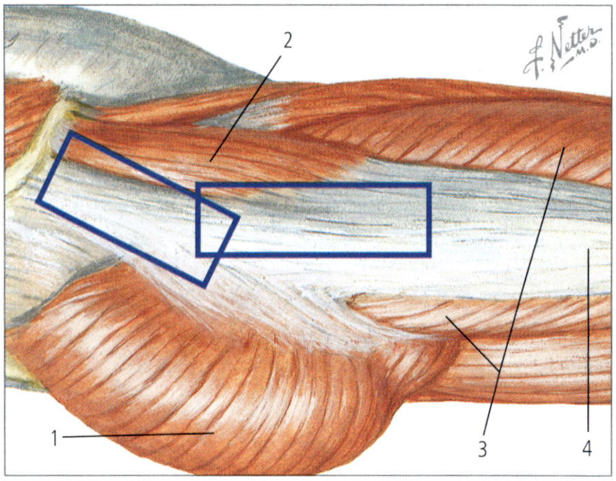

Abb. 9.4d

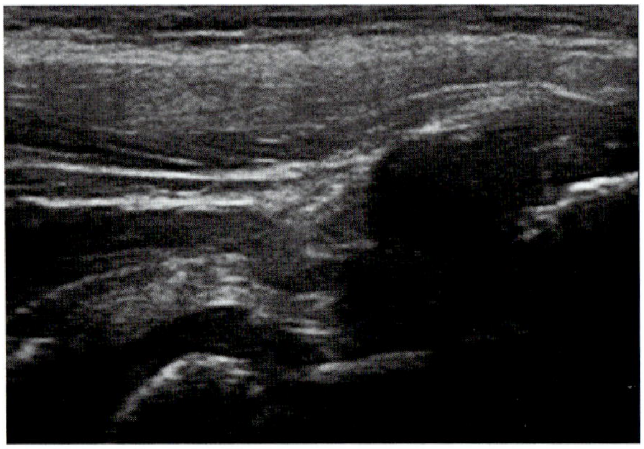

Abb. 9.4e

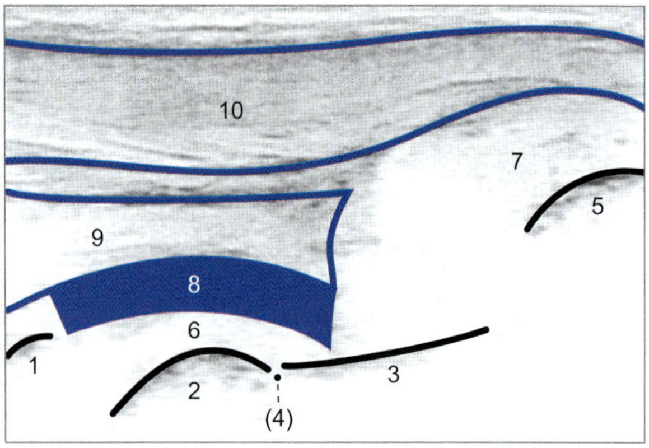

Abb. 9.4f

Fragestellungen:
- Bursopathie des Trochanter major
- Tendopathie Außenrotatoren/kleine Glutäen
- Lateralisation des Hüftkopfs bei Morbus Legg-Calvé-Perthes
- Hüftgelenkerguss, -hämarthros, -synovitis bei Koxitis oder nach Trauma
- Hämatom, Serom im Zugangsbereich nach Hüftoperation
- periartikuläre Verkalkung (PAO)
- Labrum-Läsionen
- Messung Überdachung

Abb. 9.4a und Abb. 9.4b Patient in Rückenlage, volle Streckung und maximale Innenrotation des zu untersuchenden Beins im Hüftgelenk, um die Hüft-Antetorsion (v. a. bei Kindern) zu neutralisieren und den Trochanter major maximal längs unter dem SK zu platzieren. Darstellung der oftmals spitz oder rau erscheinenden knöchernen Oberfläche des Trochanter major und des darüber ziehenden Tractus iliotibialis. Im Wachstum ist die Apophysenfuge sichtbar. Gegebenenfalls Dekompression, um eine geringe Flüssigkeitseinlagerung in der Bursa trochanterica nicht zu übersehen. Durch Verschieben des SK nach proximal und leichtes Verdrehen nach anterior kann das Hüftgelenk, abhängig von der Steilheit des Schenkelhalses, also des CCD-Winkels (bei hohem CCD-Winkel, z. B. bei Coxa valga, und bei Kindern besser als bei Erwachsenen), eingesehen werden. Als aktuelle Empfehlung erfolgt die sonografische Untersuchung des Labrums am besten vom anterioren in den lateralen LS (3 Uhr über 12 Uhr bis 9 Uhr) und in Abduktion/Adduktion, Beugung/Streckung und Rotation, um eine pathologische Verformung und Struktur des Labrums auszuschließen.

Abb. 9.4c Der Schnitt exakt über dem Trochanter major zeigt eine gerade, konvex gekrümmte oder sogar spitze echogene Linie des Trochanter major mit Schallauslöschung (1). Darüber parallele echogene Linien des Tractus iliotibialis (2), bei Anspannung paralleler zum SK zu sehen. Nach distal echoarme Struktur des M. vastus lat. (3), nach proximal der kleinen Glutäen (4).

Abb. 9.4d M. gluteus maximus (1), M. tensor fasciae latae (2), M. vastus lateralis (3), Tractus iliotibialis (4).
Netter illustrations from www.netterimages.com.

Abb. 9.4e und Abb. 9.4f Verschieben des SK nach proximal und anterior (Abb. 9.4d) zeigt den lateralen Anteil des Os ilium als leicht geschwungene echogene Linie mit Schallschatten (1). Runde bis ovale knöcherne Oberfläche des Hüftkopfs (2) und des Schenkelhalses mit Schallauslöschung (3). Im Wachstum ist die Epiphysenfuge des Hüftkopfs zu sehen (4). Trochanter major (5).
Über dem Hüftkopf und dem Trochanter major zeichnet sich hyaliner Knorpel, im Wachstum breiter, als schmales echoarmes Band ab (6, 7). Darüber liegen als breites echogenes Band die Gelenkkapsel mit umgreifendem Bandapparat (8), der M. gluteus medius (9) und der M. gluteus maximus (10).

Weitere für die Beantwortung der Fragestellung nützliche Schnittebenen:
- lateraler TS Hüftgelenk
- anteriorer LS Hüftgelenk: Erguss, Hämarthros, Synovitis
- lateraler TS Hüftgelenk

9.5 Posteriorer sagittaler Longitudinalschnitt

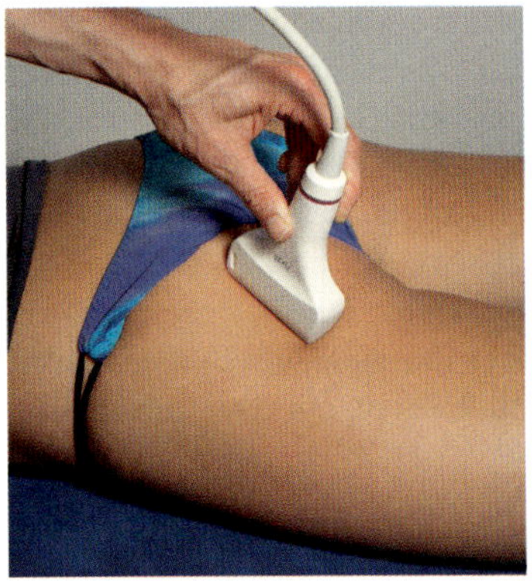

Abb. 9.5a

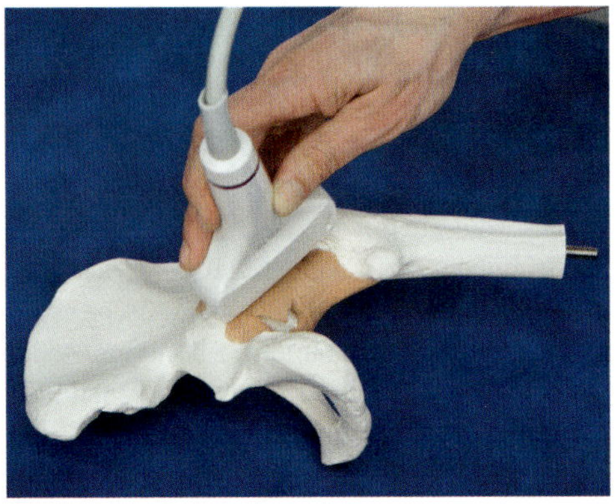

Abb. 9.5b

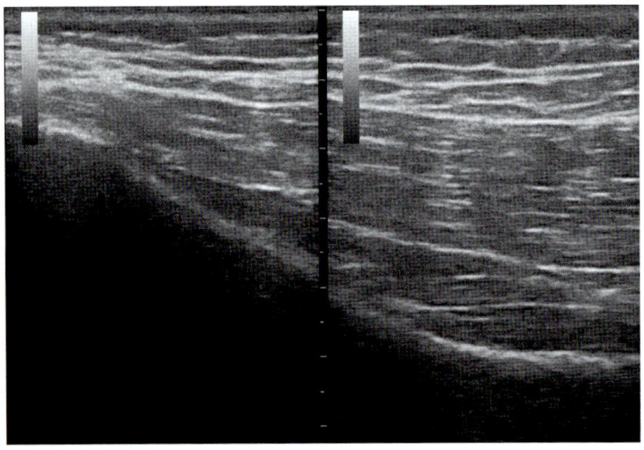

Abb. 9.5c

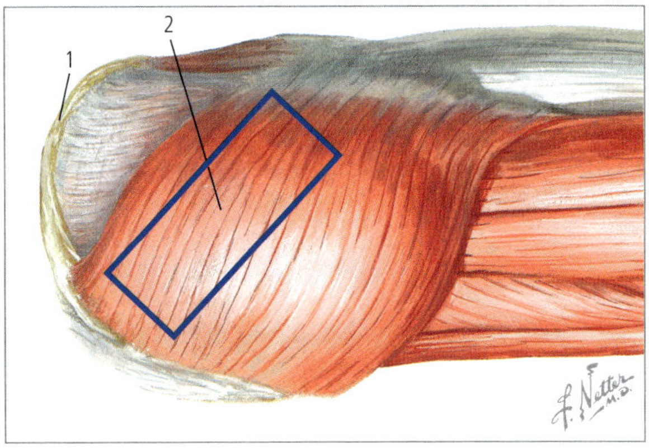

Abb. 9.5d

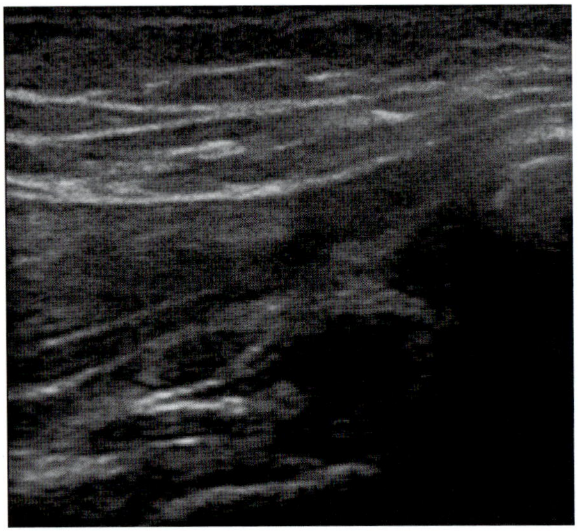

Abb. 9.5e

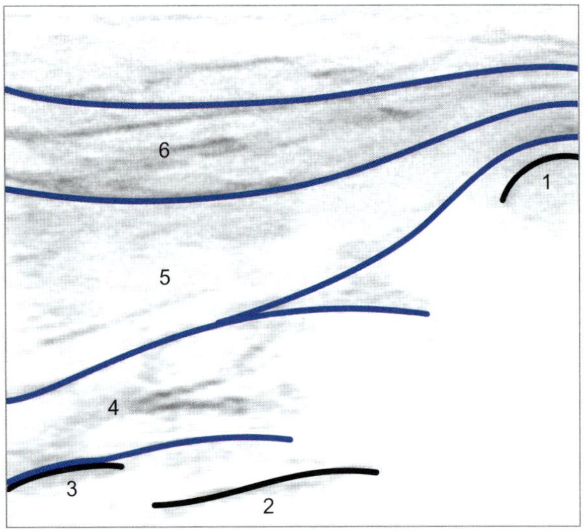

Abb. 9.5f

Fragestellungen:
- Hüftgelenkerguss, -hämarthros, -synovitis bei Koxitis, bei Fugenlösung oder nach Trauma (subtiler Nachweis bei schmerzhaft erschwerter Lagerung)
- Subkutan- oder Muskelabszesse oder -nekrosen nach Injektion oder Kontusion

Abb. 9.5a und Abb. 9.5b Patient in Bauch- oder Seitenlage, volle Streckung bzw. leichte Beugung sowie maximale Innenrotation des zu untersuchenden Beins im Hüftgelenk, um die Hüft-Antetorsion (v. a. im Wachstum) zu neutralisieren und den Schenkelhals maximal parallel zur Liege auszurichten. Auflegen des SK in Längsrichtung des Schenkelhalses, von einem für das Alter des Patienten normalen CCD-Winkel ausgehend.
Darstellung von Trochanter major, Hüftkopf mit tiefen Anteilen des Schenkelhalses, posteriorem Pfannenrand und darüber liegender Muskulatur (Glutäen und Außenrotatoren). Verschiebung nach proximal zur Stelle glutäaler intramuskulärer Injektionen.

Abb. 9.5c In der Tiefe des zusammengesetzten Bilds zeigt sich das Ilium echogen mit Schallschatten. Darüber liegen die kleinen Glutäen und der M. gluteus maximus.

Abb. 9.5d Crista iliaca (1), M. gluteus maximus (2). Netter illustrations from www.netterimages.com.

Abb. 9.5e und Abb. 9.5f Gerade oder konvexe echogene Linie des Trochanter major mit Schallauslöschung (1), meist nur mäßige Abgrenzung des beim Erwachsenen steil in die Tiefe ziehenden Schenkelhalses, runde bis ovale knöcherne Oberfläche des Hüftkopfs mit Schallauslöschung (2), darüber schmales echoarmes Band des hyalinen Gelenkknorpels, im Wachstum breiter, darüber schmales echogenes Band der Gelenkkapsel. Kurze echogene Linie des posterioren Pfannenrands mit Schallauslöschung (3). Schräg darüber zum Trochanter major ziehend Muskelbäuche der Außenrotatoren (4), die schwer zu trennen sind. Oberflächlicher davon Muskulatur der kleinen Glutäen (5) zum Trochanter major bzw. M. gluteus maximus (6) in den Tractus iliotibialis einstrahlend.

Weitere für die Beantwortung der Fragestellung nützliche Schnittebenen:

- anteriorer LS Hüftgelenk: Erguss, Hämarthros
- anteriorer LS Gegenseite
- Power-Doppler-Modus
- bei Abszess/Nekrose ggf. TS

KAPITEL

10

Hartmut Gaulrapp

Oberschenkel

10.1 Anteriorer Transversalschnitt

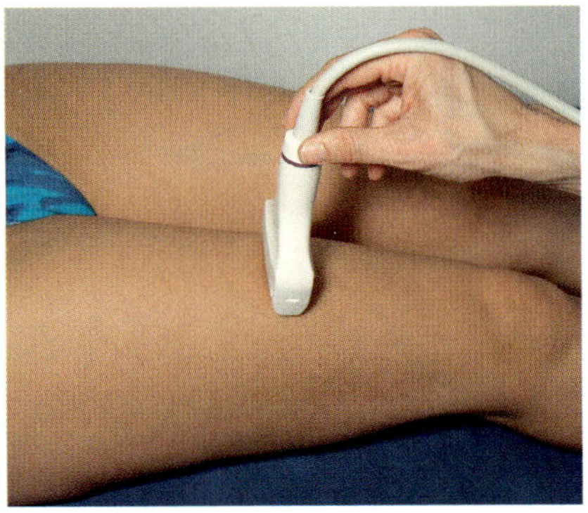

Abb. 10.1a

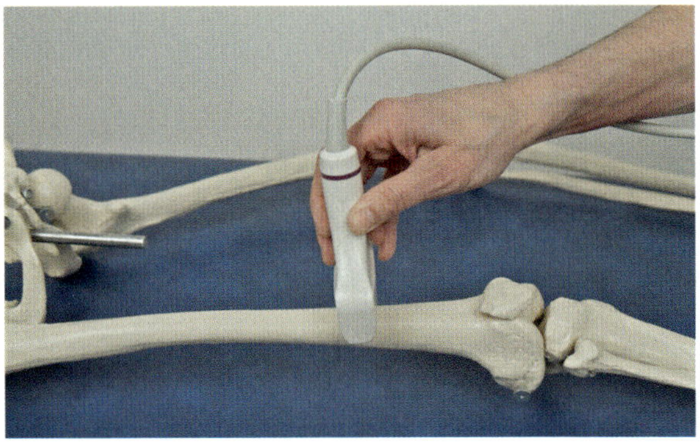

Abb. 10.1b

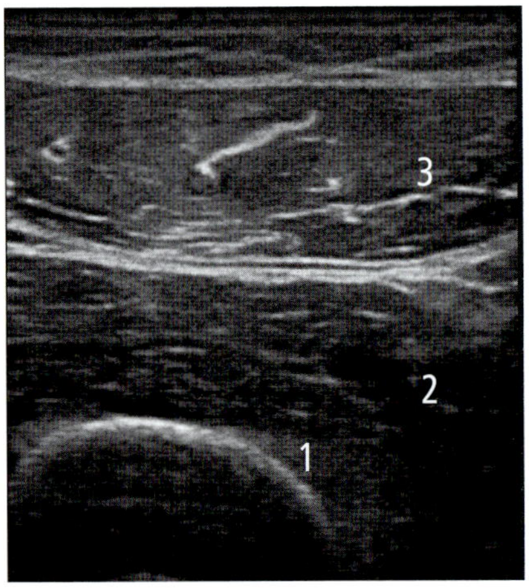

Abb. 10.1c

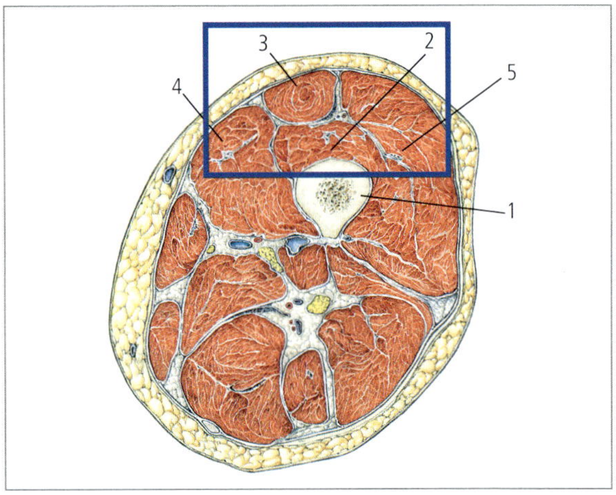

Abb. 10.1d

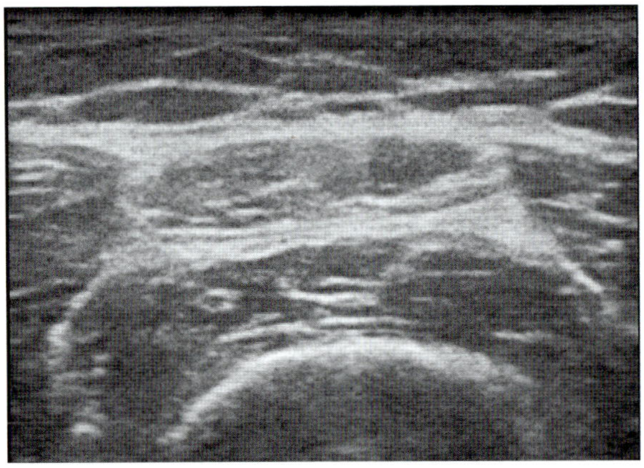

Abb. 10.1e

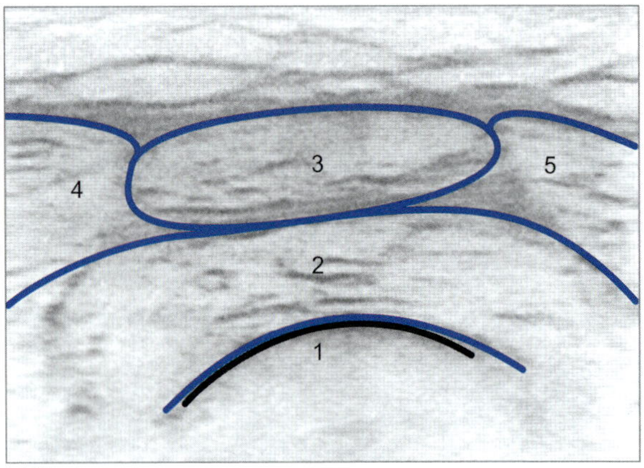

Abb. 10.1f

Fragestellungen:

- Zerrungen/Muskel(faser)risse M. rectus femoris
- osteochondrale Ausrisse M. rectus femoris
- Hämatom/Serom/Abszess, Tumoren
- Verkalkungen
- neuromuskuläre Erkrankungen
- Querschnittsbestimmung

Abb. 10.1a und Abb. 10.1b Patient in Rückenlage; Kniegelenke ggf. mit einer Rolle unterlagern. SK (7,5 – 12 MHz) ohne Kompression transversal streckseitig dort auf den Oberschenkel auflegen, wo die klinische Fragestellung besteht. Bei Verletzungen ist meist der M. rectus femoris im Muskel-Sehnen-Übergang betroffen. Leitstrukturen sind das Femur und die darüber liegenden Anteile des M. quadriceps. Die sonografische Abtastung erfolgt am besten unter Monitorkontrolle von nichtverletzten Muskelanteilen zum Locus dolendi hin.
Muskelgewebe ist dynamisch zu untersuchen, also bei passiver und aktiver Bewegung, sowie gegen Widerstand, um das Gleiten zu überprüfen und Defekte nicht zu übersehen. Bei Verdacht auf Flüssigkeitseinlagerung kann Dekompression Hinweise auf Punktionsfähigkeit geben.

Abb. 10.1c Der Schnitt ist im Vergleich zu 10.1e wenig nach proximal verschoben angelegt (Femur, 1). Er zeigt die kräftigen Muskelbäuche der Mm. vastus intermedius (2) und rectus femoris (3).

Abb. 10.1d Femur (1), M. vastus intermedius (2), M. rectus femoris (3), M. vastus medialis (4), M. vastus lateralis (5). U. Brugger aus Paulsen/Waschke. Sobotta Atlas der Anatomie. 25. A. 2022 © Elsevier GmbH

Abb. 10.1e und Abb. 10.1f Leitstruktur ist der halbmondförmige echogene Reflex des Femurs (1) mit Schallschatten. Darüber liegt der M. vastus intermedius (2), durch ein stark echogenes Septum vom darüber liegenden distalen Anteil des M. rectus femoris (3) getrennt. Medial bzw. lateral können der M. vastus medialis (4) bzw. lateralis (5) abgebildet werden. Die Textur der Muskeln zeichnet sich durch gepunktete Echos durch fibrilläre bindegewebige Anteile innerhalb der echoarmen kontraktilen Anteile der Muskelstruktur aus. Septen und das Epimysium sind deutlich echogener als Muskelgewebe.

Weitere für die Beantwortung der Fragestellung nützliche Schnittebenen:
- Verschiebung nach medial zu den Adduktoren und zum Adduktorenkanal
- Verschiebung nach medial bzw. lateral zu den Mm. vasti medialis und lateralis
- Verschiebung nach proximal

10.2 Anteriorer sagittaler Longitudinalschnitt

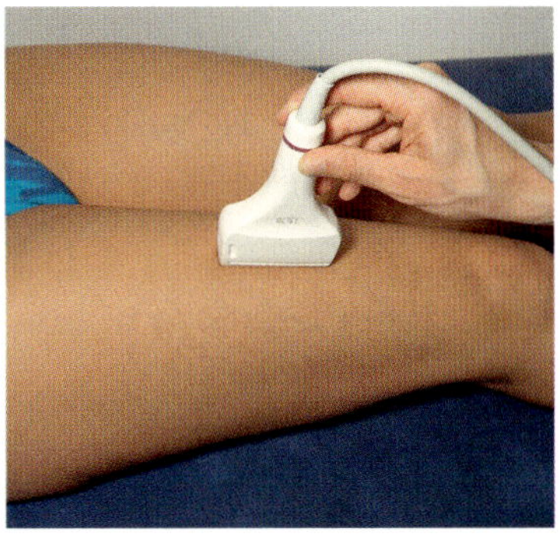

Abb. 10.2a

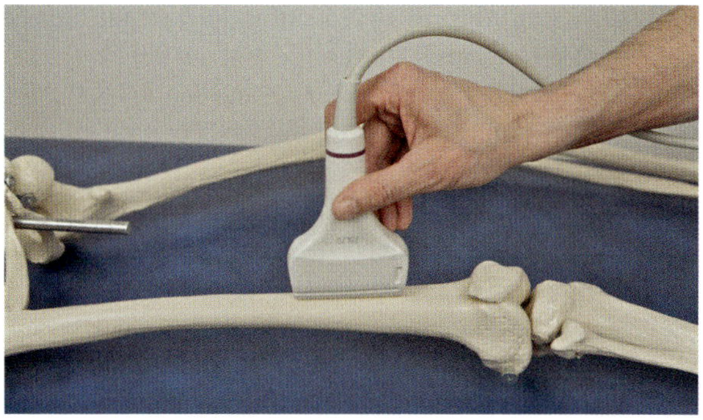

Abb. 10.2b

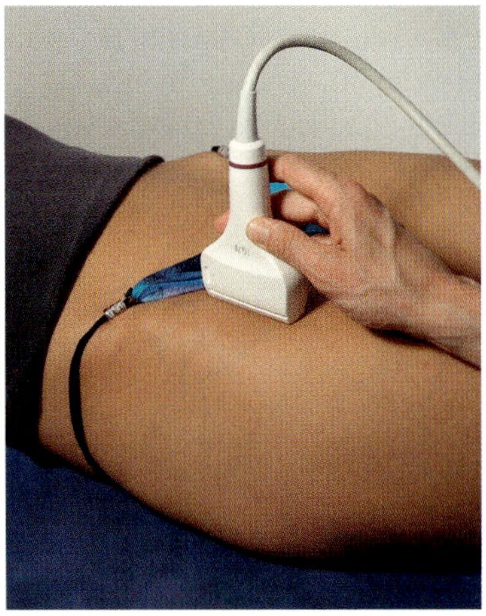

Abb. 10.2c

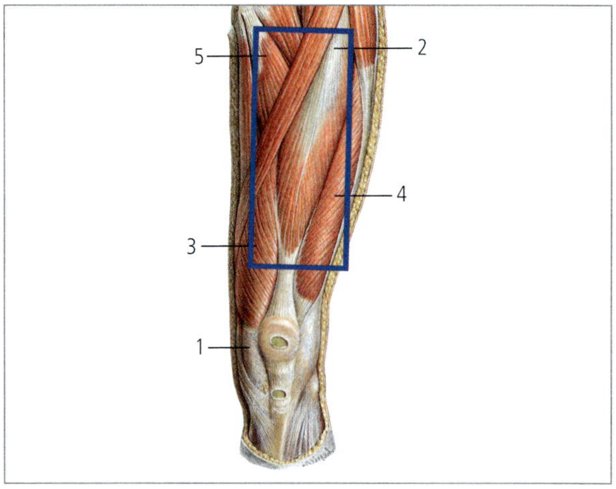

Abb. 10.2d

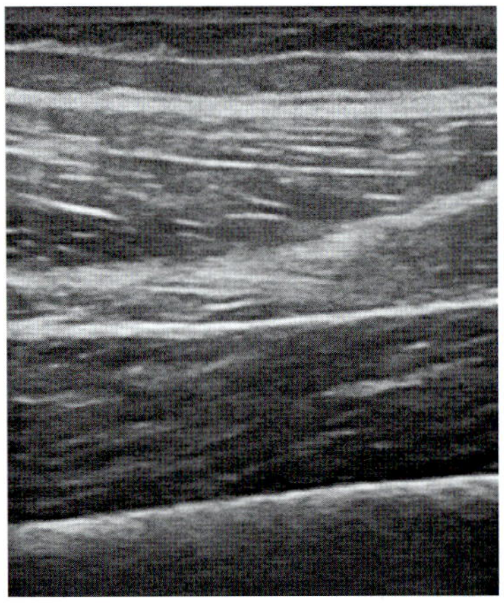

Abb. 10.2e

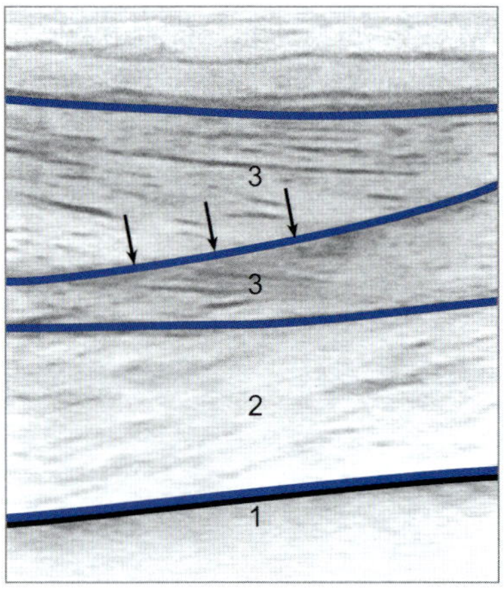

Abb. 10.2f

Fragestellungen:
- Zerrungen/Muskel(faser)risse M. rectus femoris
- osteochondrale Ausrisse M. rectus femoris
- Hämatom/Serom/Abszess, Tumoren
- Verkalkungen
- neuromuskuläre Erkrankungen

Abb. 10.2a und Abb. 10.2b Patient in Rückenlage; Kniegelenke ggf. mit einer Rolle unterlagern. SK (7,5 – 12 MHz) mit geringer Kompression longitudinal streckseitig dort auf den Oberschenkel auflegen, wo die klinische Fragestellung besteht. Bei Verletzungen ist meist der M. rectus femoris im Muskel-Sehnen-Übergang betroffen. Leitstrukturen sind das Femur und die darüber liegenden Anteile des M. quadriceps. Die sonografische Abtastung erfolgt am besten unter Monitorkontrolle von nichtverletzten Muskelanteilen zum Locus dolendi hin.
Muskelgewebe ist dynamisch zu untersuchen, also bei passiver und aktiver Bewegung, sowie gegen Widerstand, um das Gleiten zu überprüfen und Defekte nicht zu übersehen. Bei Verdacht auf Flüssigkeitseinlagerung kann Dekompression Hinweise auf Punktionsfähigkeit geben.

Abb. 10.2c Wird der LS von distal aus dem Bereich des Muskel-Sehnen-Übergangs des M. rectus femoris nach proximal zum Ursprung des Muskels an der Spina iliaca anterior inferior weitergeführt, ähneln SK-Position und Sonobild dem LS über dem Schenkelhals am Hüftgelenk.

Abb. 10.2d Femur (1), M. rectus femoris (2), M. vastus medialis (3), M. vastus lateralis (4), M. adductor longus (5).
R. Himmelhan aus Paulsen/Waschke. Sobotta Atlas der Anatomie. 25. A. 2022 © Elsevier GmbH

Abb. 10.2e und Abb. 10.2f Leitstruktur ist der longitudinale echogene Reflex des Femurs (1) mit Schallschatten. Darüber liegt der M. vastus intermedius (2), durch ein stark echogenes Septum vom darüber liegenden distalen Anteil des M. rectus femoris (3) mit seinem intramuskulären Septum (Pfeile) getrennt. Die Textur der Muskeln zeichnet sich durch längliche Echos aufgrund fibrillärer bindegewebiger Anteile innerhalb der echoarmen kontraktilen Anteile der Muskelstruktur aus. Septen und das Perimysium externum sind deutlich echogener als Muskelgewebe.

Weitere für die Beantwortung der Fragestellung nützliche Schnittebenen:

- Verschiebung nach proximal zur Insertion des M. rectus femoris
- Verschiebung nach lateral zum Tractus iliotibialis
- Verschiebung nach medial zu den Adduktoren und zum Adduktorenkanal
- Verschiebung nach medial bzw. lateral zu den Mm. vasti medialis und lateralis

10.3 Posteriorer Transversalschnitt

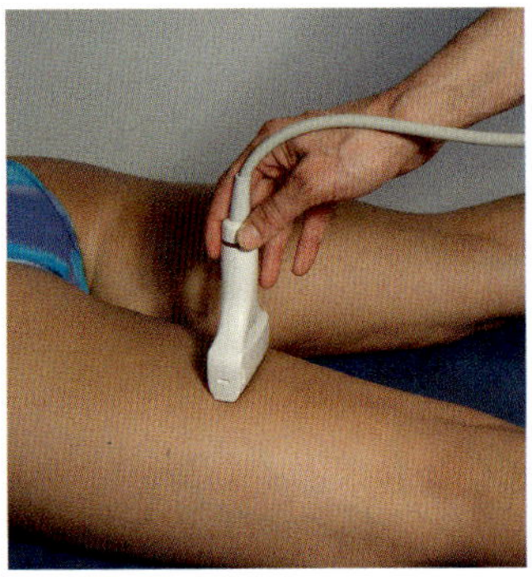

Abb. 10.3a

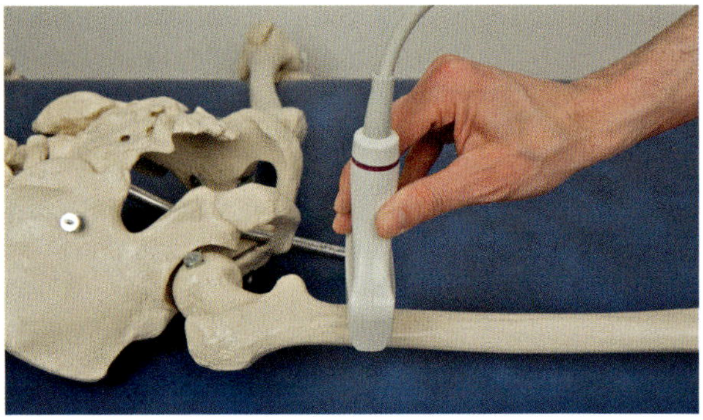

Abb. 10.3b

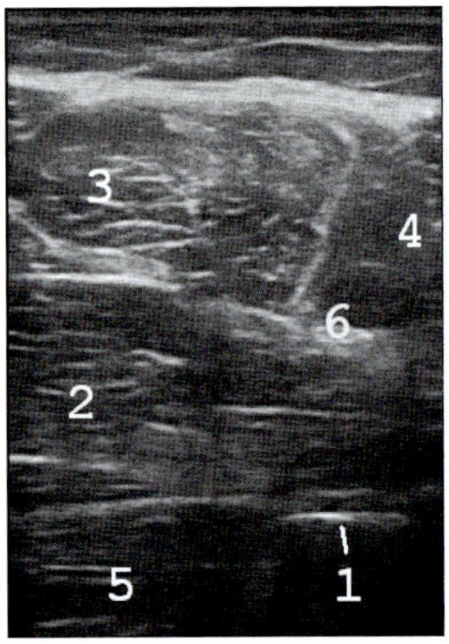

Abb. 10.3c

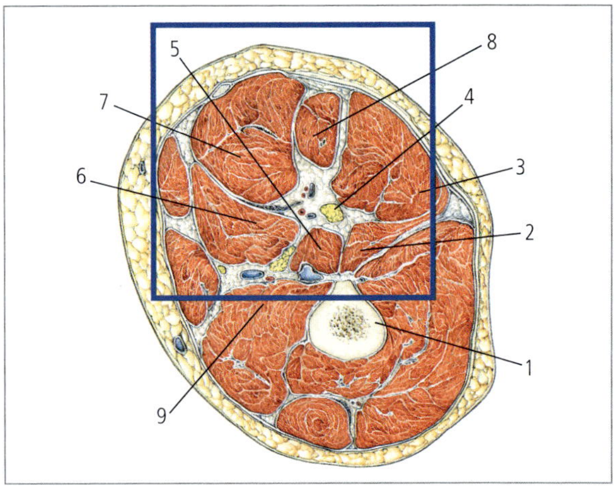

Abb. 10.3d

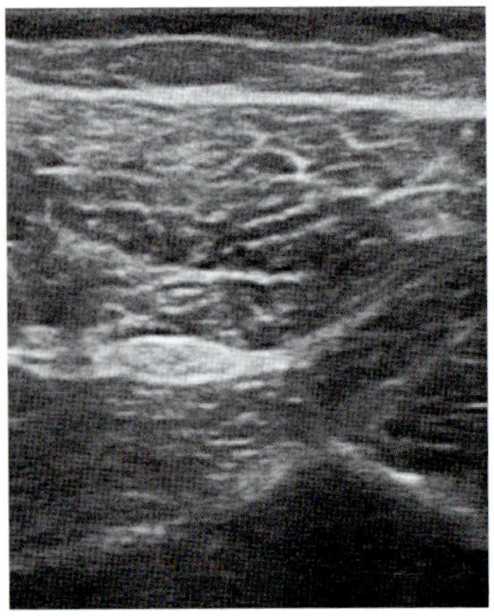

Abb. 10.3e

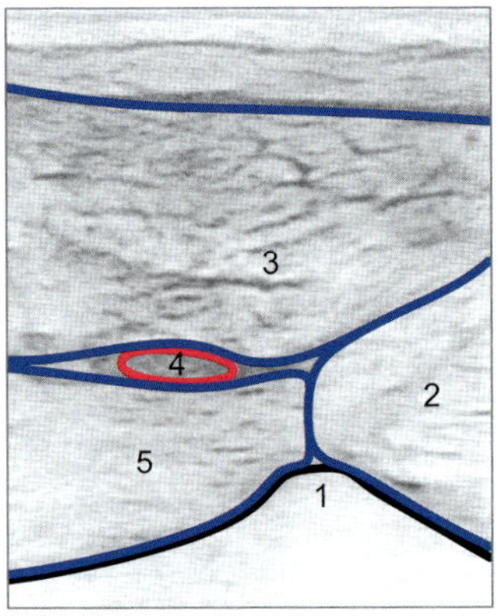

Abb. 10.3f

Fragestellungen:
- Zerrungen/Muskel(faser)risse Mm. biceps femoris und semimembranosus
- osteochondrale Ausrisse Tuber ossis ischii
- Hämatom/Serom/Abszess, Tumoren
- Verkalkungen
- Läsionen des N. ischiadicus
- neuromuskuläre Erkrankungen
- Querschnittsbestimmung

Abb. 10.3a und Abb. 10.3b Patient in Bauchlage; Sprunggelenke ggf. mit einer Rolle unterlagern. SK (7,5 – 12 MHz) ohne zu viel Kompression transversal beugeseitig dort auf den Oberschenkel auflegen, wo die klinische Fragestellung besteht. Bei Verletzungen sind meist die Mm. biceps femoris und semimembranosus in ihren Muskelbäuchen betroffen. Leitstrukturen sind das Femur und die darüber liegenden Anteile der Muskeln. Die sonografische Abtastung erfolgt am besten unter Monitorkontrolle von nichtverletzten Muskelanteilen zum Locus dolendi hin.
Muskelgewebe ist dynamisch zu untersuchen, also bei passiver und aktiver Bewegung, sowie gegen Widerstand, um das Gleiten zu überprüfen und Defekte nicht zu übersehen. Bei Verdacht auf Flüssigkeitseinlagerung kann Dekompression Hinweise auf Punktionsfähigkeit geben.

Abb. 10.3c TS medialer Anteil: Das Femur (1) zeigt sich in der Tiefe als echogene Linie. Darüber liegt der M. adductor magnus (2) und über diesem die Mm. semimembranosus (3) und semitendinosus (4). Medial des Femurs ist der M. vastus medialis zu erkennen (5). N. ischiadicus (6).

Abb. 10.3d Femur (1), Caput breve (2) und Caput longum (3) des M. biceps femoris, N. ischiadicus (4), M. adductor longus (5), M. semitendinosus (8), M. semimembranosus (7), M. add. magnus (6), M. vastus medialis (9).
U. Brugger aus Paulsen/Waschke. Sobotta Atlas der Anatomie. 25. A. 2022 © Elsevier GmbH

Abb. 10.3e und Abb. 10.3f Das Femur (1) zeigt sich als echogene Linie, hier wegen der Bildoptimierung bzgl. des N. ischiadicus etwas abgeschwächt. Caput breve (2) und Caput longum (3) des M. biceps femoris sind als gepunktete fibrilläre Strukturen erkennbar. Der N. ischiadicus (4) erscheint deutlich echogener als die umgebende Muskulatur. Sein Epineurium externum ist gut erkennbar. Unter dem Nerv liegt der M. adductor longus (5).

Weitere für die Beantwortung der Fragestellung nützliche Schnittebenen:
- Verschiebung nach proximal bis zur Insertion der ischiokruralen Muskulatur am Tuber ossis ischii
- Verschiebung nach medial und lateral

10.4 Posteriorer sagittaler Longitudinalschnitt

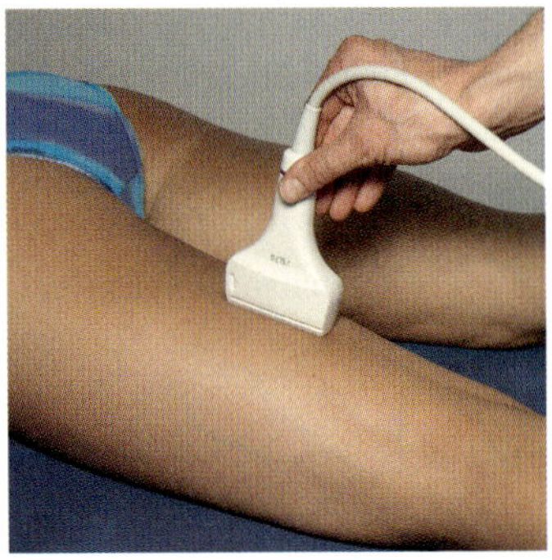

Abb. 10.4a

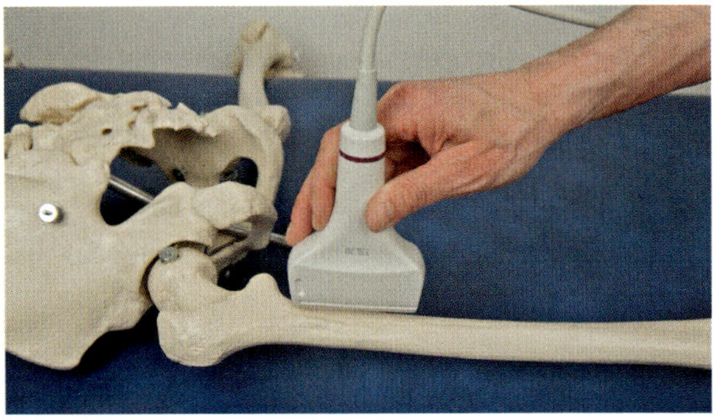

Abb. 10.4b

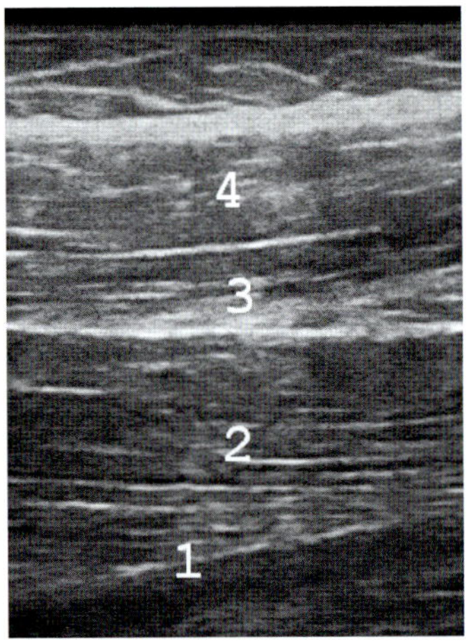

Abb. 10.4c

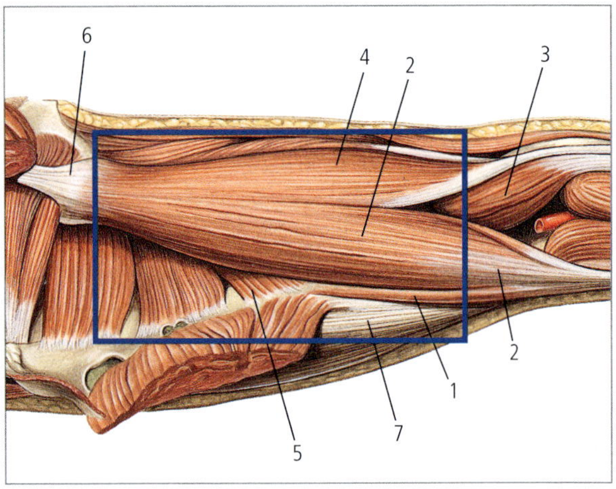

Abb. 10.4d

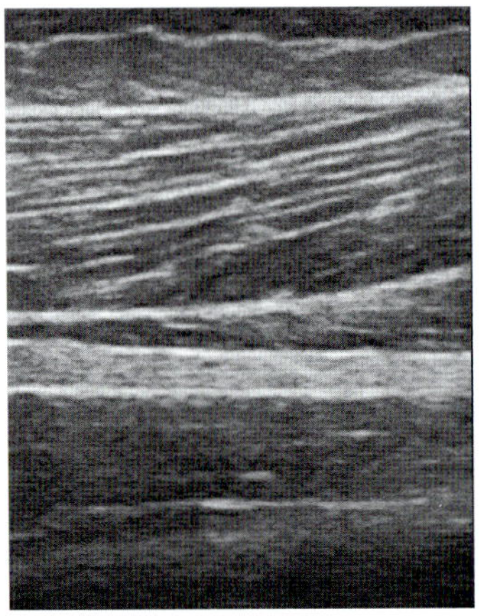

Abb. 10.4e

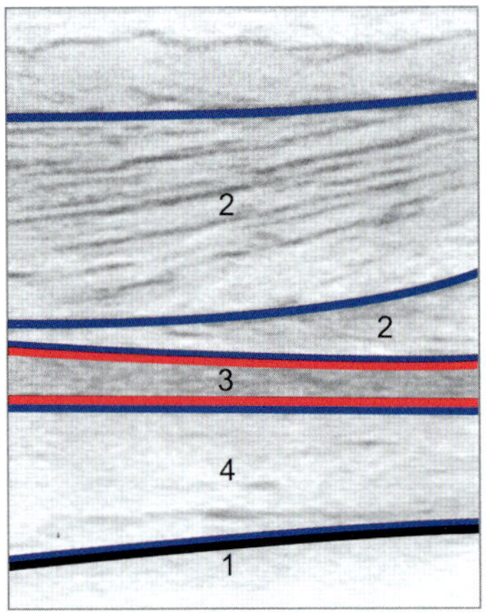

Abb. 10.4f

Fragestellungen:
- Zerrungen/Muskel(faser)risse Mm. biceps femoris und semimembranosus
- osteochondrale Ausrisse Tuber ossis ischii
- Hämatom/Serom/Abszess, Tumoren
- Verkalkungen
- Läsionen des N. ischiadicus
- neuromuskuläre Erkrankungen

Abb. 10.4a und Abb. 10.4b Patient in Bauchlage; Sprunggelenke ggf. mit einer Rolle unterlagern. SK (7,5 – 12 MHz) ohne zu viel Kompression longitudinal beugeseitig dort auf den Oberschenkel auflegen, wo die klinische Fragestellung besteht. Bei Verletzungen sind meist die Mm. biceps femoris und semimembranosus in ihren Muskelbäuchen betroffen. Leitstrukturen sind das Femur und die darüber liegenden Anteile der Muskeln. Die sonografische Abtastung erfolgt am besten unter Monitorkontrolle von nichtverletzten Muskelanteilen zum Locus dolendi hin.
Muskelgewebe ist dynamisch zu untersuchen, also bei passiver und aktiver Bewegung, sowie gegen Widerstand, um das Gleiten zu überprüfen und Defekte nicht zu übersehen. Bei Verdacht auf Flüssigkeitseinlagerung kann Dekompression Hinweise auf Punktionsfähigkeit geben.

Abb. 10.4c LS medialer Anteil: Das Femur (1) zeigt sich in der Tiefe als sehr schwache echogene Linie. Darüber liegen der M. vastus medialis (2) und der M. adductor magnus (3) und über diesem der M. gracilis (4).

Abb. 10.4d Caput breve (1) und Caput longum (2) des M. biceps femoris, M. semimembranosus (3) und M. semitendinosus (4), M. adductor magnus (5), Tuber ossis isschii (6), M. vastus lateralis (7).
Sobotta-Archiv aus Paulsen/Waschke. Sobotta Atlas der Anatomie. 25. A. 2022 © Elsevier GmbH

Abb. 10.4e und Abb. 10.4f LS lateraler Anteil: Das Femur (1) zeigt sich hier wegen der Bildoptimierung bzgl. des N. ischiadicus als schwache echogene Linie. Der M. biceps femoris (2) ist als längsgerichtete fibrilläre Struktur erkennbar. Der N. ischiadicus (3) erscheint deutlich echogener als die umgebende Muskulatur. Sein Epineurium externum ist gut erkennbar. Unter dem Nerv liegt der M. adductor longus (4).

Weitere für die Beantwortung der Fragestellung nützliche Schnittebenen:
- Verschiebung nach proximal bis zur Insertion der ischiokruralen Muskulatur am Tuber ossis ischii
- Verschiebung nach medial und lateral

KAPITEL

11 Kniegelenk

11.1 Anteriorer suprapatellarer Transversalschnitt (DEGUM-Standard)

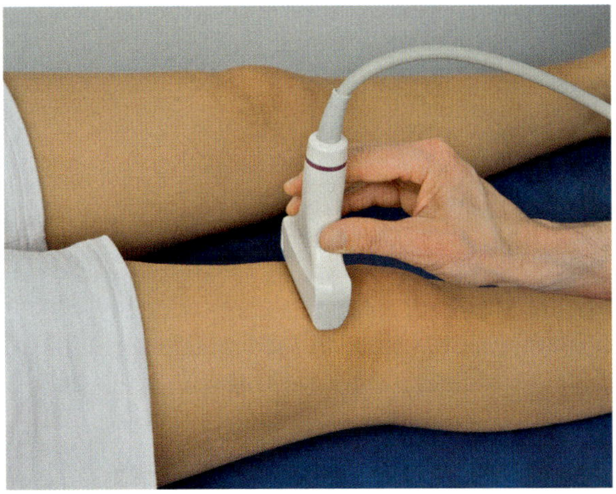

Abb. 11.1a

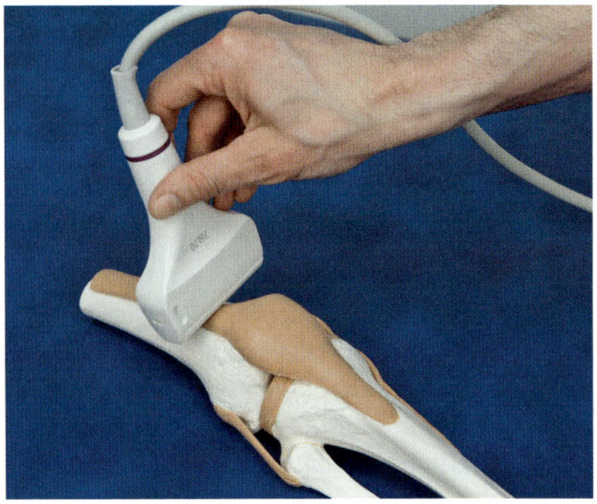

Abb. 11.1b

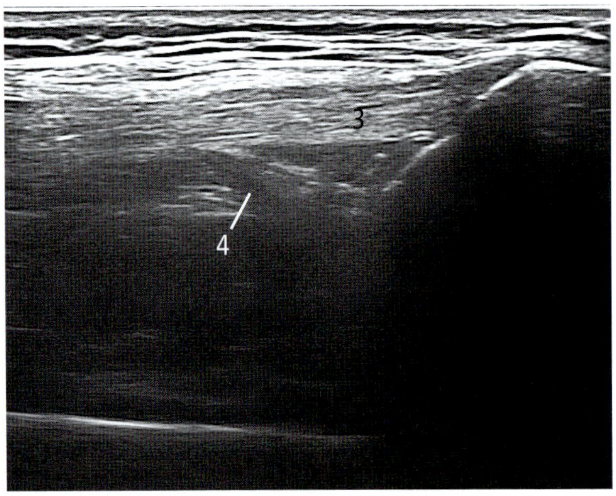

Abb. 11.1c

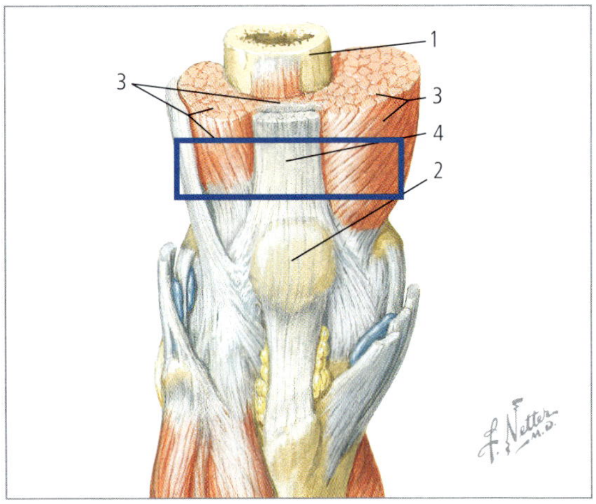

Abb. 11.1d

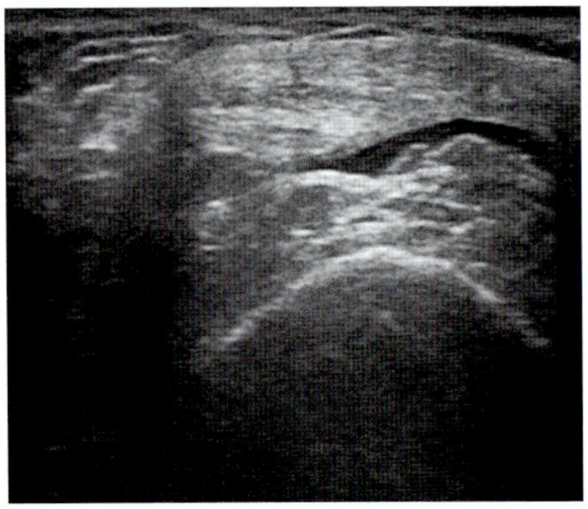

Abb. 11.1e

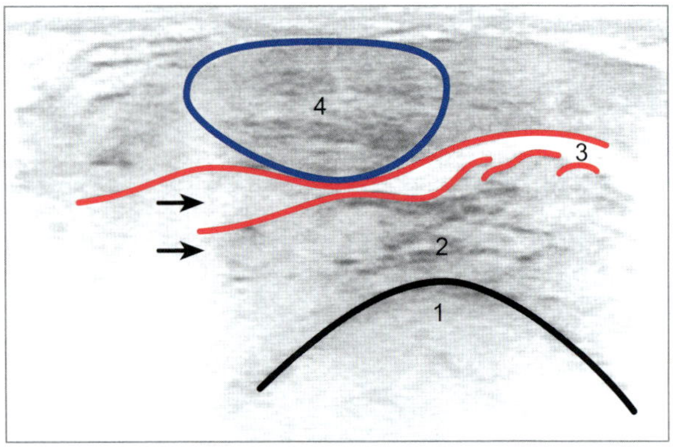

Abb. 11.1f

11

Fragestellungen:
- Gelenkerguss, Hämarthros
- Synovitis
- freie Gelenkkörper
- Quadrizepssehnendefekt

Abb. 11.1a und Abb. 11.1b Patient in Rückenlage, Kniegelenk ggf. etwas unterlagert (Schmerzlinderung, Vorspannung der Quadrizepssehne). Auflegen des SK (7,5 – 12 MHz) oberhalb der Patella quer zur Längsachse des Oberschenkels, Verschieben nach proximal und distal bzw. nach medial und lateral, um den Recessus suprapatellaris inklusive der seitlichen Kapseltaschen komplett durchzumustern. Anspannen des Streckapparats, Dekompression des SK oder manuelle Kompression der seitlichen Anteile des Recessus suprapatellaris, um geringe Ergussmengen nicht zu übersehen. Oberflächliche und tiefe Kapselschichten sind nur bei Vorliegen von Flüssigkeit im Gelenk gut voneinander zu trennen. 1 – 2 mm dicke Flüssigkeitsschicht, oft auf beiden Seiten, ist noch als physiologisch zu werten. 90° Flexion des Kniegelenks und Kippen des SK bis zur optimal echogenen Darstellung der Quadrizepssehne (4 – 6 mm dick, 30 – 50 mm breit). Distales Verschieben für femoropatellares Gleitlager. Das femorale Gleitlager wird in maximaler Flexion untersucht.

Abb. 11.1c Untersuchung in maximaler Flexion: Das femoropatellare Gleitlager zeigt eine geschweifte Form. Die subchondrale knöcherne Grenzlinie (1) ist stark echogen sichtbar, der hyaline Gelenkknorpel (2) echoarm. Direkt in der femoropatellaren Rinne verläuft die Quadrizepssehne (3).

Abb. 11.1d Femur (1), Patella (2), M. quadriceps femoris, (3) Quadrizepssehne (4).
Netter illustrations from www.netterimages.com.

Abb. 11.1e und Abb. 11.1f In der Tiefe halbmondförmige echogene Linie des distalen Femurs mit Schallschatten (1). Darüber mäßig echogen tiefe Anteile von Gelenkkapsel und Synovialis (2), tiefes und oberes Blatt mitunter durch echofreie Flüssigkeit (3) getrennt. Oberes Blatt schlecht gegen echogene Strukturen der Quadrizepssehne (4) abgrenzbar. Quadrizepssehne trotz Kippen des SK nur dann optimal punktförmig echogen, wenn sie angespannt oder vorgedehnt wird, sonst Teilareale mit schlechter Darstellbarkeit (Anisotropie). Epitendineum etwas echogener als Sehne selbst abgrenzbar. NB Beugeartefakt (Pfeile).

Weitere für die Beantwortung der Fragestellung nützliche Schnittebenen:
- anteriorer LS Kniegelenk suprapatellar: Erguss, Hämarthros, Synovitis, Gelenkkörper
- Power-Doppler-Modus: DD entzündlich vs. aktivierte Arthrose
- LS und TS Kniegelenk posterior
- LS Kniegelenk anterior infrapatellar: Streckapparat

11.2 Anteriorer sagittaler suprapatellarer Longitudinalschnitt (DEGUM-Standard)

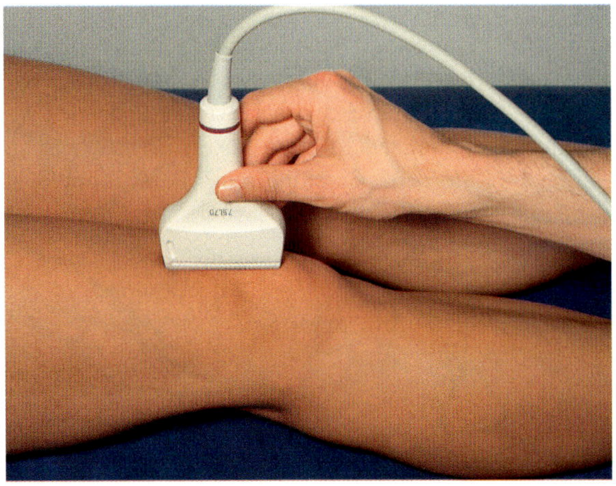

Abb. 11.2a

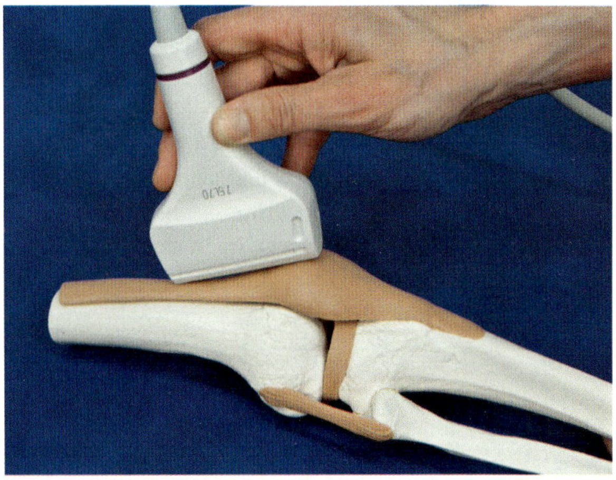

Abb. 11.2b

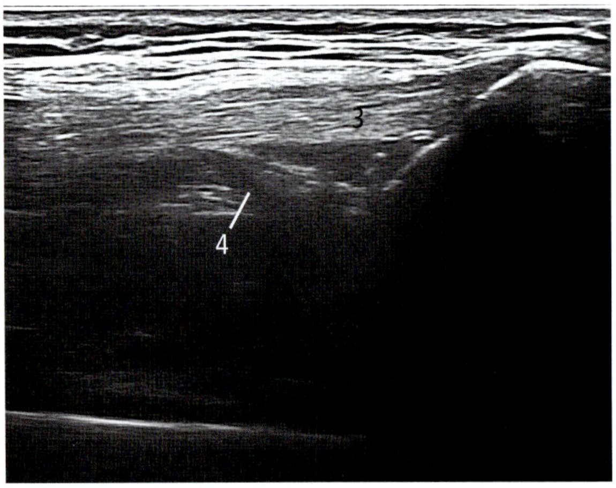

Abb. 11.2c

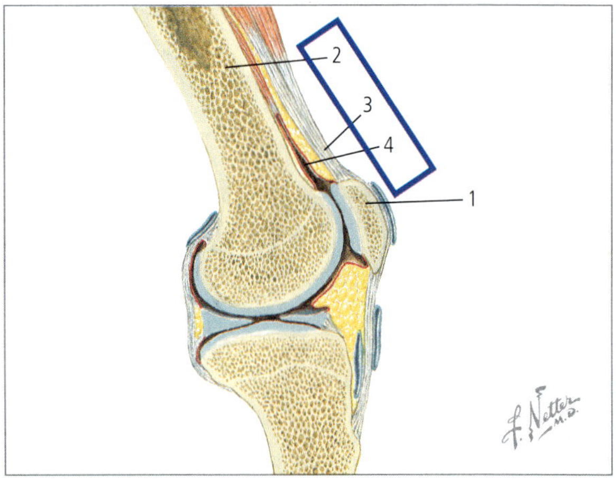

Abb. 11.2d

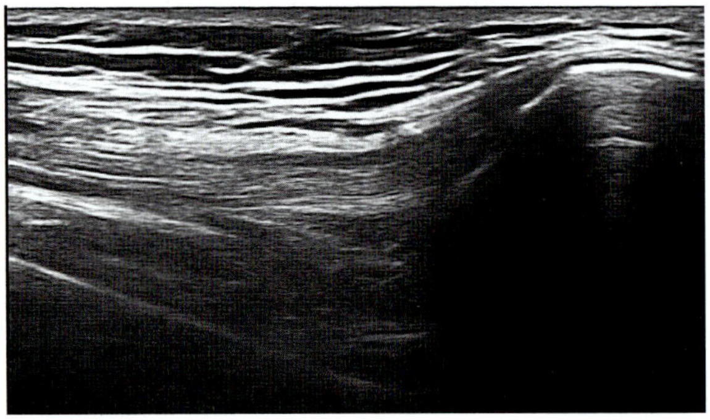

Abb. 11.2e

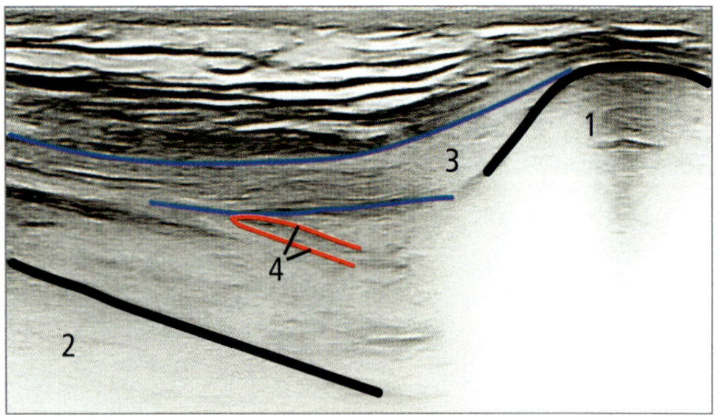

Abb. 11.2f

Fragestellungen:
- Gelenkerguss, Hämarthros
- Synovitis
- freie Gelenkkörper
- Quadrizepssehnendefekt, -enthesitis

Abb. 11.2a und Abb. 11.2b Patient in Rückenlage, Kniegelenk ggf. etwas unterlagert (Schmerzlinderung, Vorspannung der Quadrizepssehne). Auflegen des SK (7,5 – 12 MHz) am oberen Rand der Patella in Längsachse des Oberschenkels und Verschieben nach proximal bzw. nach medial und lateral, um den Recessus suprapatellaris inklusive der seitlichen Kapseltaschen komplett durchzumustern. Anspannen des Streckapparats, Dekompression des SK oder manuelle Kompression der seitlichen Anteile des Recessus suprapatellaris, um geringe Ergussmengen nicht zu übersehen. Oberflächliche und tiefe Kapselschichten sind nur bei Vorliegen von Flüssigkeit im Gelenk gut voneinander zu trennen. 1 – 2 mm dicke Flüssigkeitsschicht, oft auf beiden Seiten, ist als noch physiologisch zu werten. 90° Flexion des Kniegelenks bis zur optimal echogenen Darstellung der Quadrizepssehne.

Abb. 11.2c Durch Anspannen der Quadricepssehne (3) können auch die distalen Sehnenfasern beurteilt werden. Mitunter wird dadurch die Synovia in den suprapatellaren Recessus (4) gedrückt (physiologisch).

Abb. 11.2d Patella (1), Femur (2), Quadrizepssehne (3), Recessus suprapatellaris (4), suprapatellares Fettpolster (5). Netter illustrations from www.netterimages.com.

11

Abb. 11.2e und Abb. 11.2f Am rechten Bildrand konvexe echogene Linie der Patella (1) mit Schallauslöschung. In der Tiefe längsgerichtete echogene Linie des distalen Femurs (2) mit Schallschatten. Zwischen Femur und der echogenen Struktur der Quadrizepssehne (3) mäßig echogen tiefe Anteile der Gelenkkapsel und Synovialis, tiefes und oberes Blatt des Recessus suprapatellaris durch etwas echofreie Flüssigkeit (4) getrennt. Quadrizepssehne nur dann optimal parallel echogen, wenn sie angespannt oder vorgedehnt wird, sonst wie hier Teilareale mit schlechter Darstellbarkeit (Anisotropie; Pfeil). Epitendineum etwas echogener als Sehne selbst abgrenzbar. Bei Kindern distale Femurfuge als knöcherne Unterbrechung sichtbar.

Weitere für die Beantwortung der Fragestellung nützliche Schnittebenen:

- anteriorer TS Kniegelenk suprapatellar: Erguss, Hämarthros
- LS und TS Kniegelenk posterior: Synovitis, Poplitealzyste
- Power-Doppler-Modus: DD entzündlich vs. aktivierte Arthrose
- anteriorer LS Kniegelenk infrapatellar: Streckapparat

11.3 Anteriorer infrapatellarer Transversalschnitt (DEGUM-Standard)

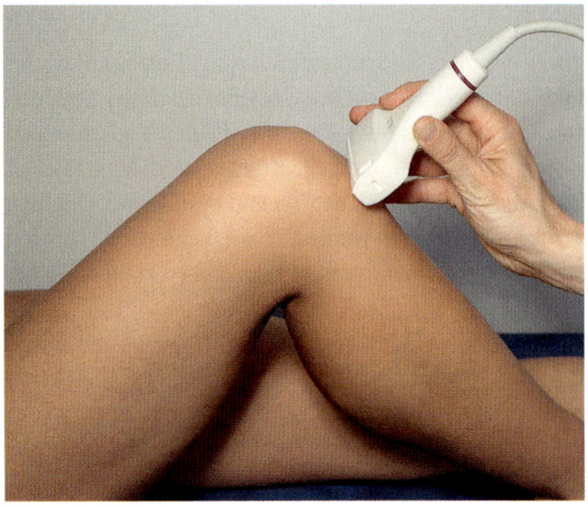
Abb. 11.3a

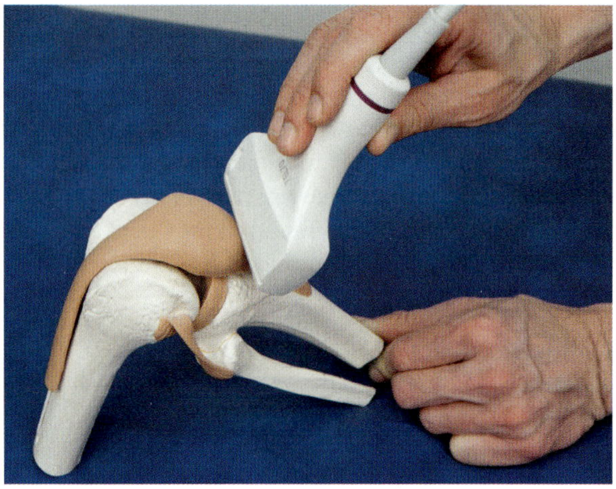
Abb. 11.3b

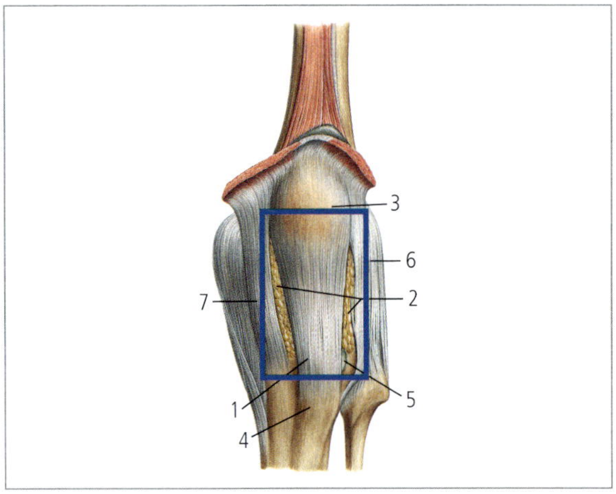

Abb. 11.3c

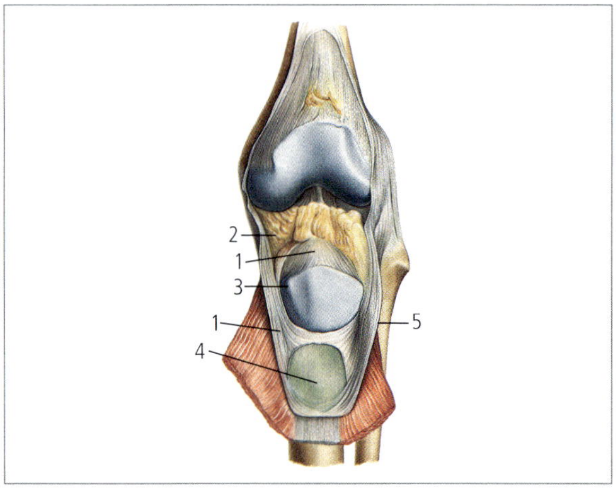

Abb. 11.3d

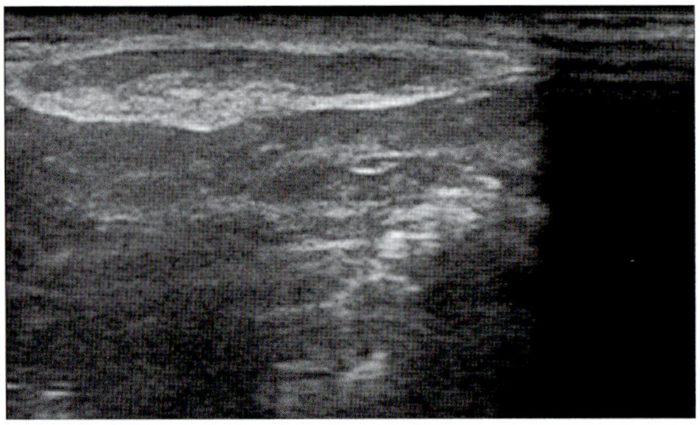
Abb. 11.3e

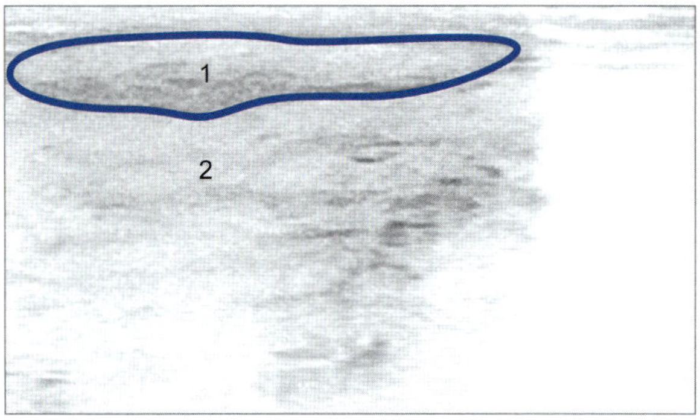

Abb. 11.3f

Fragestellungen:

- prä-/infrapatellare Bursopathien und Ganglien
- Insertionstendopathien der Patellasehne (Patellaspitzensyndrom [„jumper's knee"], Morbus Sinding-Larsen-Johannsson, Morbus Osgood-Schlatter)
- Patellasehnendefekt, Kontrolle nach Eingriffen an der Patellasehne

Abb. 11.3a und Abb. 11.3b Patient in Rückenlage, Kniegelenk in 90° Beugung (Vorspannung der Quadrizepssehne). Auflegen des SK (7,5 – 12 MHz) quer am unteren Rand der Patella. Kippen des SK bis zur optimal echogenen Darstellung der Patellasehne. Verschieben des SK nach distal bzw. nach medial und lateral, um die leicht konvexe Sehne und die parallel ziehenden Retinacula patellae komplett durchzumustern. Die Patellasehne ist 3 – 6 mm dick und 15 – 25 mm breit. Gegebenenfalls Dekompression des SK, um eine Füllung des präpatellaren Schleimbeutels nicht unter dem SK wegzupressen.

Abb. 11.3c Patellasehne (1), Hoffa-Fettkörper (2), Patella (3), Tuberositas tibiae (4) mit Bursa infrapatellaris profunda (5), Retinacula patellae laterale (6) und mediale (7).
Sobotta-Archiv aus Paulsen/Waschke. Sobotta Atlas der Anatomie. 25. A. 2022 © Elsevier GmbH

Abb. 11.3d Patellasehne (1), Hoffa-Fettkörper (2), Patella (3), Bursa suprapatellaris (4), Gelenkkapsel (5).
Sobotta-Archiv aus Paulsen/Waschke. Sobotta Atlas der Anatomie. 25. A. 2022 © Elsevier GmbH

Abb. 11.3e und Abb. 11.3f Breite ovaläre punktförmige echogene Struktur der Patellasehne (1) mit scharfer echogener Begrenzung durch Epitendineum. Darunter mäßig echogen und inhomogen der Hoffa-Fettkörper (2). Im Normalfall prä-/infrapatellare Schleimbeutel, Plica infrapatellaris und vorderes Kreuzband nicht darstellbar. Proximal bzw. distal echogene Linie mit Schallauslöschung durch Patella bzw. Tuberositas tibiae. Medial bzw. lateral gepunktete echogene Struktur der Retinacula patellae.

Weitere für die Beantwortung der Fragestellung nützliche Schnittebenen:
- anteriorer LS infrapatellar, anteriorer LS Kniegelenk suprapatellar: Streckapparat, Bursopathien
- Power-Doppler-Modus bei Bursopathie

11.4 Anteriorer sagittaler infrapatellarer Longitudinalschnitt (DEGUM-Standard)

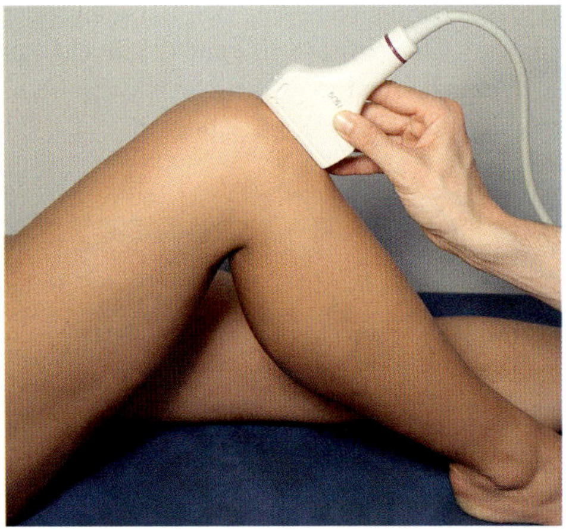

Abb. 11.4a

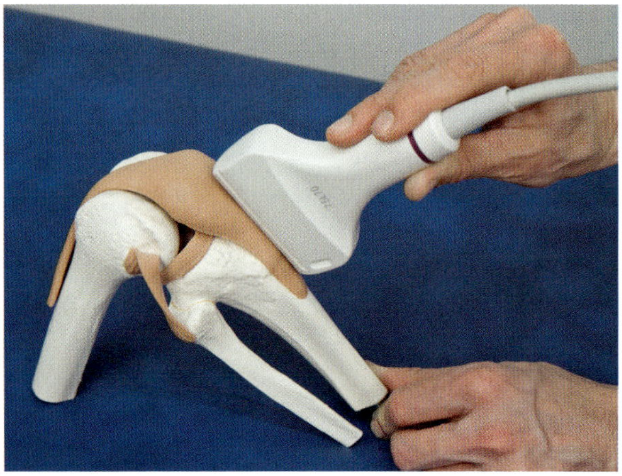

Abb. 11.4b

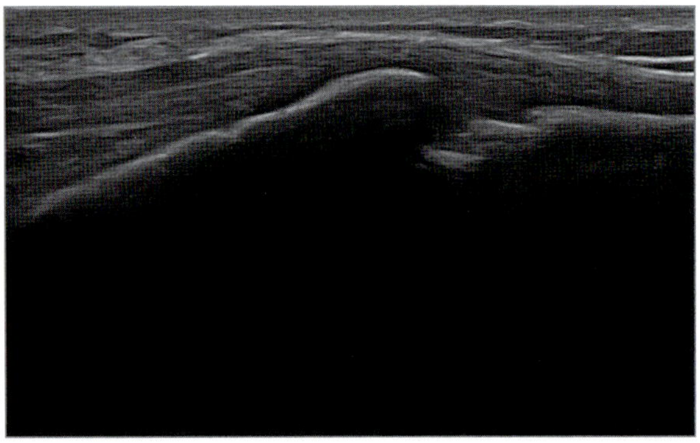

Abb. 11.4c

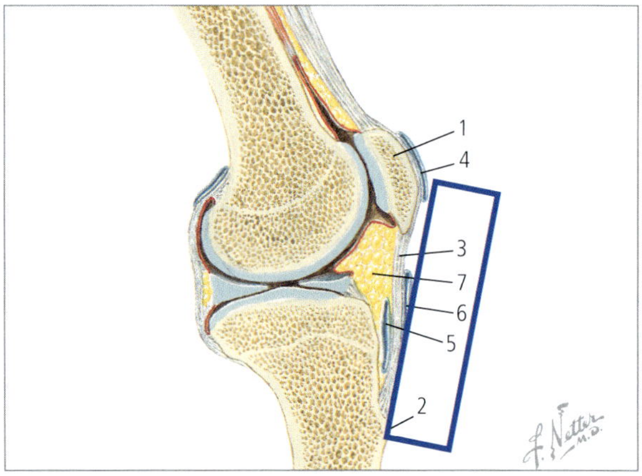

Abb. 11.4d

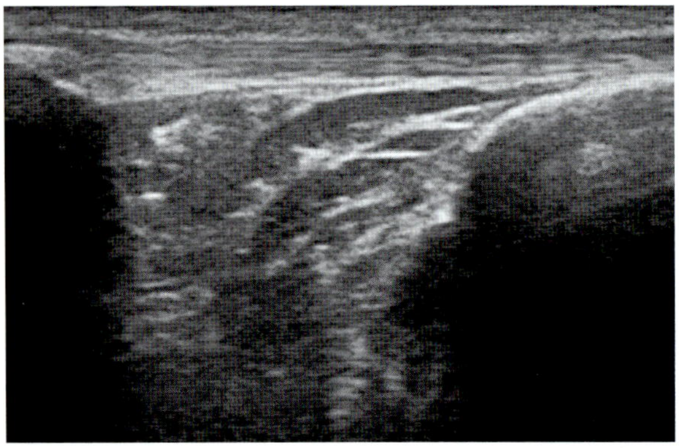

Abb. 11.4e

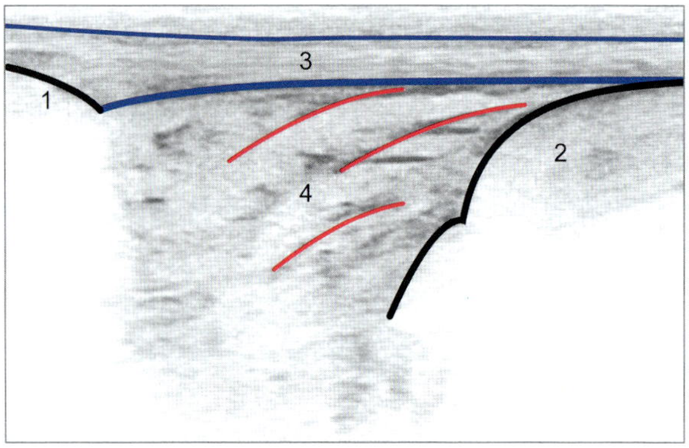

Abb. 11.4f

Fragestellungen:
- prä-/infrapatellare Bursopathien und Ganglien
- Insertionstendopathien der Patellasehne (Patellaspitzensyndrom [„jumper's knee"], Morbus Sinding-Larsen-Johannsson, Morbus Osgood-Schlatter), Enthesitis
- Patellasehnendefekt

Abb. 11.4a und Abb. 11.4b Patient in Rückenlage, Kniegelenk in 90° Beugung (Vorspannung der Quadrizepssehne). Auflegen des SK (7,5 – 12 MHz) längs am unteren Rand der Patella (Q-Winkel, also valgischen Verlauf der Sehne, beachten) und Verschieben nach distal, auch über die Tuberositas tibiae hinaus bzw. nach medial und lateral, um die Sehne und ihre Ansatzareale komplett durchzumustern. Gegebenenfalls Dekompression des SK, um eine Füllung des präpatellaren Schleimbeutels nicht unter dem SK wegzupressen.

Abb. 11.4c Die Patellasehne zieht weit über den ausgereiften Apophysenkern nach distal zum Tibiakopf.

Abb. 11.4d Patella (1), Tuberositas tibiae (2), Patellasehne (3), Bursa praepatellaris (4), Bursae infrapatellaris profunda (5) et subcutanea infrapatellaris (6), Hoffa-Fettkörper (7). Netter illustrations from www.netterimages.com.

Abb. 11.4e und Abb. 11.4f Konvexe echogene Linie mit Schallauslöschung durch Patella (1) bzw. Tuberositas tibiae und Tibiakopf (2). Dazwischen parallele echogene Linien der Patellasehne mit scharfer echogener Begrenzung durch Epitendineum externum (3). In der Tiefe zwischen Patellasehne und schräg verlaufender echogener Linie des Tibiakopfs mit Schallschatten mäßig echogen und inhomogen der Hoffa-Fettkörper (4) mit Bindgewebszügen. Im Normalfall prä-/infrapatellare Schleimbeutel nicht darstellbar.

Weitere für die Beantwortung der Fragestellung nützliche Schnittebenen:
- anteriorer TS Kniegelenk infrapatellar: Streckapparat, Bursopathien
- anteriorer LS Kniegelenk suprapatellar: Streckapparat
- Power-Doppler-Modus bei Bursopathie

11.5 Anteriorer medialer parapatellarer Transversalschnitt

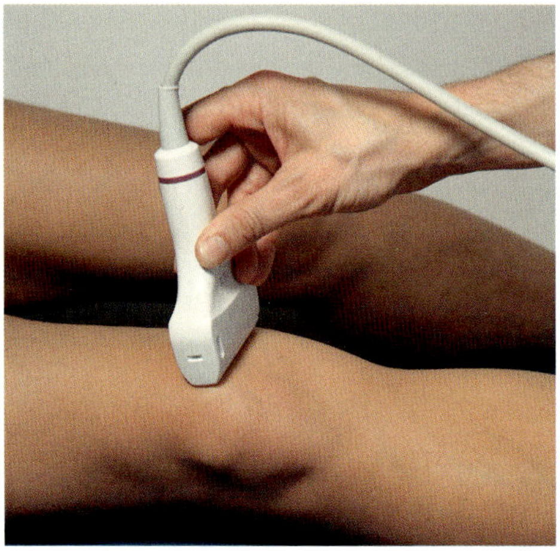

Abb. 11.5a

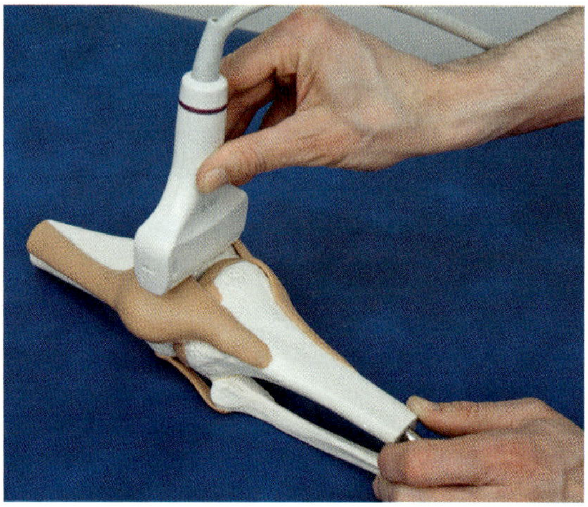

Abb. 11.5b

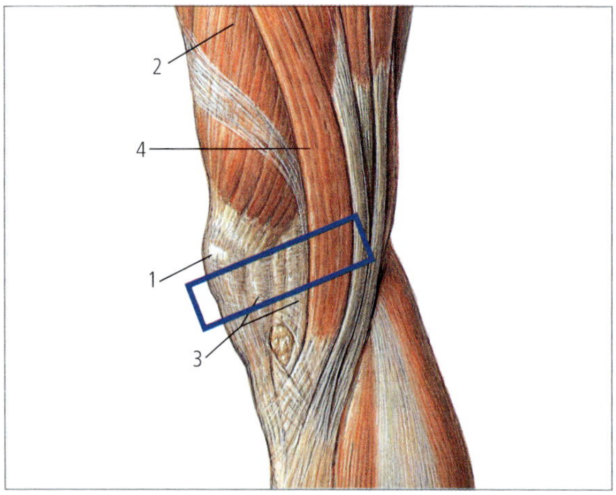

Abb. 11.5c

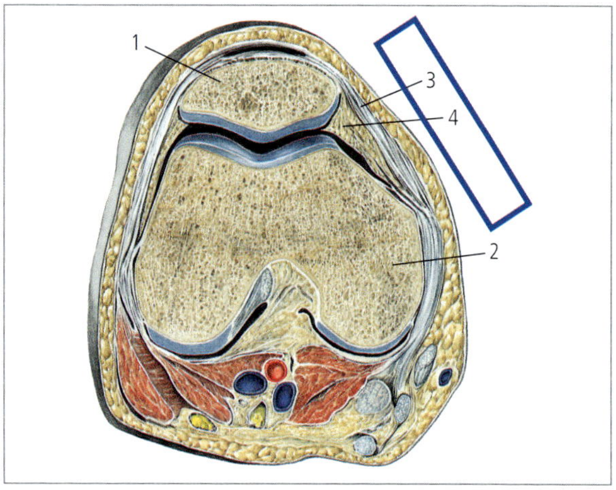

Abb. 11.5d

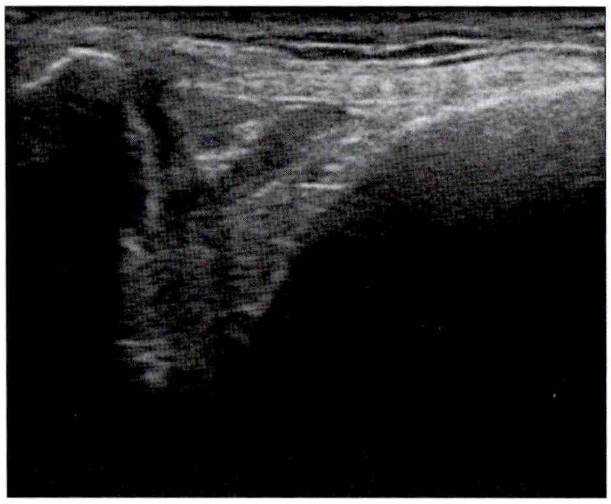

Abb. 11.5e

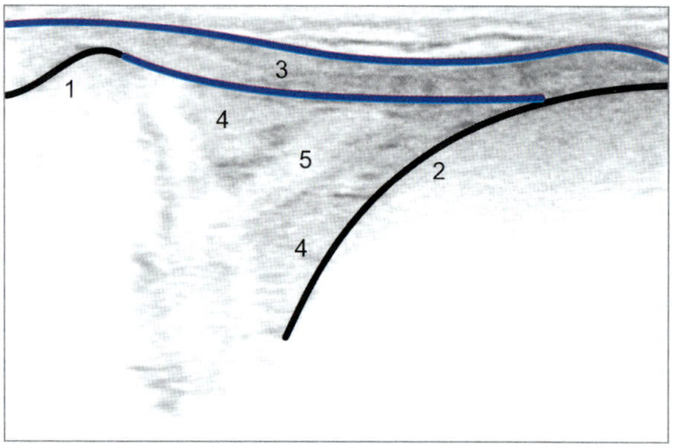

Abb. 11.5f

Fragestellungen:
- Defekt/Laxität des medialen Halteapparats der Patella
- Hämarthros bei Patellaluxation
- Plicasyndrom

11

Abb. 11.5a und Abb. 11.5b Patient in Rückenlage, Bein leicht außenrotiert, Kniegelenk ggf. etwas unterlagert (Schmerzlinderung, Vorspannung der Quadrizepssehne). Auflegen des SK (7,5 – 12 MHz) medial der Patella quer zur Oberschenkelachse bis leicht schräg zum medialen Femurkondylus hin.

Abb. 11.5c Patella (1), M. vastus medialis (2), Retinaculum patellae mediale (3), M. sartorius (4).
Sobotta-Archiv aus Paulsen/Waschke. Sobotta Atlas der Anatomie. 25. A. 2022 © Elsevier GmbH

Abb. 11.5d Patella (1), Epicondylus medialis femoris (2), Retinaculum patellae mediale (3), Plica synovialis mediopatellaris (4).
U. Brugger aus Paulsen/Waschke. Sobotta Atlas der Anatomie. 25. A. 2022 © Elsevier GmbH

Abb. 11.5e und Abb. 11.5f Mediale Patellakante mit starker echogener Linie und Schallschatten (1), gebogene echogene knöcherne Kontur des medialen Femurkondylus mit Schallauslöschung (2), dazwischen parallele echogene Linien des medialen Retinakulums (3), darunter Synovialis (4) und Gelenkflüssigkeit (5).

Weitere für die Beantwortung der Fragestellung nützliche Schnittebenen:

- suprapatellarer LS Kniegelenk: Hämarthros, Erguss, freier Gelenkkörper
- mediale LS: DD Innenbandläsion

11.6 Anteriorer medialer parapatellarer Longitudinalschnitt

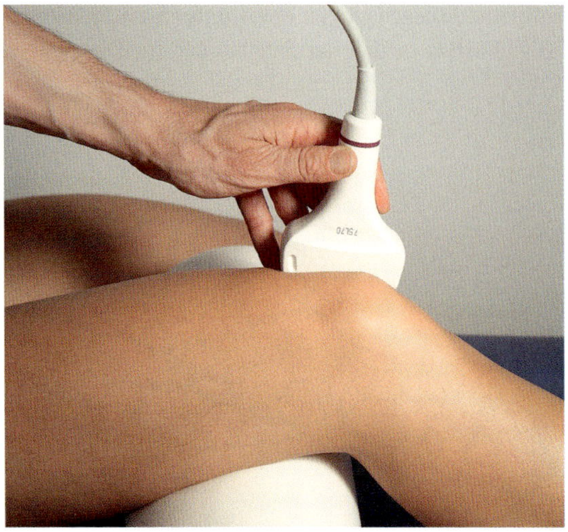

Abb. 11.6a

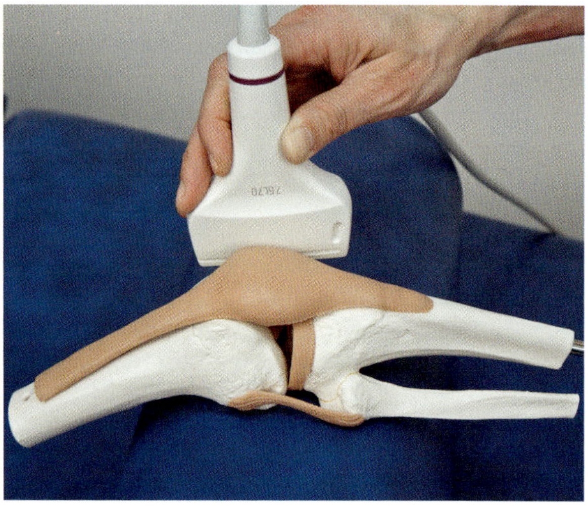

Abb. 11.6b

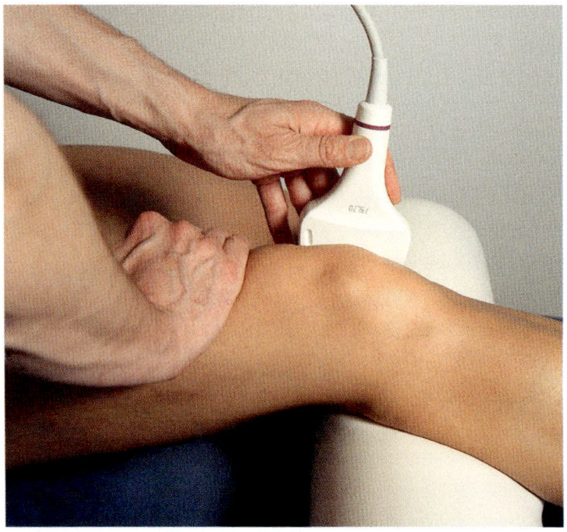

Abb. 11.6c

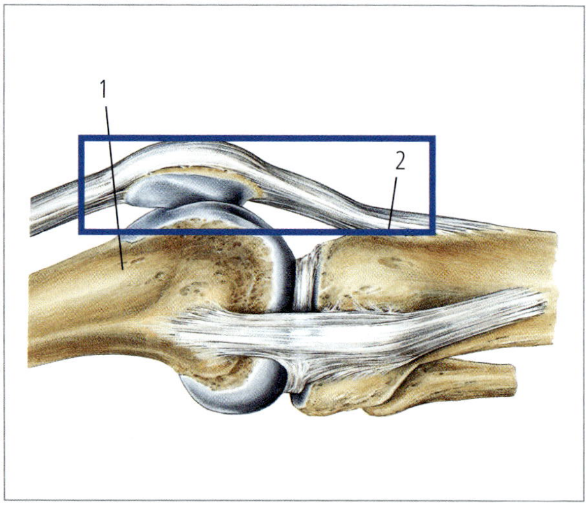

Abb. 11.6d

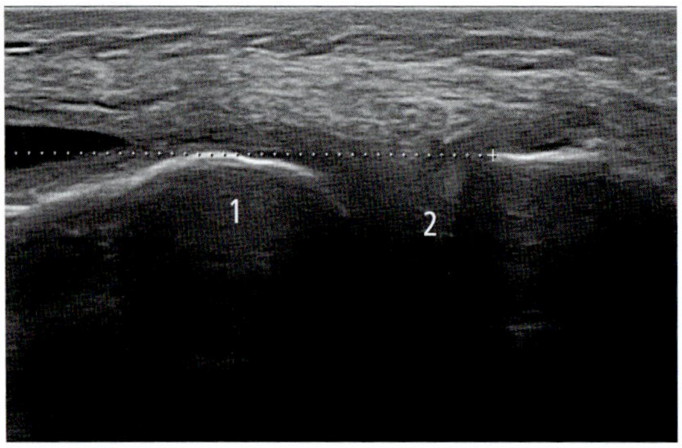

Abb. 11.6e

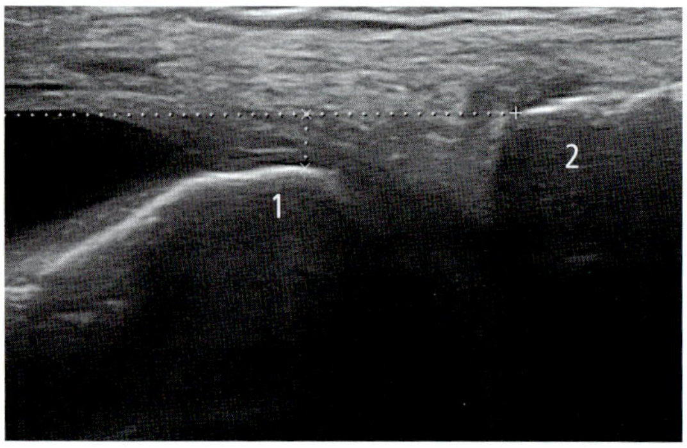

Abb. 11.6f

Fragestellungen:
anteroposteriore Instabilität

Abb. 11.6a und Abb. 11.6b Patient in Rückenlage, Kniegelenk durch feste Rolle zunächst femoral unterlagert. Für die Prüfung des vorderen Kreuzbands Auflegen des SK (7,5 – 12 MHz) parapatellar längs über medialem Femurkondylus und Tibiakopf. Danach Unterlagerung des Schienbeinkopfs statt des Femurs und manueller Rückschub des distalen Femurs mit der freien Hand des Untersuchers oder einer Hilfsperson im Sinne eines sonografisch kontrollierten vorderen Schubladentests. Für die Untersuchung des hinteren Kreuzbands wird zunächst der Tibiakopf unterlagert und danach das Femur. Der Rückschub erfolgt hier auf den Tibiakopf, um die hintere Schublade sonografisch zu kontrollieren. Sonografisch ist nur die anteroposteriore Instabilität, nicht aber die Rotationsinstabilität zu beurteilen.

Abb. 11.6c Manueller Rückschub des distalen Femurs im Sinne eines sonografisch kontrollierten vorderen Schubladentests.

Abb. 11.6d Medialer Femurkondylus (1), Tibiakopf (2). Sobotta-Archiv aus Paulsen/Waschke. Sobotta Atlas der Anatomie. 25. A. 2022 © Elsevier GmbH

11

Abb. 11.6e und Abb. 11.6f Gerade echogene knöcherne Kontur des medialen Femurkondylus (1) sowie des medialen Anteils des Tibiakopfs (2). Mit dargestellte Weichteile ohne Bedeutung für diesen Schnitt. Jeweils links im Bild zeigt sich intraartikuläre Flüssigkeit als echofreie Raumforderung.
Abb. 11.6e: Femur unterlagert. **Abb. 11.6f:** nach Umlagerung und posterior gerichtetem Schub auf das Femur erkennbares Tiefertreten des Femurkondylus. Messung des Abstands durch Tangenten (Linien) an Femur bzw. Tibiakopf. Physiologisch ist hier kein Vorschub möglich.

Weitere für die Beantwortung der Fragestellung nützliche Schnittebenen:
- anteriorer LS suprapatellar (Erguss, Hämarthros)
- posteriorer TS: hypoechogene Zone VKB-Insertion
- posteriorer interkondylärer LS: tibiale Insertion des hinteren Kreuzbands (HKB)

11.7 Medialer coronarer Longitudinalschnitt (DEGUM-Standard)

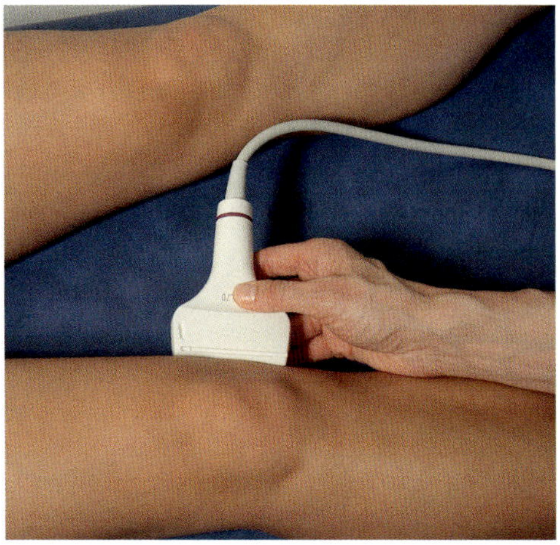

Abb. 11.7a

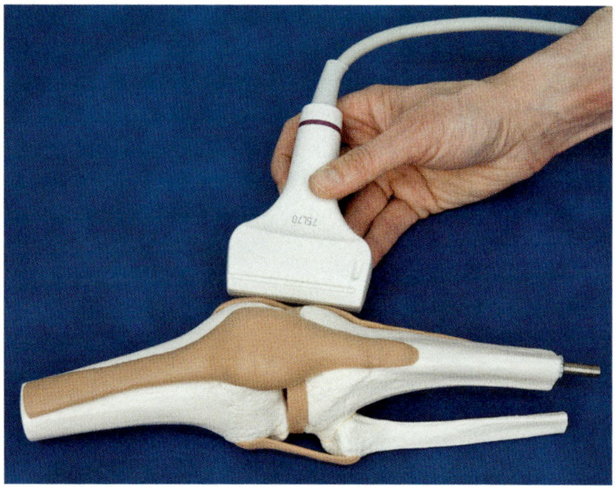

Abb. 11.7b

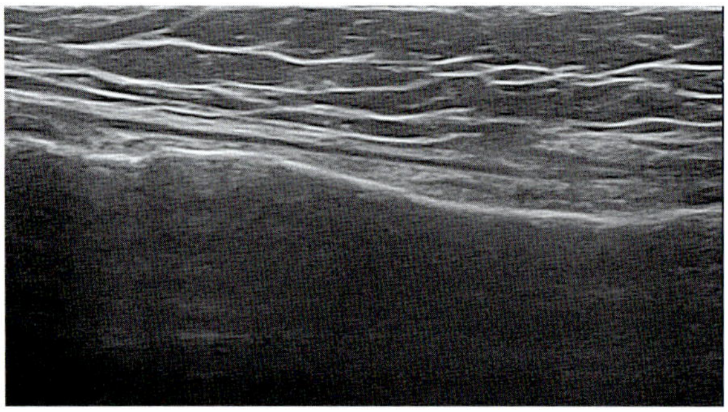

Abb. 11.7c

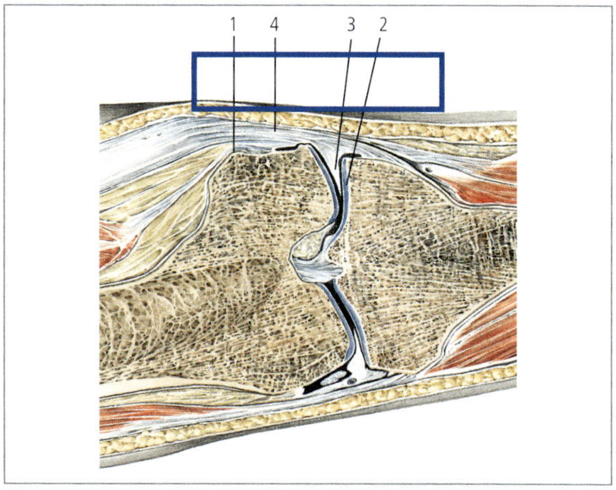

Abb. 11.7d

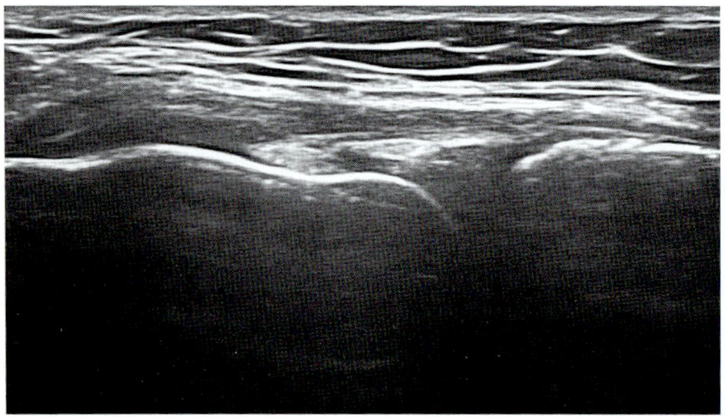

Abb. 11.7e

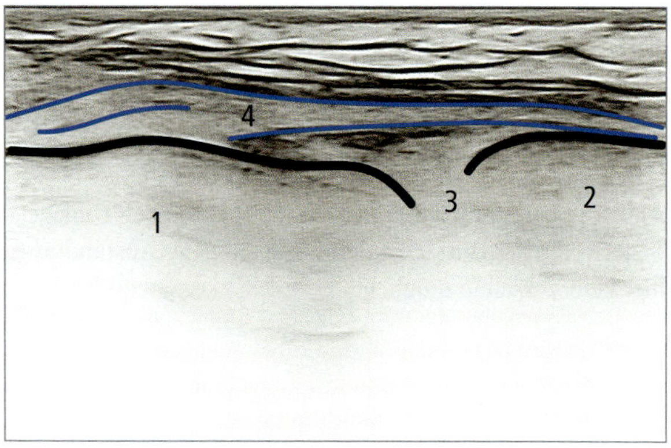

Abb. 11.7f

Fragestellungen:
- Defekt des Innenbands
- Ganglien des Pes anserinus
- knöchern: Osteophyten

Abb. 11.7a und Abb. 11.7b Patient in Rückenlage, Kniegelenk gestreckt. Auflegen des SK (7,5 – 12 MHz) medial, längs der Oberschenkelachse, knapp unterhalb des gut tastbaren Tuberculum adductorium, nach distal leicht nach anterior verdreht. Einstellen der Kastenform des medialen Femurkondylus und des darüber leicht nach anteromedial verschraubt verlaufenden Innenbands. Verletzungen finden sich meist an der proximalen Insertion im Sinne einer Einblutung ohne oder mit leichter Kontinuitätstrennung. Stabilitätstest im Seitenvergleich.
Paralleles Verschieben des SK nach posterior und distal für die Untersuchung des Pes anserinus.

Abb. 11.7c Knapp über dem echogenen Reflexstreifen der medialen Tibia verlaufen mit paralleler Echogenität die Sehnen des Pes anserinus, hier die Semitendinosus-Sehne.

Abb. 11.7d Medialer Femurkondylus mit Epicondylus medialis (1), mediale Tibiakante (2), Innenmeniskus (3), Innenband (4).
Sobotta-Archiv. Sobotta. Atlas der Anatomie des Menschen, div. Aufl . © Elsevier GmbH

Abb. 11.7e und Abb. 11.7f Der mediale Femurkondylus (1) erscheint leicht geschwungen und stark echogen mit Schallauslöschung. Die mediale Tibiakante (2) ist ebenfalls echogen und zeigt Schallauslöschung. Dazwischen befindet sich der mediale Gelenkspalt (3), ggf. mit Rauber-Konsolen bei degenerativer Gelenkerkrankung. Das Innenband (4) zieht mit Kapselanteilen nach proximal an den Epikondylus. Der tiefe Bandanteil ist selten abgrenzbar. Der Innenmeniskus ist nicht beurteilbar; gelegentlich ist eine mediale Meniskusprotrusion zu beobachten.

Weitere für die Beantwortung der Fragestellung nützliche Schnittebenen:
- suprapatellarer LS: Hämarthros
- anteriorer LS parapatellar medial mit Stabilitätstestung
- medialer TS Kniegelenk

11.8 Lateraler coronarer Longitudinalschnitt (DEGUM-Standard)

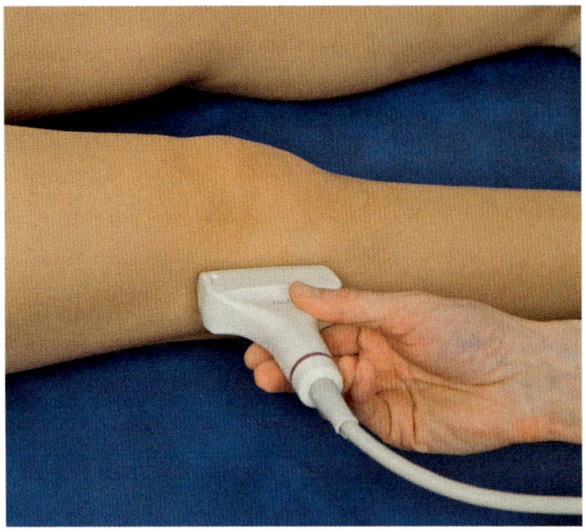

Abb. 11.8a

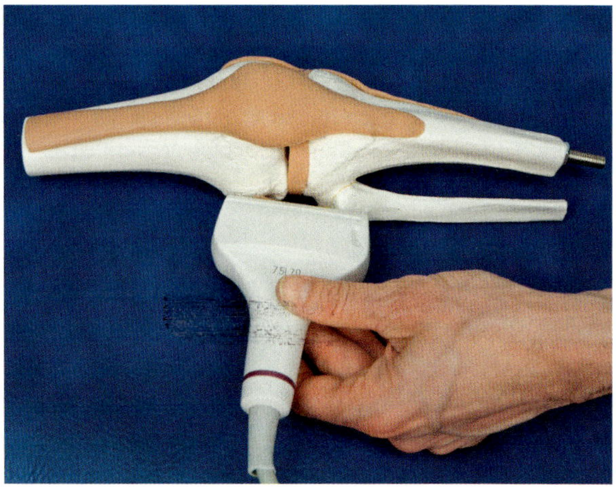

Abb. 11.8b

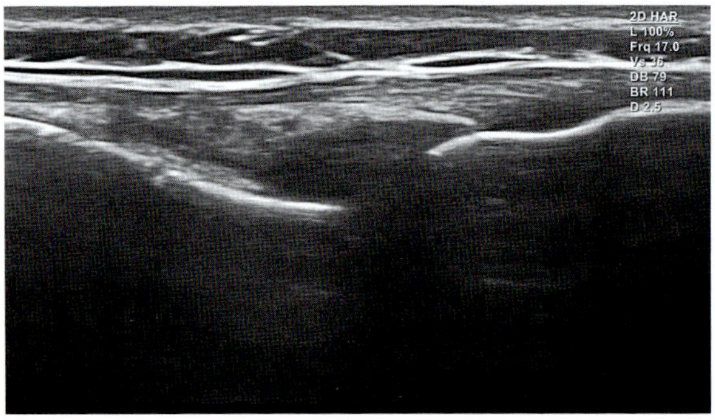

Abb. 11.8c

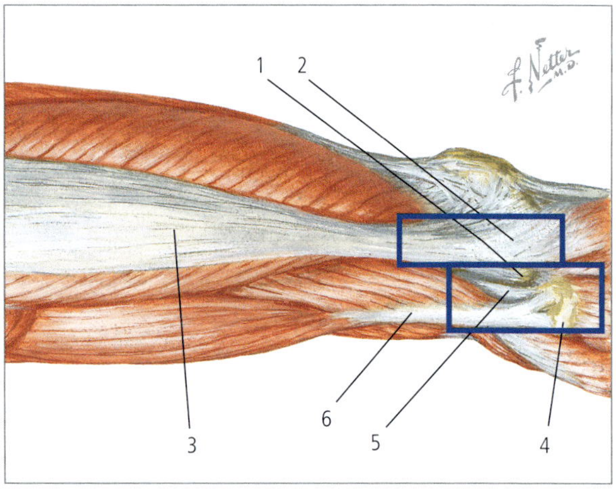

Abb. 11.8d

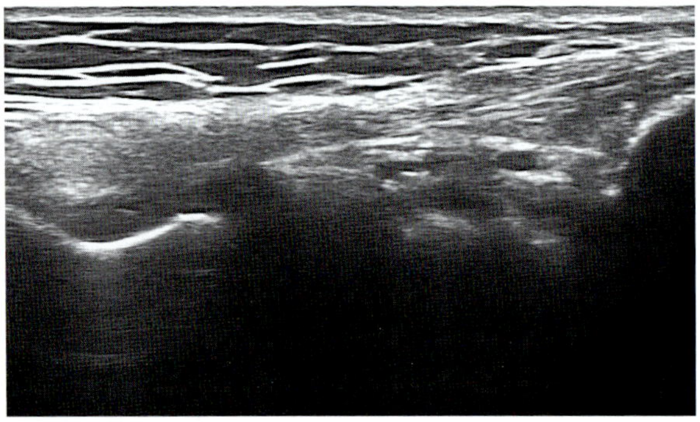

Abb. 11.8e

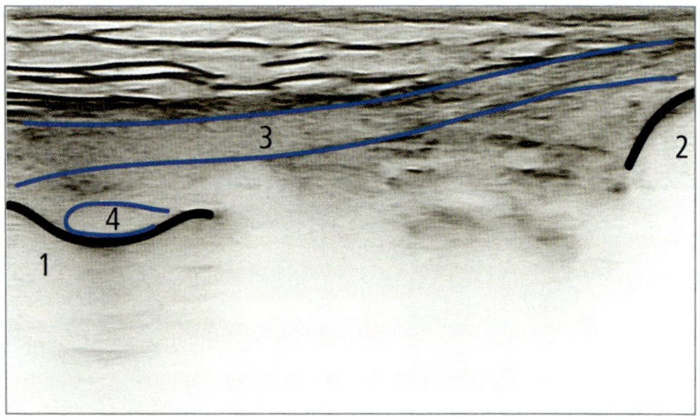

Abb. 11.8f

Fragestellungen:

- Tendopathie/Bursopathie Tractus iliotibialis
- Außenmeniskusläsion/-ganglion
- köchern: Osteopyten, Ossikel
- Defekt Außenband, Bizepssehne, Popliteussehne

Abb. 11.8a und Abb. 11.8b Patient in Rückenlage, Kniegelenk gestreckt. Auflegen des SK (7,5 – 12 MHz) lateral, anterior des tastbaren Fibulakopfs längs zur Oberschenkelachse. Einstellen der geschwungenen Form des lateralen Femurkondylus und der darin laufenden Popliteussehne sowie der lateralen Tibiakante. Stabilitätstest im Seitenvergleich möglich. Darüber verläuft der distale Anteil des Tractus iliotibialis zu seiner Insertion am Tuberculum Gerdy des Tibiakopfs. Weiter nach posterior liegt der Fibulakopf mit dem dort ansetzenden Außenband und der Sehne des M. biceps femoris.

Abb. 11.8c Bei mehr nach anterior ausgerichteter Schallkopfposition erstreckt sich der Tractus iliotibialis echogen über den gesamten Ausschnitt mit breitem distalen Ansatz.

Abb. 11.8d Lateraler Femurkondylus (1), Tuberculum Gerdy (2), Tractus iliotibialis (3), Fibulakopf (4), Außenband (5), Sehne des M. biceps femoris (6).
Netter illustrations from www.netterimages.com.

Abb. 11.8e und Abb. 11.8f Schallkopfposition wie in Abb. 11.8.d eher posterior. Knöcherne Leitstrukturen sind lateraler Femurkondylus (1) mit noch angeschnittener Fossa poplitea und distal die Fibula (2). Das Außenband (3) zieht tangential vom proximalen Ansatz bis zur Fibula, das Band ist daher echoarm, die Bandränder als dünne echogene Linien helfen zur besseren Abgrenzung vom umgebenden Gewebe. Gelenkspalt und Tibia sind in dieser Einstellung nicht zu sehen. Die tangential angeschallte Popliteussehne (4) zieht von der Fossa nach posterior.

Weitere für die Beantwortung der Fragestellung nützliche Schnittebenen:
- lateraler TS Kniegelenk + suprapatellarer LS: DD Erguss laterale Kapseltasche
- lateraler TS Kniegelenk
- posteriorer TS tibial
- Varus-Stresstest

11.9 Posteriorer Transversalschnitt (DEGUM-Standard)

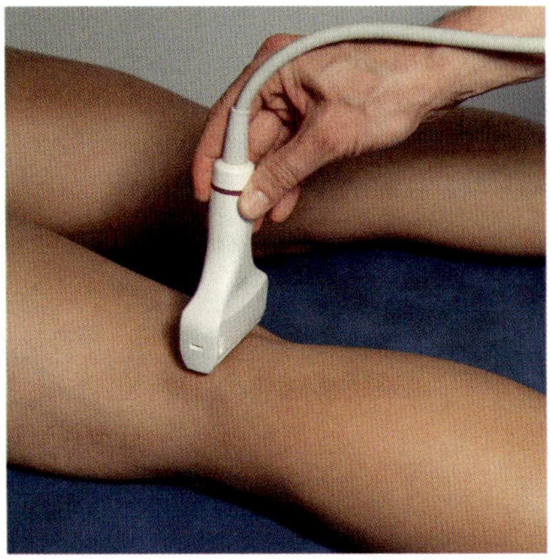

Abb. 11.9a

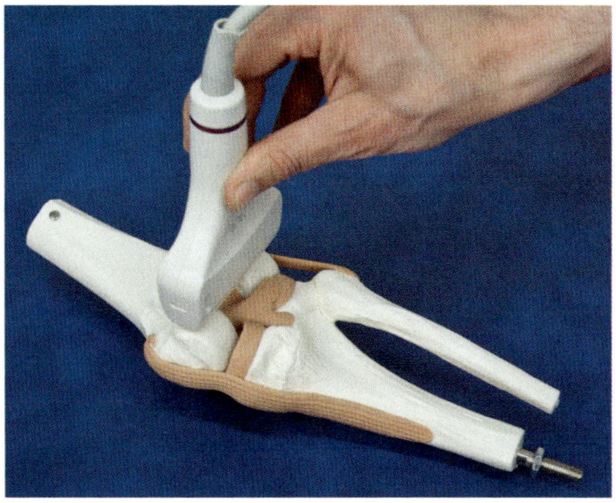

Abb. 11.9b

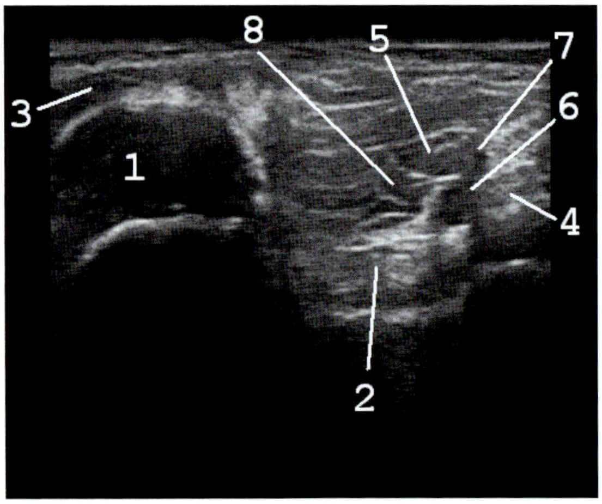

Abb. 11.9c

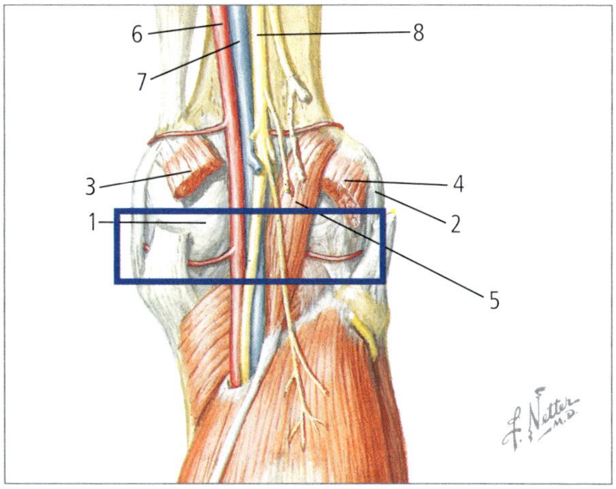

Abb. 11.9d

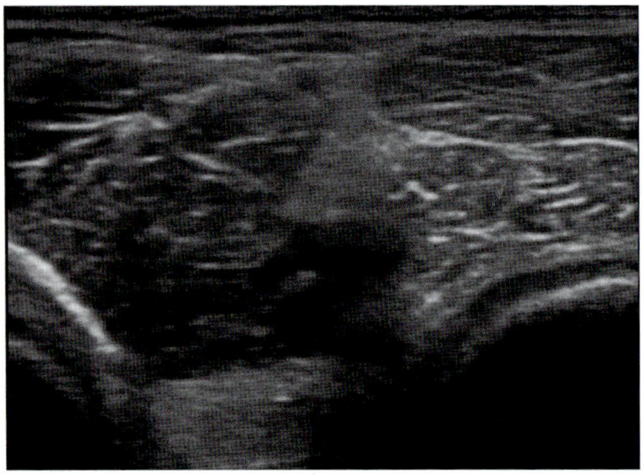

Abb. 11.9e

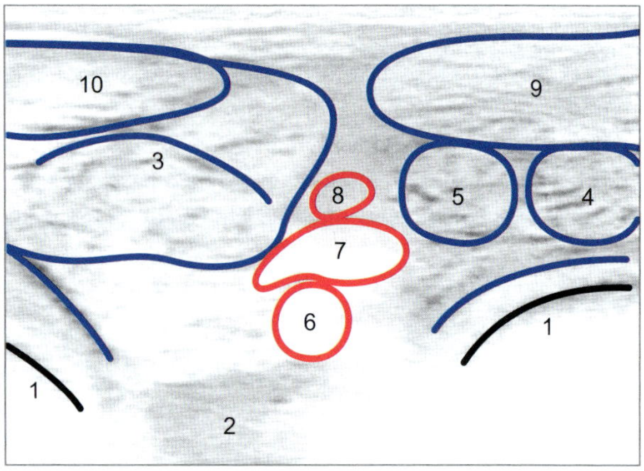

Abb. 11.9f

Fragestellungen:
- Baker-Zyste, Poplitealzyste, Erguss, Synovitis, Chondromatose
- Poplitealaneurysma, Poplitealvenenthrombose
- Läsion des hinteren (HKB-Läsion) oder des vorderen Kreuzbands (VKB-Läsion)
- Bursopathie, Ganglion

Abb. 11.9a und Abb. 11.9b Untersuchung in Bauchlage. Behelfsmäßig in Rückenlage am gestreckten angehobenen Bein (evtl. mit Assistenz). Tasten des Pulses der A. poplitea. Ausreichend breiten SK (7,5 – 12 MHz) 90° zur Beinlängsachse am distalen Oberschenkel aufsetzen, sodass beide Kondylen als Leitstrukturen durch paralleles Verschieben des SK nach distal erfasst werden können. Dazwischen liegt die Fossa intercondylaris. Die Poplitealgefäße werden mit abgebildet, ggf. SK leicht verkippen. Für Abgrenzung der V. poplitea Unterschenkel leicht anheben oder Wade komprimieren.

Abb. 11.9c Sechsjähriger Junge: medialer Kondylenhöcker mit breitem Gelenkknorpel (1), Fossa intercondylaris (2), Caput mediale (3) und Caput laterale (4) des M. gastrocnemius, M. plantaris (5), A. poplitea (6), V. poplitea (7), N. tibialis (8).

Abb. 11.9d Kondylenhöcker, medial (1) und lateral (2), Caput mediale (3) und Caput laterale (4) des M. gastrocnemius, M. plantaris (5), A. poplitea (6), V. poplitea (7), N. tibialis (8).
Netter illustrations from www.netterimages.com.

Abb. 11.9e und Abb. 11.9f Konvexe echogene Linie der beiden Kondylenhöcker (1) mit echofreiem hyalinem Knorpel überzogen. Die echogene Gelenkkapsel liegt dem Knorpel an und lässt sich nicht vom echogleichen Bindegewebe der Fossa intercondylaris (2) abgrenzen. Unmittelbar auf der Gelenkkapsel erstreckt sich der M. gastrocnemius mit Caput mediale (3) und Caput laterale (4), das durch seinen überwiegend sehnenreichen Ansatz echogen ist. Medial des lateralen Gastroknemiuskopfs liegt der M. plantaris (5). Mittig im echoreichen Bindegewebe zwischen dem medialen und lateralen M. gastrocnemius ist die A. poplitea (6) eher an ihrer Pulsation als an ihrer echofreien Rundstruktur erkennbar. Unmittelbar darüber füllt sich die V. poplitea (7; hier mit Ramus muscularis zum M. soleus) kurzzeitig nach Wadenkompression/Pressmanöver. Der N. tibialis ist darüber als gemischt echogene Struktur mit wabenförmiger Echotextur und echoreichem Epineurium zu erkennen (8). Oberflächlich begrenzen der M. biceps femoris (9) lateral und der M. semimembranosus (10) medial die Kniekehle.

Weitere für die Beantwortung der Fragestellung nützliche Schnittebenen:
- distaler TS Kniegelenk bis Unterschenkel zur Erfassung gestielter Baker-Zysten und Kompressibilität der V. poplitea im Verlauf
- posteriorer LS interkondylär
- farbkodierter Doppler

11.10 Posteriorer intercondylärer Longitudinalschnitt

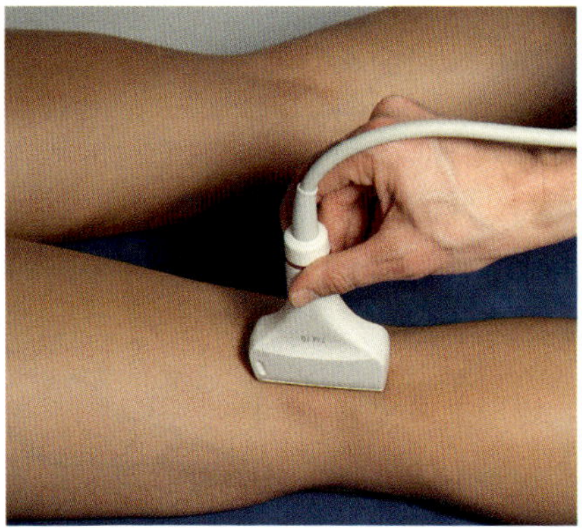

Abb. 11.10a

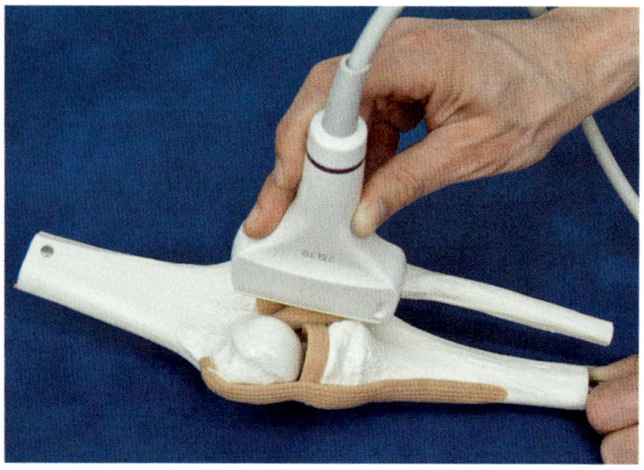

Abb. 11.10b

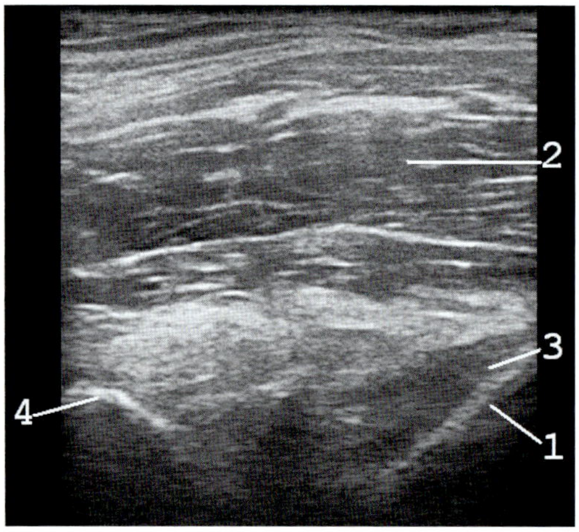

Abb. 11.10c

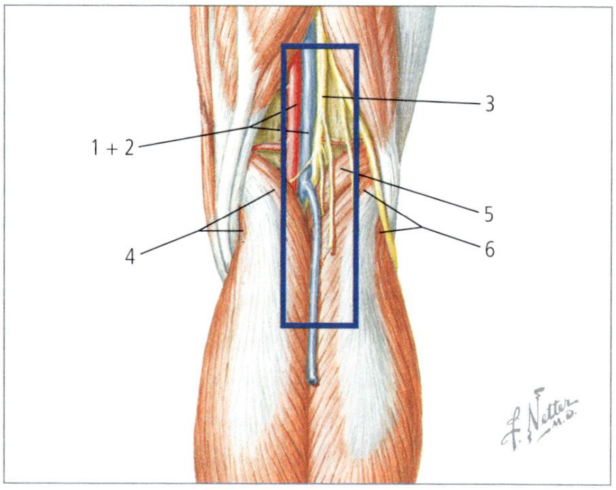

Abb. 11.10d

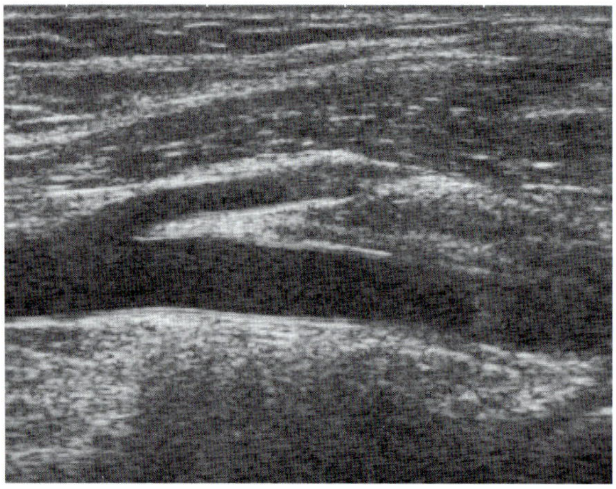

Abb. 11.10e

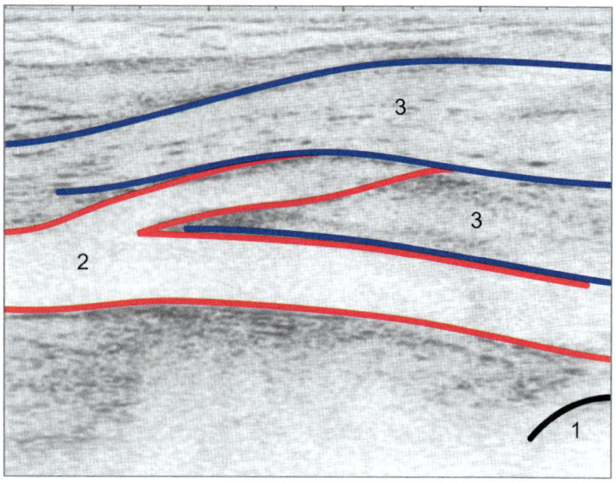

Abb. 11.10f

Fragestellungen:

- Baker-Zyste, Poplitealzyste
- Poplitealaneurysma, Poplitealvenenthrombose
- Bursopathie, Ganglion
- HKB-Läsion

Abb. 11.10a und Abb. 11.10b Untersuchung in Bauchlage. Behelfsmäßig in Rückenlage am gestreckten angehobenen Bein (evtl. mit Assistenz). Tasten des Pulses der A. poplitea. SK (7,5 – 12 MHz) in Längsachse des Beins auf Kniehöhe aufsetzen. Aufsuchen der A. poplitea durch paralleles Verschieben des SK, das Pulsieren ist beim schlanken Patienten unter dem SK fühlbar. Durch Dekompression und Anheben des Unterschenkels (alternativ Kompression der Wade) Darstellung der V. poplitea. Durch Verschieben des SK nach medial und leicht distal kann das hintere Kreuzband als (wegen der nicht orthograden Schallausrichtung) echoarmes Dreieck direkt proximal der hinteren Tibiakante dargestellt werden.

Abb. 11.10c Tibiakopf (1), Caput mediale des M. gastrocnemius (2), hinteres Kreuzband (3) auf dem Tibiakopf, medialer Femurkondylus (4).

Abb. 11.10d V. poplitea (1), A. poplitea (2), N. tibialis (3), Caput mediale des M. gastrocnemius (4), M. plantaris (5), Caput laterale des M. gastrocnemius (6).
Netter illustrations from www.netterimages.com.

Abb. 11.10e und Abb. 11.10f Als knöcherne Landmarke lässt sich nur im distalen Bildrand die Tibia (1) darstellen. Interkondylär dient die A. poplitea (2) als echofreier, pulsierender Schlauch mit echogener Wand als Leitstruktur. Abgang von Seitenästen zum M. gastrocnemius. Die nicht abgebildete V. poplitea liegt posterior direkt auf der A. poplitea. Darstellung als echofreie, leicht komprimierbare Struktur nur durch Rückflussverstärkung (s. o.) kurzzeitig möglich. Oberflächlich werden echoarme muskuläre Anteile des M. gastrocnemius (3), je nach SK-Position Caput mediale oder laterale, abgebildet. Das Bindegewebe unterhalb der Gefäße erscheint durch die dorsale Schallverstärkung echoreich.

Weitere für die Beantwortung der Fragestellung nützliche Schnittebenen:

- farbkodierter Doppler bei V. a. Aneurysma
- posteriorer TS: Kompressibilität der V. poplitea nur im TS beurteilen
- posteriorer LS Unterschenkel zur Erfassung gestielter Baker-Zysten

11.11 Posteriorer medialer und lateraler Longitudinalschnitt (DEGUM-Standard)

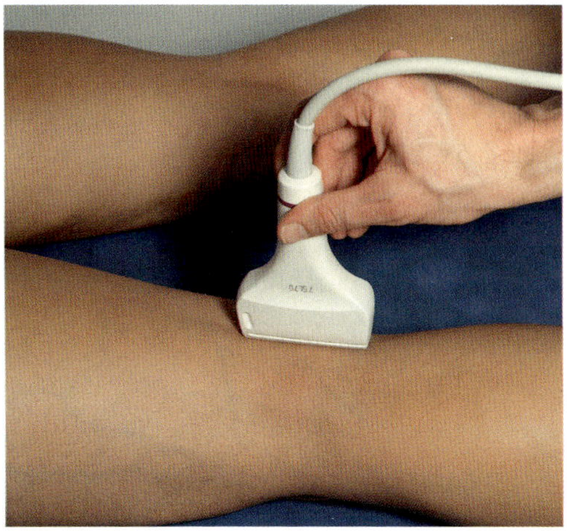

Abb. 11.11a

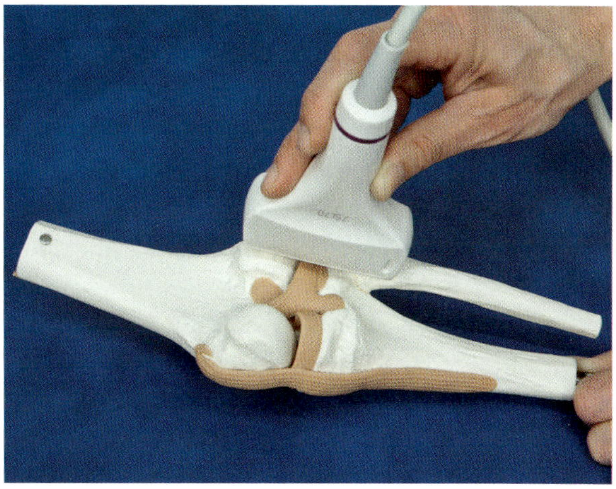

Abb. 11.11b

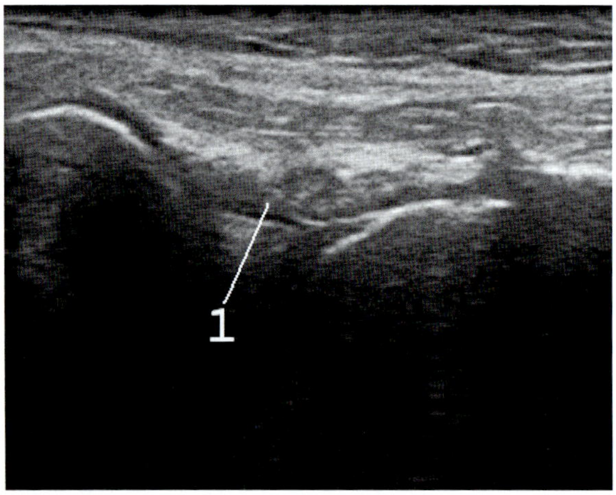

Abb. 11.11c

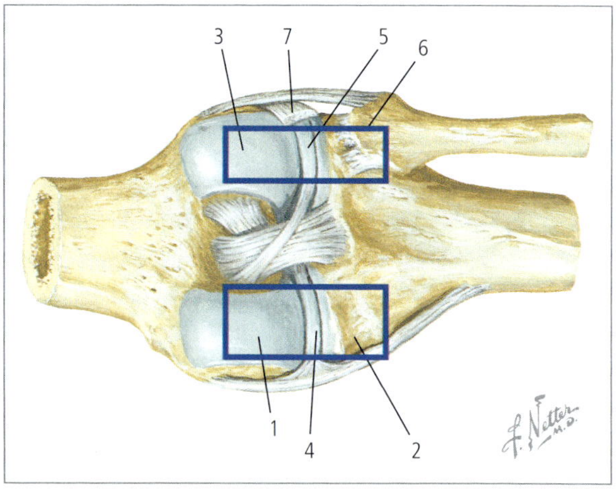

Abb. 11.11d

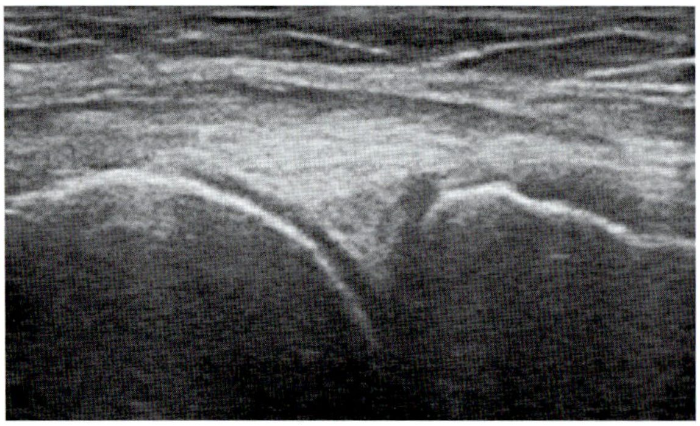

Abb. 11.11e

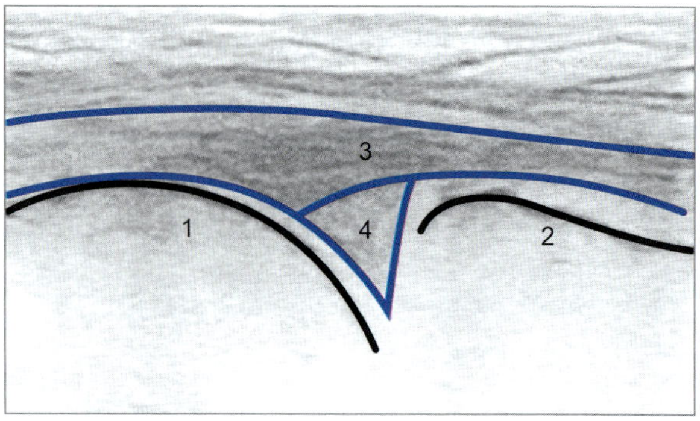

Abb. 11.11f

Fragestellungen:

- Läsionen von Innen- oder Außenmeniskus, Meniskusganglien
- Poplitealzyste, Bursopathie, Sehnenganglien der Beinbeuger
- knöcherne Destruktionen, Osteophyten, Chondromatose

Abb. 11.11a und Abb. 11.11b Medialer (Abb. 11.11a) und lateraler LS (Abb. 11.11b). Patient in Bauchlage. SK (7,5 – 12 MHz linear, ggf. auch curved array) in Längsachse des Beins auf Höhe des medialen bzw. lateralen Kondylus aufsetzen, sodass Kondylus und Tibiakante maximal echogen zur Darstellung kommen. Dazwischen zeichnet sich echogen der Meniskus ab. Die Untersuchung erfolgt unter ständigem passivem leichtem Rotieren und Beugen/Strecken des Unterschenkels durch den Untersucher, da sich dabei quer zum SK liegende Rissformen detektieren lassen. Ein erschwerter Gleitvorgang oder Protrusionen instabiler Meniskusanteile können sichtbar werden. Die typischen in Bezug auf den Meniskus horizontalen degenerativen Läsionen sind aufgrund ihrer zur Schallrichtung parallelen Lage schwerer darzustellen. 10 – 20% der Menschen haben eine Fabella, ein in die Sehne des M. gastrocnemius caput laterale eingelagertes Sesambein. Verschieben des SK je nach Ausdehnung von Zysten oder Ganglien.

Abb. 11.11c Der laterale LS zeigt im Vergleich zum medialen LS (s. u.) den physiologischen Schlitz (1) für die Popliteussehne, was nicht mit einer Läsion des Außenmeniskus verwechselt werden darf. Echoarme Zonen an der Basis des Außenmeniskus können durch die A. genicularis lateralis inferior bedingt sein.

Abb. 11.11d Condylus medialis (1), Tibiakopf (2), Condylus lateralis (3), Innenmeniskus (4), Außenmeniskus (5), Fibulakopf (6); Popliteussehne (7).
Netter illustrations from www.netterimages.com.

Abb. 11.11e und Abb. 11.11f Condylus medialis mit stark echogener knöcherner Oberfläche und echoarmem Knorpelsaum darüber (1), stark echogene Linie des hinteren Anteils des Tibiakopfs (2), beide mit Schallschatten. Die durch Sehnenanteile das M. gastrocnemius und semimenbranosus verstärkte echogene Gelenkkapsel zieht über Femurkondylus, Gelenkspalt und Tibia hinweg (3). In der Tiefe des Gelenkspalts etwas echoärmer, homogen und dreieckig das Hinterhorn des Innenmeniskus (4).

Weitere für die Beantwortung der Fragestellung nützliche Schnittebenen:
- posteriorer TS Kniegelenk: Ganglien, Poplitealzyste
- posteriorer TS Kniegelenk, posteriorer interkondylärer LS
- posteriorer TS Kniegelenk

KAPITEL

12

Hartmut Gaulrapp

Unterschenkel

12.1 Anteriorer Transversalschnitt

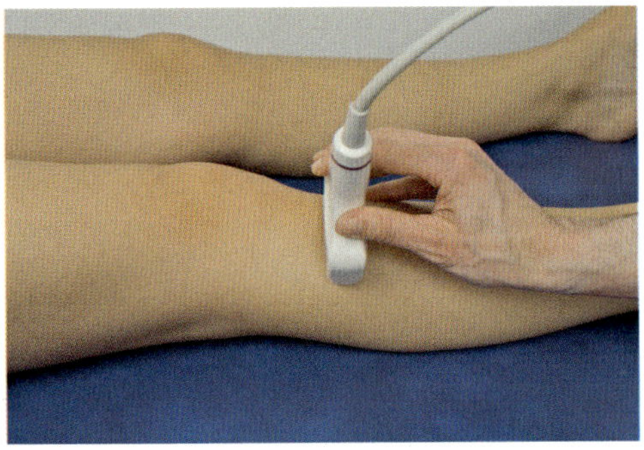

Abb. 12.1a

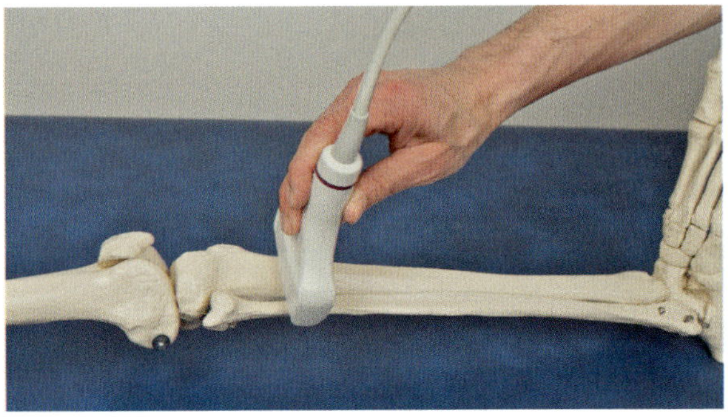

Abb. 12.1b

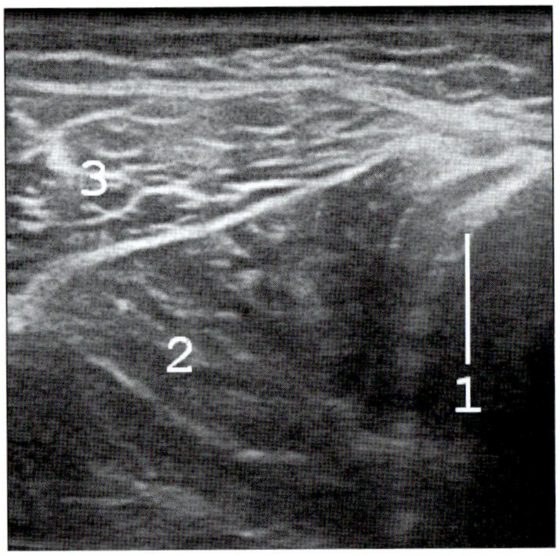

Abb. 12.1c

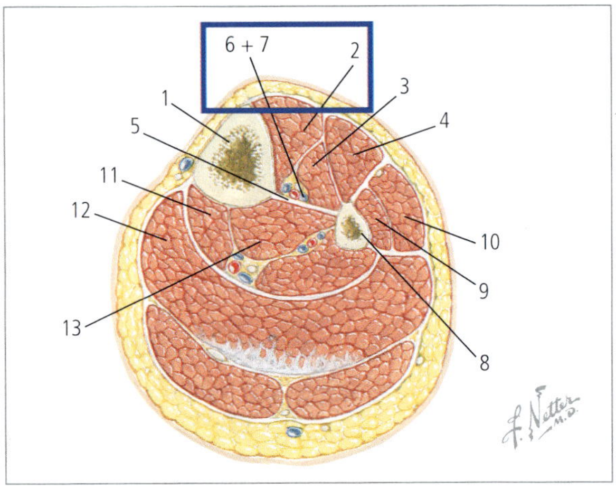

Abb. 12.1d

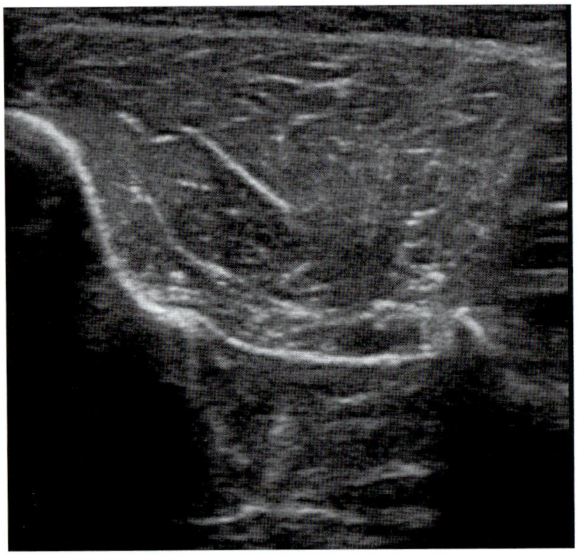

Abb. 12.1e

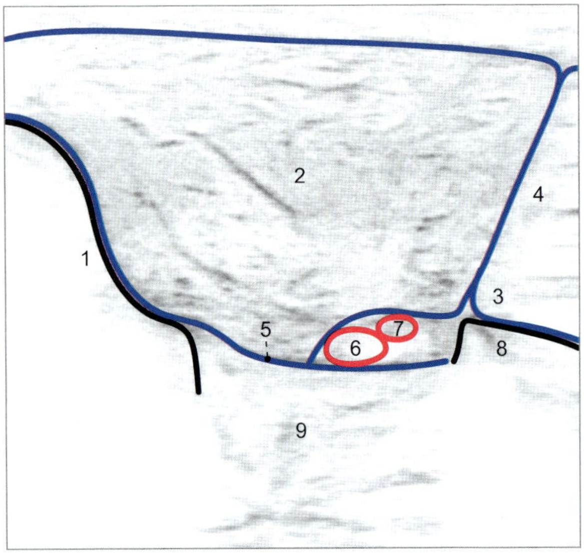

Abb. 12.1f

Fragestellungen:
- Sehnen-/Muskelrisse
- Hämatom/Serom/Abszess, Tumoren
- neuromuskuläre Erkrankungen
- Querschnittsbestimmung

Abb. 12.1a und Abb. 12.1b Patient in Rückenlage; Kniegelenke ggf. mit einer Rolle unterlagern. Den SK (7,5 – 12 MHz) ohne zu viel Kompression transversal streckseitig auf den Unterschenkel dort auflegen, wo die klinische Fragestellung besteht. Bei Kontusionen ist meist der M. tibialis anterior betroffen. Leitstrukturen sind die Tibia und der Muskelbauch des M. tibialis anterior. Die sonografische Abtastung erfolgt am besten unter Monitorkontrolle von nichtverletzten Muskelanteilen zum Locus dolendi hin. Muskelgewebe ist dynamisch zu untersuchen, also bei passiver und aktiver Bewegung, sowie gegen Widerstand, um das Gleiten zu überprüfen und Defekte nicht zu übersehen. Bei Verdacht auf Flüssigkeitseinlagerung kann Dekompression Hinweise auf eine, sonografisch unterstützte, Punktionsfähigkeit geben.

Abb. 12.1c Wird der SK nach medial verschoben, kommen medial der Tibia (1) der M. flexor digitorum longus (2) und darüber der M. soleus (3) zur Darstellung. Verschieben nach lateral bringt die Fibula und die Mm. fibulares brevis et longus ins Bild.

Abb. 12.1d Tibia (1), M. tibialis anterior (2), Mm. extensor hallucis longus (3) und digitorum longus (4), Membrana interossea (5), A. tibialis anterior (6) und N. fibularis profundus (7), Fibula (8), Mm. fibulares brevis (9) et longus (10), M. flexor digitorum longus (11) und M. soleus (12), M. tibialis posterior (13).
Netter illustrations from www.netterimages.com.

Abb. 12.1e und Abb. 12.1f Leitstruktur ist der geschwungene echogene Reflex der Tibia (1) mit Schallschatten. Darüber liegt der retikulär und eher echoarm erscheinende M. tibialis anterior (2) mit seinem intramuskulären Septum. Nach lateral werden die Mm. extensor hallucis longus (3) und digitorum longus (4) sichtbar. In der Tiefe liegt genau über der stark echogenen Membrana interossea (5) das echofreie Lumen der A. tibialis anterior (6) mit dem echogenen N. fibularis profundus (7). Fibula (8). M. tibialis posterior (9).

Weitere für die Beantwortung der Fragestellung nützliche Schnittebenen:
- Verschiebung nach medial und lateral
- Verschiebung nach distal
- Zuschalten des Farbdopplers für Gefäßdiagnostik

12.2 Anteriorer sagittaler Longitudinalschnitt

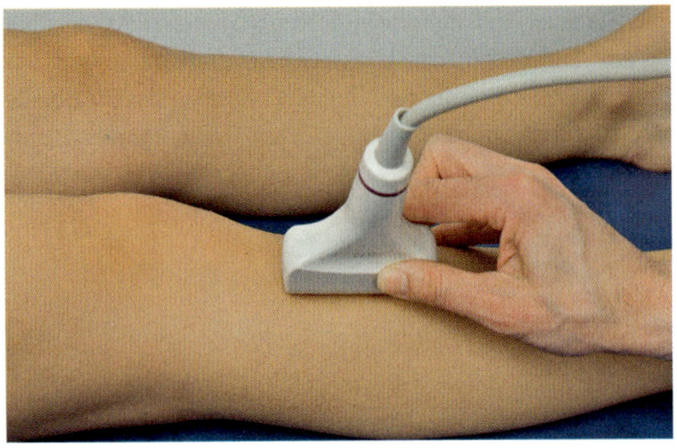

Abb. 12.2a

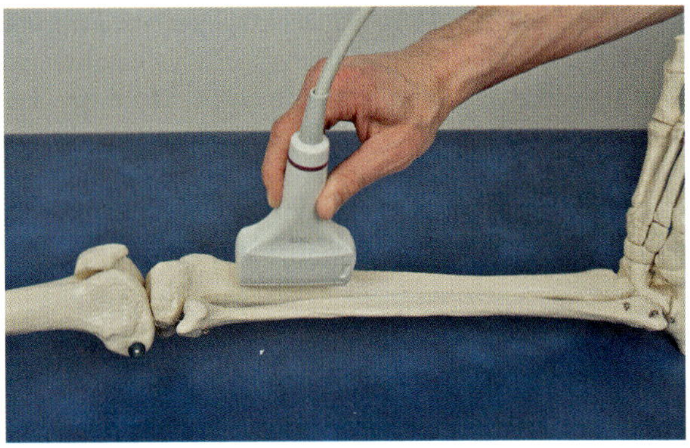

Abb. 12.2b

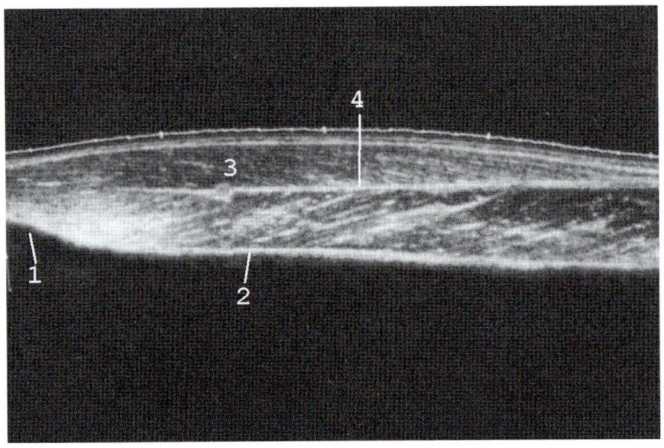

Abb. 12.2c

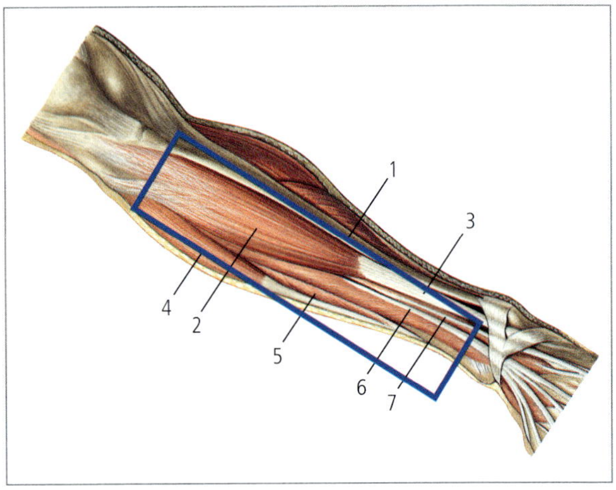

Abb. 12.2d

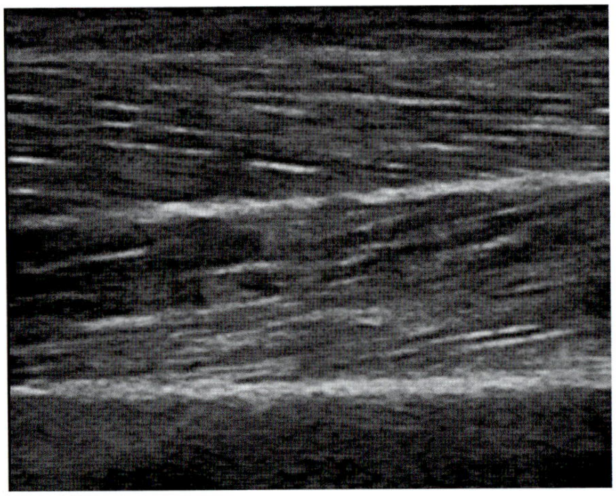

Abb. 12.2e

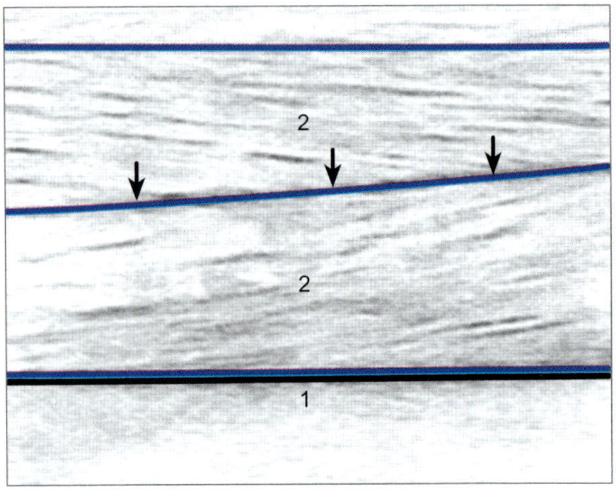

Abb. 12.2f

Fragestellungen:

- Sehnen-/Muskelrisse
- Hämatom/Serom/Abszess, Tumoren
- neuromuskuläre Erkrankungen

Abb. 12.2a und Abb. 12.2b Patient in Rückenlage; Kniegelenke ggf. mit einer Rolle unterlagern. Den SK (7,5 – 12 MHz) ohne zu viel Kompression longitudinal streckseitig dort auf den Unterschenkel auflegen, wo die klinische Fragestellung besteht. Von Kontusionen ist meist der M. tibialis anterior betroffen. Leitstrukturen sind die Tibia und der Muskelbauch des M. tibialis anterior bzw. die Mm. fibulares. Die sonografische Abtastung erfolgt am besten unter Monitorkontrolle von nichtverletzten Muskelanteilen zum Locus dolendi hin. Muskelgewebe ist dynamisch zu untersuchen, also bei passiver und aktiver Bewegung, sowie gegen Widerstand, um das Gleiten zu überprüfen und Defekte nicht zu übersehen. Bei Verdacht auf Flüssigkeitseinlagerung kann Dekompression Hinweise auf eine, sonografisch unterstützte, Punktionsfähigkeit geben.

Abb. 12.2c Mit Panoramic imaging kann der M. tibialis anterior in seiner ganzer Länge dargestellt werden. Der gefiederte Muskelbauch wird dann sichtbar.
Tibiakopf (1), Tibia-Diaphyse (2), M. tibialis anterior (3) mit intramuskulärer Sehne (4).

Abb. 12.2d Tibia (1), M. tibialis anterior (2) mit Sehne (3), M. fibularis longus (4), M. fibularis brevis (5), M. extensor digitorum longus (6), M. extensor hallucis longus (7).
R. Himmelhan aus Paulsen/Waschke. Sobotta Atlas der Anatomie. 25. A. 2022 © Elsevier GmbH

Abb. 12.2e und Abb. 12.2f Leitstruktur ist der longitudinale echogene Reflex der Tibia (1) mit Schallschatten. Darüber liegt der faszikuläre Muskelbauch des M. tibialis anterior (2) mit seiner intramuskulären Sehne (Pfeile).
Distal erfolgt der Übergang der Mm. tibialis anterior und fibulares sowie der langen Zehenextensoren in deren echogene parallele fibrilläre Sehnen, die zum Sprunggelenk hin von echoarmen Sehnenscheiden umgeben sind.
Wird der SK nach lateral verschoben, erscheint oberflächlich der M. tibialis anterior und darunter die fibulare Muskelgruppe.

Weitere für die Beantwortung der Fragestellung nützliche Schnittebenen:

- Verschiebung nach medial und lateral
- Verschiebung nach distal
- Zuschalten des Farbdopplers für Gefäßdiagnostik

12.3 Posteriorer Transversalschnitt

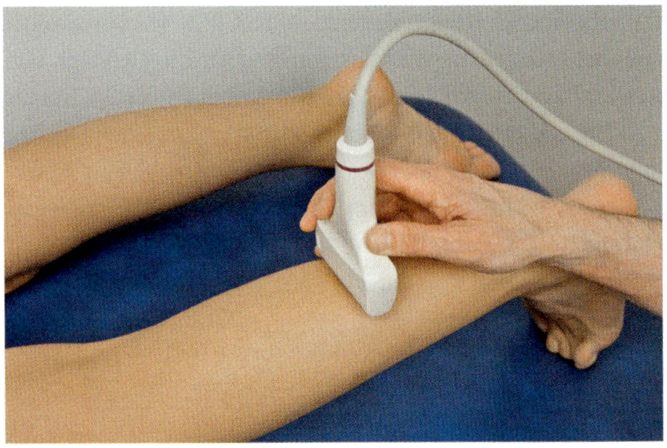

Abb. 12.3a

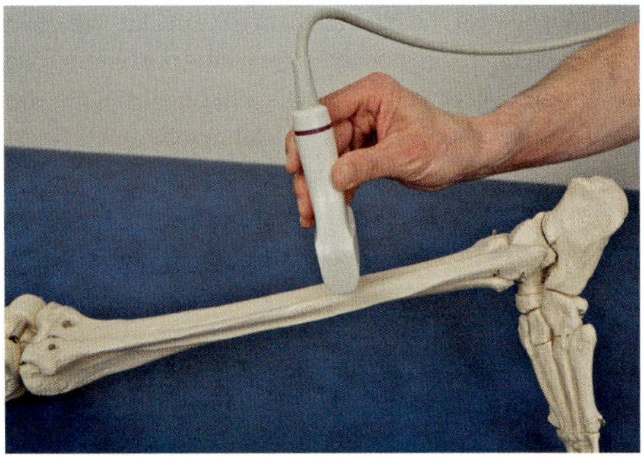

Abb. 12.3b

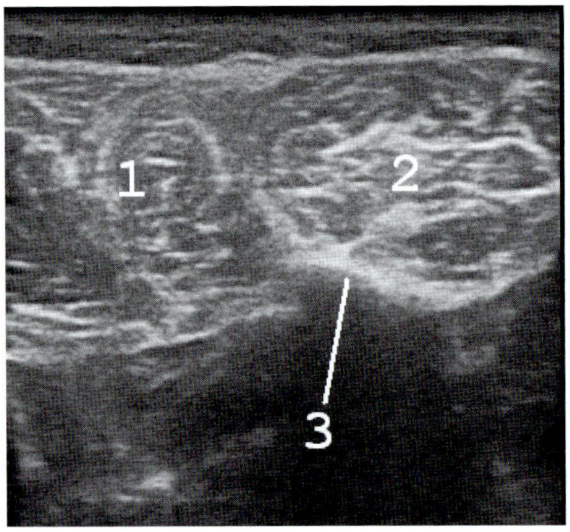

Abb. 12.3c

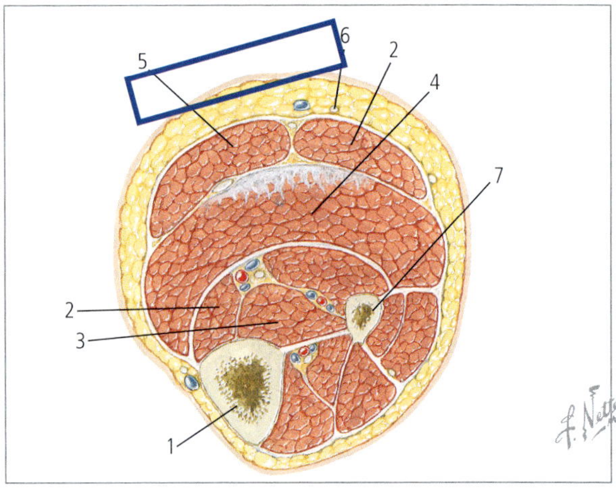

Abb. 12.3d

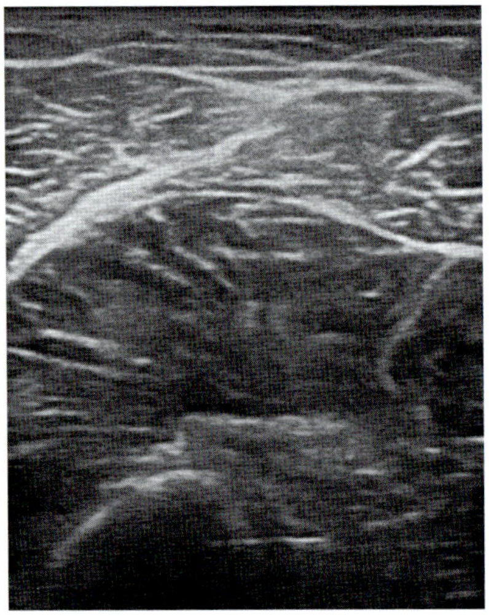

Abb. 12.3e

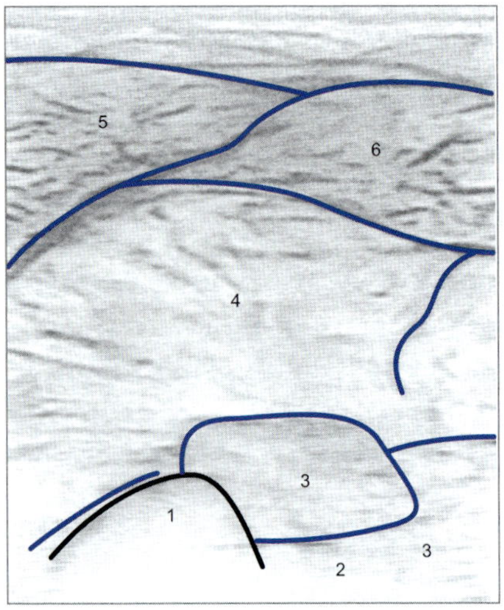

Abb. 12.3f

Fragestellungen:

- Sehnen-/Muskelrisse
- Hämatom/Serom/Abszess, Tumoren
- Thrombose
- neuromuskuläre Erkrankungen
- Querschnittsbestimmung

Abb. 12.3a und Abb. 12.3b Patient in Bauchlage; Sprunggelenke ggf. mit einer Rolle unterlagern. Den SK (7,5 – 12 MHz) ohne zu viel Kompression transversal beugeseitig dort auf den Unterschenkel auflegen, wo die klinische Fragestellung besteht. Bei Muskelrissen ist meist der mediale Bauch des M. gastrocnemius betroffen. Leitstrukturen sind die Muskelbäuche des M. gastrocnemius. Die sonografische Abtastung erfolgt am besten unter Monitorkontrolle von nichtverletzten Muskelanteilen zum Locus dolendi hin. Muskelgewebe ist dynamisch zu untersuchen, also bei passiver und aktiver Bewegung, sowie gegen Widerstand, um das Gleiten zu überprüfen und Defekte nicht zu übersehen. Bei Verdacht auf Flüssigkeitseinlagerung kann Dekompression Hinweise auf eine, sonografisch unterstützte, Punktionsfähigkeit geben.

Abb. 12.3c Der TS weiter proximal lässt die beiden Bäuche des M. gastrocnemius leichter erkennen (1, 2). Fibula (3).

Abb. 12.3d Über der Tibia (1) liegen die Mm. flexor digitorum longus (2) und tibialis posterior (3). M. soleus (4), M. gastrocnemius (5 + 6), Fibula (7).
Netter illustrations from www.netterimages.com.

Abb. 12.3e und Abb. 12.3f Knöcherne Leitstruktur ist die halbovale echogene knöcherne Kontur der Tibia mit Schallschatten (1). Die Membrana interossea ist als mäßig echogene Linie in der Tiefe zu sehen (2). Darüber liegen die tiefen Beugemuskeln, die nur schwer zu differenzieren sind (3). Über sie erstreckt sich retikulär und deutlich echoärmer als die umgebenden Muskeln der M. soleus (4), überlagert von den beiden Bäuchen des M. gastrocnemius (5 + 6).

Weitere für die Beantwortung der Fragestellung nützliche Schnittebenen:
- Verschiebung nach proximal und distal
- Zuschalten des Farbdopplers für Gefäßdiagnostik

12.4 Posteriorer sagittaler Longitudinalschnitt

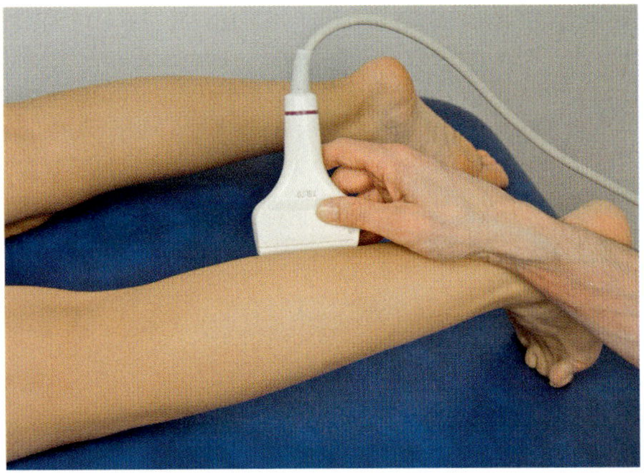

Abb. 12.4a

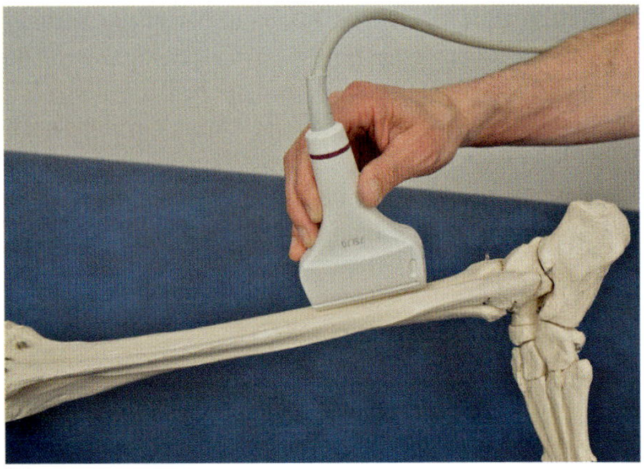

Abb. 12.4b

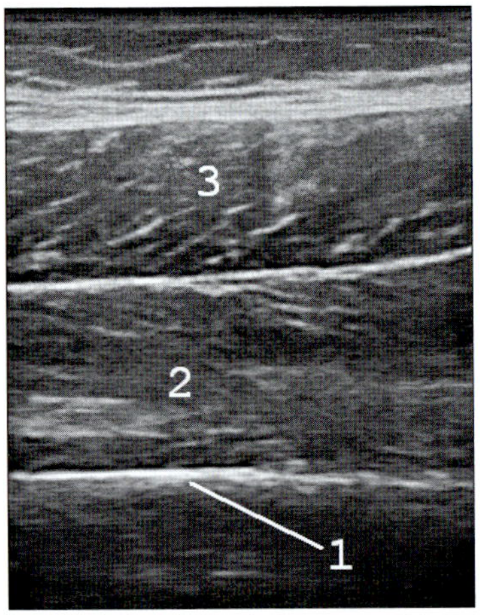

Abb. 12.4c

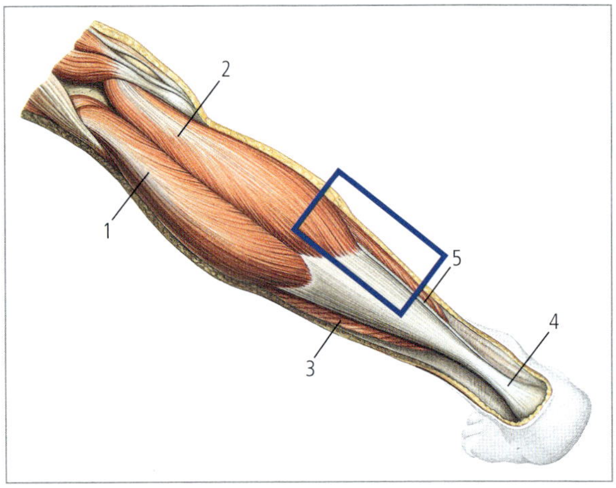

Abb. 12.4d

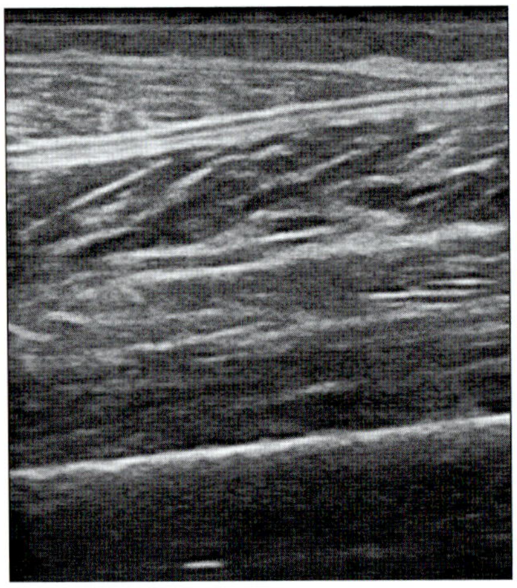

Abb. 12.4e

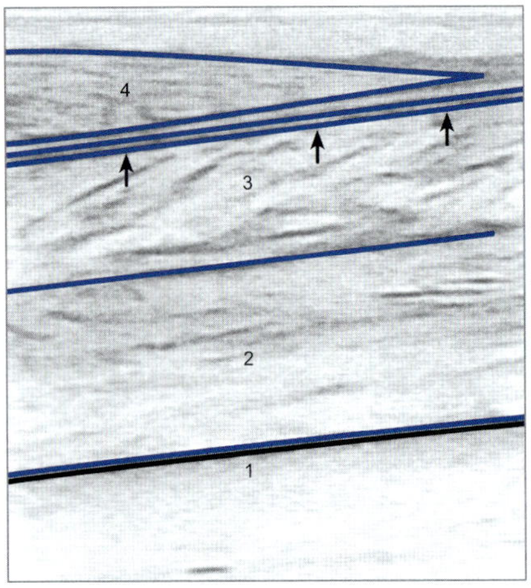

Abb. 12.4f

Fragestellungen:

- Sehnen-/Muskelrisse (tennis leg)
- Hämatom/Serom/Abszess, Tumoren
- Thrombose
- neuromuskuläre Erkrankungen

Abb. 12.4a und Abb. 12.4b Patient in Bauchlage; Sprunggelenke ggf. mit einer Rolle unterlagern. Den SK (7,5 – 12 MHz) ohne zu viel Kompression longitudinal beugeseitig dort auf den Unterschenkel auflegen, wo die klinische Fragestellung besteht. Von Muskelrissen ist meist der mediale Bauch des M. gastrocnemius betroffen. Leitstrukturen sind die Muskelbäuche des M. gastrocnemius. Die sonografische Abtastung erfolgt am besten unter Monitorkontrolle von nichtverletzten Muskelanteilen zum Locus dolendi hin. Muskelgewebe ist dynamisch zu untersuchen, also bei passiver und aktiver Bewegung, sowie gegen Widerstand, um das Gleiten zu überprüfen und Defekte nicht zu übersehen. Bei Verdacht auf Flüssigkeitseinlagerung kann Dekompression Hinweise auf eine, sonografisch unterstützte, Punktionsfähigkeit geben.

Abb. 12.4c Im lateralen posterioren LS liegen über der echogenen Fibula (1) der M. flexor hallucis longus (2) und der M. soleus (3).

Abb. 12.4d Caput laterale (1) und Caput mediale (2) des M. gastrocnemius, M. soleus (3), Achillessehne (4), Plantarissehne (5).

Sobotta-Archiv aus Paulsen/Waschke. Sobotta Atlas der Anatomie. 25. A. 2022 © Elsevier GmbH

Abb. 12.4e und Abb. 12.4f Knöcherne Leitstruktur ist die längliche echogene knöcherne Kontur der Tibia mit Schallschatten (1). Darüber liegen der relativ echogene M. flexor digitorum longus (2) und der grob kontrastierte M. soleus (3). Von diesem deutlich durch eine gedoppelte echogene Faszie (Pfeile) abgetrennt liegt der mediale Bauch des M. gastrocnemius (4), der spitz nach distal ausläuft und eine parallele fibrilläre Fiederung aufweist.

Weitere für die Beantwortung der Fragestellung nützliche Schnittebenen:

- Verschiebung nach proximal und distal
- Verschiebung nach medial und lateral
- Zuschalten des Farbdopplers für Gefäßdiagnostik

KAPITEL

13

Hartmut Gaulrapp

Sprunggelenk

13.1 Anteriorer Transversalschnitt (DEGUM-Standard)

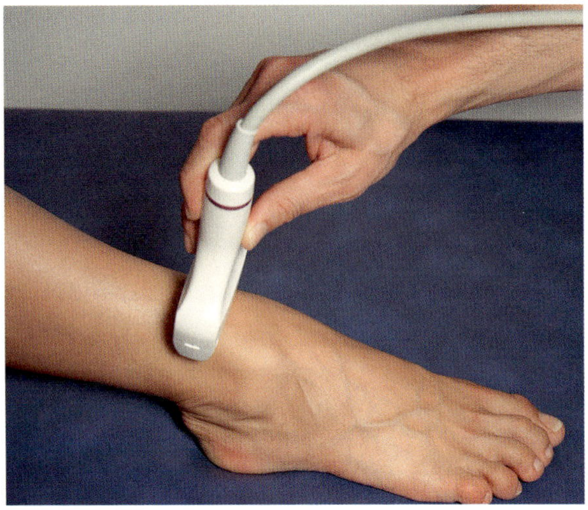

Abb. 13.1a

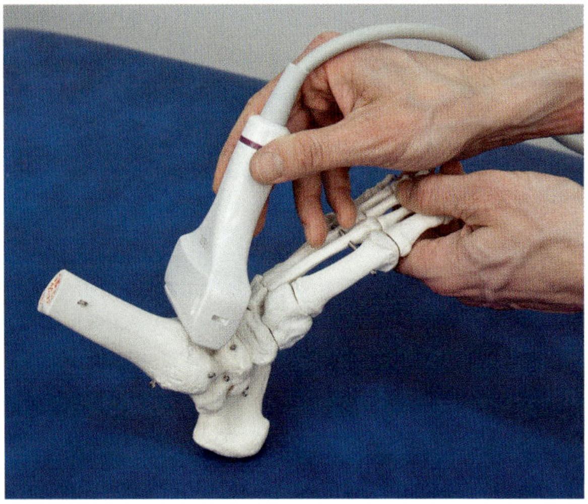

Abb. 13.1b

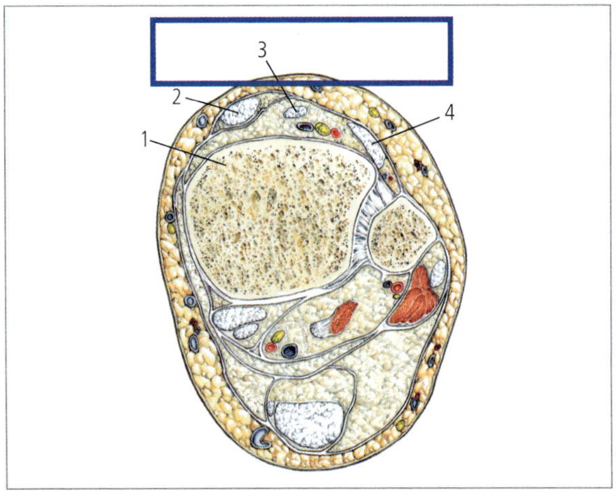

Abb. 13.1c

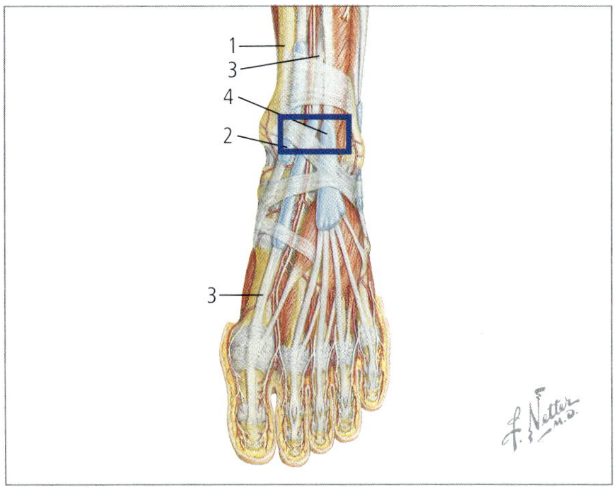

Abb. 13.1d

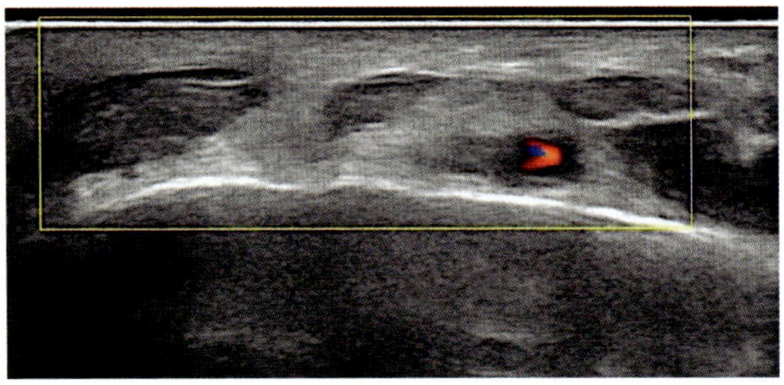

Abb. 13.1e

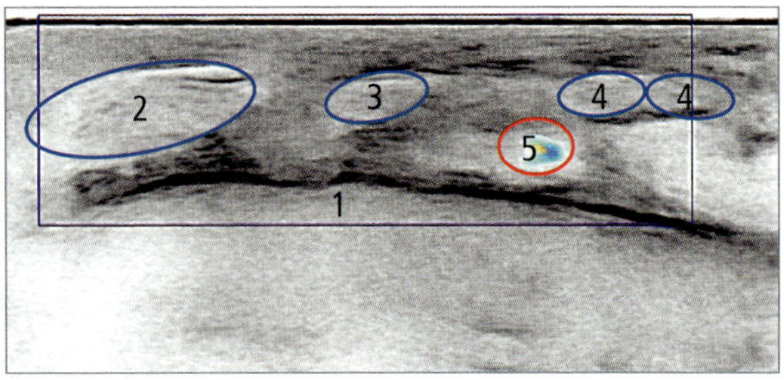

Abb. 13.1f

Fragestellungen:
- Tendopathien, Tendovaginopathien, Verletzungen und Defekte der Strecksehnen
- Varikose
- Defekte oder Verletzungen der Gelenkoberfläche/knöchernen Oberflächen

Abb. 13.1a und Abb. 13.1b Sprunggelenk in Spitzfußstellung lagern, ggf. Knie und oberes Sprunggelenk (OSG) unterlagern. SK (7,5 – 12 MHz) unterhalb der tastbaren Knöchelgabel quer zur Unterschenkelachse auf der distalen Tibia aufsetzen, wegen dünner Subkutis ggf. Vorlaufstrecke verwenden. Leitstruktur ist die knöcherne Kontur der Tibia. Durch leichtes Pendeln des SK Einstellen der Strecksehnen (maximal echogene Punkte – ggf. mit leichtem Halo-Phänomen durch die Sehnenscheiden) und der Gefäße.

Paralleles Verschieben des SK nach proximal und distal, um die knöchernen und knorpeligen Oberflächen sowie alle Sehnen und Gefäße zu erfassen. Reduktion des Auflagedrucks zur Darstellung der Gefäße.

Abb. 13.1c und Abb. 13.1d Tibia (1), Sehnen der Mm. tibialis anterior (2), extensor hallucis (3) und extensor digitorum longus (4). A. dorsalis pedis (5).

U. Brugger aus Paulsen/Waschke. Sobotta Atlas der Anatomie. 25. A. 2022 © Elsevier GmbH

Abb. 13.1e und Abb. 13.1f Echogene knöcherne Kontur der Tibia mit Schallschatten (1). Echogene punktförmige Struktur der Sehnen (mit mäßig dickem echoarmem Saum der Sehnenscheiden) der Mm. tibialis anterior (2), extensor hallucis (3) und extensor digitorum longus (4). Die A. dorsalis pedis kann gut im Doppler-Modus abgegrenzt werden (5).

Nach parallelem Verschieben des SK nach distal Darstellung der echogenen Oberfläche des Talus mit darüber liegendem echofreiem Saum des Gelenkknorpels.

Weitere für die Beantwortung der Fragestellung nützliche Schnittebene:
anteriorer LS Sprunggelenk

13.2 Anteriorer sagittaler Longitudinalschnitt (DEGUM-Standard)

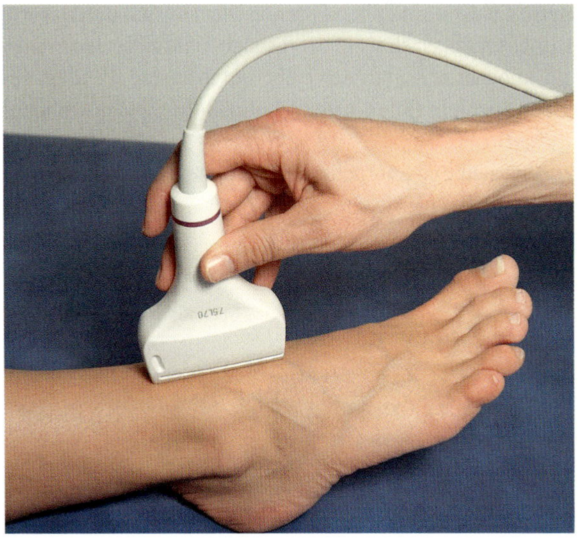
Abb. 13.2a

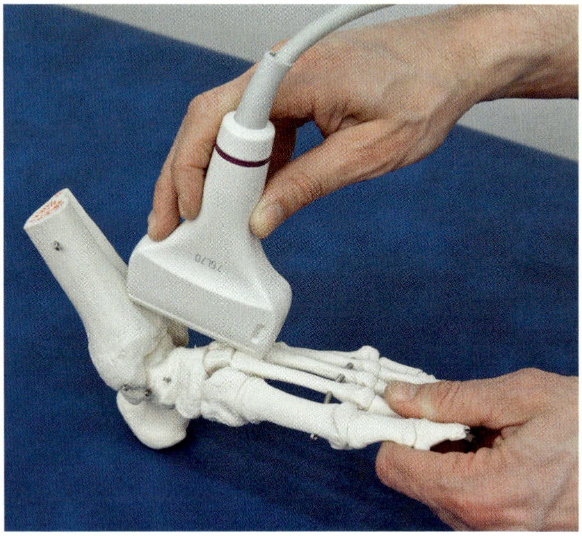
Abb. 13.2b

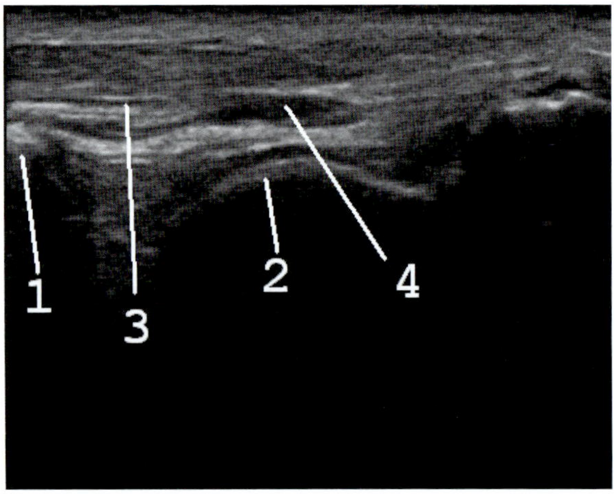

Abb. 13.2c

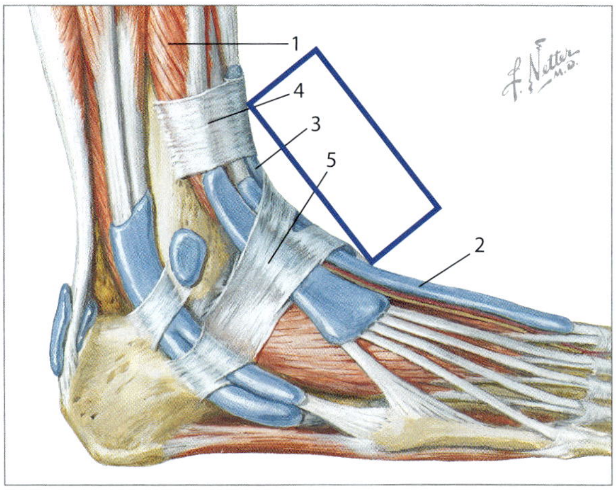

Abb. 13.2d

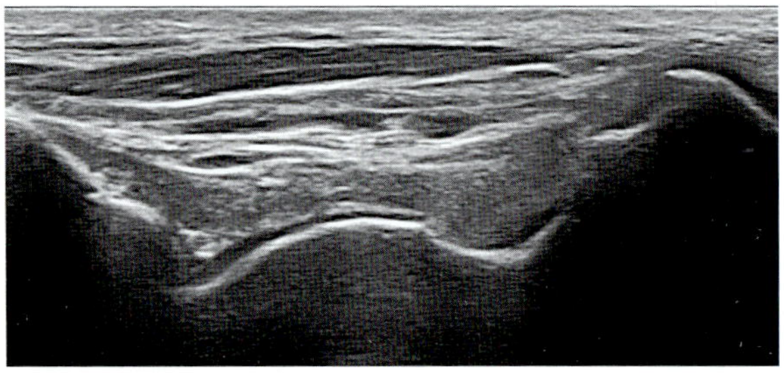
Abb. 13.2e

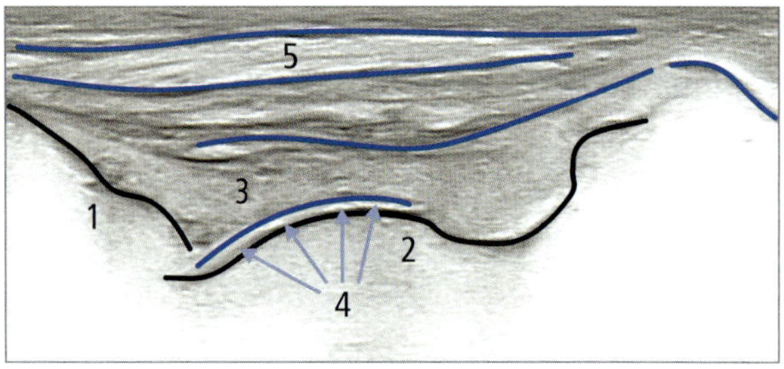

Abb. 13.2f

Fragestellungen:
- Gelenkerguss, Hämarthros, Synovitis, Pannus, periartikuläre Schwellung
- Tendopathien, Tenosynovitis, Verletzungen und Defekte der Strecksehnen
- Varikose
- Defekte oder Verletzungen der Gelenkoberfläche/knöchernen Oberflächen

Abb. 13.2a und Abb. 13.2b Sprunggelenk in Spitzfußstellung lagern, ggf. Knie und OSG unterlagern. SK (7,5–12 MHz) unterhalb der tastbaren Knöchelgabel längs zur Unterschenkelachse auf dem Talus aufsetzen, wegen dünner Subkutis ggf. Vorlaufstrecke verwenden. Leitstrukturen sind die knöchernen Konturen von Tibia und Talus. Durch leichtes Pendeln des SK Darstellung der Strecksehnen (maximal echogene Linien – ggf. mit schmaler echoarmer Umscheidung durch die Sehnenscheiden) und der Gefäße. Paralleles Verschieben des SK radiär um den Talus nach medial und lateral, um die knöchernen und knorpeligen Oberflächen sowie alle Sehnen und Gefäße zu erfassen. Reduktion des Auflagedrucks zur Darstellung der Gefäße.
Passive Bewegung verbessert Erkennung des Gelenkspalts.

Abb. 13.2c Wird der SK lateral platziert, zeigen sich über Tibia (1) und Talus (2) mit Gelenkknorpel die Sehnen des M. extensor digitorum longus (3) und im Anschnitt die A. dorsalis pedis (4).

Abb. 13.2d Sehnen der Mm. extensor digitorum longus (1), extensor hallucis longus (2) und tibialis anterior (3), Retinaculum mm. extensorum superius (4), Retinaculum mm. extensorum inferius (5).
Netter illustrations from www.netterimages.com.

Abb. 13.2e und Abb. 13.2f Echogene knöcherne Kontur von Tibia (1) und Talus (2) mit Schallschatten, dazwischen Einsenkung des tibiotalaren Gelenkspalts mit synovialer Auskleidung der Gelenkkapsel (3). Echofreier Saum des Gelenkknorpels am Talus (4). Echogene linienförmige Struktur der Sehne des M. tibialis anterior mit echoreichem Epitendineum (5).

Weitere für die Beantwortung der Fragestellung nützliche Schnittebenen:
- anteriorer TS Sprunggelenk
- Bandschnitte Sprunggelenk

13.3 Anteriorer Transversalschnitt Syndesmose

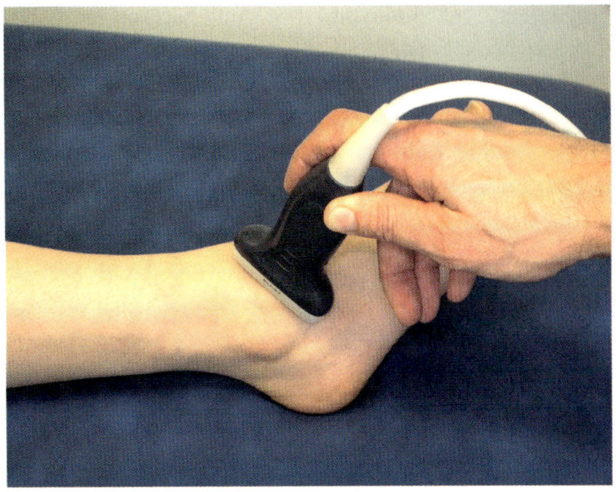

Abb. 13.3a

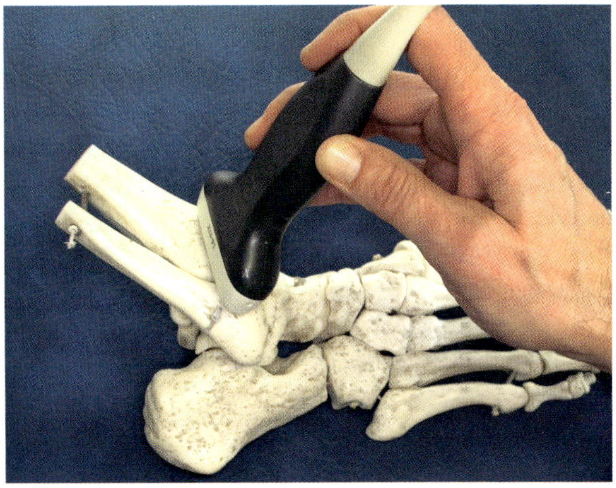

Abb. 13.3b

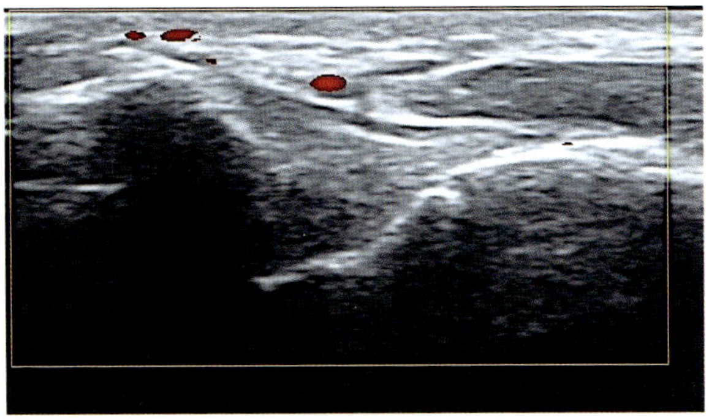

Abb. 13.3c

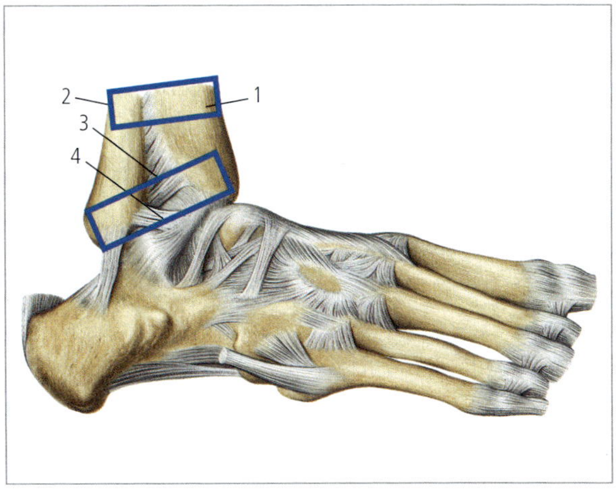

Abb. 13.3d

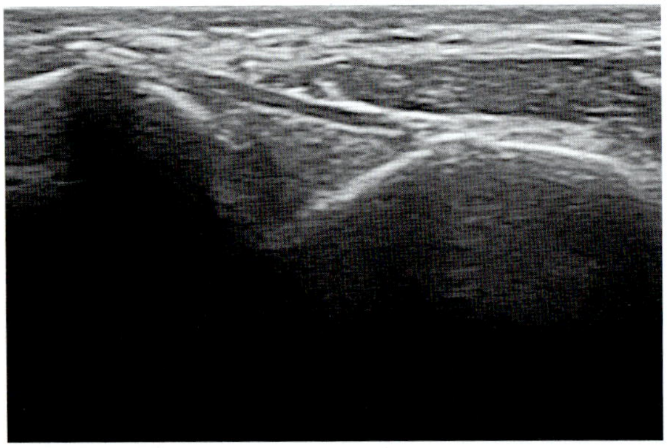

Abb. 13.3e

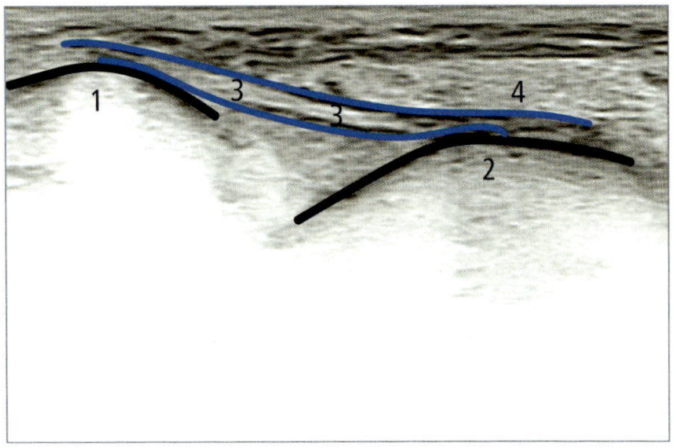

Abb. 13.3f

Fragestellungen:
- Verletzung des Lig. tibiofibulare anterius, Hämatom
- Instabilität der tibiofibulotalaren Syndesmose

Abb. 13.3a und Abb. 13.3b Sprunggelenk in Spitzfußstellung lagern, ggf. Knie und OSG unterlagern. SK (7,5 – 12 MHz) oberhalb der tastbaren Knöchelgabel quer zur Unterschenkelachse aufsetzen. Leitstrukturen sind die knöchernen Konturen von Tibia und Fibula. Unter Beibehaltung der SK-Position wird der Fuß vom Untersucher aus der Neutralstellung (links) maximal nach dorsal extendiert, evertiert und in der Sprunggelenksgabel außenrotiert, um die tibiofibulare Syndesmose maximal unter Stress zu bringen. Für die Darstellung des die beiden Knochen verbindenden Lig. tibiofibulare anterius muss der SK schräg über dem Band positioniert werden. Allerdings ist die Prüfung der Stabilität der Syndesmose in dieser Position nicht aussagekräftig.

Abb. 13.3c Häufig verläuft die A. malleolaris anterior lateralis direkt über das vordere Syndesmoseband LTFA und kann im Dopplermodus detektiert werden.

Abb. 13.3d Tibia (1), Fibula mit Außenknöchel (2), Lig. tibiofibulare anterius (3), Lig. fibulotalare anterius (4).
S. Klebe aus Paulsen/Waschke. Sobotta Atlas der Anatomie. 25. A. 2022 © Elsevier GmbH

Abb. 13.3e und Abb. 13.3f Echogene knöcherne Konturen von Fibula (1) und Tibia (2) mit dem häufig „sandwichartigen" doppelt echogen konturierten Streifen des Lig. tibiofibulare anterius (3). Oberhalb der Tibia liegt der Bauch des M. tibialis anterior (4).

Weitere für die Beantwortung der Fragestellung nützliche Schnittebenen:
- anteriorer LS Sprunggelenk: Hämarthros
- fibulare und tibiale Bandschnitte Sprunggelenk zum Ausschluss begleitender Bandverletzungen

13.4 Anteriorer Transversalschnitt Lig. fibulotalare anterius

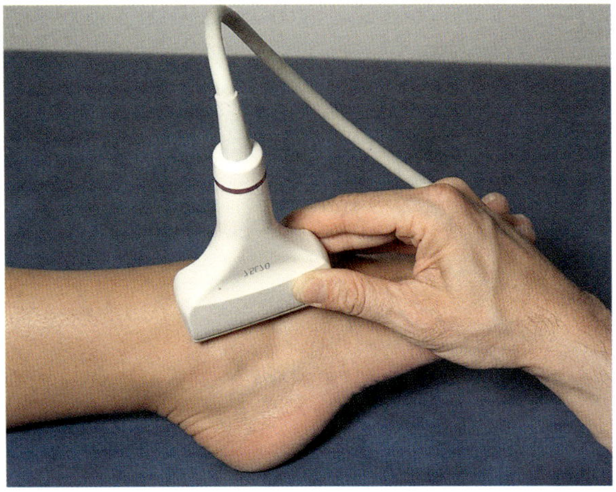

Abb. 13.4a

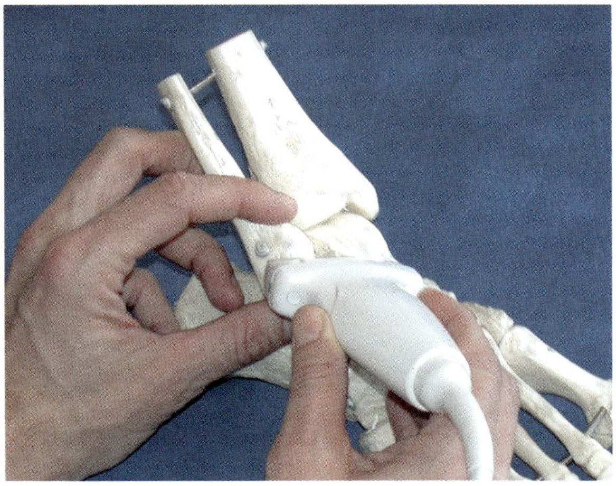

Abb. 13.4b

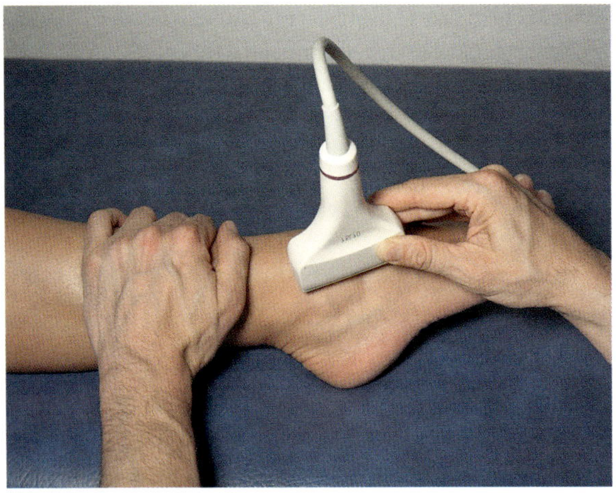

Abb. 13.4c

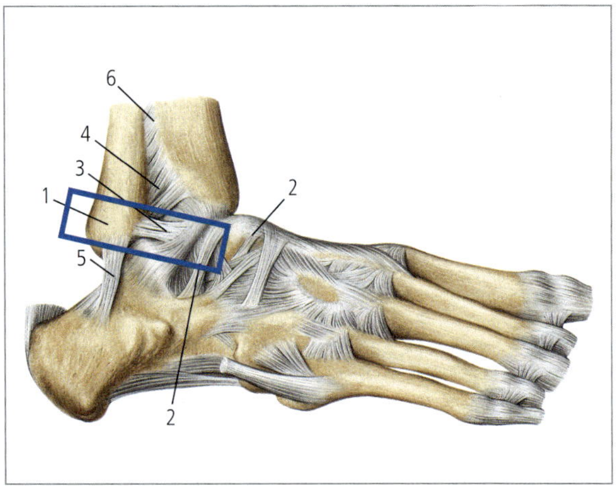

Abb. 13.4d

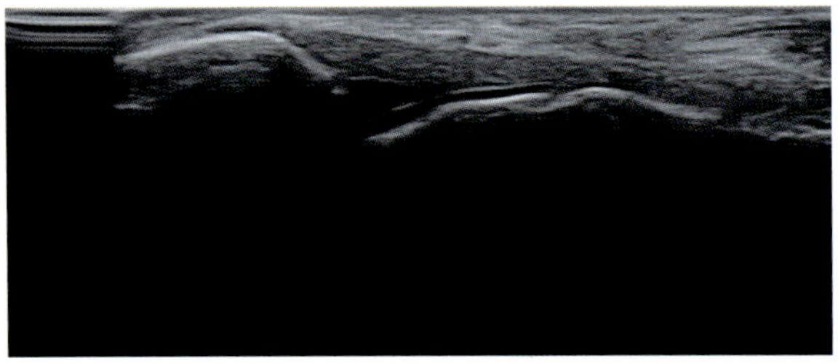

Abb. 13.4e

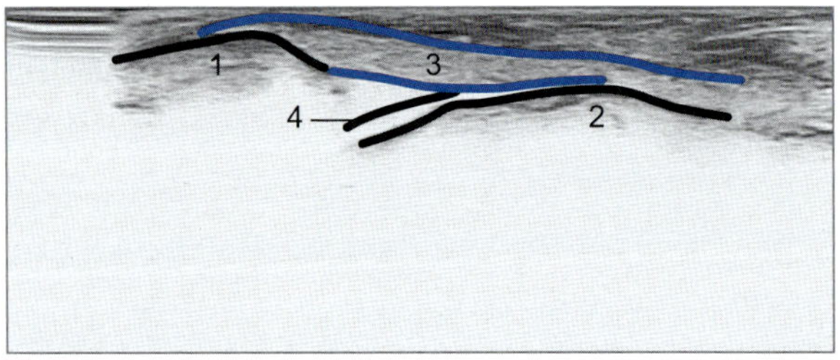

Abb. 13.4f

13

Fragestellungen:
- Gelenkerguss, Hämarthros/periartikuläres Hämatom, Synovitis, Pannus
- Verletzungen/Defekte des Lig. fibulotalare anterius, anterolaterale Gelenkinstabilität (Messung) im Rahmen eines Supinations-/ Inversionstraumas

Abb. 13.4a und Abb. 13.4b Sprunggelenk in Spitzfußstellung lagern, ggf. Knie und OSG unterlagern. SK (7,5 – 12 MHz) knapp oberhalb der tastbaren Außenknöchelspitze, ca. 10° nach plantar gedreht aufsetzen, auf der nicht verletzten Gegenseite mitunter Vorlaufstrecke erforderlich. Leitstrukturen sind die knöchernen Konturen von Fibulaende und lateralem Talus. Paralleles Verschieben (anterior/plantar) bzw. Drehung (mit Fixpunkt über der Vorderkante der Fibulaspitze) des SK, um alle Anteile des mitunter gedoppelt oder anomal verlaufenden Bands zu erfassen.
Reduktion des Auflagedrucks (Dekompressionstest) ermöglicht Erfassung von Flüssigkeit unter dem Band.
Stabilitätstestung unter Sicht durch Druck auf die distale Tibia nach unten (= anterolateraler Vorschub von Kalkaneus mit Talus), Messung möglich.

Abb. 13.4c Unter Beibehaltung der SK-Position auf dem Band erfolgt mit der freien Hand des Untersuchers ein Tibiarückschub und somit ein anterolateraler Stress auf das OSG, das bei einer fibulotalaren Instabilität zu einer Vergrößerung der Insertionspunkte des Lig. fibulotalare anterius führt. Diese Instabilität kann am Monitor abgeschätzt oder am fixierten Bild im Seitenvergleich gemessen werden.

Abb. 13.4d Fibula (1), Talus (2), Lig. fibulotalare anterius (3), Lig. tibiofibulare anterius, (4) Lig. calcaneofibulare (5), tibiofibulare Syndesmose (6).
S. Klebe aus Paulsen/Waschke. Sobotta Atlas der Anatomie. 25. A. 2022 © Elsevier GmbH

Abb. 13.4e und Abb. 13.4f Geschwungene echogene Kontur des Außenknöchels (1), ansteigende Kontur des lateralen Talus (2) mit dem echogenen parallelen Lig. fibulotalare anterius (3), das mitunter durch echogene Synovialis nicht gut nach unten abgrenzbar ist. Über der lateralen Taluswange ist schmal echogen der flüssigkeitsbenetzte hyaline Gelenkknorpel abgrenzbar (4).
Das unverletzte Band ist weitaus schwieriger darzustellen als das von Hämatom umgebene gerissene Band. Beim Dekompressionstest tritt zuvor weggedrückte Flüssigkeit unter das Band und kann dessen Ablösung, bei Adulten überwiegend distal, bei Kindern meist proximal, zeigen. Messung des Aufklappens der Messpunkte an der Abrisskante der Fibulaechogenität und Taluskante im Seitenvergleich möglich.

Weitere für die Beantwortung der Fragestellung nützliche Schnittebenen:

- anteriorer LS Sprunggelenk: Hämarthros
- Bandschnitte über fibularem Bandapparat, Syndesmose und Delta-Band
- LS über distaler Fibula
- LS über lateralem Kalkaneokuboidgelenk
- LS Basis Os metatarsale V

13.5 Fibularer coronarer Longitudinalschnitt Fibula

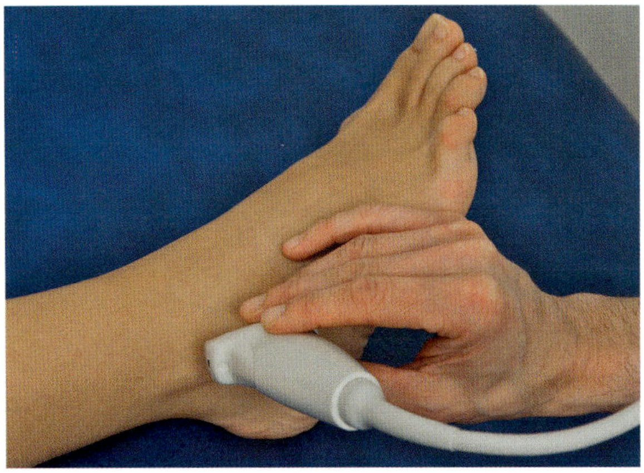
Abb. 13.5a

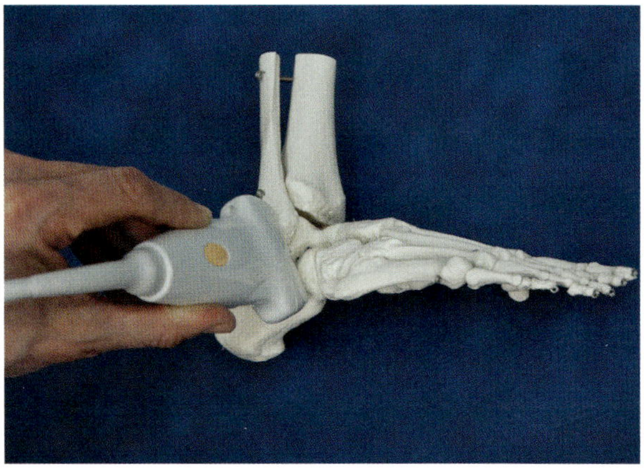
Abb. 13.5b

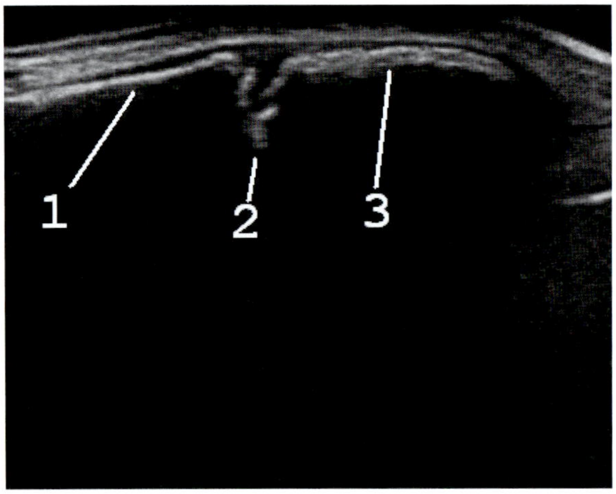

Abb. 13.5c

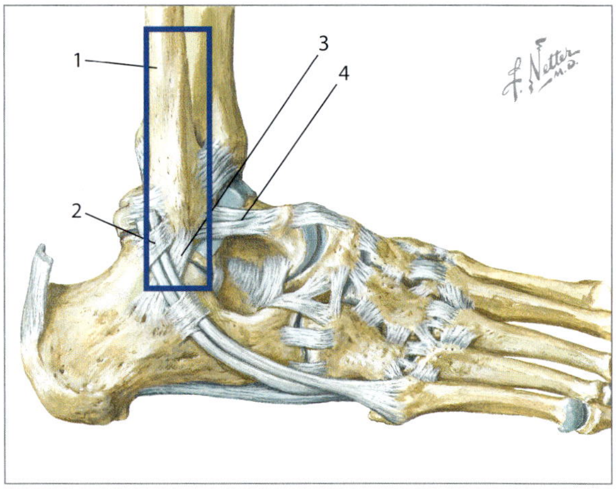

Abb. 13.5d

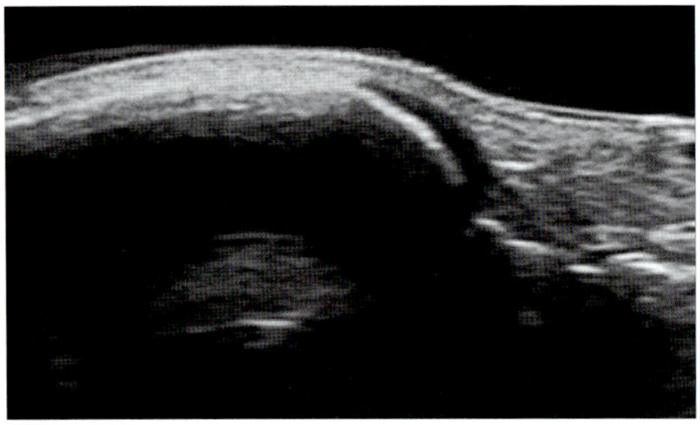
Abb. 13.5e

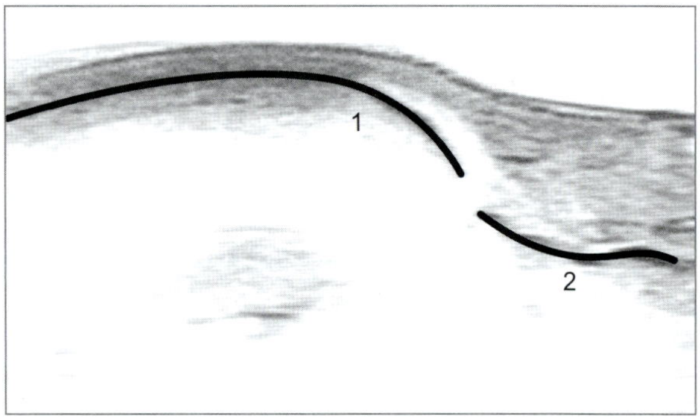

Abb. 13.5f

Fragestellungen:
- Verletzung des Außenknöchels: Lage, Frakturspalt, Fissur, periostales Hämatom
- Fugenlösung

Abb. 13.5a und Abb. 13.5b Sprunggelenk in Spitzfußstellung lagern, ggf. Knie und OSG unterlagern, leichte Innenrotation des Unterschenkels. SK (7,5 – 12 MHz) längs der Fibulaachse aufsetzen, sodass die Außenknöchelspitze mit erfasst wird. Leitstruktur ist die knöcherne Kontur der Fibula. Drehung des SK um die Fibulaachse.

Abb. 13.5c 11-jähriges Kind: echogene knöcherne Kontur der Fibula mit Schallschatten (1), Epiphysenfuge (2) und Außenknöchel (3) mit überdeckendem schmalem echoarmem Saum des Periosts, das bei Kindern gut abgrenzbar ist.

Abb. 13.5d Fibula (1), Retinaculum mm. fibularium superius, (2) Lig. calcaneofibulare (3), Lig. fibulotalare anterius (4).

Abb. 13.5e und Abb. 13.5f Echogene knöcherne Kontur der Fibula mit Schallschatten (1), nach distal je nach Anlagevariante des Bandapparats Übergang des Periosts ins Lig. calcaneofibulare, nach distal anterior ins Lig. fibulotalare anterius und in die Gelenkkapsel des OSG. Talus (2).

Weitere für die Beantwortung der Fragestellung nützliche Schnittebenen:
- anteriorer LS Sprunggelenk: Hämarthros
- Bandschnitte über fibularem Bandapparat, Syndesmose und Delta-Band

13.6 Fibularer coronarer Longitudinalschnitt Lig. calcaneofibulare

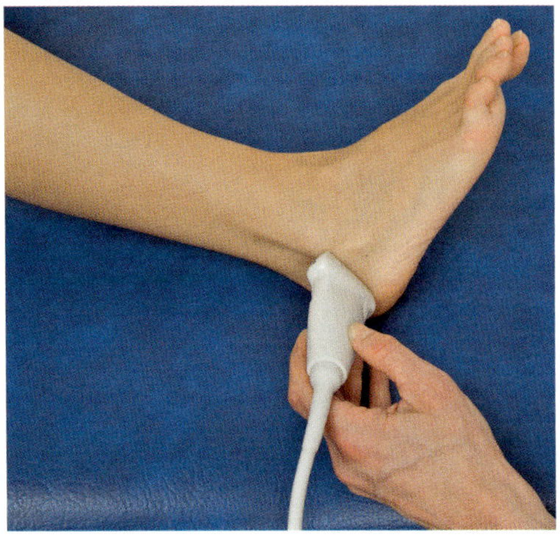

Abb. 13.6a

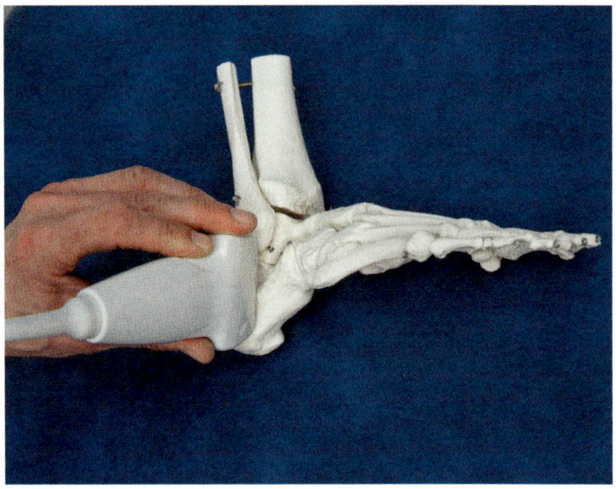

Abb. 13.6b

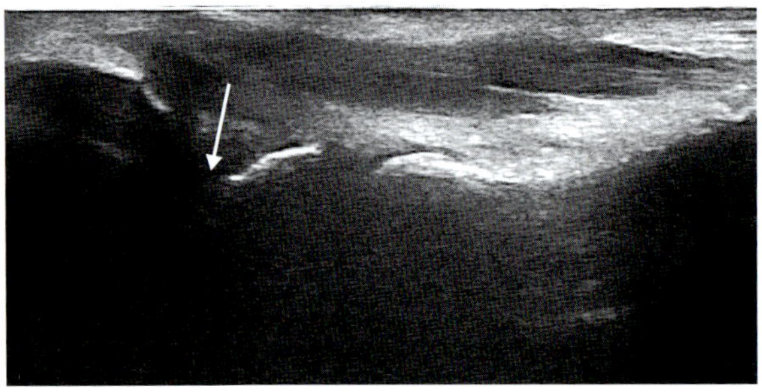

Abb. 13.6c

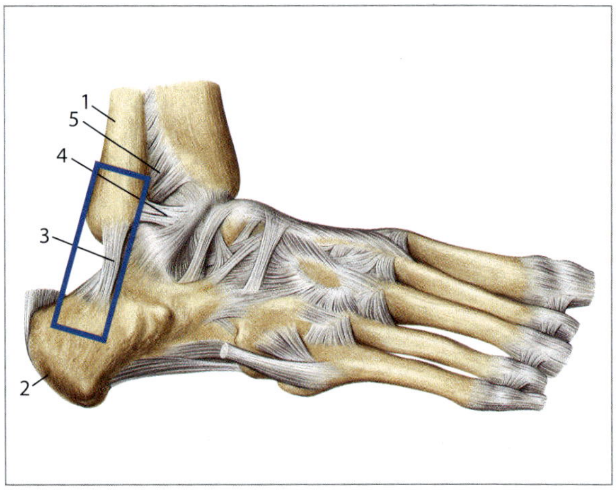

Abb. 13.6d

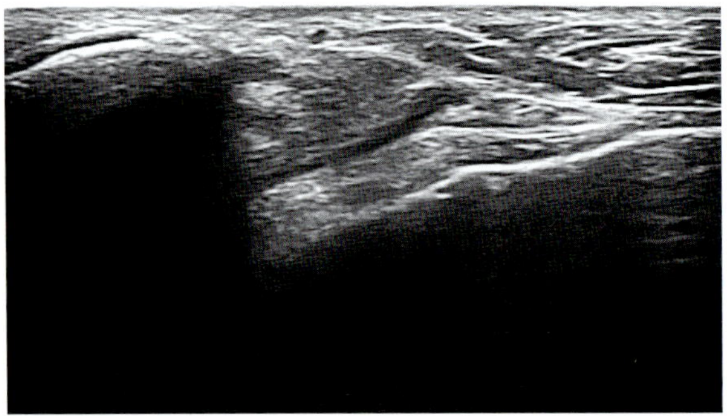

Abb. 13.6e

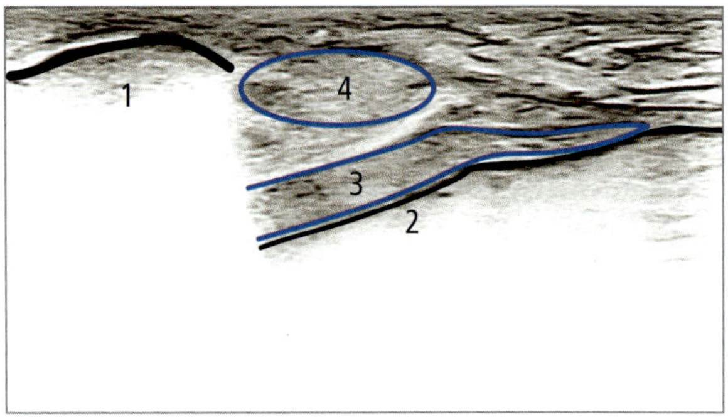

Abb. 13.6f

Fragestellungen:
- Gelenkerguss, periartikuläres Hämatom, Synovitis, Pannus
- Verletzungen/Defekte des Lig. calcaneofibulare, laterale Gelenkinstabilität (Messung) im Rahmen eines Inversionstraumas

Abb. 13.6a und Abb. 13.6b Sprunggelenk in Neutralstellung lagern, ggf. Knie und OSG unterlagern. SK (7,5 – 12 MHz) unterhalb der tastbaren Außenknöchelspitze, ca. 20° zur Ferse aufsetzen, auf der nicht verletzten Gegenseite mitunter Vorlaufstrecke erforderlich. Leitstrukturen sind die knöchernen Konturen von Fibulaende und lateralem Kalkaneus. Das in die Tiefe ziehende Band selbst ist kaum darzustellen.
Stabilitätstestung unter Sicht durch Valgusstress auf das Fersenbein mit Aufklappen des Kalkaneus gegen die Fibula, Messung möglich.

Abb. 13.6c In einem lateralen LS kann das Subtalargelenk (Pfeil) dargestellt werden.

Abb. 13.6d Fibula (1), Kalkaneus (2), Lig. calcaneofibulare (3), Lig. fibulotalare anterius (4), Lig. tibiofibulare anterius (5).
S. Klebe aus Paulsen/Waschke. Sobotta Atlas der Anatomie. 25. A. 2022 © Elsevier GmbH

Abb. 13.6e und Abb. 13.6f Echogene knöcherne Kontur von Fibula (1) und lateralem Kalkaneus mit Schallschatten (2). Band und Gelenkkapsel als echogene Zone unterschiedlicher Breite (3) schwer abgrenzbar. Darstellung des subtalaren Gelenkspalts erst beim Valgusstress auf das Fersenbein möglich. Die quer getroffenen Fibularissehnen (4) sind punktförmig echogen. Ein echoarmer Saum ist im Seitenvergleich ggf. als Halo-Phänomen der Sehnenscheide, ggf. als Flüssigkeit (Hämatom, Reizerguss), zu werten. Messung des Aufklappens der Messpunkte zwischen Fibula und Kalkaneus im Seitenvergleich. Dann wird auch ein Ringdown erkennbar.

Weitere für die Beantwortung der Fragestellung nützliche Schnittebenen:
- anteriorer LS Sprunggelenk: Hämarthros
- Bandschnitte über fibularem Bandapparat, Syndesmose und Delta-Band
- LS über distaler Fibula
- LS über fibularem Kalkaneokuboidgelenk
- LS Basis MT 5
- TS über Fibularissehnen: Halo durch Hämatom

13.7 Fibularer coronarer Longitudinalschnitt Kalkaneokuboidgelenk (DEGUM-Standard)

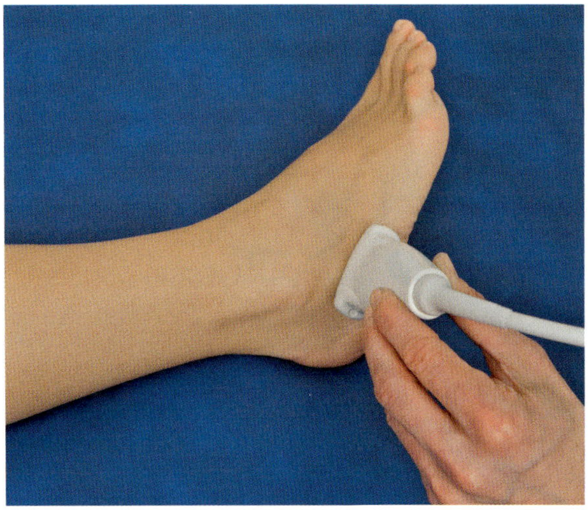

Abb. 13.7a

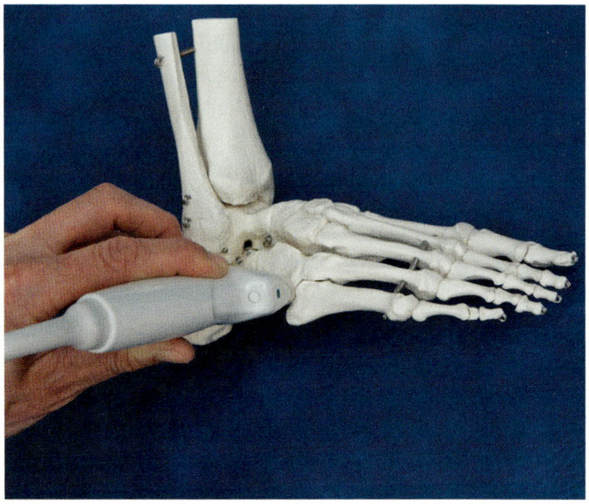

Abb. 13.7b

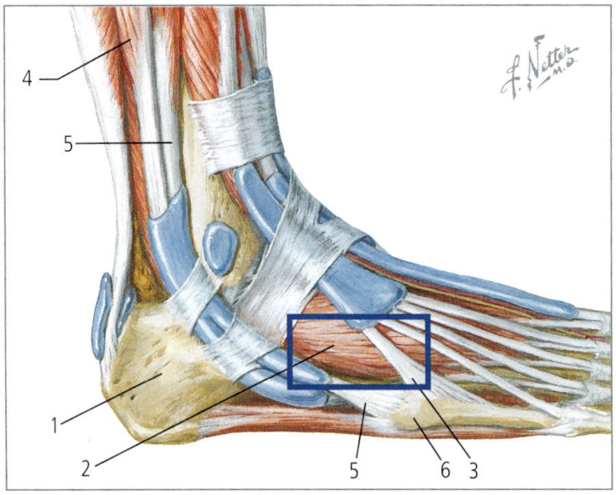

Abb. 13.7c

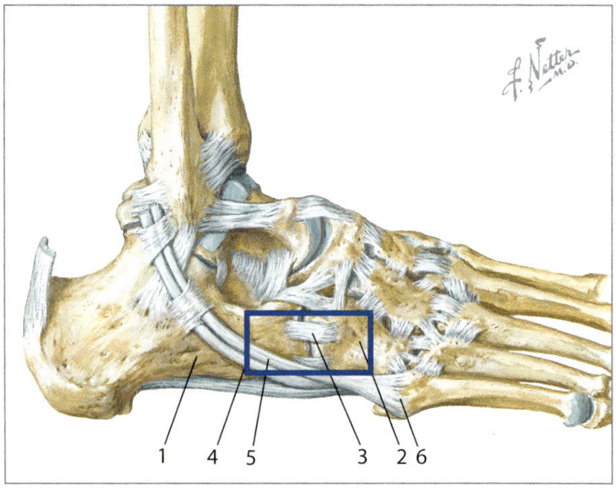

Abb. 13.7d

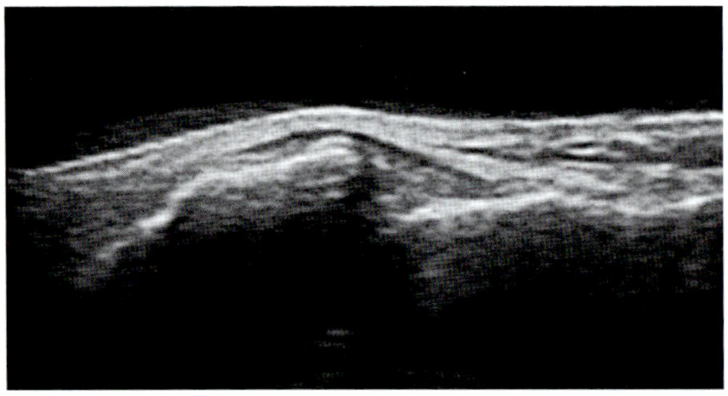

Abb. 13.7e

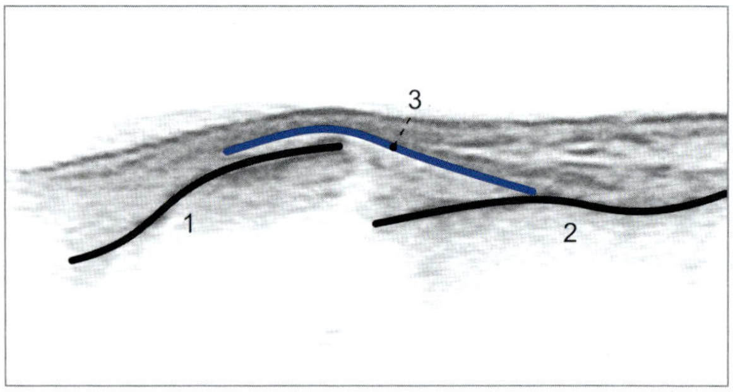

Abb. 13.7f

Fragestellungen:
- Ligamentäre oder osteochondrale Verletzungen des Lig. calcaneofibulare
- fibulare Instabilität des Kalkaneokuboidgelenks im Rahmen eines Inversionstraumas

Abb. 13.7a und Abb. 13.7b Sprunggelenk in Neutralstellung lagern, ggf. Knie und OSG unterlagern. SK (7,5 – 12 MHz) distal der tastbaren Außenknöchelspitze und oberhalb des plantaren Polsters parallel zum Fußrand aufsetzen. Scharfstellen der knöchernen Konturen von lateralem Kalkaneus und Kuboid. Stabilitätstestung unter Sicht durch Adduktion des Fußes gegen den Rückfuß.

Abb. 13.7c Kalkaneus (1), M. extensor digitorum brevis (2), Sehnen der Mm. fibulares tertius (3), longus (4) und brevis (5), Tuberositas metatarsale (6).
Netter illustrations from www.netterimages.com.

Abb. 13.7d Kalkaneus (1), Kuboid (2), Lig. calcaneocuboideum (3), Sehnen der Mm. fibulares longus (4) und brevis (5), Tuberositas metatarsale (6).
Netter illustrations from www.netterimages.com.

Abb. 13.7e und Abb. 13.7f Echogene knöcherne Kontur von lateralem Kalkaneus (1) und lateralem Kuboid (2) mit Schallschatten. Lig. calcaneocuboideum dorsale mit Gelenkkapsel als echogene Linie unterschiedlicher Dicke gut abgrenzbar (3). Pathologische Weitung des Gelenkspalts beim Adduktionsstress im Seitenvergleich, ggf. mit echogenem Anteil bei meist osteochondraler Verletzung.
Messung des Aufklappens der Messpunkte zwischen Kalkaneus und Kuboid im Seitenvergleich. Bei ausgeprägter Instabilität wird auch ein Ringdown erkennbar.

Weitere für die Beantwortung der Fragestellung nützliche Schnittebenen:
- anteriorer LS Sprunggelenk: Hämarthros
- Bandschnitte über fibularem Bandapparat, Syndesmose und Delta-Band
- LS über distaler Fibula
- LS Basis des Os metatarsale V

13.8 Fibularer Transversalschnitt hinter der Fibula (DEGUM-Standard)

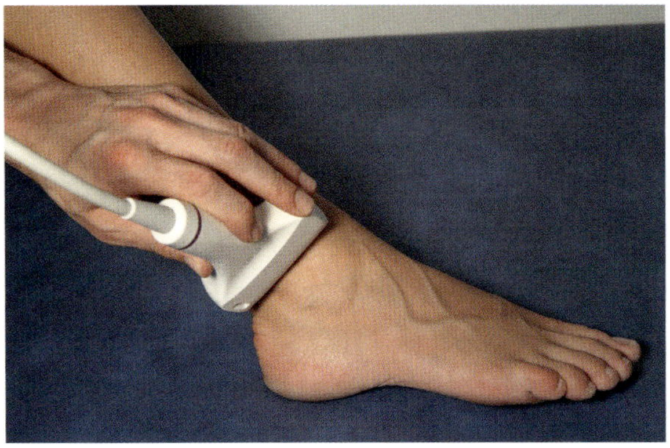

Abb. 13.8a

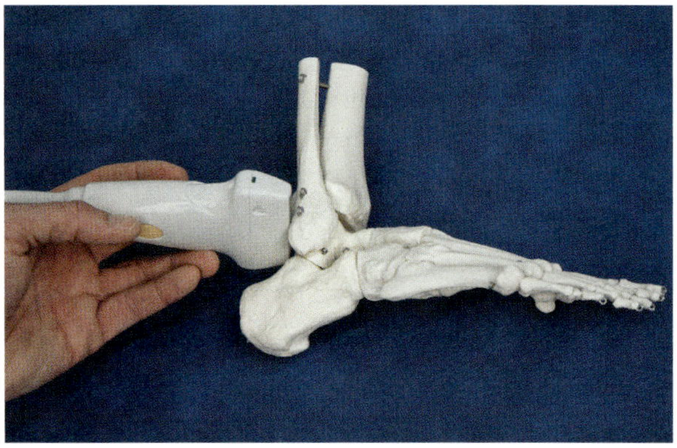

Abb. 13.8b

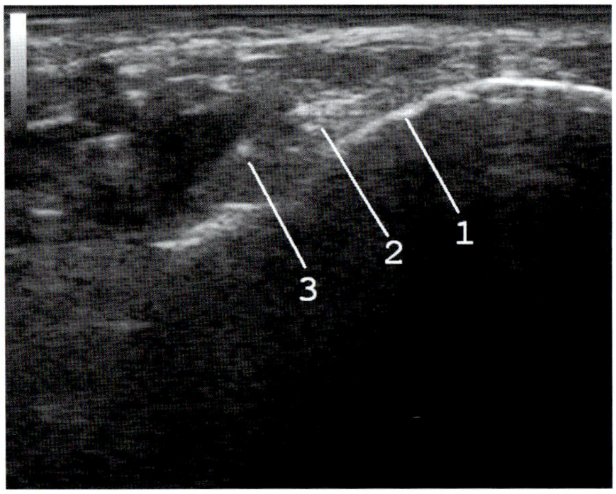

Abb. 13.8c

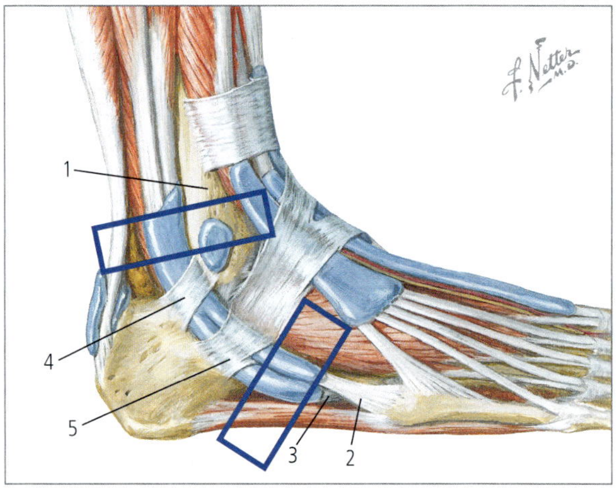

Abb. 13.8d

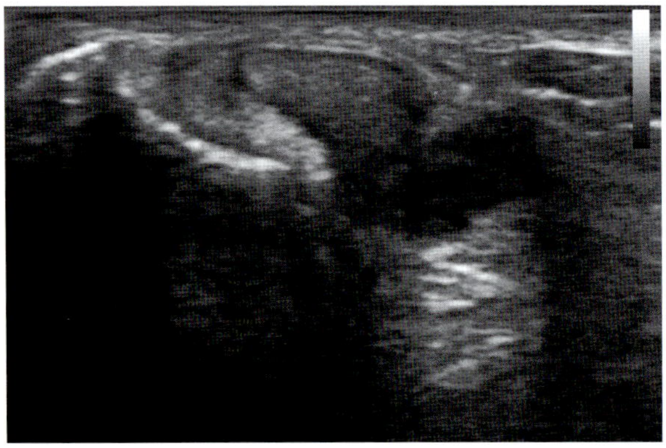

Abb. 13.8e

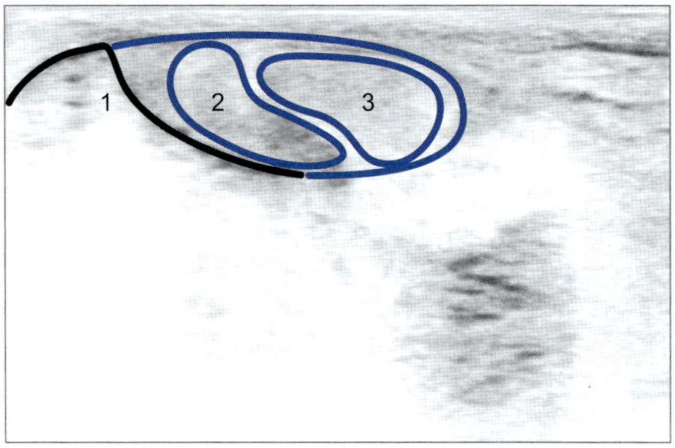

Abb. 13.8f

Fragestellungen:
- Verletzungen, Tendopathien, Defekte, Luxation, Tenosynovitis der Fibularissehnen
- Verletzung des Lig. calcaneofibulare im Rahmen eines Inversionstraumas

Abb. 13.8a und Abb. 13.8b Sprunggelenk in Neutralstellung lagern, ggf. Knie und OSG unterlagern. SK (7,5 – 12 MHz) quer hinter der distalen Fibulaspitze aufsetzen. Leitstrukturen sind die knöcherne Kontur der Fibula und die Fibularissehnen. Verfolgen der Sehnenstrukturen um den Außenknöchel nach distal über Kalkaneokuboidgelenk bis zur Basis des Os metatarsale V. Bei Verdacht auf Luxation der Fibularissehnen aus ihrem Sulkus über die Fibula nach anterior ist die Untersuchung auch bei Eversion des Fußes gegen Widerstand des Untersuchers aussagekräftig, um einen Luxationsvorgang am Monitor darzustellen.

Abb. 13.8c Da die Luxation der Fibularissehnen oberhalb des Außenknöchels stattfindet, die Tendopathien aber bis hin zum fibularen Split distal auftreten, sind ggf. proximale und distale TS notwendig. Im distalen TS sind die beiden Sehnen über dem echogenen Kuboid (1) als flache echogene Strukturen erkennbar. Fibularis-brevis-Sehne (2), Fibularis-longus-Sehne (3).

Abb. 13.8d Außenknöchel (1), Sehnen der Mm. fibulares brevis (2) et longus (3), Retincaculum fibulare superius (4) und inferius (5).
Netter illustrations from www.netterimages.com.

Abb. 13.8e und Abb. 13.8f Echogene knöcherne Kontur der Fibula mit flacher Rinne (1). Punktförmige echogene Strukturen der kurzen (2) und langen (3) Fibularissehnen mit schmalem echoarmem Saum. Halteapparat (Retinaculum fibulare) nicht abgrenzbar. Bei forcierter Eversion gegen Widerstand als Provokationstest ggf. Luxation aus der fibularen Rinne der Fibula unter Sicht auslösbar.

Weitere für die Beantwortung der Fragestellung nützliche Schnittebenen:
- fibularer LS über Fibularissehnen
- anteriorer LS Sprunggelenk: Hämarthros
- Bandschnitte über fibularem Bandapparat, Syndesmose und Delta-Band
- LS über distaler Fibula
- LS über lateralem Kalkaneokuboidgelenk
- LS Basis Os metatarsale V

13.9 Fibularer coronarer Longitudinalschnitt hinter der Fibula (DEGUM-Standard)

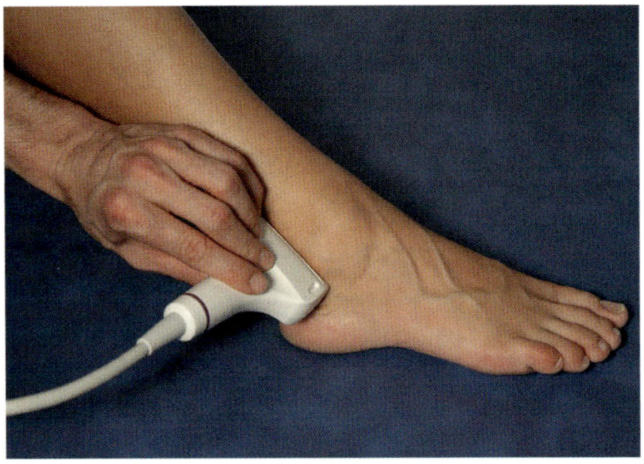

Abb. 13.9a

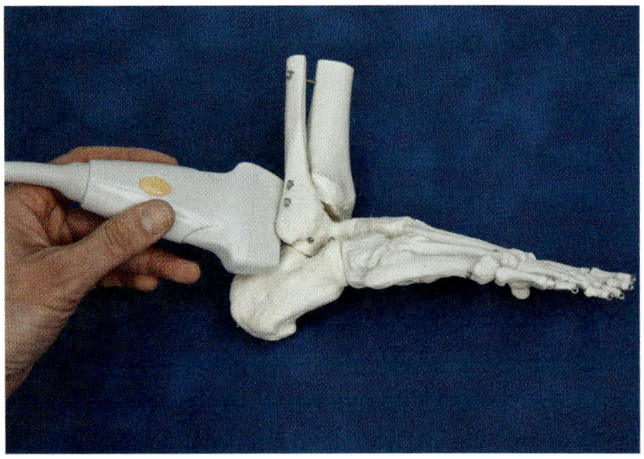

Abb. 13.9b

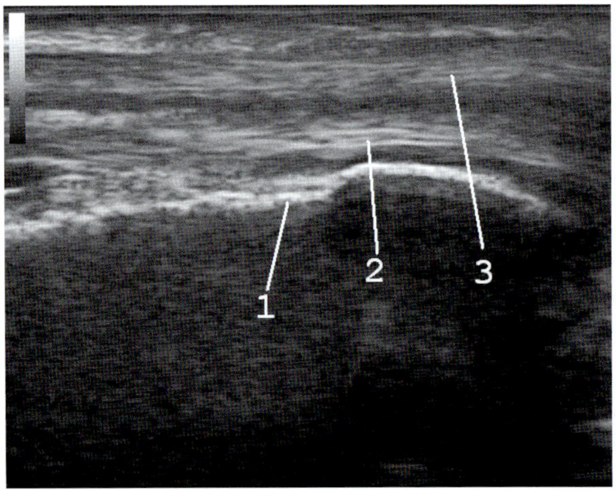

Abb. 13.9c

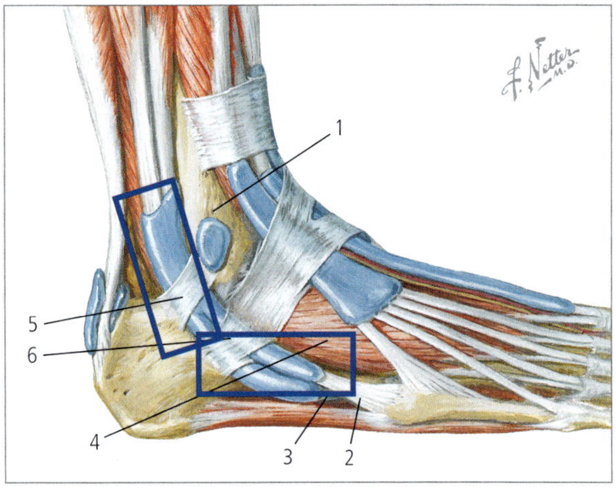

Abb. 13.9d

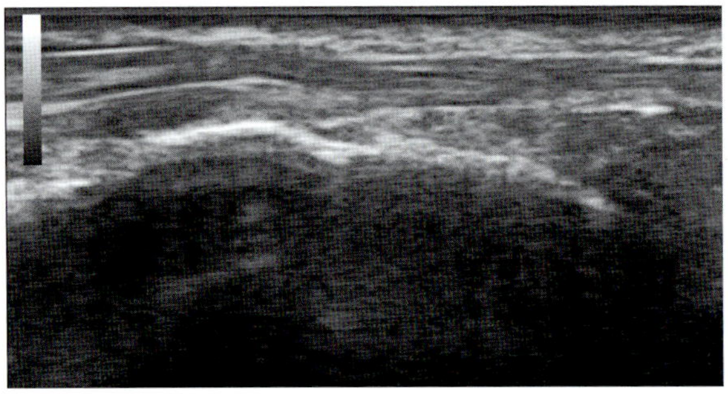

Abb. 13.9e

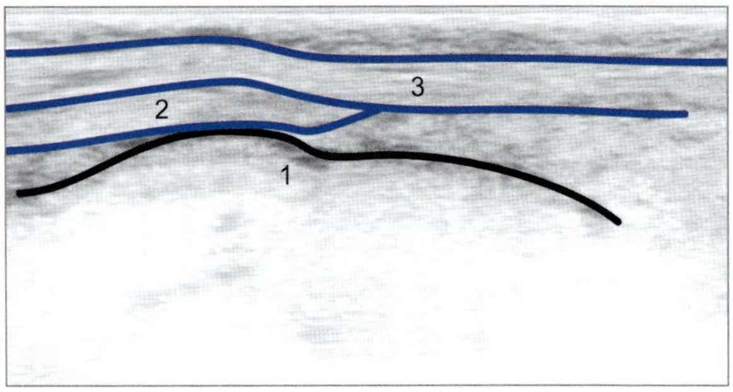

Abb. 13.9f

Fragestellungen:

- Verletzungen, Tendopathien, Defekte, Luxation, Tenosynovitis der Fibularissehnen
- Verletzung des Lig. fibulocalcaneare im Rahmen eines Inversionstraumas

Abb. 13.9a und Abb. 13.9b Sprunggelenk in Neutralstellung lagern, ggf. Knie und OSG unterlagern. SK (7,5 – 12 MHz) längs hinter der distalen Fibulaspitze aufsetzen. Leitstrukturen sind die knöcherne Kontur der Fibula und die Fibularissehnen. Verfolgen der Sehnenstrukturen um den Außenknöchel nach distal über Kalkaneokuboidgelenk bis zur Basis des Os metatarsale V. Bei Verdacht auf Luxation der Fibularissehnen aus ihrem Sulkus über die Fibula nach anterior ist die Untersuchung auch bei Eversion des Fußes gegen Widerstand des Untersuchers aussagekräftig, um einen Luxationsvorgang am Monitor darzustellen.

Abb. 13.9c Da die Luxation der Fibularissehnen oberhalb des Außenknöchels stattfindet, die Tendopathien bis hin zum fibularen Split distal, sind ggf. proximale und distale LS notwendig. Fibula (1), darüber längsgerichtete echogene Strukturen der kurzen (2) und langen (3) Fibularissehnen mit schmalem echoarmem Saum. Halteapparat (Retinaculum fibulare) nicht abgrenzbar.

Abb. 13.9d Außenknöchel (1), Sehnen der Mm. fibulares longus (2) et brevis (3), M. extensor digitorum brevis (4), Retinaculum fibulare superius (5), Retinaculum fibulare inferius (6).
Netter illustrations from www.netterimages.com.

Abb. 13.9e und Abb. 13.9f Echogene knöcherne Kontur des Kalkaneus (1). Parallele linienförmige echogene Strukturen der Fibularissehnen, tiefer der Sehne des M. fibularis brevis (2), oberflächlich der Sehne des M. fibularis longus (3) an der Kreuzungsstelle mit jeweils klar konturiertem Epitendineum, Halteapparat (Retinaculum fibulare) nicht abgrenzbar.

Weitere für die Beantwortung der Fragestellung nützliche Schnittebenen:
- fibularer TS über Fibularissehnen
- anteriorer LS Sprunggelenk: Hämarthros
- Bandschnitte über fibularem Bandapparat, Syndesmose und Delta-Band
- LS über distaler Fibula
- LS über lateralem Kalkaneokuboidgelenk
- LS Basis Os metatarsale V

13.10 Tibialer sagittaler Longitudinalschnitt Lig. deltoideum

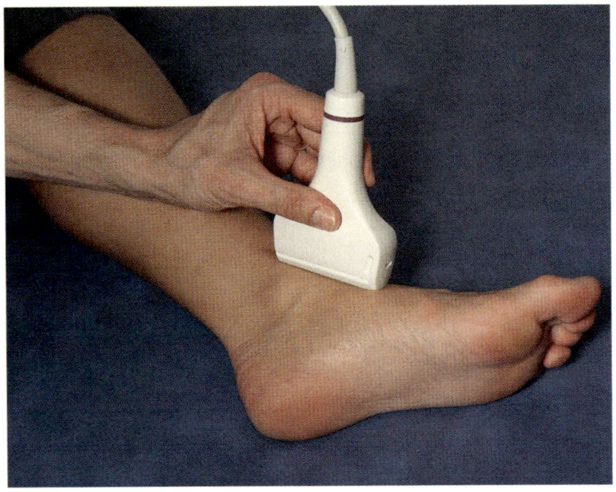

Abb. 13.10a

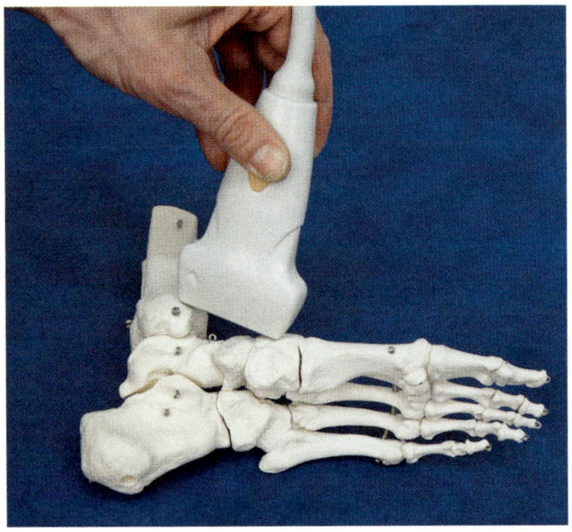

Abb. 13.10b

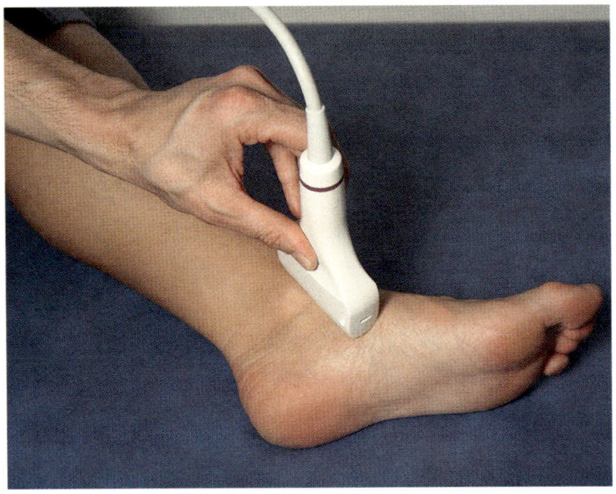

Abb. 13.10c

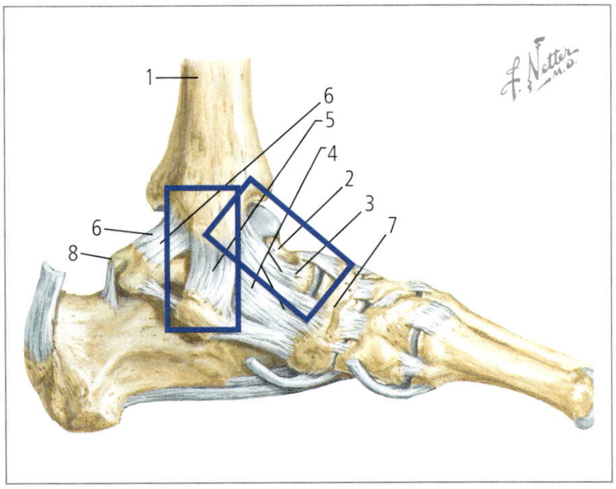

Abb. 13.10d

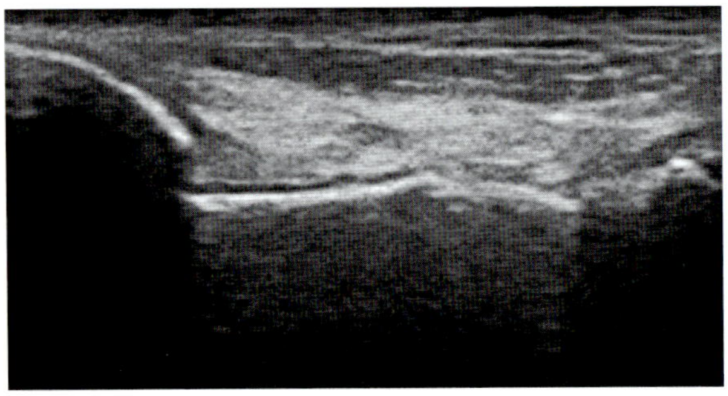

Abb. 13.10e

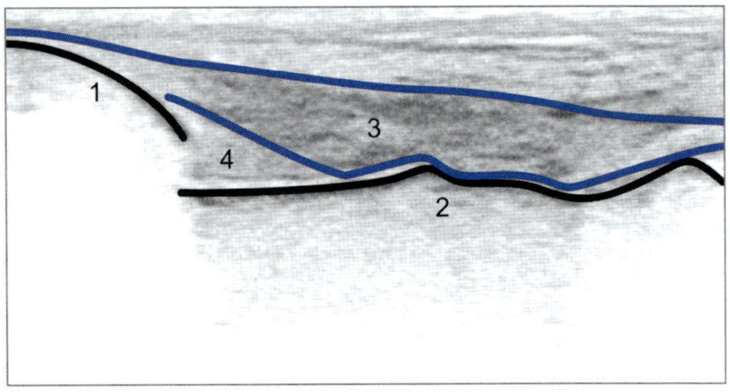

Abb. 13.10f

Fragestellungen:
- Gelenkerguss, Hämarthros, Synovitis, Pannus, periartikuläre Schwellung
- Verletzung, Defekt des Delta-Bands
- anteromediales knöchernes Impingement (Fußballer-Sprunggelenk)

Abb. 13.10a und Abb. 13.10b Sprunggelenk in Spitzfußstellung lagern, ggf. Knie und OSG unterlagern. SK (8 – 12 MHz) anteromedial über dem tastbaren Innenknöchel und dem Talus aufsetzen. Scharfstellen der knöchernen Kontur des Talus, dann Verkippen des SK in seiner Längsachse zum Talus hin. Radiäre Führung des SK um den Innenknöchel herum, um alle Anteile des Delta-Bands zu erfassen. Bei Verdacht auf knöchernes Impingement kann die Untersuchung unter Kontrolle am Monitor von maximaler Plantarflexion in die Dorsalextension erfolgen. Dies wird allerdings vor allem bei breitem SK zunehmend durch die Behinderung der Ankoppelung erschwert.

Abb. 13.10c Verdrehen des SK radiär um die Innenknöchelspitze nach distal und nach posterior, um alle Schichten und Anteile des Delta-Bands zu erfassen.

Abb. 13.10d Tibia mit Innenknöchel (1), Talus (2) Pars tibiotalaris anterior (3). Pars tibionavicularis (4), Pars tibiocalcanearis (5) und Pars tibiotalaris posterior des Delta-Bands (6), Os naviculare (7), Proc. posterior tali (8).
Netter illustrations from www.netterimages.com.

Abb. 13.10e und Abb. 13.10f Echogene knöcherne Kontur des Innenknöchels mit Schallschatten (1), darunter der Talus mit Schallschatten und echofreiem Gelenkknorpel (2), dazwischen breite echogene längsgerichtete Struktur des oberflächlichsten Anteils des Delta-Bands (Pars tibiotalaris anterior; 3), Synovialis (4).

Weitere für die Beantwortung der Fragestellung nützliche Schnittebenen:
- anteriorer LS Sprunggelenk: Hämarthros
- Bandschnitte über fibularem Bandapparat, Syndesmose und Delta-Band
- anteriorer LS Sprunggelenk

13.11 Tibialer Transversalschnitt hinter dem Innenknöchel (DEGUM-Standard)

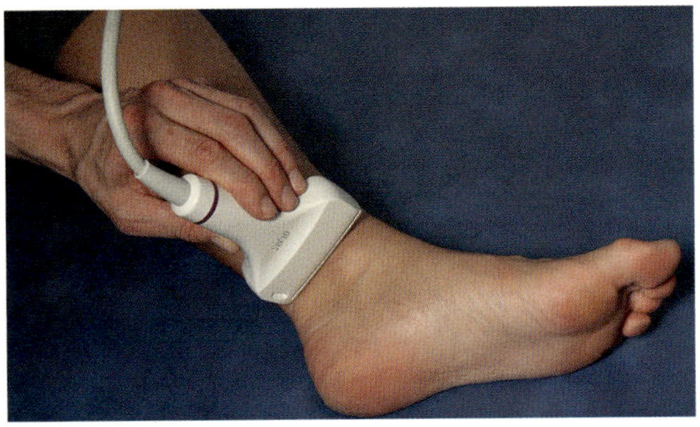

Abb. 13.11a

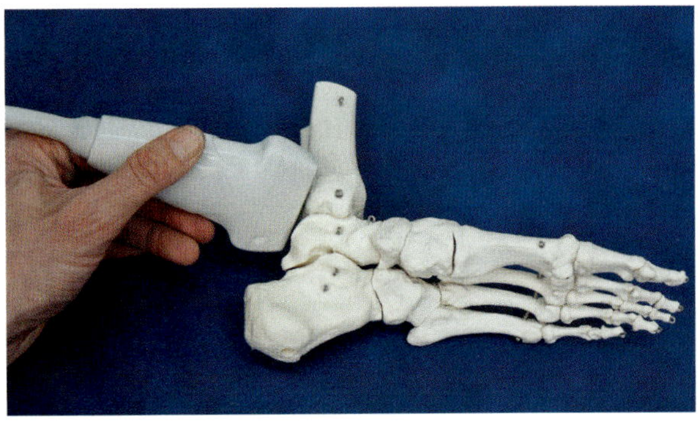

Abb. 13.11b

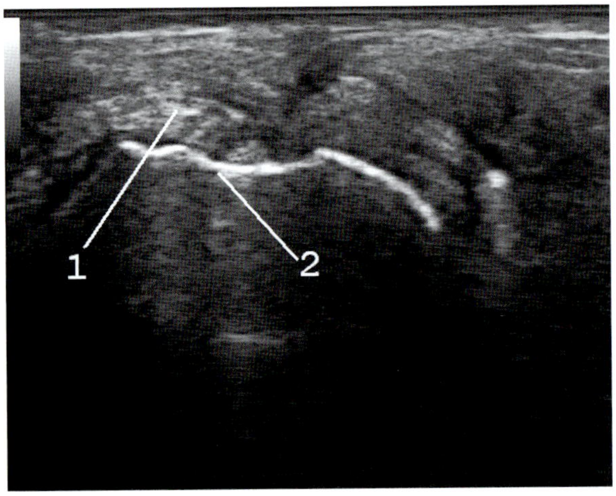

Abb. 13.11c

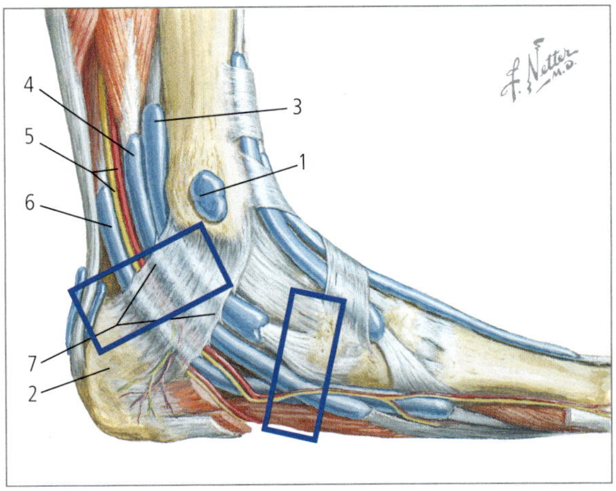

Abb. 13.11d

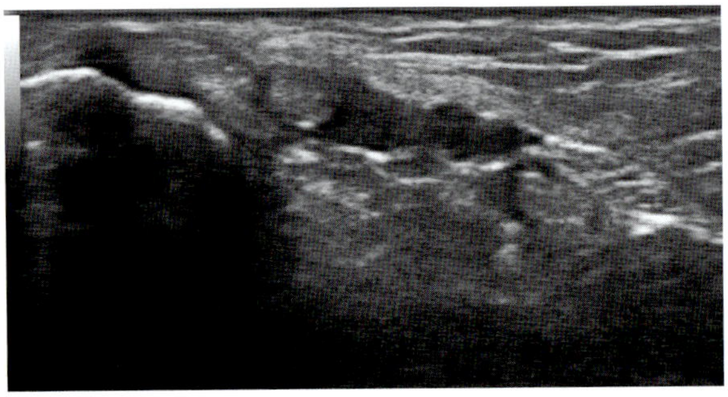

Abb. 13.11e

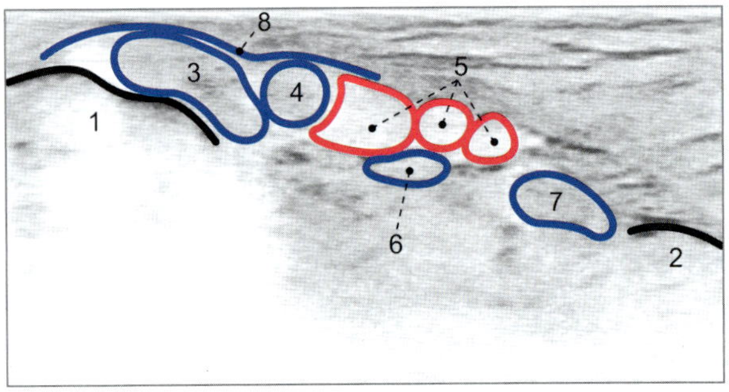

Abb. 13.11f

Fragestellungen:

- Verletzungen, Tendopathien, Defekte, Tenosynovitis der Sehne des M. tibialis posterior, des M. flexor hallucis longus oder des M. flexor digitorum longus
- Verlauf der Sehne des M. tibialis posterior bei akzessorischem Knochenkern

Abb. 13.11a und Abb. 13.11b Sprunggelenk in Neutralstellung und leichter Außenrotation des Beins lagern, ggf. Knie und OSG unterlagern, SK (7,5 – 12 MHz) quer hinter dem Innenknöchel aufsetzen. Scharfstellen der knöchernen Kontur des Innenknöchels, dann der Beugesehnen. Verfolgen der Sehnenstrukturen um den Innenknöchel nach distal über Talus und Kahnbein bis zum Os cuneiforme mediale. Die Sehne des M. tibialis posterior ist sonografisch sehr gut zugänglich, die weiter hinten und tiefer liegenden Beugesehnen weniger gut. Tendopathien und Defekte der Tibialis-posterior-Sehne können von proximal bis weit distal reichen. Daher ist die Untersuchung im TS oberhalb, hinter und unterhalb des Innenknöchels zu empfehlen.

Abb. 13.11c Distal quer getroffene punktförmige echogene Sehne des M. tibialis posterior (1), die am Os cuneiforme mediale (2) ansetzt.

Abb. 13.11d Innenknöchel (1), Kalkaneus (2), Sehne des M. tibialis posterior (3), Sehne des M. flexor digitorum longus (4) mit ihren Sehnenscheiden, A., V. und N. tibialis posterior (5), Sehne des M. flexor hallucis longus (6), Retinaculum flexorum (7).
Netter illustrations from www.netterimages.com.

Abb. 13.11e und Abb. 13.11f Geschwungene echogene knöcherne Kontur des Innenknöchels (1) und des Kalkaneus (2). Punktförmige echogene Strukturen der Sehne des M. tibialis posterior (3) und des M. flexor digitorum longus (4) mit schmalem echoarmem Saum. Tubuläre echofreie Gefäße (5). N. tibialis (6). Eigenständig abgegrenzt die Sehne des M. flexor hallucis longus (7). Retinaculum flexorum (8).

Weitere für die Beantwortung der Fragestellung nützliche Schnittebene:
tibialer LS über Beugesehnen

13.12 Tibialer sagittaler Longitudinalschnitt hinter dem Innenknöchel (DEGUM-Standard)

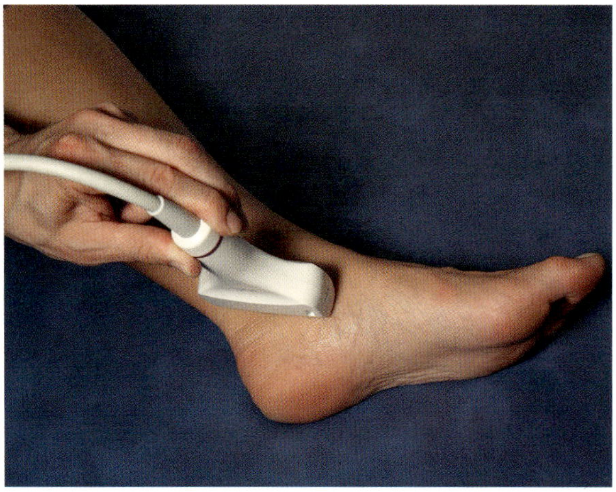

Abb. 13.12a

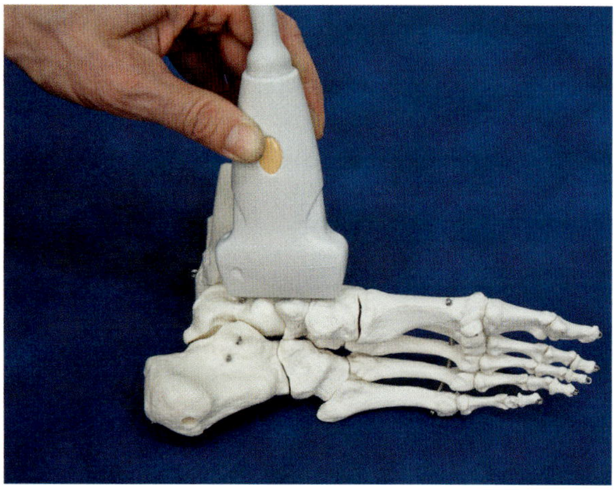

Abb. 13.12b

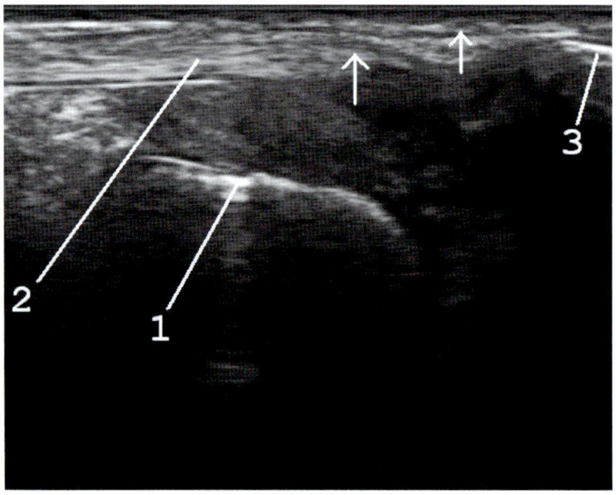

Abb. 13.12c

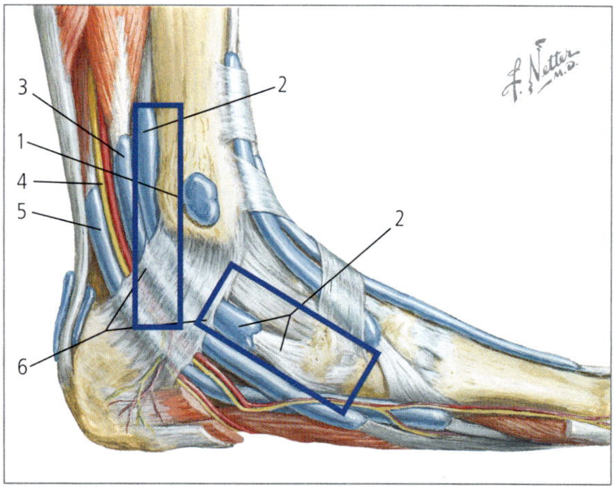

Abb. 13.12d

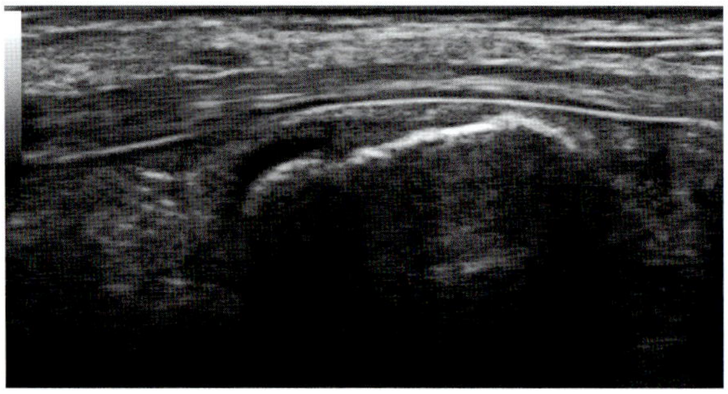

Abb. 13.12e

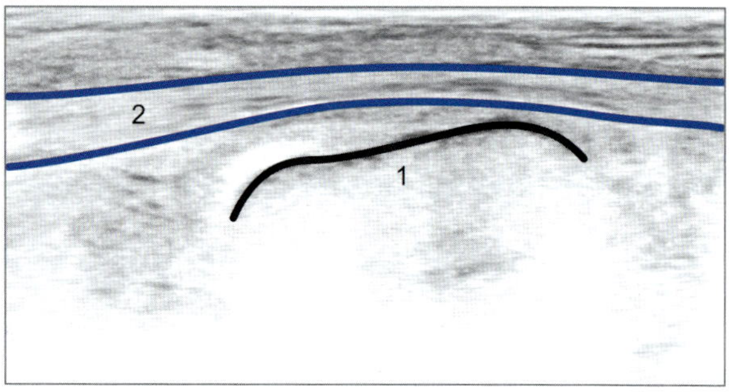

Abb. 13.12f

Fragestellungen:

- Verletzungen, Tendopathien, Defekte, Tenosynovitis der Sehne des M. tibialis posterior, des M. flexor hallucis longus oder des M. flexor digitorum longus
- Verlauf der Sehne des M. tibialis posterior bei akzessorischem Knochenkern

Abb. 13.12a und Abb. 13.12b Sprunggelenk in Neutralstellung und leichter Außenrotation des Beins lagern, ggf. Knie und OSG unterlagern, SK (8 – 12 MHz) längs hinter dem Innenknöchel aufsetzen. Scharfstellen der knöchernen Kontur des Innenknöchels, dann der Beugesehnen. Verfolgen der Sehnenstrukturen um den Innenknöchel nach distal über Talus und Kahnbein bis zum Os cuneiforme mediale. Die Sehne des M. tibialis posterior ist sonografisch sehr gut zugänglich, die weiter hinten und tief liegenden Beugesehnen weniger gut. Tendopathien und Defekte der Tibialis-posterior-Sehne können von proximal bis weit distal zum fächerförmigen Ansatz reichen. Daher ist die Untersuchung im LS oberhalb, hinter und unterhalb des Innenknöchels zu empfehlen.

Abb. 13.12c Distal setzt über das Kahnbein (1) hinweg die längsgerichtete echogene Sehne des M. tibialis posterior (2), am Os cuneiforme mediale (3) an. Die Sehne fächert sich nach distal auf, sodass sie flacher und anisotrop erscheint (Pfeil).

Abb. 13.12d Innenknöchel (1), Sehne des M. tibialis posterior (2), Sehne des M. flexor digitorum longus (3) A., V. und N. tibialis posterior (4), Sehne des M. flexor hallucis longus (5), Retinaculum flexorum (6).
Netter illustrations from www.netterimages.com.

Abb. 13.12e und Abb. 13.12f Längsgerichtete echogene knöcherne Kontur der Tibia (1) und der Sehne des M. tibialis posterior (2) mit klar konturiertem Epitendineum. Das Retinaculum flexorum ist nicht erkennbar.

Weitere für die Beantwortung der Fragestellung nützliche Schnittebene:
LS tibial über Beugesehnen

13.13 Posteriorer Transversalschnitt (DEGUM-Standard)

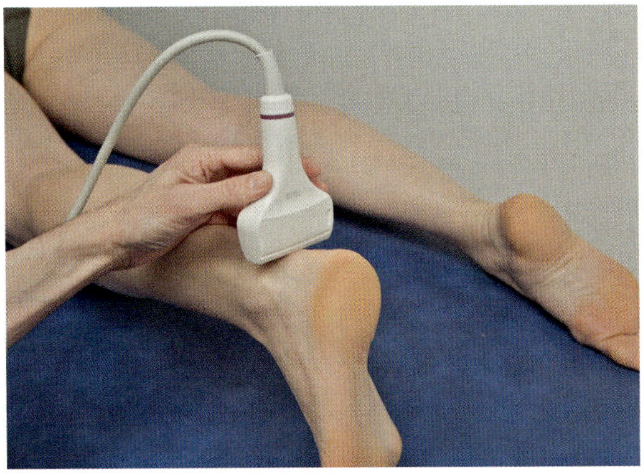

Abb. 13.13a

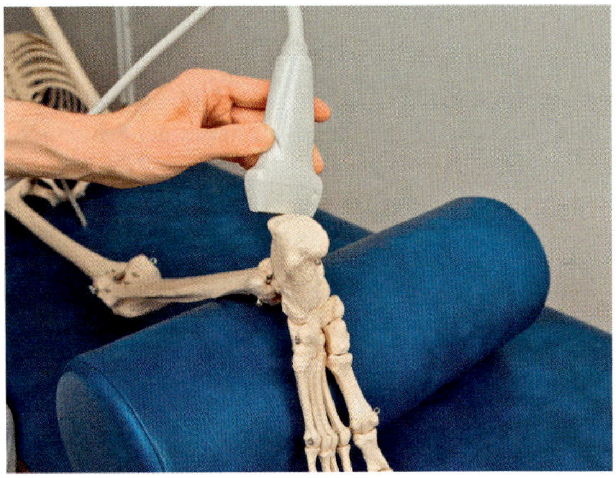

Abb. 13.13b

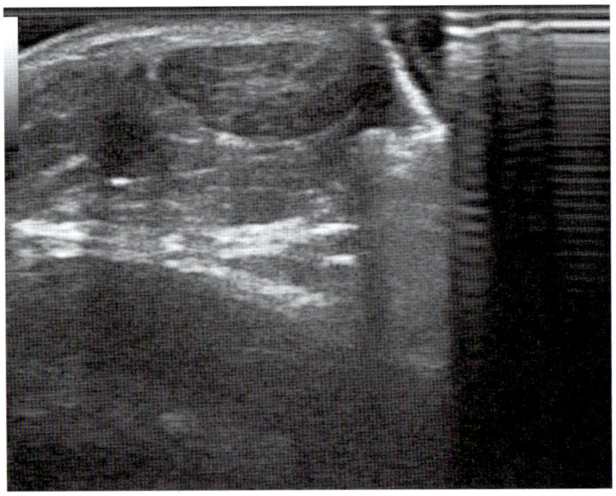

Abb. 13.13c

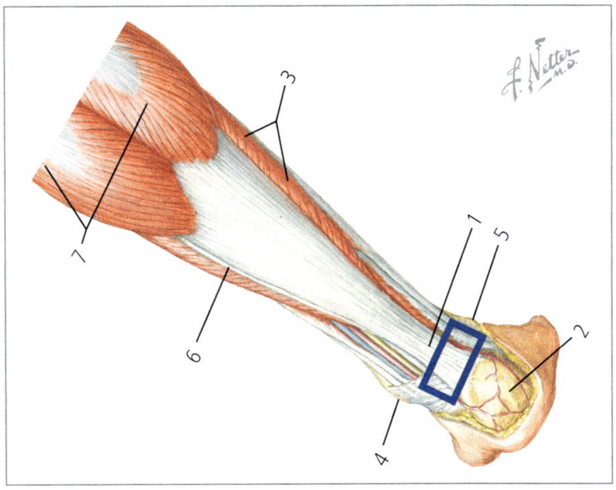

Abb. 13.13d

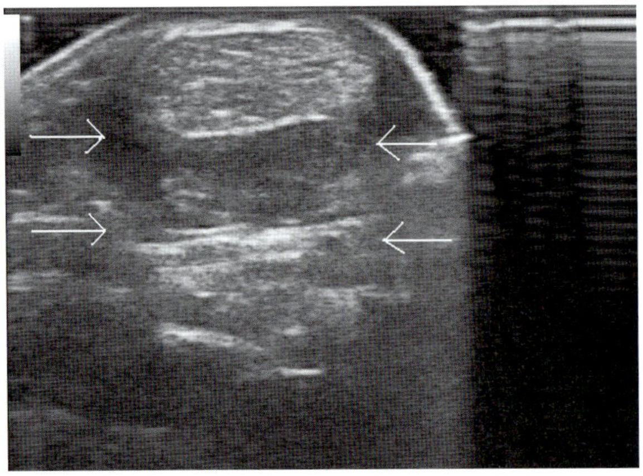

Abb. 13.13e

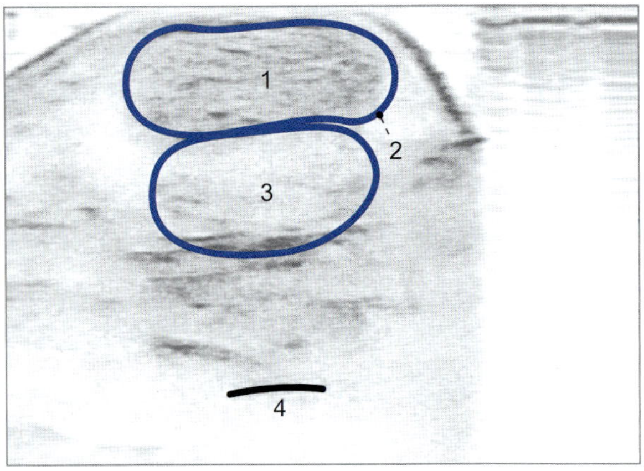

Abb. 13.13f

Fragestellungen:
- Verletzungen und Tendopathien der Achillessehne und Veränderungen des Paratenons, insbesondere Abgrenzung von Teilläsionen, Enthesitis
- Bursopathien

Abb. 13.13a und Abb. 13.13b Patient in Bauchlagerung, Sprunggelenk mit Rolle unterlagert. SK (7,5 – 15 MHz) 2 – 4 cm oberhalb des Tuber calcanei quer zur Unterschenkelachse aufsetzen, um randständige Sporne zu erfassen. Dann 20° nach medial verkippen, damit die Achillessehne optimal in ihrer Form abgebildet werden kann. Nur in dieser Position ist die Messung von Höhe (4 – 9 mm), Breite (8 – 16 mm) und Querschnittsfläche korrekt möglich. Wegen dünner Subkutis ggf. Vorlaufstrecke verwenden. Achillessehne durch Kippung des SK maximal scharf echogen einstellen. Epitendineum scharf abbilden. Paralleles Verschieben des SK nach oben und unten, um den muskulotendinösen Übergang und die knöcherne Insertion zu erfassen.

Abb. 13.13c Bei Verkippung des SK um dessen Längsachse resultiert eine weniger echogene Abbildung. Auch die Form verändert sich.

Abb. 13.13d Achillessehne (1), Tuber calcanei (2), M. soleus (3), Innenknöchel (4), Außenknöchel (5), Sehne des M. plantaris longus (6), M. gastrocnemius (7).
Netter illustrations from www.netterimages.com.

Abb. 13.13e und Abb. 13.13f Oberflächlich gelegene, leicht nierenförmige Achillessehne (1) mit echogenen, überwiegend punktförmigen Binnenechos und oberflächlich wie tief klar abgegrenztem echogenem Epitendineum (2). Beugeartefakte (Pfeile). Proximal von unten einstrahlender echoarmer M. soleus (3). Oberflächenkontur der Tibia (4). Nach proximal zu stellt sich die Achillessehne schmal echogen dar.

Weitere für die Beantwortung der Fragestellung nützliche Schnittebenen:
- posteriorer LS Sprunggelenk
- posteriorer LS und TS Unterschenkel

13.14 Posteriorer sagittaler Longitudinalschnitt (DEGUM-Standard)

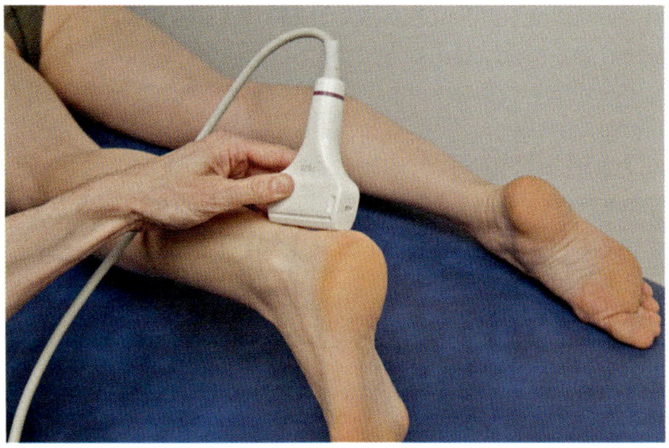

Abb. 13.14a

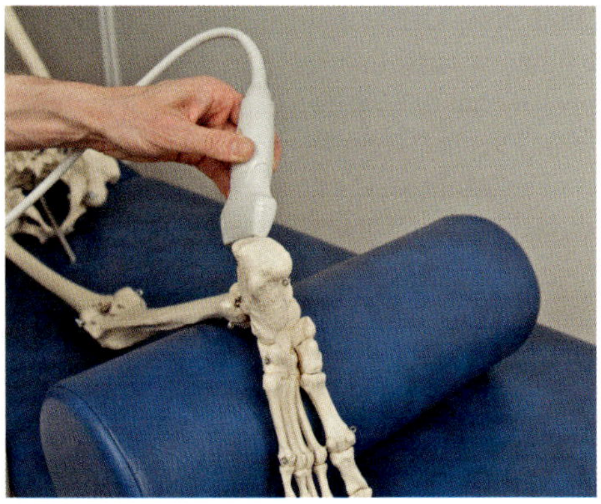

Abb. 13.14b

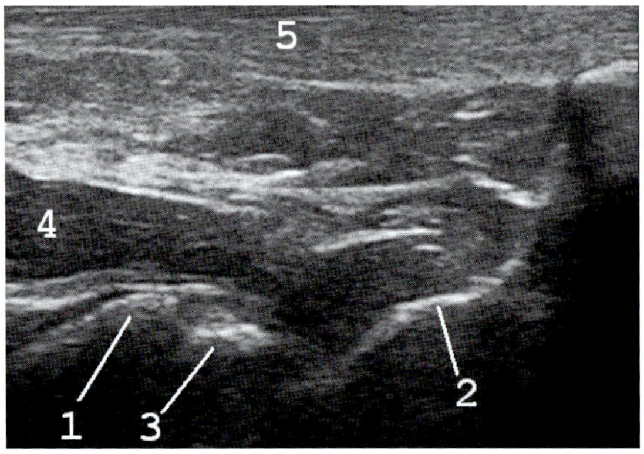

Abb. 13.14c

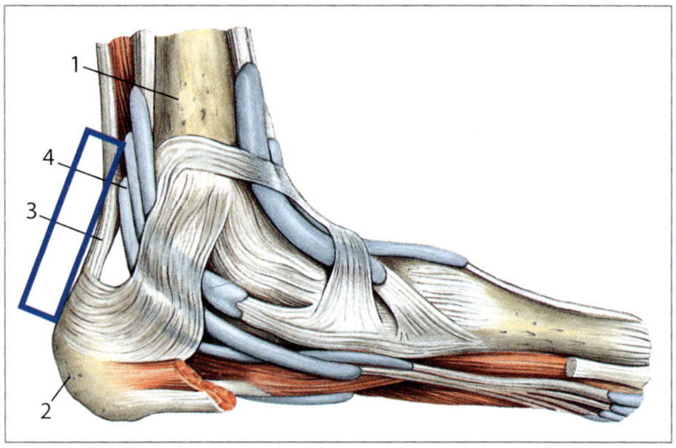

Abb. 13.14d

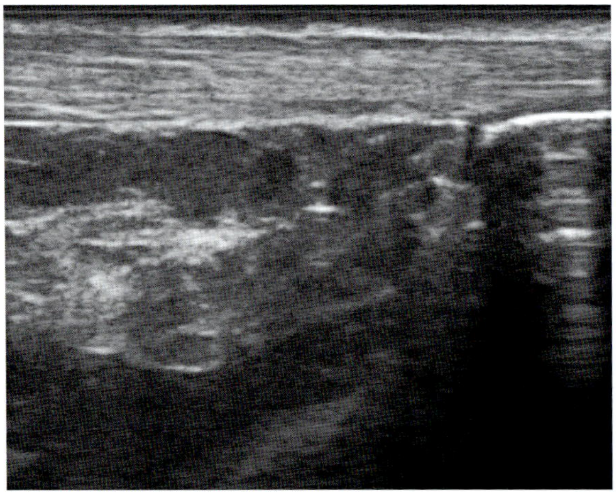

Abb. 13.14e

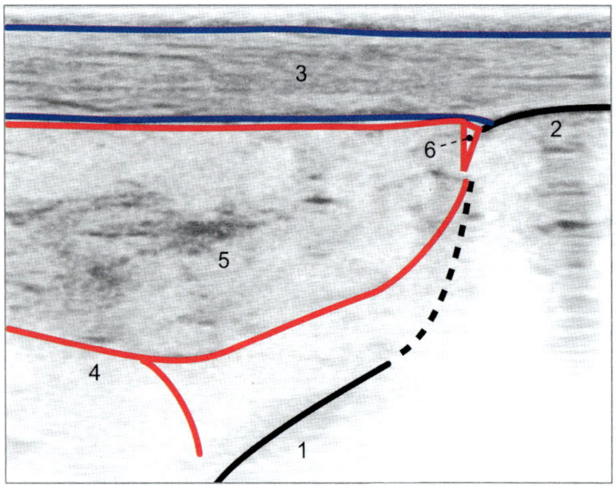

Abb. 13.14f

Fragestellungen:
- Verletzungen (Dehiszenzmessung), Tendopathien, Enthesitis der Achillessehne und Veränderungen ihres Paratenons
- Bursitis/Bursopathia subachillea, Haglund-Exostose
- Gelenkerguss, Hämarthros, Synovitis, Pannus OSG
- oberer Fersensporn, Verkalkungen der Achillessehne
- Impingement durch Proc. posterior tali/Os trigonum tali
- Instabilität des OSG

Abb. 13.14a und Abb. 13.14b Patient in Bauchlage, Sprunggelenk mit Rolle unterlagert. SK (7,5 – 15 MHz) oberhalb der tastbaren Achillessehne und des Tuber calcanei längs zur Unterschenkelachse aufsetzen, wegen dünner Subkutis ggf. Vorlaufstrecke verwenden. Leitstrukturen sind die knöchernen Konturen von Tibia und Kalkaneus, gegebenenfalls auch des meist zarten Proc. posterior tali und Konturen der Fußbeuger wie des M. flexor hallucis longus. Fettgefülltes Kager-Dreieck abgrenzen. Dann durch radiäres Verschwenken des SK um 20° nach medial Achillessehne einstellen. Passive Dehnung durch Spitzfußstellung und aktives Gegenspannen ermöglichen eine zum SK maximal parallele Einstellung und Ausschluss/Darstellung von Defekten oder Sehnenveränderungen.

Abb. 13.14c Echogene knöcherne Kontur von Tibia (1) und Kalkaneus (2), dazwischen knöcherne Oberfläche des meist zweigeteilten Proc. posterior tali (3) als unsichere Landmarke. Tuber calcanei mitunter leicht gestuft, im Wachstumsalter subchondrale Grenze bei noch knorpeliger Apophyse gezackt oder Apophysenkern mit Schallschatten sichtbar. Echogene längsgerichtete Struktur des M. flexor hallucis longus (4). Posteriorer Anteil der Kapsel des OSG gelegentlich, insbesondere bei Gelenkerguss, abgrenzbar. Aus dieser Position ist über Fersenvorschub nach unten der anteriore Schubladentest möglich. Achillessehne (5) nicht gut abgrenzbar da Schnitt exakt senkrecht.

Abb. 13.14d Tibia (1), Tuber calcanei (2), Achillessehne (3), Sehne des M. flexor hallucis longus (4).
R. Himmelhan aus Paulsen/Waschke. Sobotta Atlas der Anatomie. 25. A. 2022 © Elsevier GmbH

Abb. 13.14e und Abb. 13.14f Erst wenn der SK ca. 20° nach medial zur Achillessehne hin verkippt wird, kann diese optimal in ihrer Form abgebildet werden. Die Tibia ist daher meist nicht orthograd abgebildet. Kalkaneus (1). Der Tuber calcanei ist als echogene Linie sichtbar (2). Zwischen der oberflächlich gelegenen Achillessehne (3) mit parallelen echogenen Linien und echogenerem Epitendineum und dem M. flexor hallucis longus (4) liegt das ebenfalls stark echogene, aber unregelmäßige Kager-Fettdreieck (5). Bursa subachillea (6) normalerweise nicht abgrenzbar. Die Messung von Höhe und Breite der Achillessehne erfolgt am besten im TS.

Weitere für die Beantwortung der Fragestellung nützliche Schnittebenen:
- posteriorer TS Sprunggelenk
- anteriorer LS Sprunggelenk
- LS über Lig. fibulotalare anterius mit Stresstest

KAPITEL

14

Hartmut Gaulrapp

Fuß

14.1 Anteriorer sagittaler Longitudinalschnitt Mittelfuß

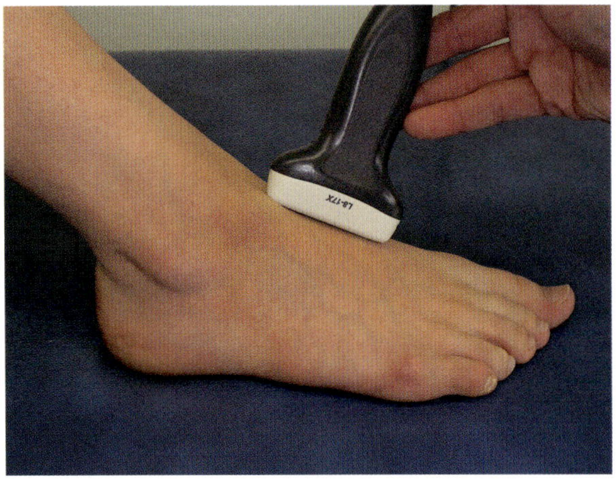

Abb. 14.1a

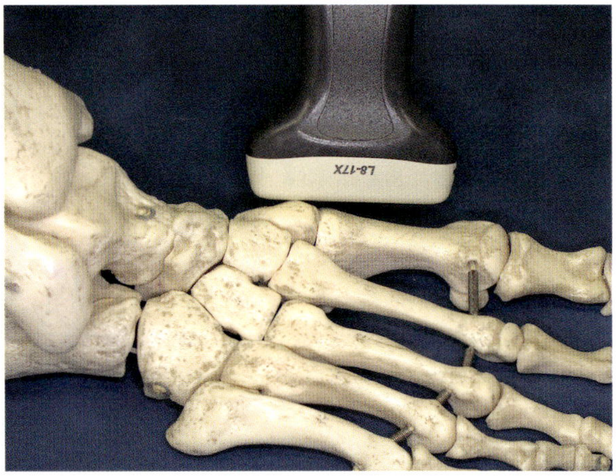

Abb. 14.1b

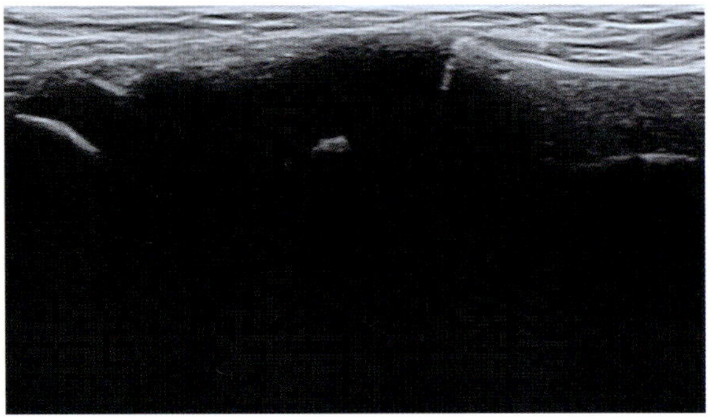

Abb. 14.1c

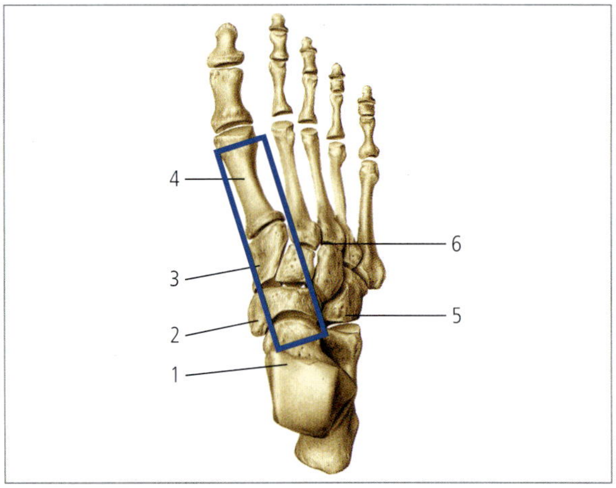

Abb. 14.1d

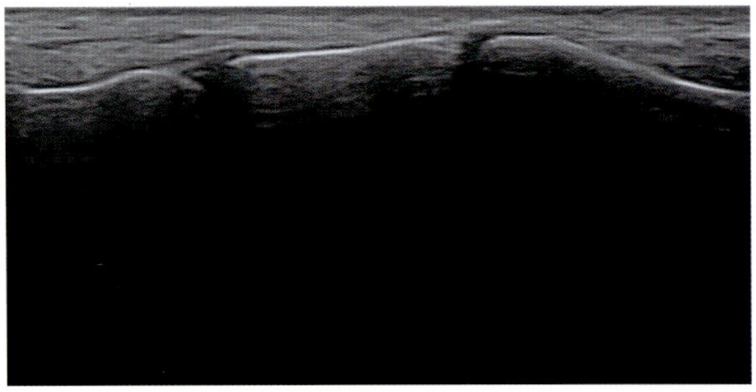

Abb. 14.1e

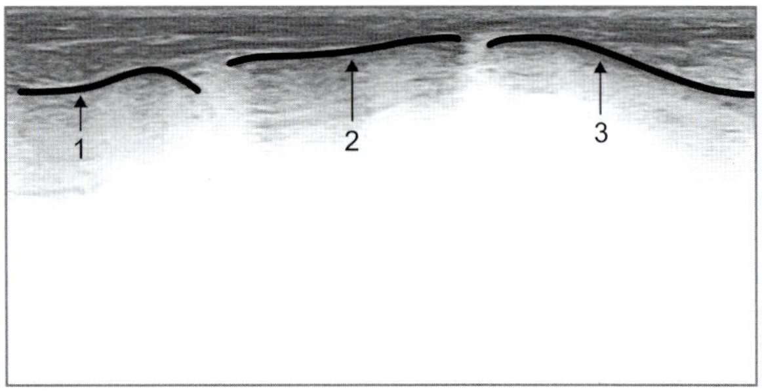

Abb. 14.1f

Fragestellungen:
- Ergussbildung, Hämarthros, Synovitis der Fußwurzelgelenke
- Instabilität des TMT-1-Gelenks
- Frakturen der Mittelfußknochen
- Morbus Köhler 1
- Mittelfußarthrose

Abb. 14.1a und Abb. 14.1b In Rückenlage, bei gebeugtem Kniegelenk und plantar aufgesetztem Fuß erfolgt der Longitudinalschnitt von anterior beginnend über dem Talonavikulargelenk über das TMT-1-Gelenk bis zum Os metatarsale I. Von medial nach lateral werden alle Fußwurzelgelenke und alle Mittelfußknochen durchgemustert. Referenzstrukturen sind die maximal echogenen knöchernen Oberflächen sowie die dazwischen gelegenen allerdings sehr schmalen Gelenkspalten. Beim Kleinkind findet sich an den Fußwurzelknochen allenfalls ein zarter tief liegender Knochenkern, während der noch nicht verknöcherten Knorpel als annähernd echofreie Zone erscheint.

Abb. 14.1c Beim Kleinkind, hier einem 22 Monate alten Kind, sind die endostal verknöchernden Fußwurzelknochen weitgehend knorpelig präformiert, sodass sich um einen tiefen schmalen echogenen Knochenkern breites, annähernd echofreies Knorpelgewebe darstellt, das nicht mit Flüssigkeit verwechselt werden darf.

Abb. 14.1d Taluskopf (1), Os naviculare (2), Os cuneiforme mediale (3), Os metatarsale I (4), Lage des Chopart-Gelenks (5), Lage der Lisfranc-Gelenk-Reihe (6).
Sobotta-Archiv aus Paulsen/Waschke. Sobotta Atlas der Anatomie. 25. A. 2022 © Elsevier GmbH

Abb. 14.1e und Abb. 14.1f Sehr oberflächennah aufgrund des in der Regel nur gering ausgeprägten Subkutangewebes finden sich die echogenen Knochenlinien von Os naviculare (1), Os cuneiforme mediale (2) und Os metatarsale I (3).

Weitere für die Beantwortung der Fragestellung nützliche Schnittebenen:
- koronare Longitudinalschnitte Os metatarsale 1 bzw. 5
- plantare Longitudinalschnitte
- Erweiterung auf Longitudinalschnitte der Zehengelenke zum Synovitis screening

14.2 Anteriorer Transversalschnitt Zehengrundgelenke

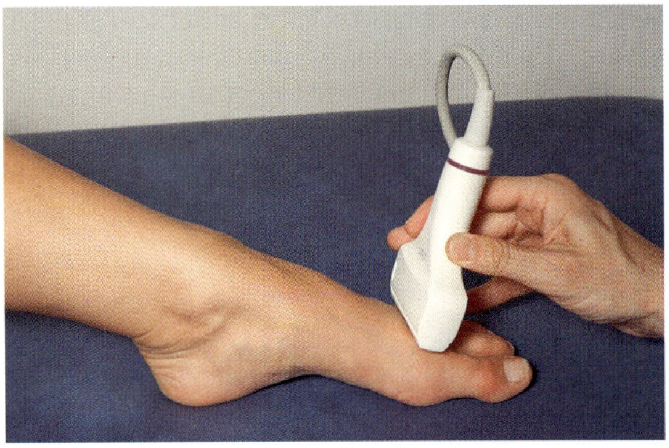

Abb. 14.2a

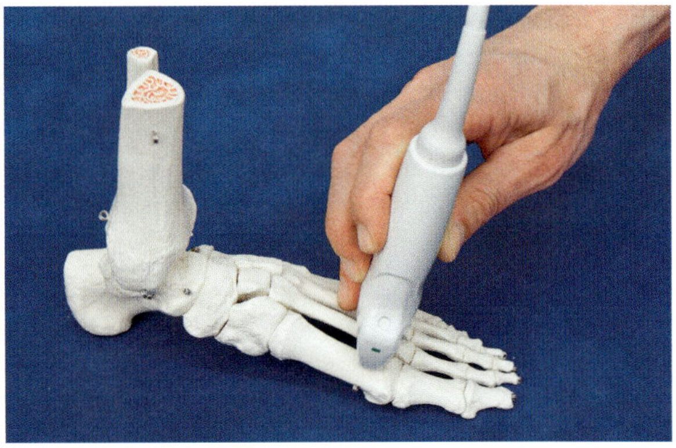

Abb. 14.2b

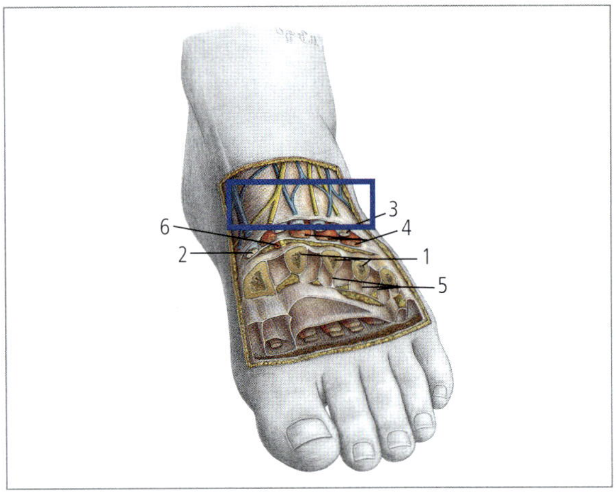

Abb. 14.2c

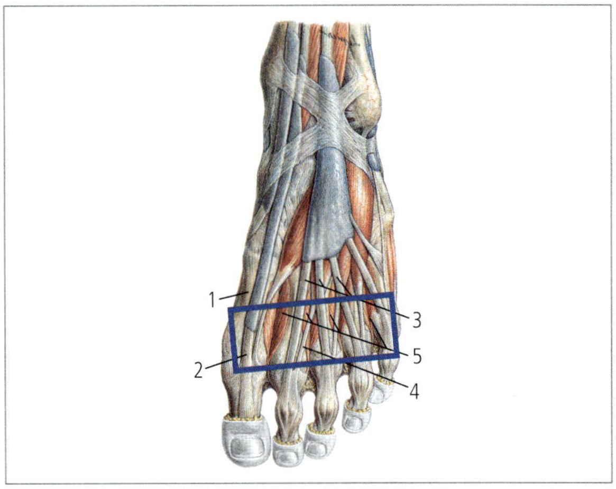

Abb. 14.2d

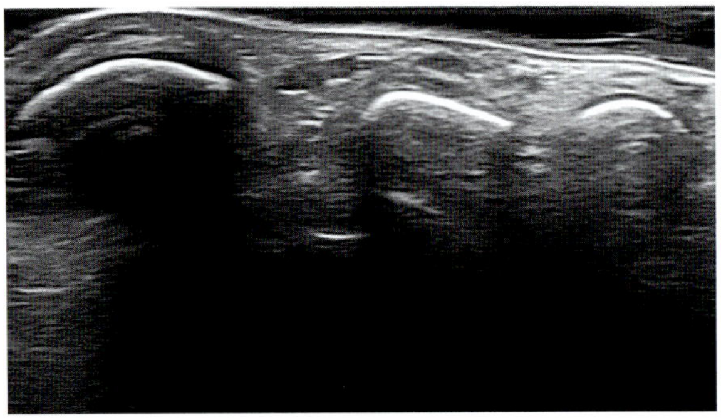

Abb. 14.2e

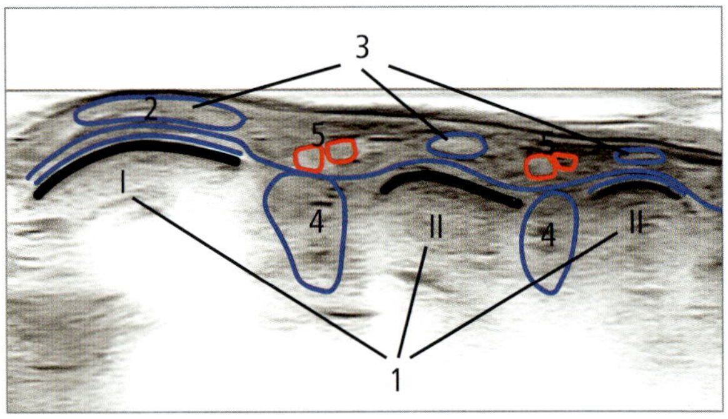

Abb. 14.2f

Fragestellungen:
- Veränderungen der Strecksehnen
- Fissur/Fraktur von Mittelfuß- und Zehenknochen
- Morton-Neurom
- Synovitis, entzündliche Osteodestruktionen

Abb. 14.2a und Abb. 14.2b Patient in Rückenlage oder sitzend auf der Liege. Füße plantigrad aufgesetzt, Kniegelenke gebeugt. SK (7,5 – 18 MHz) quer über Zehengrundgelenke auflegen, ggf. Vorlaufstrecke aufgrund der oberflächlichen Lage der Strukturen verwenden. Paralleles Verschieben des SK nach proximal zu den Mittelfußknochen und nach distal bis zu den Zehenspitzen. Maximal echogenes Einstellen der knöchernen Kontur der Metatarsalknochen und der Grundphalanx bzw. der Phalangen.

Abb. 14.2c und Abb. 14.2d Metatarsalia (1), Sehne des M. extensor hallucis longus (2), Sehne des M. extensor digitorum longus (3), Sehne des M. extensor digitorum brevis (4), Mm. interossei (5), A. dorsalis pedis (6).
Sobotta-Archiv aus Paulsen/Waschke. Sobotta Atlas der Anatomie. 25. A. 2022 © Elsevier GmbH

Abb. 14.2e und Abb. 14.2f Halbmondförmige echogene knöcherne Kontur hier der Metatarsalia mit Knorpelreflex (1). Gemeinsame Sehne vom M. hallucis longus und M. extensor brevis (2). Gemeinsame Sehne vom M. extensor digitorum longus und M. extensor digitorum brevis (3). Mm. interossei als mäßig echogene Strukturen mit oberflächlicher Aponeurose gut abgrenzbar (4). Zwischen den Phalangen Gefäß-Nerven-Strukturen (5).

Weitere für die Beantwortung der Fragestellung nützliche Schnittebenen:
- anteriorer LS Zehengrundgelenke
- anteriorer TS und LS Vorfuß

14.3 Anteriorer sagittaler Longitudinalschnitt MTP-Gelenke (DEGUM-Standard)

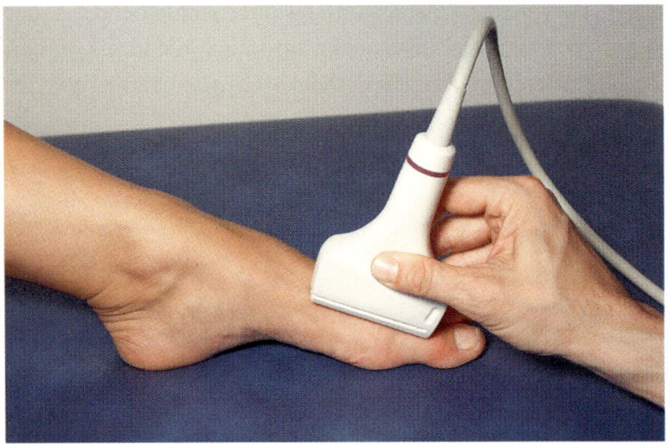

Abb. 14.3a

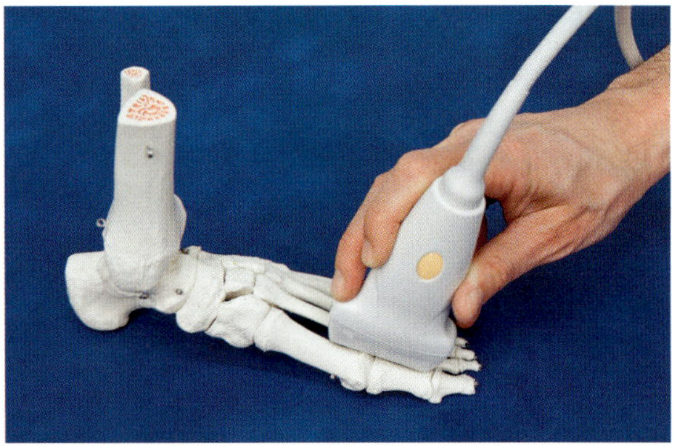

Abb. 14.3b

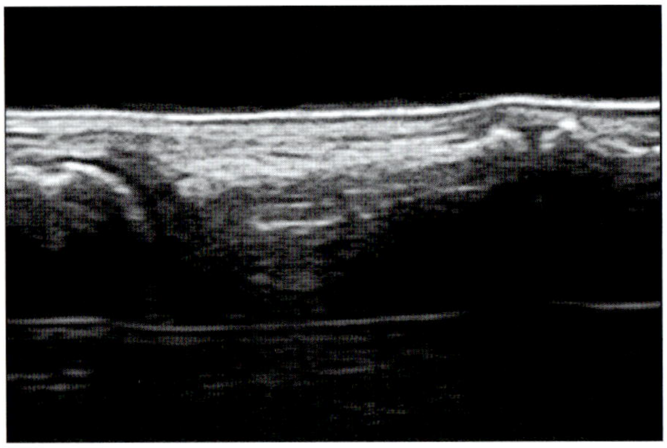

Abb. 14.3c

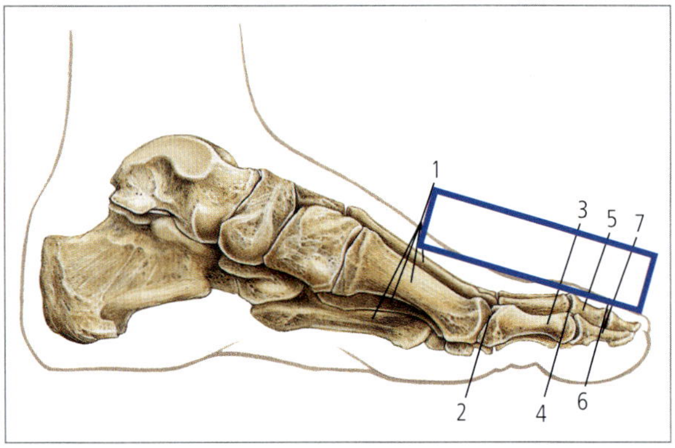

Abb. 14.3d

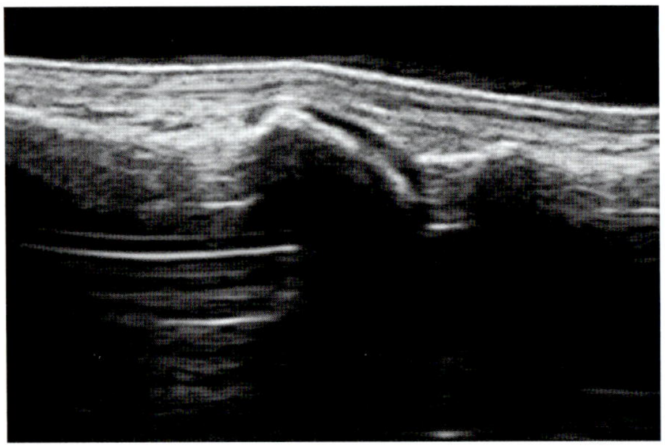

Abb. 14.3e

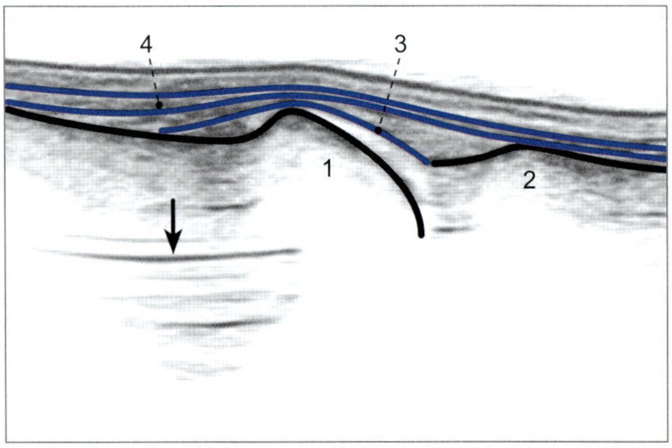

Abb. 14.3f

Fragestellungen:
- Gelenkerguss, Synovitis, entzündliche Osteodestruktionen
- Arthrose, z. B. Hallux rigidus
- Arthritis urica (Doppelkontur)
- Fissur/Fraktur von Mittelfuß- und Zehenknochen
- Verletzung, Tendopathie, Ganglion der Strecksehnen
- knöcherne Anomalie

Abb. 14.3a und Abb. 14.3b Patient in Rückenlage oder sitzend auf der Liege. Füße plantigrad aufgesetzt, Kniegelenke gebeugt. SK (7,5 – 18 MHz) längs über Grundgelenk auflegen, ggf. Vorlaufstrecke aufgrund der oberflächlichen Lage des Gelenks verwenden. Maximal echogenes Einstellen der knöchernen Kontur des Metatarsalknochens und der Grundphalanx bzw. der Phalangen. Longitudinales Verschieben nach proximal, um die Metatarsalia komplett zu erfassen. Die Abbildungen zeigen das Metatarsophalangeal-I-Gelenk.

Abb. 14.3c Longitudinales Verschieben nach distal, um Zehen und Zehengelenke komplett zu erfassen. Gleiches Vorgehen an den anderen Zehen sinnvoll.

Abb. 14.3d Ossa metatarsalia (1), Metatarsophalangealgelenk (MTP; 2) Grundphalanx (3), proximales Interphalangealgelenk (PIP; 4), Mittelphalanx (5), distales Interphalangealgelenk (DIP; 6), Endphalanx (7).

J. Habla aus Paulsen/Waschke. Sobotta Atlas der Anatomie. 25. A. 2022 © Elsevier GmbH

Abb. 14.3e und Abb. 14.3f Echogene knöcherne Kontur von Metatarsalkopf (1) mit gut erkennbarem echofreiem Gelenkknorpel und Grundphalanx (hier der Großzehe; 2). Gelenkkapsel (3) durch geringen Flüssigkeitsfilm kaum abgrenzbar. Strecksehne (4) flach echogen erkennbar. Reverberation durch Vorlaufstrecke (Pfeil).

Weitere für die Beantwortung der Fragestellung nützliche Schnittebenen:

- anteriore LS OSG, Mittelfuß, Knie, Zehengelenke
- anteriorer TS Zehen

14.4 Tibialer coronarer Longitudinalschnitt

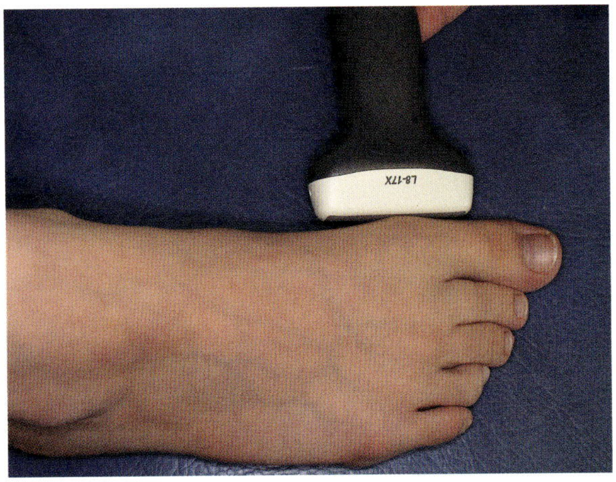

Abb. 14.4a

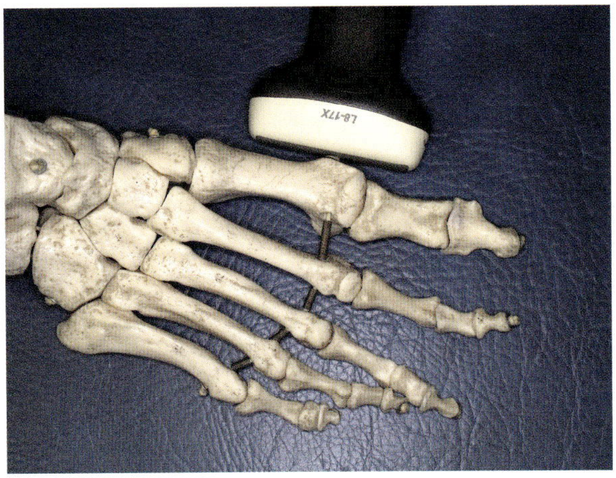

Abb. 14.4b

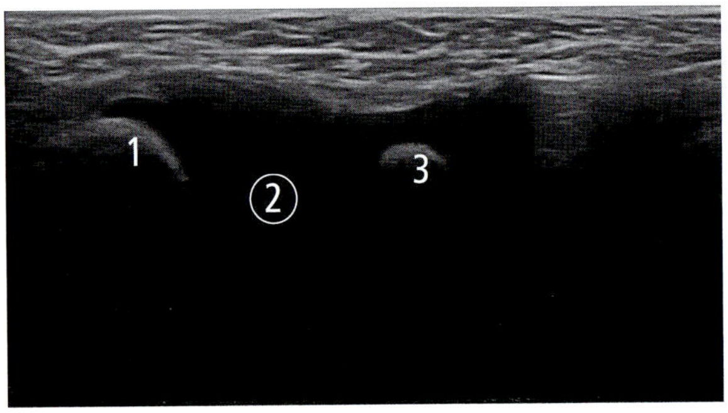

Abb. 14.4c

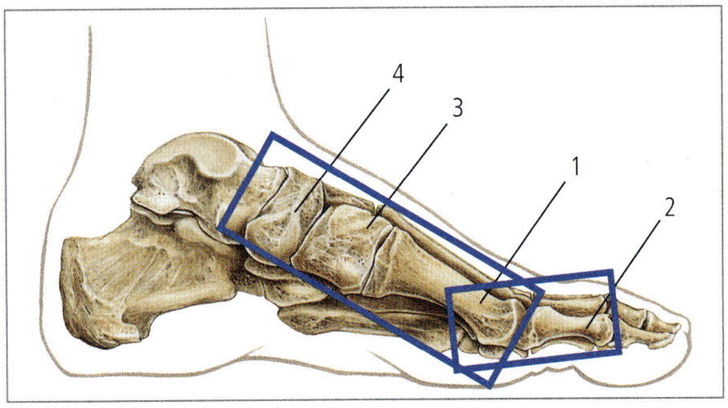

Abb. 14.4d

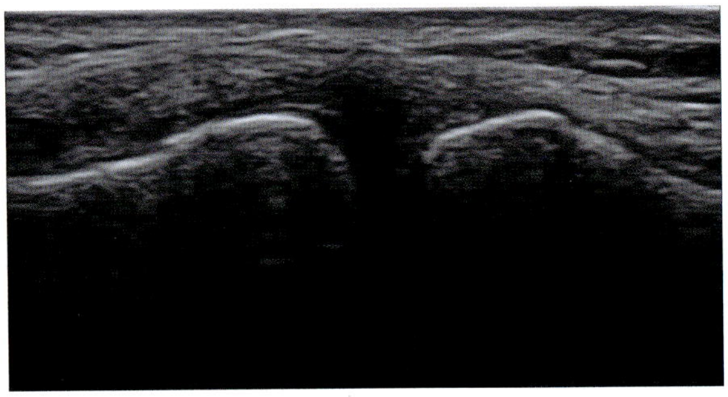

Abb. 14.4e

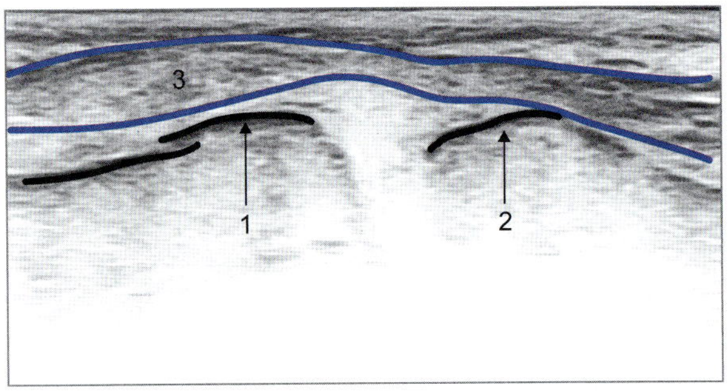

Abb. 14.4f

Fragestellungen:
- entzündlich veränderte Bursitis Grundgelenk I
- Synovitis
- Fraktur MT 1
- akzessorischer Knochenkern Os naviculare
- Morbus Köhler 1
- Mittelfußarthrose

Abb. 14.4a und Abb. 14.4b In Rückenlage, bei gebeugtem Kniegelenk und plantar aufgesetztem Fuß erfolgt der LS von medial, je nach Fragestellung (Os tibiale externum, Insertion der Posticussehne, Metatarsale-I-Fraktur, entzündliche Bursitis) beginnend am Talonavikulargelenk über das TMT-1-Gelenk und das Os metatarsale I bis zum Grundgelenk 1. Referenzstrukturen sind die maximal echogenen knöchernen Oberflächen sowie die dazwischen gelegenen allerdings sehr schmalen Gelenkspalten. Beim Kleinkind findet sich an den Fußwurzelknochen allenfalls ein zarter tief liegender Knochenkern, während der noch nicht verknöcherte Knorpel als annähernd echofreie Zone erscheint. Akzessorische Knochenkerne wie das Os tibiale externum oder eine ausgeprägte hornartige Vorwölbung des Os naviculare (Os cornutum) wie auch ein ausgeprägter Hallux valgus können die Untersuchung erschweren.

Abb. 14.4c Beim Kleinkind, hier einem 22 Monate alten Kind, sind im Schnitt über dem Talonavikulargelenk die endostal verknöchernden Fußwurzelknochen weitgehend knorpelig präformiert, sodass sich um einen tiefen schmalen echogenen Knochenkern breites annähernd echofreies Knorpelgewebe darstellt, das nicht mit Flüssigkeit verwechselt werden darf.
Taluskopf (1), Os naviculare ohne Knochenkern (2), Os cuneiforme mediale (3)

Abb. 14.4d Os metatarsale I (1), Grundglied der Großzehe (2), Os cuneiforme mediale (3), Os naviculare (4).
J. Habla aus Paulsen/Waschke. Sobotta Atlas der Anatomie. 25. A. 2022 © Elsevier GmbH

Abb. 14.4e und Abb. 14.4f Das MTP-1-Gelenk zeigt von medial bei fehlender Degeneration und Fehlstellung glatte echogene knöcherne Linien (1 = Kopf MT I, 2 = Grundglied D 1) mit einem gut einsehbaren Gelenkspalt. Der mediale Kapselbandbereich ist bei Fehlen einer entzündlichen Veränderung nicht von der darüberliegenden bursalen Gleitschicht zu trennen und stellt sich als breite echogene Struktur dar (3).

Weitere für die Beantwortung der Fragestellung nützliche Schnittebenen:
- anteriorer Longitudinalschnitt
- plantarer Longitudinalschnitte MTP-G 1

14.5 Fibularer coronarer Longitudinalschnitt

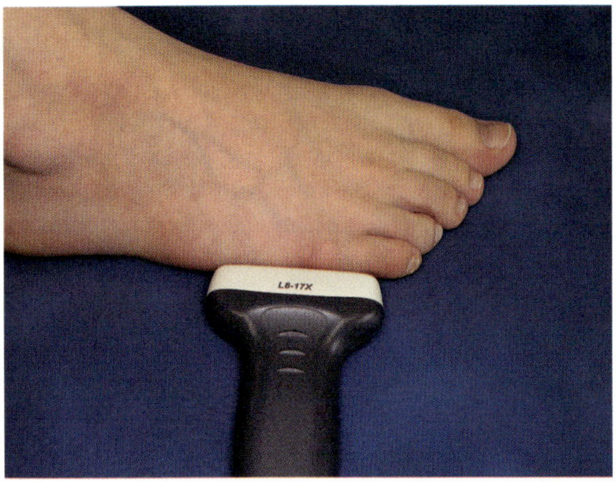

Abb. 14.5a

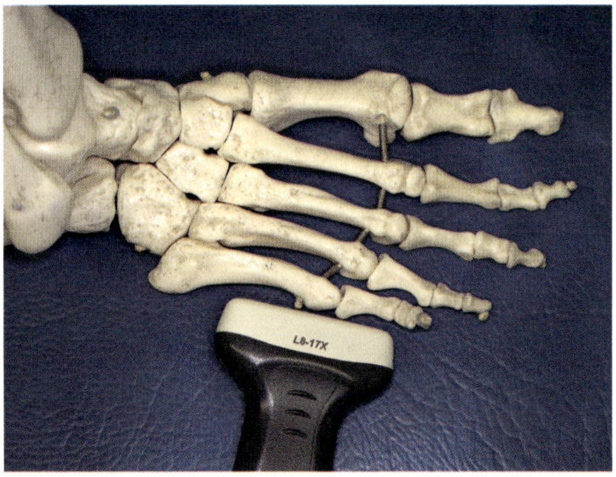

Abb. 14.5b

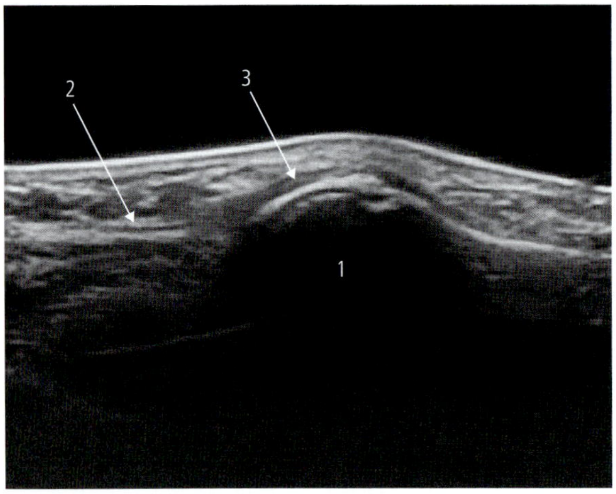

Abb. 14.5c

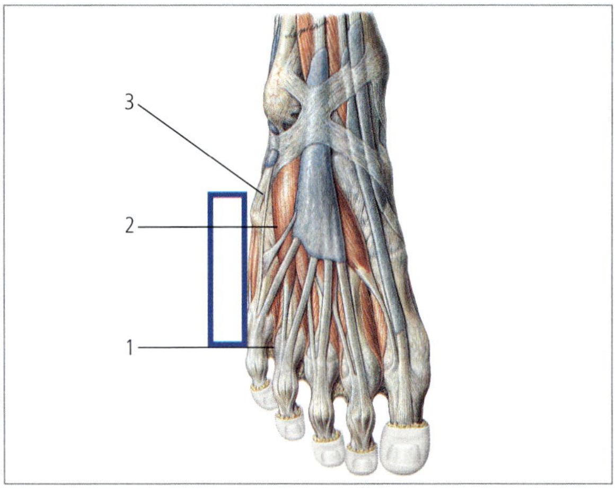

Abb. 14.5d

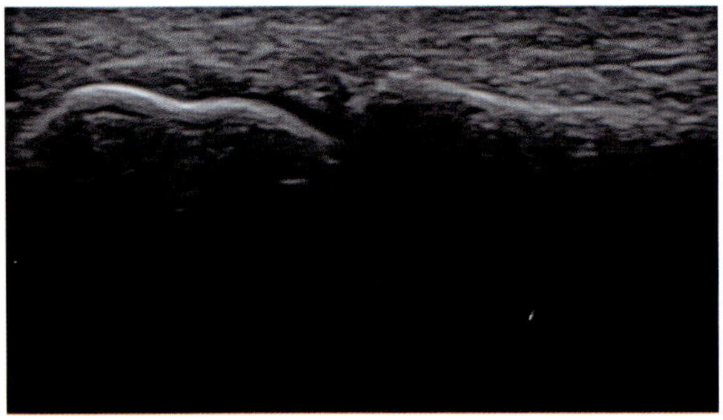

Abb. 14.5e

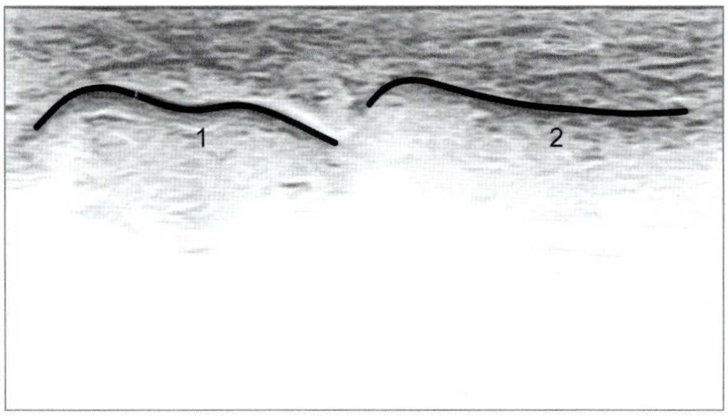

Abb. 14.5f

Fragestellungen:
- entzündlich veränderte Bursitis Grundgelenk 1
- Erosionen MCP-Gelenk 5
- Metatarsale-V-Fraktur
- Fraktur der Basis des Os metatarsale V nach Supinationstraumen, DD Apophysenkern
- Schädigung oder Verletzung der Fibularissehnen

Abb. 14.5a und Abb. 14.5b In Rückenlage, bei gebeugtem Kniegelenk und plantar aufgesetztem Fuß erfolgt der Longitudinalschnitt von lateral, je nach Fragestellung (Bursitis, Arthritis MCP-Gelenk, Insertion der Fibularis-brevis-Sehne, Metatarsale-V-Frakturen, Fibularissehnenläsion) beginnend an der Basis des Os metatarsale V bis zum Grundgelenk 5. Referenzstrukturen sind die maximal echogenen knöchernen Oberflächen sowie die dazwischen gelegenen, allerdings sehr schmalen Gelenkspalten. Der flache zum Knochen annähernd parallele Apophysenkern an der Basis des Os metatarsale V darf nicht mit einer Fraktur verwechselt werden.

Abb. 14.5c Die Basis des Os metarsale V ist meist sehr prominent, das Unterhautgewebe dünn. Daher empfiehlt sich ggf. die Verwendung einer Vorlaufstrecke. Haut und Unterhaut werden damit gut abgrenzbar. Echogene knöcherne Kontur der Basis des Os metatarsale V (1). Insertion der Sehne des M. fibularis brevis (2) mit nach proximal darstellbarer Sehnenstruktur paralleler echogener Linien. Flacher Apophysenkern, nicht mit Fraktur zu verwechseln (3).

Abb. 14.5d Os metatarsale V (1), Sehne des M. fibularis brevi (2), Os cuboideum (3).
Sobotta-Archiv aus Paulsen/Waschke. Sobotta Atlas der Anatomie. 25. A. 2022 © Elsevier GmbH

Abb. 14.5e und Abb. 14.5f Der seitliche LS am MTP-5-Gelenk zeigt die echogenen knöchernen Oberflächen von Os metatarsale V und Grundphalanx und dazwischen den Gelenkspalt (1 = Kopf MT V, 2 = Grundglied D 5) mit einem gut einsehbaren Gelenkspalt.
Der laterale Kapselbandbereich ist bei Fehlen einer entzündlichen Veränderung nicht von der darüberliegenden bursalen Gleitschicht zu trennen.

Weitere für die Beantwortung der Fragestellung nützliche Schnittebenen:
- anteriorer LS
- plantarer LS MTP-Gelenk 5

14.6 Plantarer sagittaler Longitudinalschnitt Ferse (DEGUM-Standard)

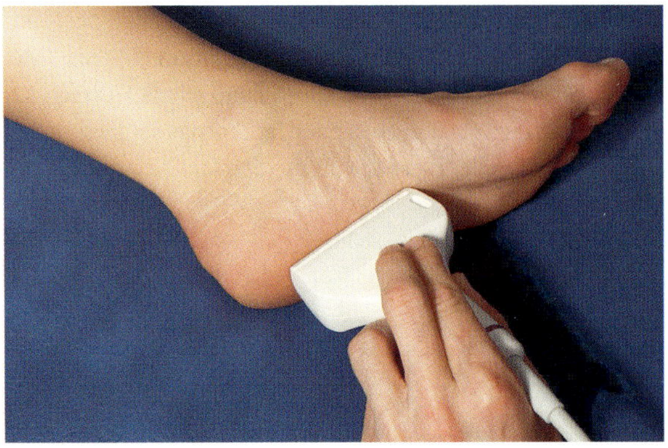

Abb. 14.6a

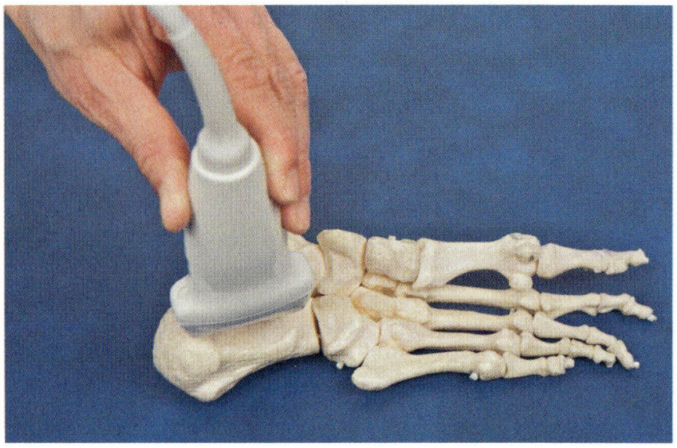

Abb. 14.6b

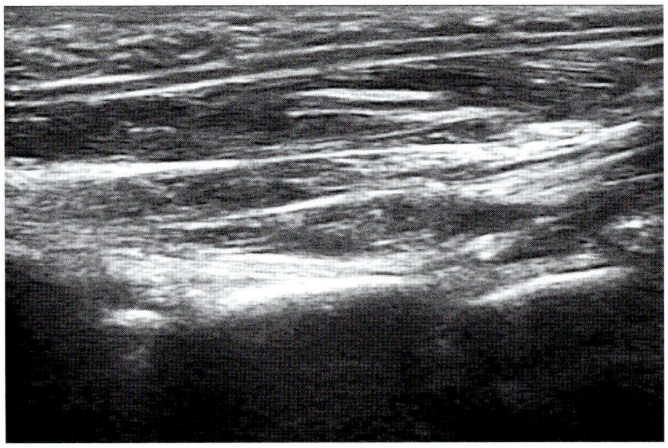

Abb. 14.6c

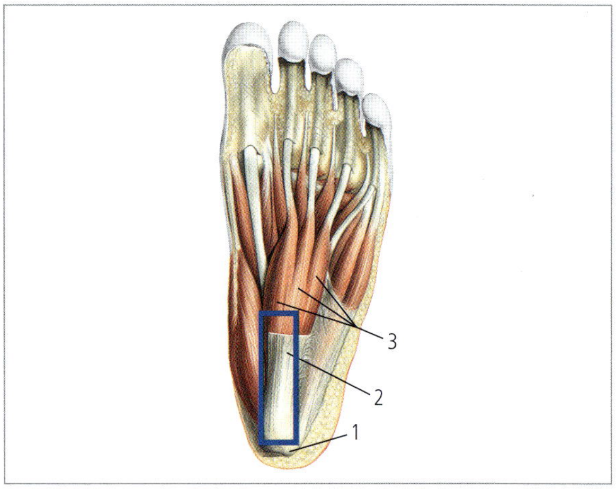

Abb. 14.6d

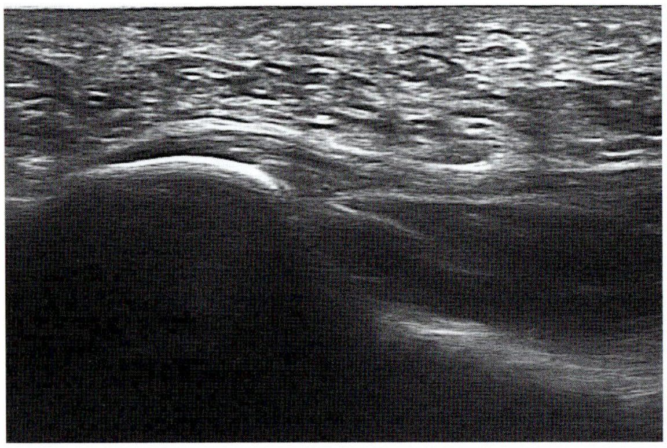

Abb. 14.6e

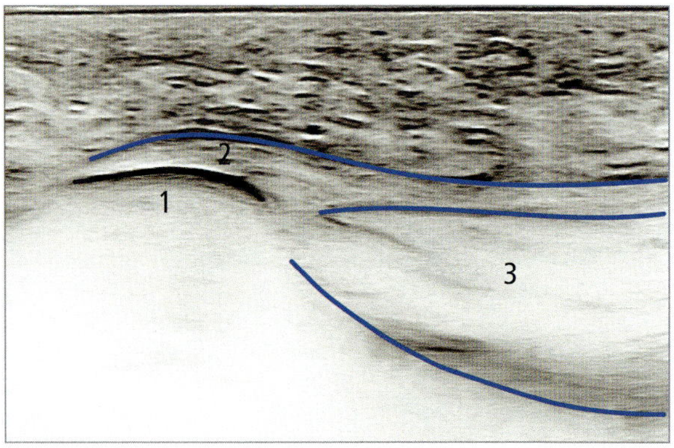

Abb. 14.6f

Fragestellungen:

- Schädigung oder Verletzung der Plantarfaszie oder der kleinen Zehenbeuger, Plantarfasziitis
- Morbus Ledderhose
- unterer Fersensporn

Abb. 14.6a und Abb. 14.6b Fuß und Großzehe in Dorsalextension halten. SK (8 – 12 MHz) auf der Fersenunterseite entlang der Fußlängsachse aufsetzen. Scharfstellen der knöchernen Kontur der Ferse und longitudinales Verschieben des SK zur Fußspitze hin. Patient ggf. durch Beugung der vom Untersucher gehaltenen Großzehe gegenspannen lassen.

Abb. 14.6c Die Fortführung des Schnitts (Abb. 14.6e) nach distal zeigt das parallele echogene Band der Richtung Oberfläche ziehenden Plantarfaszie und in der Tiefe die echogenen Linien der Tarsalknochen (Os naviculare und Os cuneiforme mediale).

Abb. 14.6d Tuber calcanei (1), Plantarfaszie (2), M. flexor digitorum brevis (3).
Sobotta-Archiv aus Paulsen/Waschke. Sobotta Atlas der Anatomie. 25. A. 2022 © Elsevier GmbH

Abb. 14.6e und Abb. 14.6f Runde bis gerade echogene knöcherne Kontur des Fersenbeins (1). Im Wachstum darüber breite echoärmere Linie des Periosts bzw. auch echofreie Zone unverknöcherten Knorpels. Nach distal bis ca. 4 mm breite echogene Linie der Plantarfaszie (2). Darunter echoarmer Muskelbauch der tiefen Zehenbeuger mit echogenen fibroadipösen Septen (3).

Weitere für die Beantwortung der Fragestellung nützliche Schnittebenen:
- plantarer TS Fuß
- anteriorer LS Sprunggelenk
- anteriorer LS Fuß

14.7 Plantarer Transversalschnitt Zehengelenke

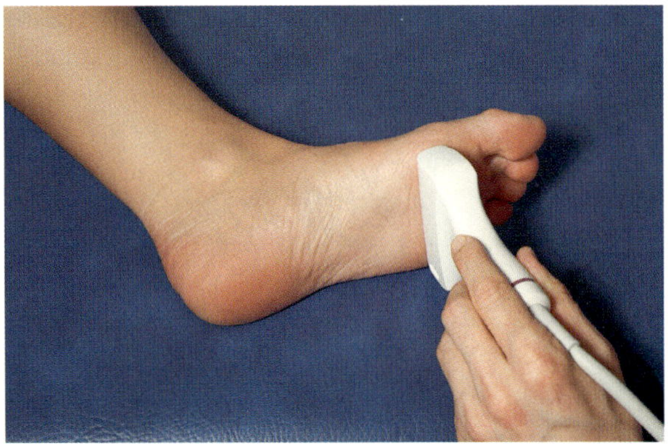

Abb. 14.7a

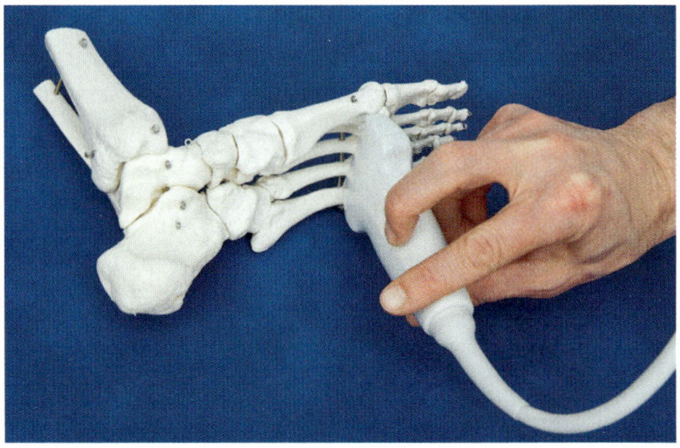

Abb. 14.7b

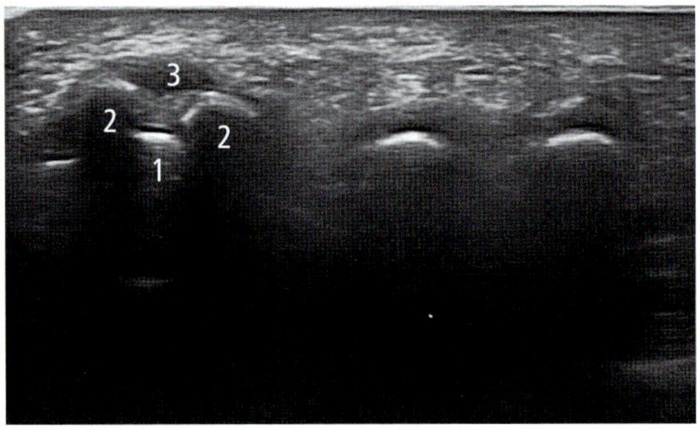

Abb. 14.7c

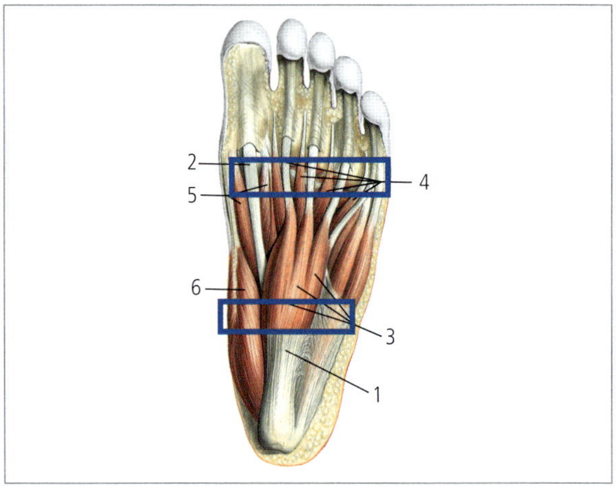

Abb. 14.7d

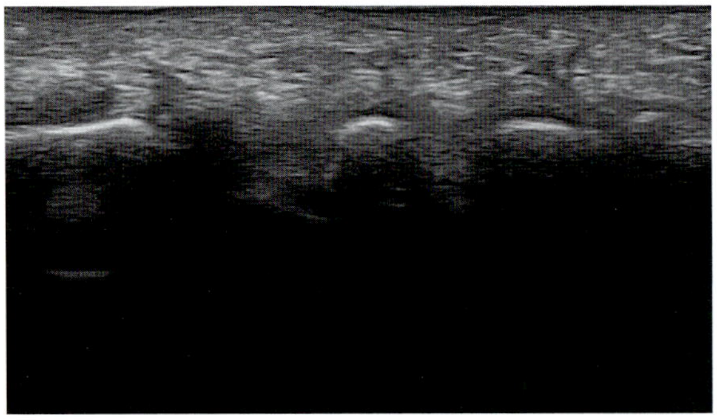

Abb. 14.7e

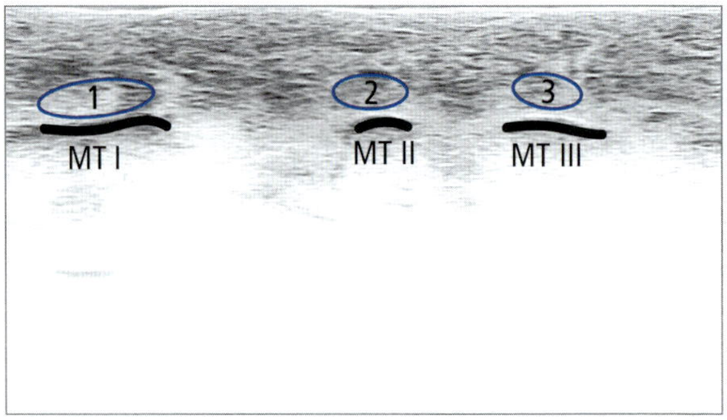

Abb. 14.7f

Fragestellungen:

- (Teil-)Schädigung oder Verletzung der Plantarfaszie oder der kleinen Zehenbeuger
- Morbus Ledderhose
- Synovitis/Pannus, entzündliche Osteodestruktionen der Zehengrund- und Zehengelenke
- Morton-Neurom
- Veränderungen der Sesambeine

Abb. 14.7a und Abb. 14.7b Fuß und Großzehe in Dorsalextension halten. SK (7,5 – 18 MHz) unter den Zehengrundgelenken quer zur Fußlängsachse aufsetzen. Maximal echogenes Einstellen der knöchernen Konturen der Metatarsalia bzw. Zehenknochen und Verschieben des SK zur Ferse hin. Patient ggf. durch Beugung der vom Untersucher gehaltenen Großzehe gegenspannen lassen.

Abb. 14.7c Plantar unter dem Os metatarsale I (1) liegen zwei Sesambeine (2) in den Sehnen der Mm. abductor und adductor hallucis sowie der Beugesehnen der Großzehe. Durch ihren Schallschatten erschweren sie die Sicht auf das Os metatarsale I. Dazwischen läuft die Sehne M. flexor hallucis longus (3).

Abb. 14.7d Aponeurose/Plantarfaszie (1), Sehne des M. flexor hallucis longus (2), Sehne des M. flexor digitorum brevis (3), Mm. lumbricales (4), M. flexor hallucis brevis (5), M. abductor hallucis (6).
Sobotta-Archiv aus Paulsen/Waschke. Sobotta Atlas der Anatomie. 25. A. 2022 © Elsevier GmbH

Abb. 14.7e und Abb. 14.7f Distal ist hier die echogene knöcherne Kontur der Metatarsalia (I bis III) zu sehen. Die Ausläufer der Plantarfaszie sind kaum darstellbar. Über den knöchernen Oberflächen verlaufen echogen die langen Beugesehnen des M. flexor hallucis longus (1) und des M. flexor digitorum longus (2). Interdigital sind die Mm. lumbricales und flexor hallucis brevis nicht voneinander abgrenzbar (3). Zwischen den Phalangen sind die Gefäß-Nerven-Strukturen am statischen Bild schwer abgrenzbar. Die Ausdehnung des Schnitts ist bis unter die Zehengrundgelenke und Zehengelenke möglich.

Weitere für die Beantwortung der Fragestellung nützliche Schnittebenen:
- plantarer LS Fuß
- anteriorer LS + TS Vorfuß

14.8 Plantarer sagittaler Longitudinalschnitt Zehengelenke

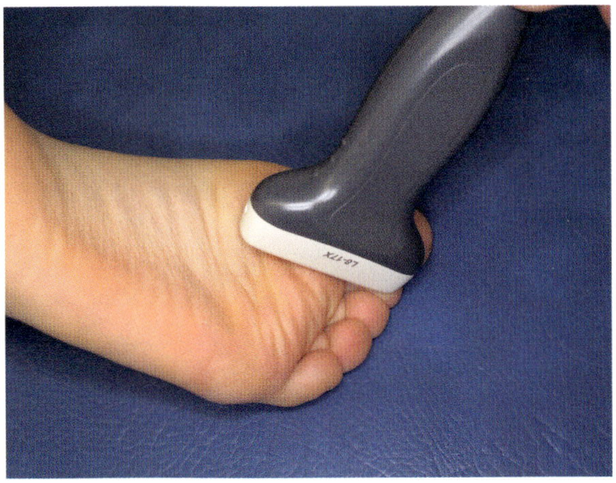

Abb. 14.8a

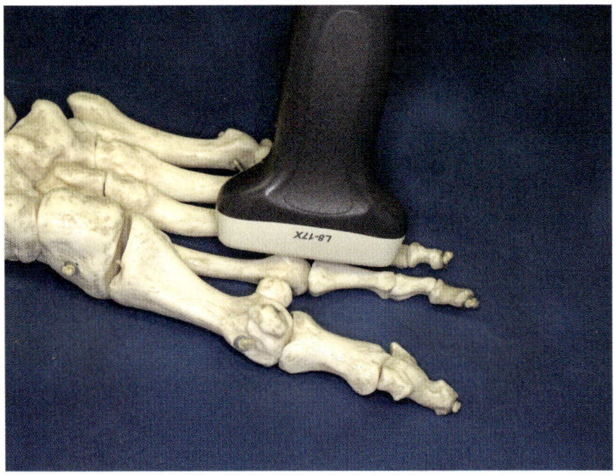

Abb. 14.8b

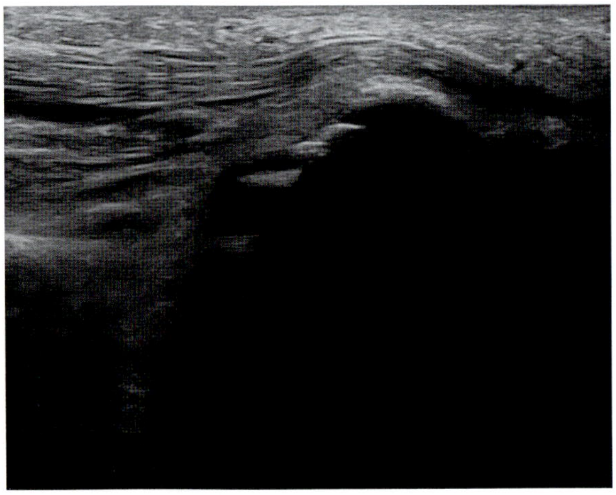

Abb. 14.8c

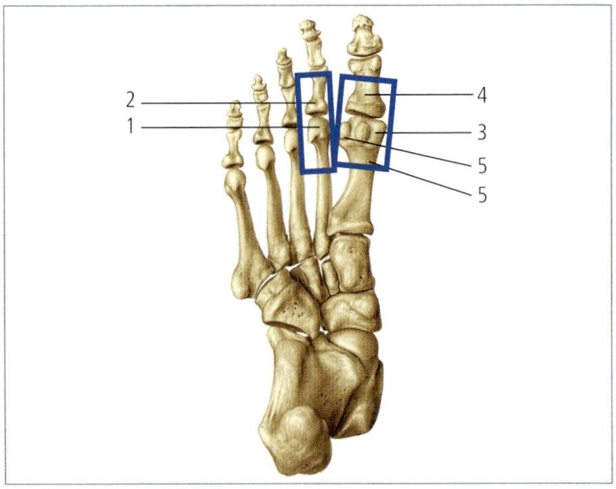

Abb. 14.8d

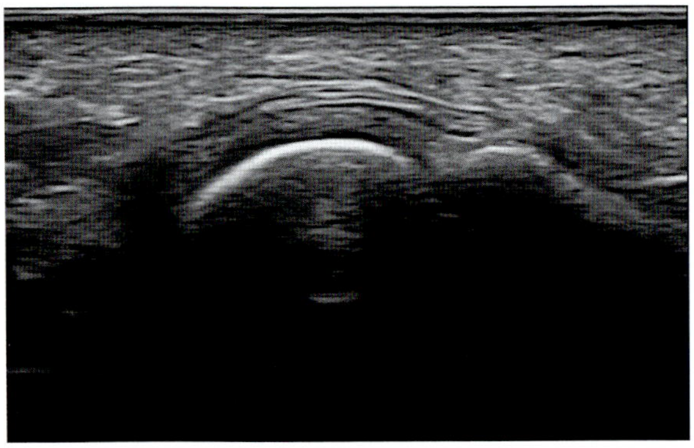

Abb. 14.8e

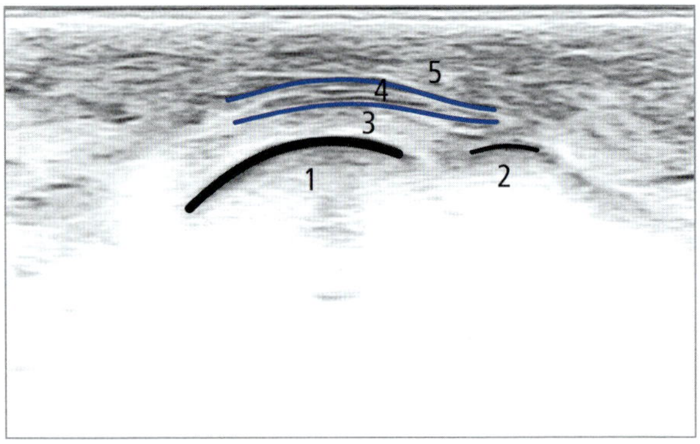

Abb. 14.8f

Fragestellungen:
- knöcherne Plus- oder Minusdefekte
- Gelenkerguss, Synovitis, Tenosynovitis, Daktylitis
- Schädigungen der plantaren Platte
- Veränderungen der Sesambeine

Abb. 14.8a und Abb. 14.8b In Bauchlage mit komfortabler Unterlagerung des Sprunggelenks durch eine Rolle erfolgen die plantaren Longitudinalschnitte, beginnend über dem klinisch verdächtigen Grundgelenk. Referenzstrukturen sind dabei die knöchernen Oberflächen des Metatarsaleköpfe sowie der Grundgelenkbasis, die darüberliegende plantare Platte sowie die Beugesehnen.

Abb. 14.8c Unter dem Großzehengrundgelenk verlegen die Sesambeine den Blick auf den darunterliegenden Metatarsale-I-Kopf teilweise. Bei ausgeprägten Degenerationen, Frakturen oder Sesambeinnekrosen findet sich nur bei Darstellung mittels hochauflösendem Schallkopf eine raue Darstellung der ansonsten glatten knöchernen Oberflächenlinie.

Abb. 14.8d Metatarsale-II-Kopf (1), Grundphalanx-2-Basis (2), Metatarsale-I-Kopf (3), Grundphalanx-1-Basis (4), Sesambeine (5).
Sobotta-Archiv aus Paulsen/Waschke. Sobotta Atlas der Anatomie. 25. A. 2022 © Elsevier GmbH

Abb. 14.8e und Abb. 14.8f Der Metatarsalekopf, hier am MTP-2-Gelenk, zeigt eine runde echogene knöcherne Oberfläche mit darunterliegendem Schallschatten (1). Nach distal zeigt sich im Anschnitt die Basis des Grundglieds 2 (2) ebenso echogen mit Schallschatten. Dazwischen liegt der Gelenkspalt. Über dem Metatarsalekopf liegt breit und mäßig echogen die plantare Platte (3) mit den Beugesehnen (4). Darüber liegt echogenes plantares Fettgewebe (5).

Weitere für die Beantwortung der Fragestellung nützliche Schnittebenen:

- plantarer Transversalschnitt
- anteriore bzw. coronare Longitudinalschnitte

KAPITEL

15

Hartmut Gaulrapp

Brustkorb

15.1 Lateraler Longitudinalschnitt Rippen

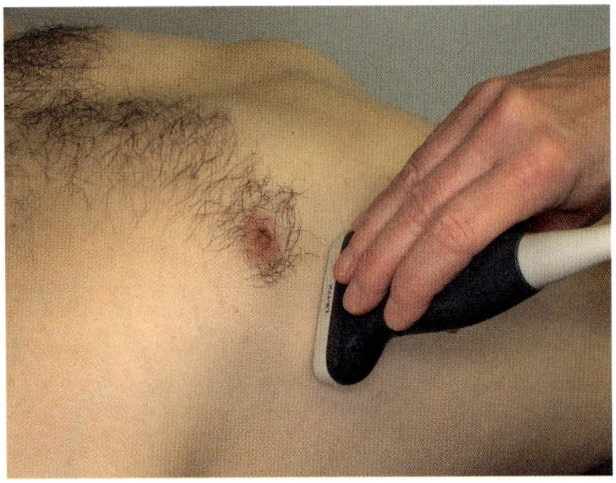
Abb. 15.1a

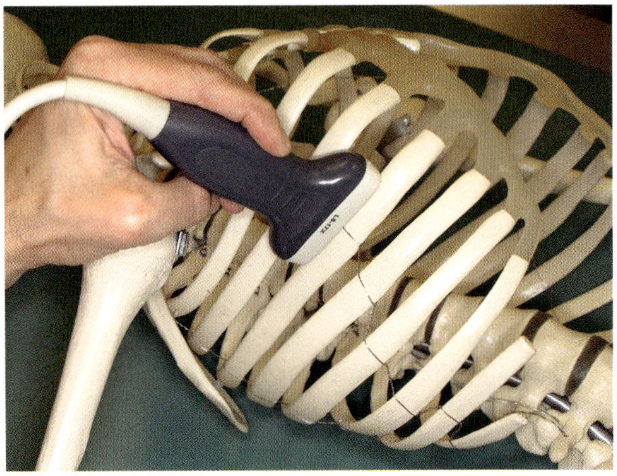
Abb. 15.1b

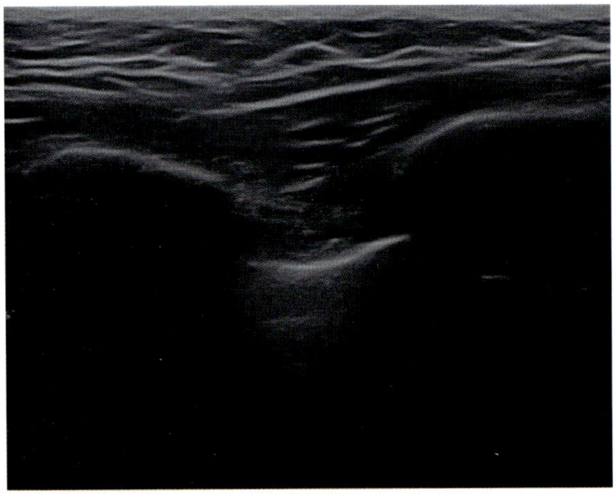
Abb. 15.1c

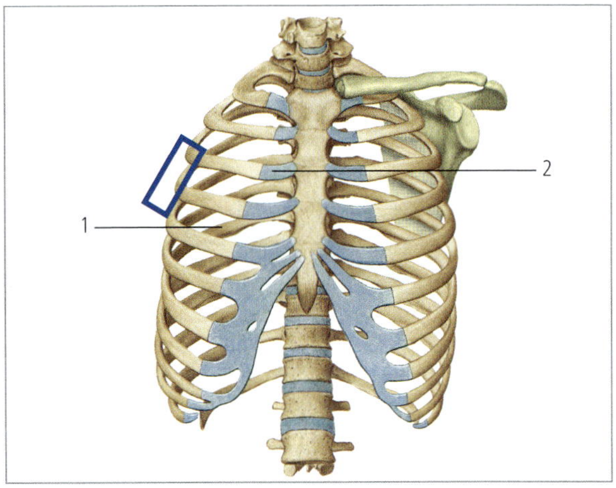

Abb. 15.1d

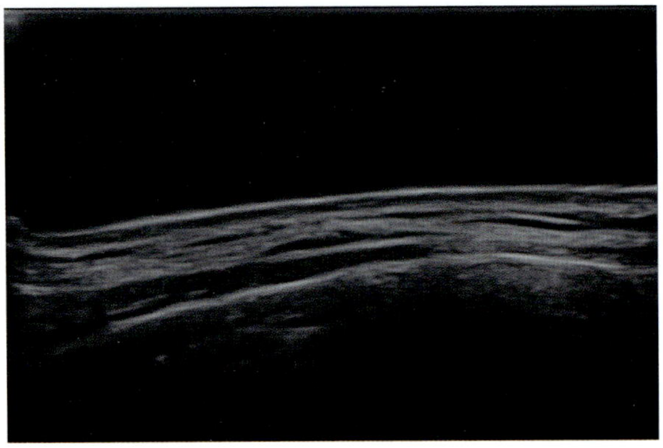
Abb. 15.1e

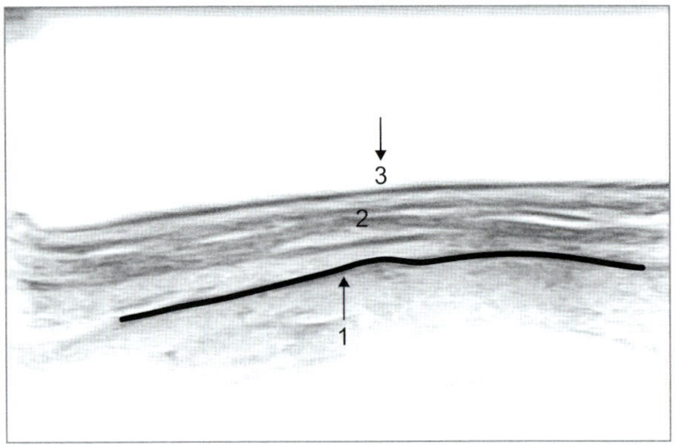

Abb. 15.1f

Fragestellungen:
- periostales Hämatom, Knickbildung, Kamineffekt, Unterbrechung, Stufe
- Röntgen oft negativ, weniger sensitiv
- Mitbeurteilung Hämatothorax, ggf. Leber und Milz

Abb. 15.1a und Abb. 15.1b Patient liegt auf dem Rücken bzw. leicht zur unverletzten Körperseite hin gedreht. Der Schallkopf wird zunächst quer aufgelegt, sodass durch die halbmondförmigen echogenen Knochenlinien mit dorsalem Schallschatten klar die Lage der Rippen zur Ansicht kommt. Auf der schmerzhaften Rippe wird der Schallkopf dann in Längsrichtung der Rippe gedreht.

Abb. 15.1c Der TS über den Rippen (hier in der Axillarlinie) erleichtert die Orientierung. Die Rippen erzeugen eine halbmondförmige echogene Linie mit deutlichem Schallschatten. Über und zwischen den Rippen ist Interkostalmuskulatur zu erkennen, darunter als stark echogene Linie das Rippenfell.

Abb. 15.1d Corpus costae (1), Rippenknorpel (2). Sobotta-Archiv. Sobotta. Atlas der Anatomie des Menschen, div. Aufl . © Elsevier GmbH

Abb. 15.1e und Abb. 15.1f Im hier mit Vorlaufstrecke erzeugten Ultraschallbild findet sich der Rippenknochen als leicht gebogene, durchgängige stark echogene Linie mit dorsaler Schallauslöschung (1). Darüber liegt subkutanes Gewebe (2). Oberflächlich findet sich die Haut (3).

Weitere für die Beantwortung der Fragestellung nützliche Schnittebenen:
- Untersuchung sämtlicher schmerzhafter Rippen
- ggf. zusätzliche Abklärung der parenchymatösen Organe (Lunge, Leber, Milz) bzw. der Körperhöhlen (Thorax, Abdomen) mittels Curved-array-Schallkopf auf Einblutung

15.2 Anteriorer Transversalschnitt Rippen

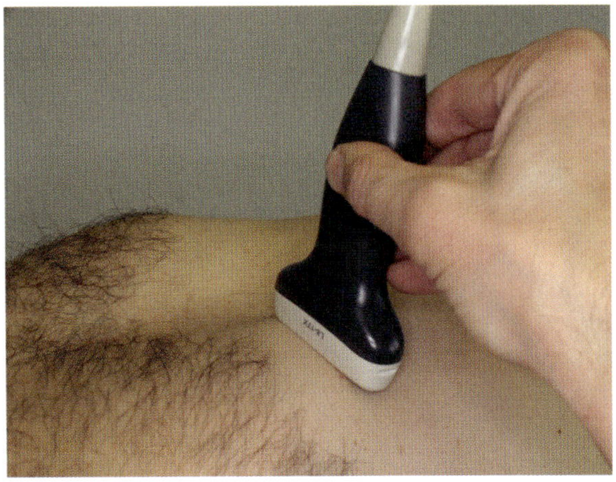
Abb. 15.2a

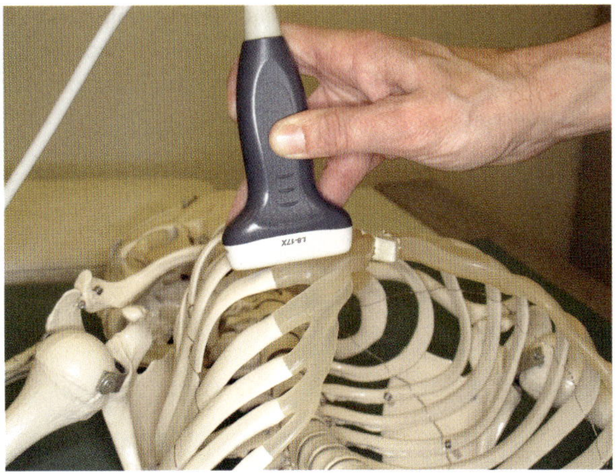
Abb. 15.2b

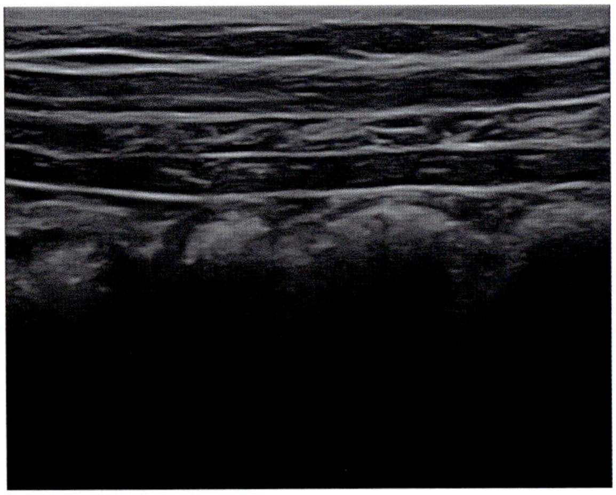
Abb. 15.2c

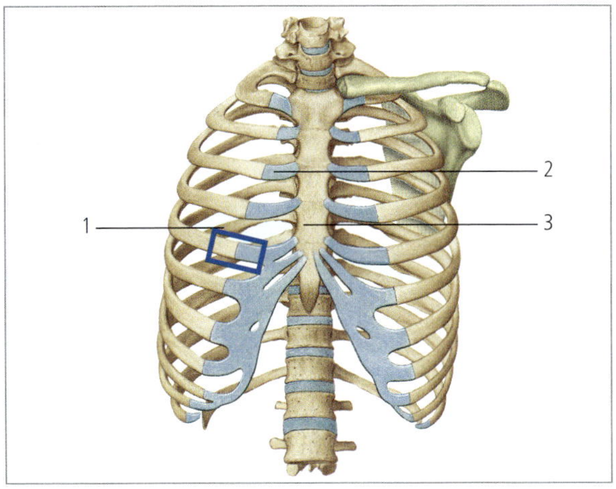

Abb. 15.2d

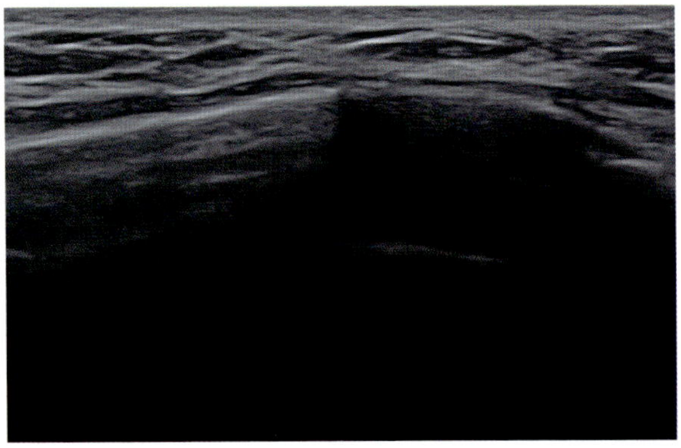
Abb. 15.2e

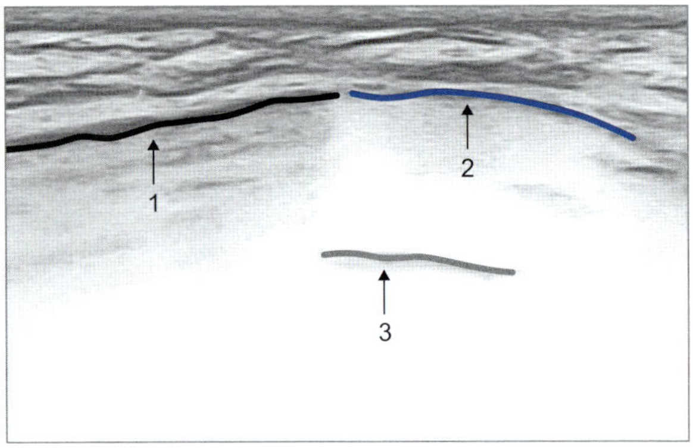

Abb. 15.2f

Fragestellungen:
- periostales Hämatom, Knickbildung, Kamineffekt, Unterbrechung, Stufe
- Röntgen meist negativ, weniger sensitiv

Abb. 15.2a und Abb. 15.2b Der Patient liegt auf dem Rücken Der Schallkopf wird quer über dem Locus dolendi aufgelegt. Knöcherne Leitstruktur ist die Rippe mit ihrem Übergang zum Rippenknorpel, der eine Miterfassung der unter dem knorpeligen Anteil liegenden abdominellen Strukturen ermöglicht.

Abb. 15.2c Verschiebt man den longitudinal auf den Rippen liegenden Schallkopf parallel, verliert man die knöcherne Kontur aus dem Monitor. Im Thoraxbereich kann dann Lungenparenchym zu sehen sein, im Bereich des Abdomens wie hier luftgefüllte Darmkaskaden.

Abb. 15.2d Knöcherne Rippe (1), knorpeliger Rippenanteile (2), Sternum (3).
Sobotta-Archiv. Sobotta. Atlas der Anatomie des Menschen, div. Aufl . © Elsevier GmbH

Abb. 15.2e und Abb. 15.2f Echogene knöcherne Rippe mit Wiederholungsechos (1), knorpelige Rippe (2) mit Wiederholungsecho (3).

Weitere für die Beantwortung der Fragestellung nützliche Schnittebenen:

- Untersuchung sämtlicher schmerzhafter Rippen
- ggf. zusätzliche Untersuchung der parenchymatösen Organe (Lunge, Leber, Milz) bzw. der Körperhöhlen (Thorax, Abdomen) mittels Curved-array-Schallkopf auf Einblutung

15.3 Anteriorer sagittaler Longitudinalschnitt Sternum

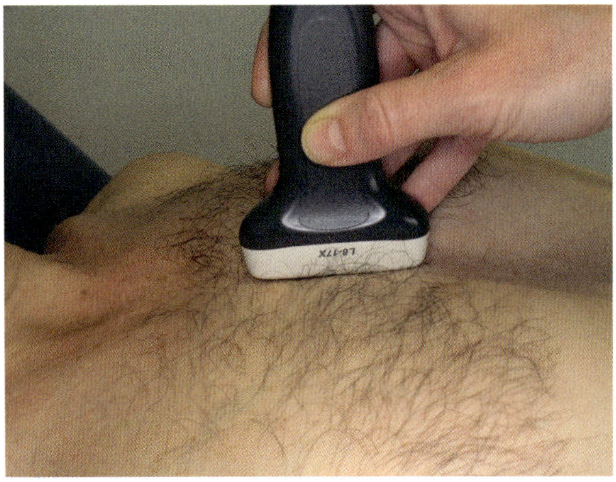

Abb. 15.3a

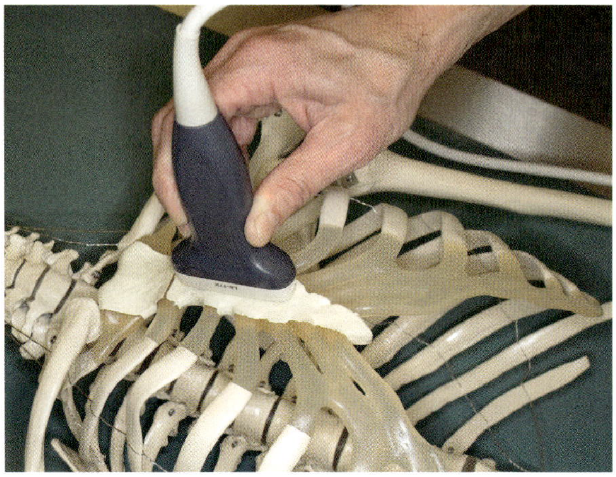

Abb. 15.3b

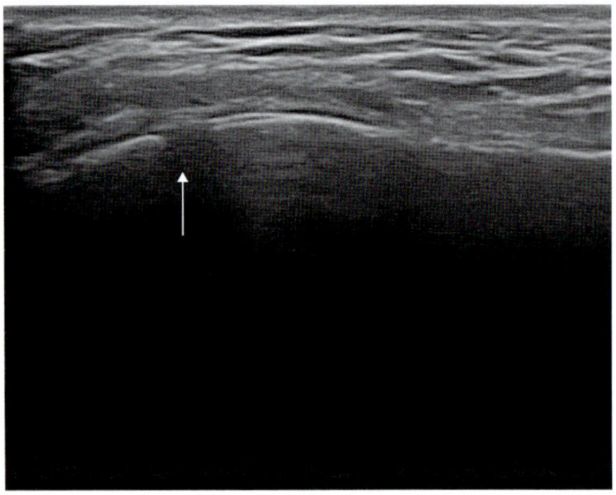

Abb. 15.3c

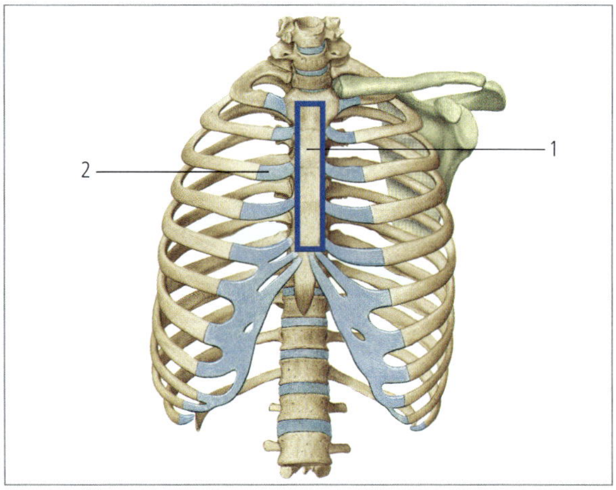

Abb. 15.3d

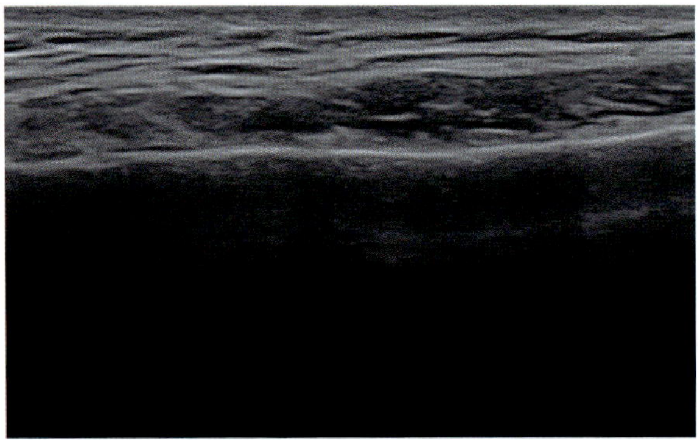

Abb. 15.3e

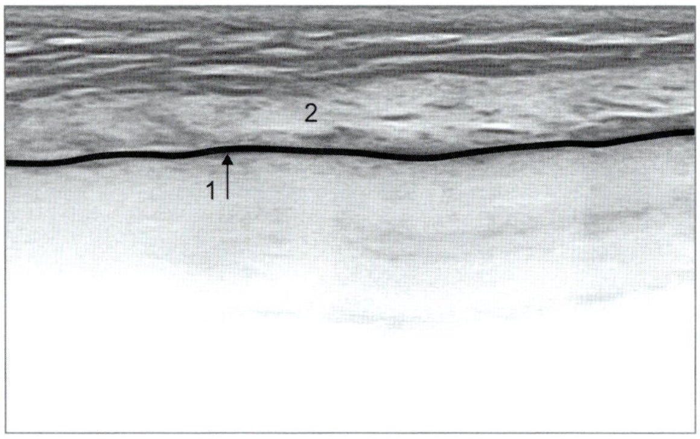

Abb. 15.3f

Fragestellungen:
- periostales Hämatom, Unterbrechung, Stufe
- Röntgen oft negativ, weniger sensitiv

Abb. 15.3a und Abb. 15.3b Die Untersuchung erfolgt in Rückenlage des Patienten. Der Schallkopf wird längs mittig auf das Sternum aufgesetzt und unter dem Sternum von proximal nach distal komplett durchgemustert.

Abb. 15.3c Mitunter finden sich insbesondere bei Kindern unterbrochen wirkende knöcherne Teilabschnitte, die, sofern kein Trauma vorliegt, nicht mit einer Fraktur verwechselt werden dürfen (Pfeil).

Abb. 15.3d Sternum (1), sternumnahe Rippenknorpel (2). Sobotta-Archiv. Sobotta. Atlas der Anatomie des Menschen, div. Aufl . © Elsevier GmbH

Abb. 15.3e und Abb. 15.3f Die knöcherne Oberfläche des Sternums erscheint als leicht geschwungene, durchgängige echogene Linie (1) mit dahinterliegender Schallauslöschung. Entsprechend der Konstitution des Patienten finden sich oberhalb des Sternums Weichteilstrukturen der Subkutanschicht (2).

Weitere für die Beantwortung der Fragestellung nützliche Schnittebenen:
nach Quetschungstrauma Rippenfrakturen und die Verletzung parenchymatöser Organe wie Leber und Milz sowie Herz- und Lungenquetschungen ausschließen

KAPITEL

16

Lydia Lintner

Wirbelsäule

16.1 Sonoanatomie der Halswirbelsäule

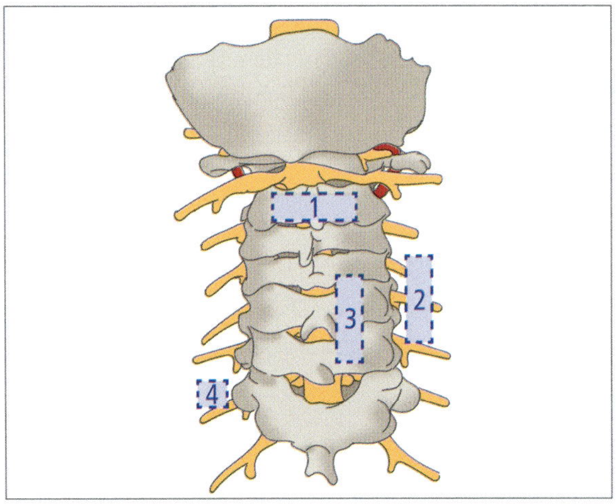

Abb. 16.1a

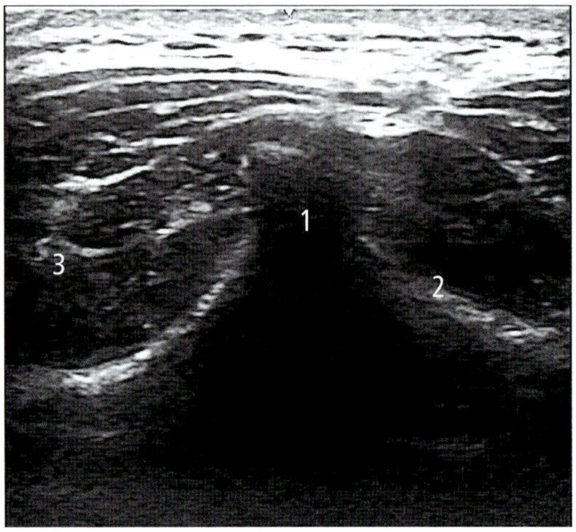

Abb. 16.1b

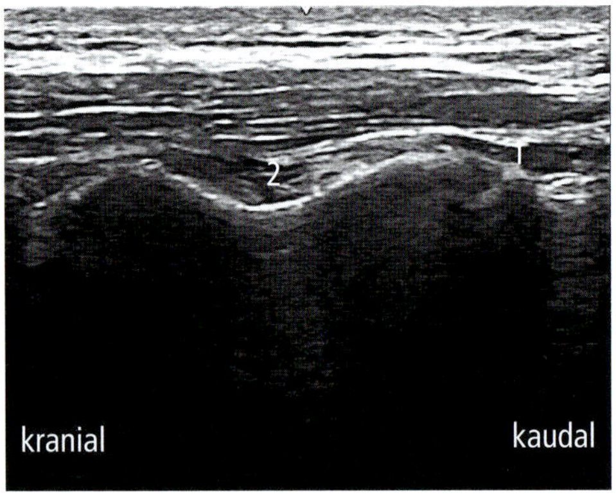

Abb. 16.1c

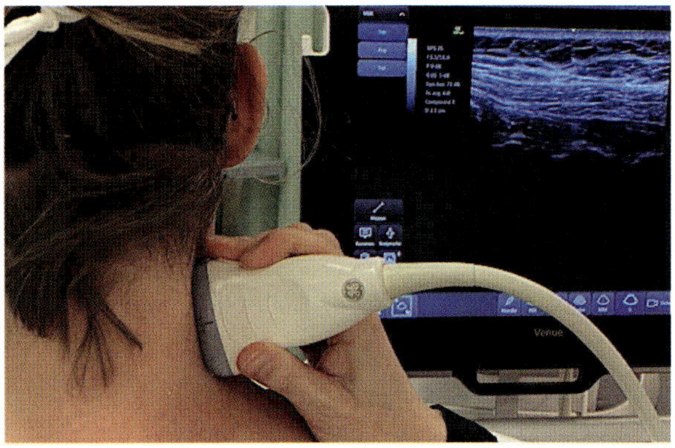

Abb. 16.1d

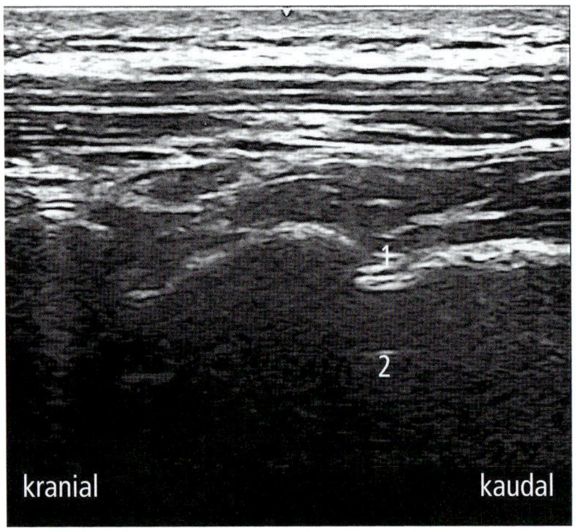

Abb. 16.1e

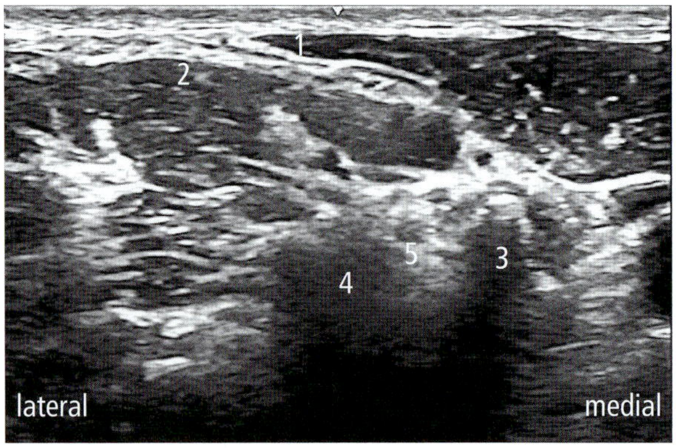

Abb. 16.1f

Fragestellungen:
- Anwendung des Power-Dopplers zur Gefäßdarstellung
- Erkennen möglicher atypischer Gefäßverläufe – insbesondere der A. vertebralis
- Höhenbestimmung anhand anatomischer Landmarken: prominentes Tuberculum anterius des C6

Abb. 16.1a Schallkopfpositionen:
1: TS posterior median
2: LS coronal, knapp unterhalb des Proc. mastoideus
3: LS posterior, sagittal, paramedian
4: TS lateral

Abb. 16.1b Die bifide Knochenkontur des Proc. spinosus (1), wie sie in unterschiedlicher Ausprägung auf den Höhen C2 –C6 zu finden ist, wird am Beispiel C2 veranschaulicht. Als hyperechogene Reflexionen kommen beidseits die Laminae zur Darstellung (2). Im linken, mittleren Bildrand ist der N. occipitalis major (3) an der Oberfläche des M. obliquus capitis inferior verlaufend gut zu erkennen. Muskeln von anterior nach posterior: M. obliquus capitis inferior, M. semispinalis capitis, M. trapezius.

Abb. 16.1c Longitudinaler Blick auf die Artikularebene: Hier stellt sich die knöcherne Kontur des Proc. articularis inferior C4 und des Proc. articularis superior C5 des Facettengelenks C4/5 dar (1). In der Absenkung des lateralen Gelenkpfeilers liegt der Ramus medialis C4 (2) mit begleitendem Gefäß, die beide durch den M. semispinalis capitis am Periost verankert sind. Muskeln von anterior nach posterior: M. semispinalis capitis, M. splenius capitis, M. trapzius.

Abb. 16.1d Der Blick des Untersuchenden Richtung Bildschirm bildet die Verlängerung der zu untersuchenden Region, während sich der Untersuchungsarm am Patienten abstützt und trotz sicherem Griff vorsichtige Kipp- und Schwenkbewegungen des Schallkopfes zulässt. Der Schallwinkel wird dabei stets an die physiologische Krümmung der Halswirbelsäule adaptiert.

Abb. 16.1e Wird der Schallkopf von der Ausgangsposition Abb. 16.1c weiter nach posterior geführt, kommen die Knochenkonturen der Laminae ins Bild, hier dargestellt C4, C5 und C6. Im akustischen Fenster wird der interlaminäre Blick frei. Das Lig. flavum (1) kommt als hyperechogene Doppellinie zur Darstellung. Anterior demarkiert sich die Dura (2) durch den vorgelagerten Liquorraum.

Abb. 16.1f Fascia cervicalis superficialis (1), Fascia cervicalis praevertebralis (2). Die Abbildung zeigt außerdem die Tuberculae anterius (3) und posterius (4) des Proc. transversus C6. Zusammen bilden sie den knöchernen Auslass der Nervenwurzel C6 (5). Gefäße und Nerven stellen sich zentral an der Halswirbelsäule ähnlich hypoechogen dar. Hier ist es ratsam, den Power-Doppler zu verwenden, um Radiculararterien von Nervenwurzeln abzugrenzen. Nicht zur Darstellung kommt die A. vertebralis, die regelhaft auf Höhe C6 bereits innerhalb des knöchernen Foramens des Querfortsatzes verläuft.

Fazit:
- Geringe Tiefe der Strukturen ermöglicht sehr gute Bildqualität in der Sonografie per Linearsonde.
- Als röntgenfreie Alternative zum Bildwandler bei therapeutischen Interventionen zukunftsversprechend
- Limitationen: aufgrund Schallauslöschung keine Bildgebung hinter Knochenoberflächen möglich

16.2 Sonoanatomie der Brustwirbelsäule

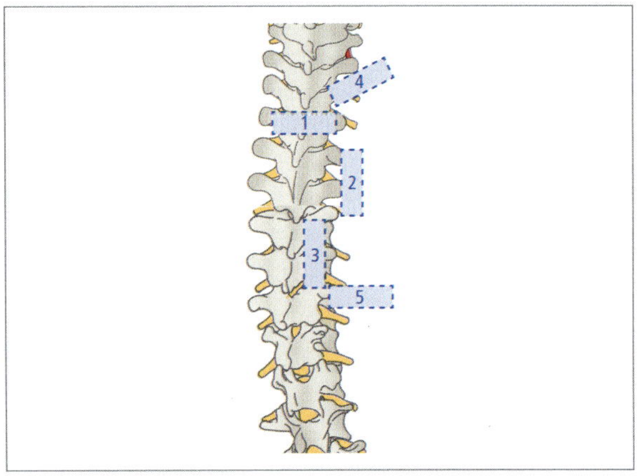

Abb. 16.2a

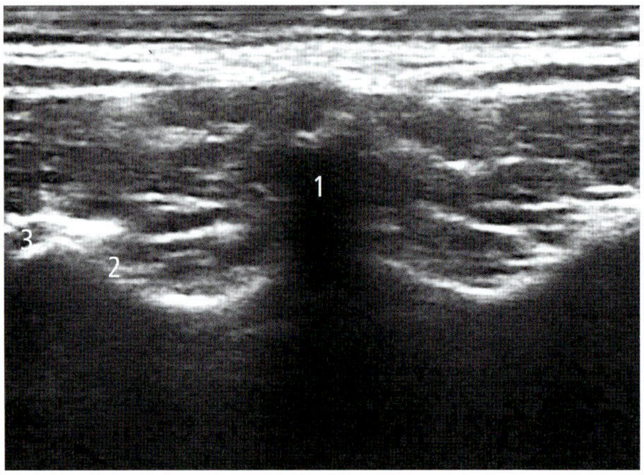

Abb. 16.2b

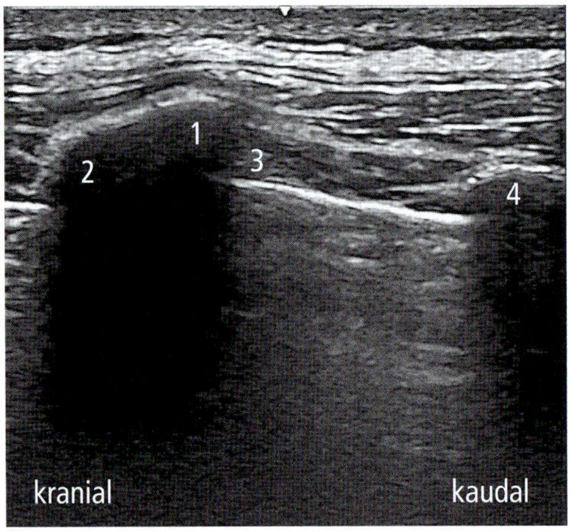

Abb. 16.2c

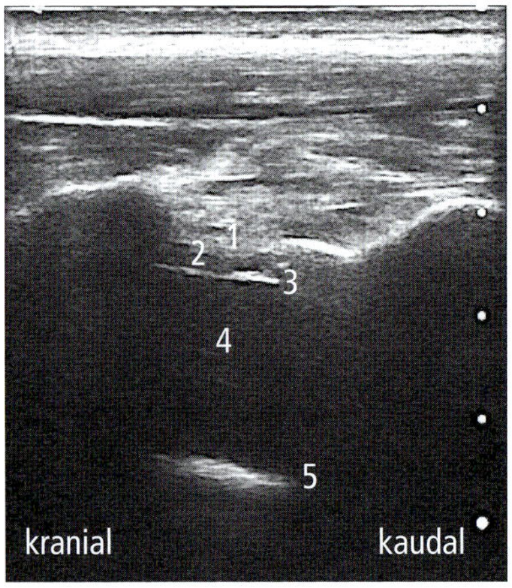

Abb. 16.2d

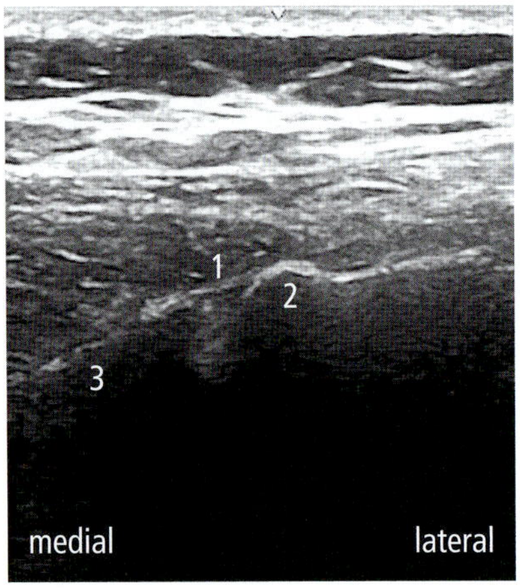

Abb. 16.2e

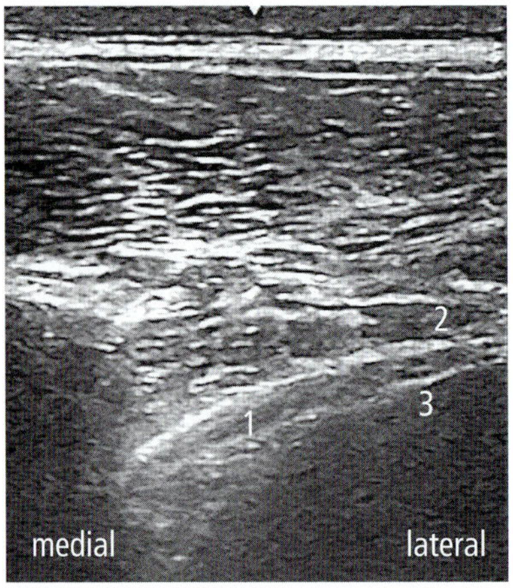

Abb. 16.2f

Fragestellungen:

- Sonografie von Rippenfrakturen
- Auffinden eines optimalen Punktionsfensters und -winkels für neuroaxiale Verfahren
- Nachweis eines Pneumothorax mit hoher Sensitivität, geringer Spezifität

Abb. 16.2a Schallkopfpositionen:
1: TS, posterior, median
2: LS, posterior, paramedian schräg
3: LS, posterior, paramedian schräg, interlaminar
4: TS, posterior, paramedian schräg
5: TS, posterior, paramedian

Abb. 16.2b Als Besonderheit gelten die von T2 bis T9 dachziegelartig angeordneten Procc. spinosi, welche sonografisch jeweils auf Höhe der nächstgelegenen Procc. transversi abgebildet werden. In der Abbildung werden die knöchernen Oberflächen des Proc. spinosus T3 (1), der Lamina T4 und des Proc. transversus T4 (2) dargestellt. Zum linken Bildrand hin findet sich das Costotransversalgelenk (3).

Abb. 16.2c Links im Bild kommen der Proc. transversus T5 (1) und die anterior gelegene 5. Rippe (2) zur Darstellung. Kaudal davon ist im Vergleich dazu die 6. Rippe (4) inkomplett eingestellt. An der Unterkante des Proc. transversus findet sich der Paravertebralraum (3). Ebenfalls zur Darstellung kommt die Pleura mit Reverberationsartefakten in der Tiefe, als Ausdruck eines anliegenden gesunden Lungengewebes. Muskeln von anterior nach posterior: M. intercostalis externus, M. erector spinae, M. trapezius.

Abb. 16.2d Ausgehend von einer longitudinalen Schallkopfposition über den Procc. spinosi wird der Schallkopf paramedian versetzt und gleichzeitig nach medial gekippt. Im akustischen Schallfenster zwischen den Laminae T7 und T8 findet sich unter dem Lig. flavum (1) der Vertebralkanal. Muskeln von anterior nach posterior: M. erector spinae, Lamina posterior fasciae thoracolumbalis. Epiduralraum (2), dorsale Dura (3), Liquorraum (4), ventrale Dura (5).

Abb. 16.2e Der Proc. transversus und die Rippe werden in einer transversalen Schallebene eingestellt. In einem weiteren Schritt erfolgt die minimale Korrektur des lateralen Schallkopfendes nach kranial. Somit wird die knöcherne Oberfläche des Costotransversalgelenks sichtbar. Das darüber verlaufende Lig. costotransversarium laterale (1) erscheint als fein gezeichnete hyperechogene Linie. In der unteren Bildhälfte ist knochentypische Schallauslöschung zu sehen. Tuberculum costae der 3. Rippe (2), Proc. transversus T3 (3).

Abb. 16.2f Zum linken Bildrand hin findet sich der Proc. transversus T9 als knöcherne Struktur. Lateral davon eröffnet sich dem Untersucher der Blick in den posterioren Interkostalraum (1). Die Membrana intercostalis interna (2) findet sich als hyperechogene Linie. Die Pleura (3) taucht nach medial hin steil nach unten ab, wodurch sie sich dort einem optimalen Schallwinkel entzieht. Wird von dieser Position aus der Schallkopf noch weiter nach kaudal verschoben, gelingt der Einblick in den Paravertebralraum.

Fazit:
- Oberflächliche Lage der Strukturen ermöglicht sehr gute Schallbedingungen mittels Linearsonde.
- therapeutische Interventionen (Infiltration paravertebral, intercostal, costotransversal) mittels Sonografie als relativ einfache Alternative zum Bildwandler

16.3 Sonoanatomie der Lendenwirbelsäule

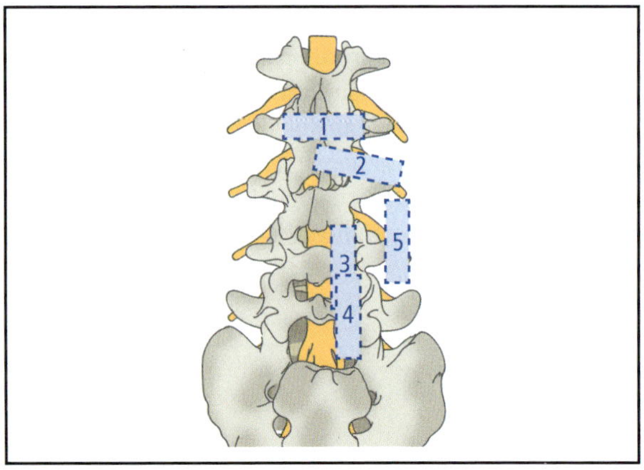

Abb. 16.3a

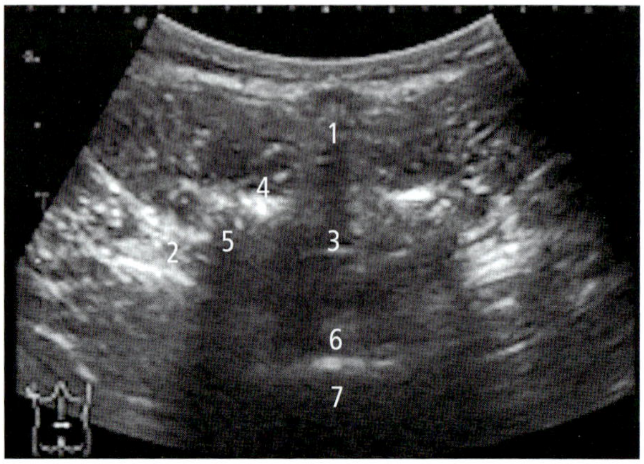

Abb. 16.3b

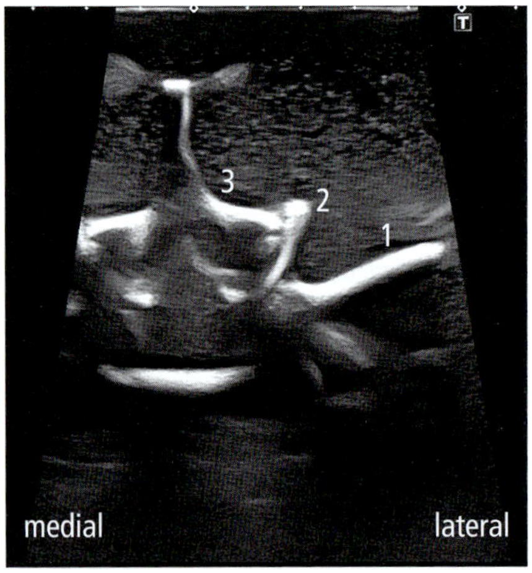

Abb. 16.3c

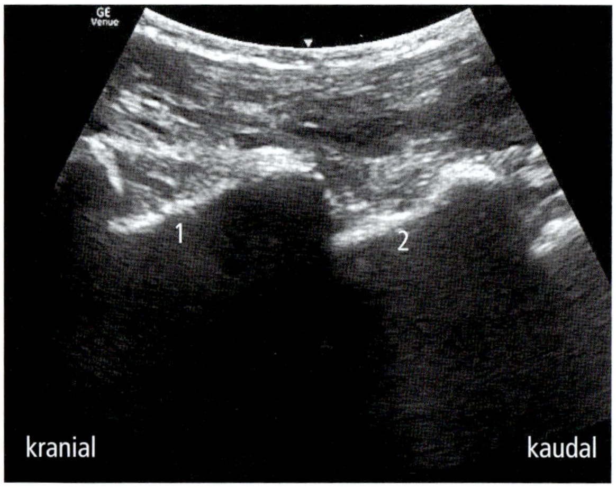

Abb. 16.3d

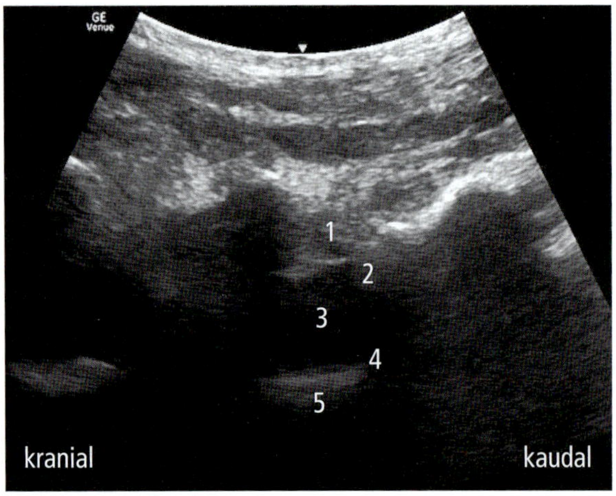

Abb. 16.3e

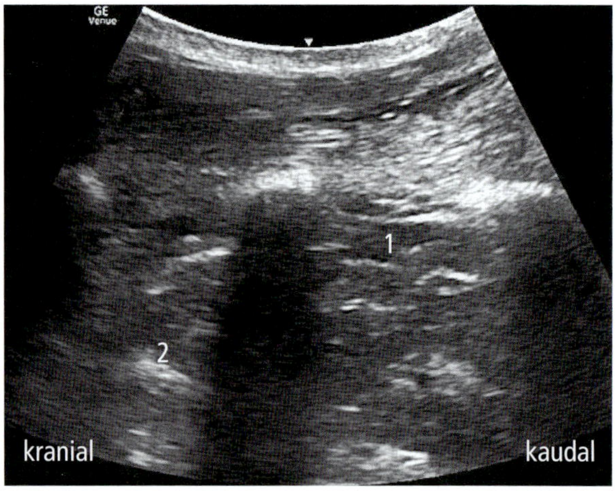

Abb. 16.3f

Fragestellungen:

- Höhenbestimmung anhand anatomischer Landmarken, insbesondere Übergang Os sacrum/LWS
- Auffinden der optimalen Punktionshöhe für neuroaxiale Verfahren und Berechnung der Tiefe des Periduralraumes

Abb. 16.3a Schallkopfpositionen:
1: TS, posterior, median, interspinal
2: TS, posterior, paramedian schräg
3: LS, posterior, paramedian schräg
4: LS, posterior, sagittal, paramedian schräg, interlaminär
5: LS, posterior, paramedian schräg

Abb. 16.3b Der Konvexschallkopf wird von einer transversalen Position, mittig über dem Proc. spinosus, noch minimal weiter nach kaudal bewegt. Anstelle des Dornfortsatzes treten nun starke interspinalen Bänder (1), einen Schallschatten erzeugend. Die Lamina und die Faszie des M. psoas major (2) kommen beidseits als Reflexion zur Darstellung. Das interspinale Schallfenster zeigt die dorsale Dura (3) als feine hyperechogene Linie auf Artikularhöhe. Proc. articularis inferior (4), Proc. articularis superior (5), ventrale Dura (6), posteriorer Wirbelkörper (7).

Abb. 16.3c Wird der Schallkopf von der transversalen Position mittig über dem Proc. spinosus nach lateral bewegt und das laterale Schallkopfende nach kaudal korrigiert, gelingt es, die Facettengelenksebene und den nächst tiefer gelegenen Proc. transversus (1) darzustellen. Hier in der Abbildung anhand eines Wirbelsäulenmodells, präpariert in Gelatine. Proc. articularis superior (2), Lamina (3).

Abb. 16.3d Wird der Schallkopf erst sagittal mittig direkt über den Dornfortsätzen aufgesetzt, erhält der Untersuchende bei totaler knochentypischer Schallauslöschung ein schwarzes Bild. Durch geringes Verschieben der Sonde nach lateral und gleichzeitiger Kippbewegung nach lateral werden, wie im Bild dargestellt, die knöchernen Oberflächen der Laminae L3 – L5 (1, 2), wie Sägezähne, sichtbar (Sawtooth Sign). Lamina L4 (1), Lamina L5 (2).

Abb. 16.3e Ausgehend von Abb. 16.3d wird der Schallkopf nun nach medial gekippt. Im akustischen Fenster zwischen den Laminae eröffnet sich sonografisch der interlaminäre Einblick in den Vertebralkanal. Das Lig. flavum (1) spannt sich als kompaktes Band zwischen die knöchernen Konturen der Laminae. Im Weiteren kommen auch hier die im Vertebralkanal befindlichen Strukturen zur Darstellung. Dorsale Dura (2), Liquorraum (3), ventrale Dura (4), Lig. longitudinale posterius (5).

Abb. 16.3f Ausgehend von Abb. 16.3d wird der Schallkopf weiter nach lateral verschoben und gleichzeitig nach lateral gekippt. In der Abbildung finden sich drei knöcherne Schallschatten der Procc. transversi, das „trident sign". Im interossären Fenster wird der M. psoas major (1) sichtbar, dessen Struktur klassischerweise von multiplen längsgerichteten hyperechogenen Linien durchzogen erscheint. Innerhalb des posterioren Anteils dieses Muskels ist der Plexus lumbalis (2) zu finden.

Fazit:
- Aufgrund der tief gelegenen Strukturen ist die sonografische Darstellung mittels Linearsonde meist nicht ausreichend.
- Konvexsonde ermöglicht Bildgebung im Bereich 6–15 cm Tiefe. Limitation: Bildqualität lässt deutlich nach.
- Goldstandard therapeutischer wirbelsäulennaher Interventionen ist bisher noch der Bildwandler. Hier ist in Zukunft ein großes Potenzial sonografisch gesteuerter Interventionen zu erwarten.

16.4 Sonoanatomie des Kreuzbeins

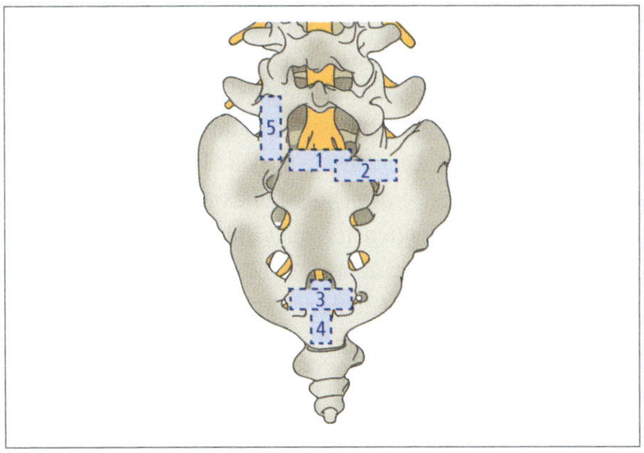

Abb. 16.4a

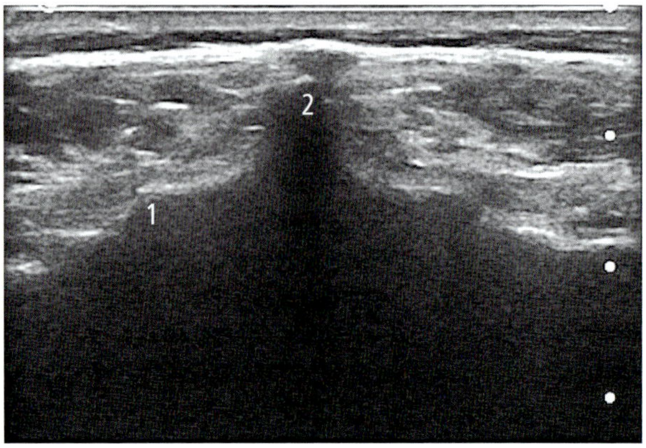

Abb. 16.4b

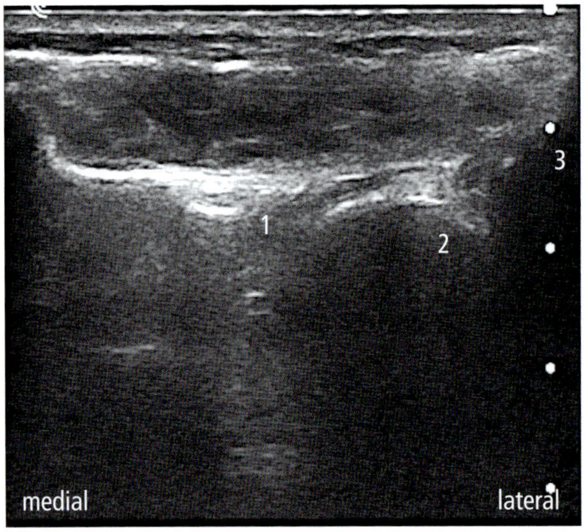

Abb. 16.4c

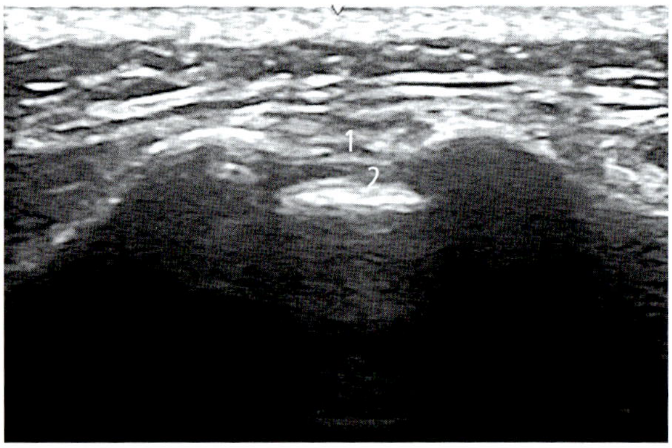

Abb. 16.4d

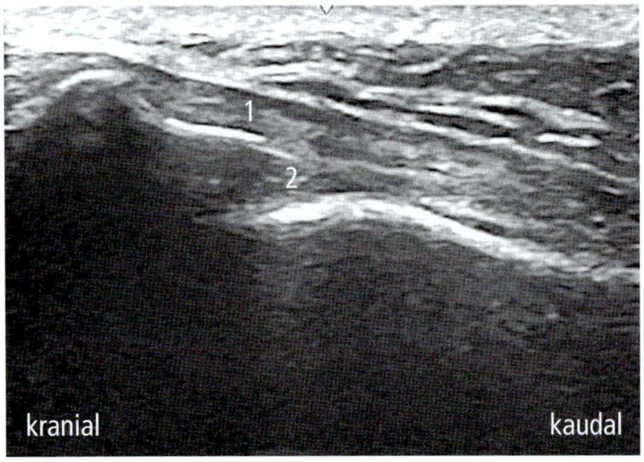

Abb. 16.4e

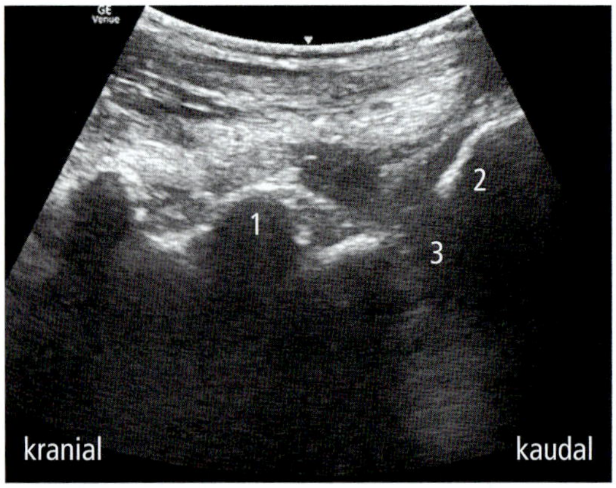

Abb. 16.4f

Fragestellung:
Höhenbestimmung anhand anatomischer Landmarken: Charakteristik 1. Sacralwirbel versus 5. Lumbalwirbel in der Transversalebene

Abb. 16.4a Schallkopfpositionen:
1: TS, posterior, median
2: TS, posterior, paramedian
3: TS, posterior, median
4: LS, posterior, median
5: LS, posterior, paramedian (Konvexsonde)

Abb. 16.4b Die konvexe posteriore Oberfläche des Os sacrum bietet optimale Schallbedingungen. Der nach der Sakralisation verschmolzene Proc. articularis bildet die Crista sacralis intermedia (1), die sonografisch nicht immer eindeutig dargestellt werden kann. Die durch die Fusion der Dornfortsätze gebildete unpaare Crista sacralis mediana (2) hingegen findet sich als sonografische Landmarke. Muskeln: M. erector spinae.

Abb. 16.4c Zum linken Bildrand hin stellt sich die Crista sacralis mediana dar. Im weiteren knöchernen Verlauf der Oberfläche des Sacrum eröffnet sich ein akustisches Fenster, das Foramen sacrale posterius 1 (1). Die Crista sacralis lateralis (2) entspricht auf dieser Höhe der Sacralisation des Proc. transversus des 1. Sacralwirbels. Zum rechten Bildrand hin findet sich die Spina iliaca posterior superior (3). Im Dreieck der Diarthrose zwischen Os ilium und Os sacrum ist der kräftige interossäre Bandapparat zu erkennen.

Abb. 16.4d Die beiden Cornua sacralia, welche aus der fehlenden medianen Fusion der Laminae des 5. Sacralwirbels residuieren, sind meist gut zu identifizieren. Der Hiatus sacralis entspricht dem Ausläufer des Canalis sacralis. Hierüber spannt sich das Lig. sacrococcygealis (1). In der Tiefe treffen die Schallwellen auf den knöchernen Boden des Hiatus. Kaudaler Epiduralraum (2).

Abb. 16.4e Wird der Schallkopf nun aus der Position Abb. 16.4d in eine longitudinale Ausrichtung rotiert, während der Hiatus sacralis streng im Zentrum des Bildes bleibt, wird das Lig. sacrococcygealis (1) in seiner Länge dargestellt. Der hier prinzipiell zugängliche kaudale Epiduralraum (2) befindet sich unterhalb des Ligaments. An der Grenzfläche des knöchernen Bodens des Canalis sacralis und des Epiduralraumes ist ein verschärfter Schallreflex als Artefakt erkennbar.

Abb. 16.4f Die Längsachsen-Schallkopfposition zeigt die Facettengelenksebene L4/5 und L5/S1 (Proc. articularis L5/S1: 1), dazwischen stechen als hyperechogene Linien die Konturen der tiefer gelegenen Laminae hervor. Im Sinne einer Kontinuitätsunterbrechung der posterioren Oberfläche des Os sacrum (2) kommt das Foramen sacrale posterius 1 (3) zur Darstellung.

Fazit:
- gute sonografische Schallbedingungen aufgrund geringer Tiefe und konvexer Knochenoberfläche
- therapeutische Interventionen an Neuroforamina mittels Sonografie limitiert (Schallauslöschung hinter Knochen)
- Das Wissen um die hohe anatomische Variabilität des Os sacrum ist essenziell.

Register

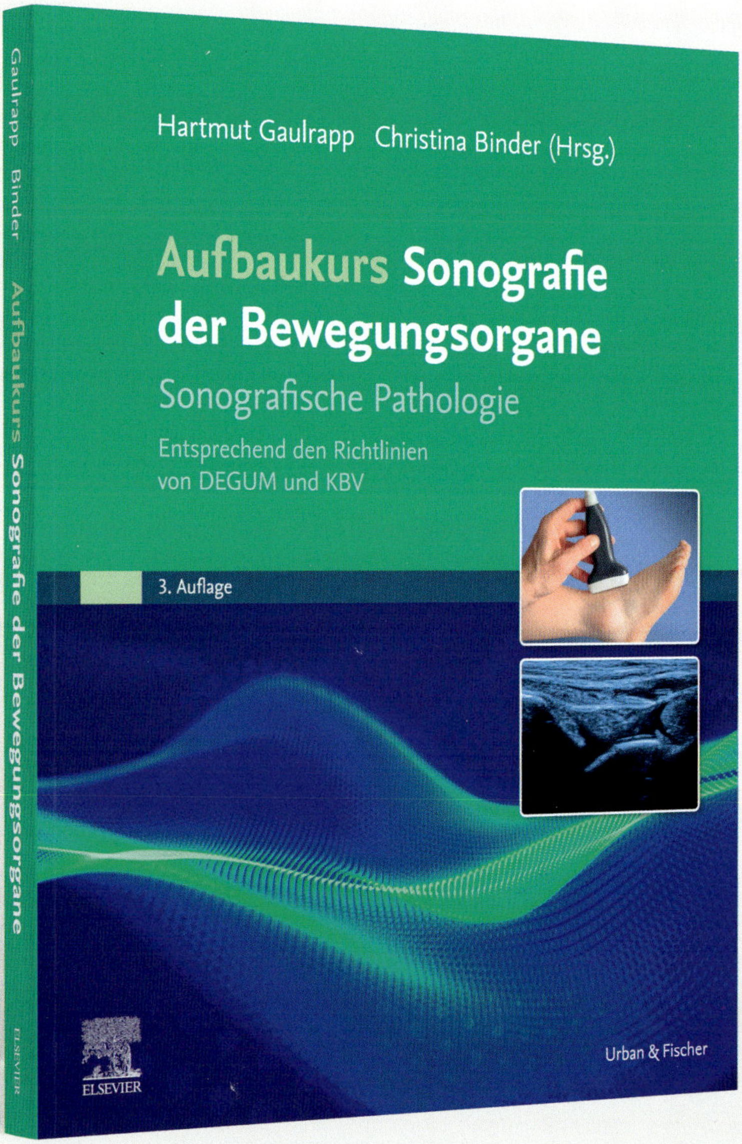
Hartmut Gaulrapp Christina Binder (Hrsg.)
Aufbaukurs Sonografie der Bewegungsorgane
Sonografische Pathologie
Entsprechend den Richtlinien von DEGUM und KBV
3. Auflage
Urban & Fischer
ELSEVIER
Gaulrapp Binder Aufbaukurs Sonografie der Bewegungsorgane

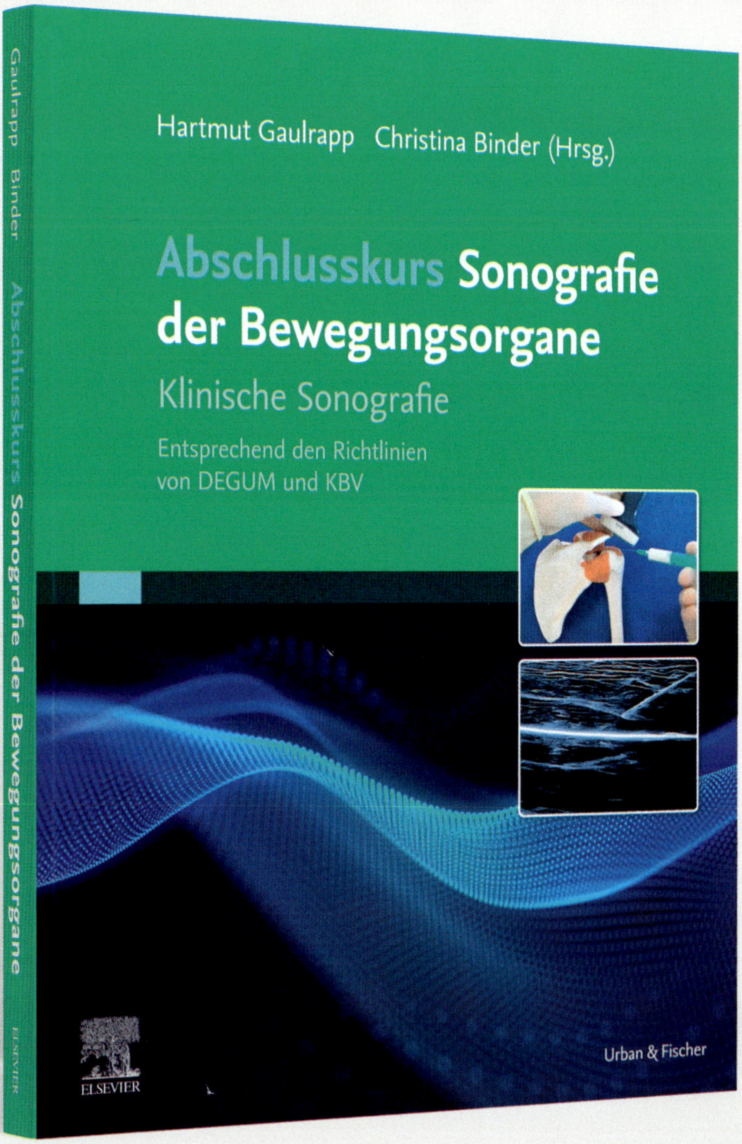
Hartmut Gaulrapp Christina Binder (Hrsg.)
Abschlusskurs Sonografie der Bewegungsorgane
Klinische Sonografie
Entsprechend den Richtlinien von DEGUM und KBV
Urban & Fischer
ELSEVIER
Gaulrapp Binder Abschlusskurs Sonografie der Bewegungsorgane